AF591556

THÉRAPEUTIQUE

DES

MALADIES DE LA PEAU

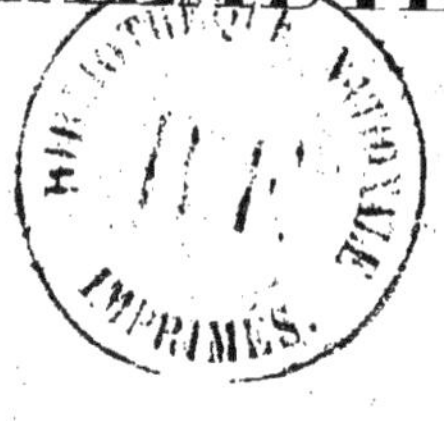

PAR LE

Dr LEREDDE

DIRECTEUR DE L'ÉTABLISSEMENT DERMATOLOGIQUE DE PARIS

PARIS
MASSON ET Cie, ÉDITEURS
LIBRAIRES DE L'ACADÉMIE DE MÉDECINE
120, BOULEVARD SAINT-GERMAIN

1904

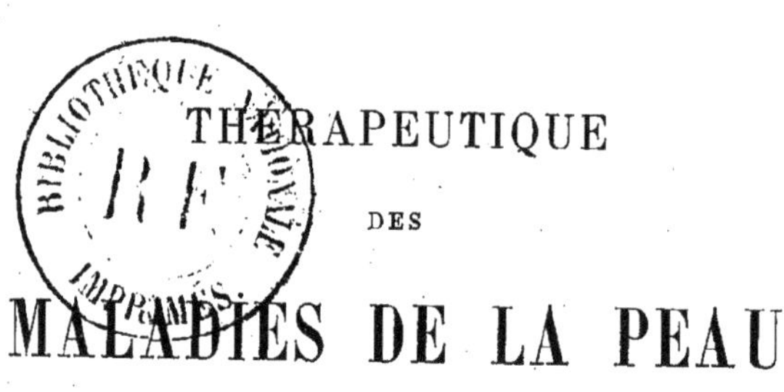

THÉRAPEUTIQUE

DES

MALADIES DE LA PEAU

COULOMMIERS.
Imprimerie Paul BRODARD.

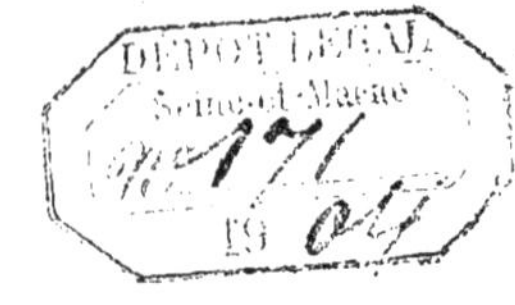

THÉRAPEUTIQUE

DES

MALADIES DE LA PEAU

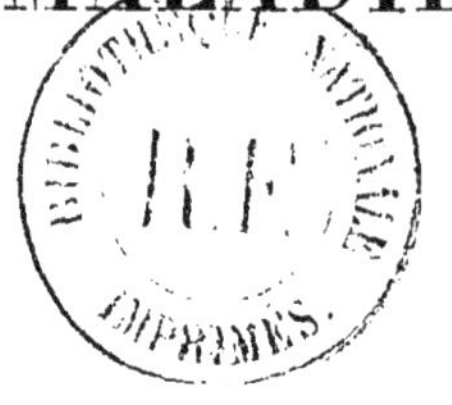

PAR LE

Dr LEREDDE

DIRECTEUR DE L'ÉTABLISSEMENT DERMATOLOGIQUE DE PARIS

PARIS
MASSON ET Cie, ÉDITEURS
LIBRAIRES DE L'ACADÉMIE DE MÉDECINE
120, BOULEVARD SAINT-GERMAIN

1904

PRÉFACE

Je ne sais si la thérapeutique sera jamais une science; à coup sûr, elle ne l'est pas aujourd'hui. Est-il une maladie au sujet de laquelle on ne puisse trouver, sur tous les points, les plus étranges contradictions entre les auteurs les plus récents qui en décrivent le traitement? *Une science existe à partir du moment où des faits sont admis par tous, leur démonstration étant donnée, et où ils sont reliés par des lois qui permettent d'aller à la découverte de nouveaux faits et de nouvelles lois.* Il n'en est pas ainsi en thérapeutique, et les progrès en sont véritablement trop lents, si même ils existent. Il n'est pas besoin d'insister longuement sur les causes qui retardent les progrès de la thérapeutique des maladies internes et qui sont, avant tout, la difficulté de l'observation et de l'expérimentation.

La thérapeutique n'étant pas une science, chaque médecin, pour son propre compte, passe sa vie à édifier une thérapeutique personnelle, en prenant pour point de départ l'opinion de tel ou tel auteur, qui peut être ou non justifiée. Peu ont le souci d'étudier à fond les effets d'un agent thérapeutique, de manière que certains points soient fixés pour tous, ou le traitement de telle ou telle maladie de manière que les faits observés, les résultats acquis constituent une vérité définitive. Au siècle dernier, les cliniciens ont comparé les faits morbides et groupé les malades pour constituer des maladies, les anatomopathologistes ont comparé les lésions, et établi les lois qui président aux réactions des organes et des tissus, les bactériologistes ont étudié les parasites qui causent diverses inflammations, mais combien de médecins ont-ils fait œuvre durable, scientifique, en contribuant aux progrès de la thérapeutique, en étant utiles non seulement aux malades qu'ils ont soignés, mais aux malades que d'autres soigneront après eux? Quelques-uns seulement, en France et à l'étranger.

Si l'on étudie la manière dont se constitue la thérapeutique actuelle, on voit qu'elle s'accroît par l'addition quotidienne de nouveaux procédés et de nouveaux agents, et la suppression de procédés anciens et d'agents anciens. Mais les uns apparaissent et entrent dans la pratique sans qu'on sache exactement pourquoi, — les autres disparaissent, sans raisons bien déterminées et souvent sans raisons suffisantes. Je rattache ces phénomènes d'une part à l'attrait du nouveau, d'autre part à la fatigue de la mémoire : l'un engendre l'autre. Sans cesse nous espérons qu'une découverte va bouleverser la thérapeutique d'une maladie ou d'un symptôme; à cet égard les médecins sont presque aussi crédules que le public. La foi des premiers engendre celle du second. Chez les médecins, dans le public, elle est due au sentiment que la thérapeutique ne rend pas à l'humanité tous les services qu'elle devrait rendre, à une confiance illimitée dans les bienfaits du hasard et l'utilité de l'empirisme.

Mais si de temps à autre une découverte telle que celle du sérum antidiphtérique — préparée par dix ou quinze ans d'effort, et qui a paru l'effet du hasard à ceux-là seuls qui ignorent l'évolution de la bactériologie — *bouleverse* la thérapeutique d'une maladie, c'est là un fait exceptionnel. Peut-être devrions-nous tous montrer plus de patience, moins de foi dans le miracle scientifique, et chercher non à soigner bien tout d'un coup des affections que nous soignons mal, mais à les soigner un peu mieux chaque jour.

*
* *

En dermatologie, l'observation, l'expérimentation thérapeutique sont faciles, et il convient de donner au traitement des maladies cutanées, je veux parler du traitement externe, une précision qu'il n'a pas, une forme méthodique qui lui manque et qui permettront de réaliser des progrès sur des bases déterminées.

C'est ce que j'ai désiré faire dans ce livre, et je voudrais qu'on reconnaisse l'effort si même on en affirme l'insuccès.

Le traitement externe des maladies de la peau a fait l'objet d'études nombreuses depuis que ces maladies n'ont plus été considérées simplement comme des manifestations dues à des troubles de l'état général, depuis que les dermatologistes se sont attachés en premier lieu aux lésions produites sur le tégument externe, depuis le temps aussi où parmi les causes efficientes des dermatoses certaines ont paru être des causes locales : je fais allusion en ce moment aux causes microbiennes. Les progrès de l'anatomie pathologique et de la bactériologie ont conduit les médecins à essayer de modifier, de faire disparaître les lésions de la peau en s'attaquant directement à elles ou aux bactéries qui en sont la cause. La thérapeutique locale a pris ainsi une importance qu'elle n'avait pas autrefois; elle s'est perfectionnée dans ses moyens d'action, peut-être par l'emploi de quelques agents nouveaux, mais surtout par celui de modes d'application jadis inconnus, grâce auxquels on a utilisé les propriétés physiques des substances étendues sur la peau non moins que leurs propriétés chimiques. La notion exacte du mécanisme des lésions externes, de leurs rapports avec l'état du milieu intérieur a porté, par l'évidence des faits, un coup sensible aux préjugés datant de l'époque où l'on refusait d'attaquer une dermatose par crainte d'un retentissement viscéral. Nous nous demandons si nos ancêtres n'avaient pas eux-mêmes semé des préjugés dans le public, concernant le danger de guérir les maladies cutanées, parce qu'ils étaient souvent incapables de le faire. Aujourd'hui tous les médecins instruits savent combien leurs idées sont rarement justifiées et que l'immense majorité des malades n'a aucun intérêt à conserver des lésions désagréables, pénibles et répugnantes.

Les progrès de la thérapeutique interne ont été beaucoup moins marqués, parce qu'elle n'a pas encore acquis de bases positives; la croyance aux diathèses, c'est-à-dire à des troubles héréditaires ou acquis, indéterminés dans leur essence, l'attribution de toutes les dermatoses d'origine inconnue à un état nerveux ont retardé d'une manière fâcheuse l'étude des altérations réelles des viscères, du milieu sanguin et lymphatique; cette étude — des plus délicates, du reste, — est restée dans l'enfance.

Le traitement interne dans toutes les dermatoses se fonde presque exclusivement sur des données empiriques; les recherches qui sont entreprises un peu partout sur les lésions et les troubles viscéraux, sur l'état du sang, des urines, au cours des dermatoses, montrent que la dermatologie s'engage peu à peu dans une voie nouvelle, mais il faudra encore de longues années avant qu'elles aient produit des conséquences pratiques.

Dès aujourd'hui — et avec les moyens dont nous disposons — on peut cependant écrire, sans craindre le reproche d'exagération, *que toute dermatose traitée correctement doit être améliorée*, *que dans un grand nombre de cas elle guérit avec rapidité, d'une manière passagère ou définitive, que toutes les sensations pénibles éprouvées par le malade peuvent être soulagées et deviennent presque toujours tolérables quand elles ne sont pas supprimées d'une façon complète.*

*
* *

Un livre de thérapeutique dermatologique, publié par un spécialiste, doit avoir pour but d'apprendre au médecin tout ce qu'il peut faire lui-même et les services qu'il peut rendre aux malades. Pour cela, je crois que ce livre doit être simple et court.

L'expérience des dermatologistes leur montre que la thérapeutique des maladies cutanées n'est pas bien faite en général, même dans les cas simples, qui sont sans le moindre doute du ressort du médecin praticien, et cela parce qu'elle est appliquée sans méthode, sans la notion exacte de ce que l'on peut et de ce que l'on veut faire[1]. Et les médecins qui ignorent la thé-

1. *Dans les cas simples la thérapeutique des affections de la peau est du ressort du praticien.* Le malade atteint d'une maladie de la peau relève du spécialiste : 1° Lorsque le diagnostic est difficile : aujourd'hui, *chez tout malade atteint d'une dermatose*, une étiquette précise doit être posée, avant d'orienter la thérapeutique dans quelque sens que ce soit. 2° Lorsque le traitement exige une habitude très grande du maniement des agents chimiques, en particulier dans les dermatoses étendues, rebelles, où les applications externes doivent être fréquemment modifiées, où le pansement est difficile. 3° Lorsque l'emploi d'agents physiques dont le praticien ne peut disposer est indispensable, ce qui se produit assez souvent. Encore est-il que plus le praticien sera au courant des ressources de la thérapeutique externe, plus il en aura l'expérience, plus il connaîtra les caractères

rapeutique des dermatoses sont surpris des résultats qu'elle donne quand elle est bien maniée, quand elle est faite avec énergie, avec le désir d'obtenir un succès complet et rapide et la notion précise des moyens à employer.

Si le traitement des maladies de la peau est souvent mal fait, c'est, d'une part, que la dermatologie est peu connue, et que des erreurs de diagnostic sont faites chaque jour[2]; c'est, d'autre part, que la thérapeutique en est jusqu'ici difficile à comprendre et que seuls ceux qui en ont fait une étude spéciale et l'ont pratiquée longuement en deviennent maîtres. Les livres si intéressants dont nous disposons paraissent écrits pour des médecins déjà informés qui auront besoin de tous les renseignements concernant le traitement de telle ou telle maladie; mais — pour ceux qui cherchent à

des lésions cutanées — et plus souvent il pourra être utile aux malades et suffire à leur traitement. Mais il faudrait que la dermatologie descriptive perde le caractère d'une science mystérieuse et parfois inintelligible et que la thérapeutique externe des maladies de la peau devienne simple, et soit réduite aux éléments nécessaires.

2. L'enseignement dermatologique, qui exigerait un séjour de chaque étudiant dans les hôpitaux où l'on soigne les maladies cutanées et syphilitiques, des cours réguliers, des démonstrations pratiques, des exercices de diagnostic et des examens spéciaux, n'existe en France qu'à l'état rudimentaire.

Il en résulte les plus graves inconvénients pour certains malades, par exemple la méconnaissance de cas de syphilis, de lupus, d'épithéliomes qui sont curables lorsqu'ils sont reconnus à temps Je dois dire que le dermatologiste observe trop souvent des malades chez lesquels des erreurs de direction ont été commises, erreurs qui auraient été évitées si les médecins avaient reçu l'instruction indispensable (voir, par exemple, le chapitre de ce livre consacré au traitement du lupus).

s'initier à la thérapeutique des dermatoses — il importe de connaître surtout les méthodes simples, faciles à employer et surtout dont ils comprendront bien l'indication, le mode d'action, l'effet probable.

*
* *

Ayant essayé pour ma part d'exposer le traitement des dermatoses à des étudiants et à des médecins, j'ai cherché à donner à mon enseignement une forme nouvelle qui le rendît facilement accessible aux élèves. J'ai groupé les procédés de la thérapeutique dermatologique sous forme de méthodes générales qu'il convient ensuite d'appliquer dans chaque cas particulier. Ayant des principes précis, le médecin ne doit plus apprendre par cœur des formules toutes faites qu'il emploie presque au hasard, et de telle façon que tantôt les lésions ne guérissent pas et tantôt s'aggravent.

Dans la partie spéciale de ce traité qui fera suite à l'exposé des méthodes générales, je rappellerai sommairement les caractères essentiels des dermatoses, ceux surtout nécessaires à leur diagnostic, et j'exposerai seulement les méthodes que je crois réellement actives, cela de la manière la plus simple possible.

La thérapeutique cutanée doit devenir essentiellement réaliste, et son esprit devrait être à beaucoup de points de vue celui qui inspire la thérapeutique chirurgicale. Elle doit tenir compte du temps qu'elle exige des malades et préférer en général des méthodes parfois un peu difficiles dans leur application et exigeant la surveillance du médecin, mais énergiques, rapides et sûres, aux méthodes lentes qui, au total, gênent beaucoup plus les malades, et risquent souvent d'être inactives.

Parmi les procédés qui sont fondés sur l'emploi d'agents chimiques je laisserai de côté un grand nombre de ceux qui sont indiqués ailleurs. Je désire simplifier et non compliquer, ne pas ajouter ma thérapeutique à celle des autres auteurs, mais chercher à établir une thérapeutique constituée par ce qui est le meilleur dans tous; je crois qu'une des difficultés de la thérapeutique dermatologique vient du nombre des moyens employés. Le temps est venu de retrancher ceux qui n'ont qu'une valeur historique. Il est en particulier un principe qui doit être mis en vedette : *on doit toujours agir à la profondeur des lésions.* Ce seul principe permet de supprimer une grande quantité de procédés nécessairement inefficaces.

A vouloir laisser de côté une foule de moyens inutiles, on peut sans doute oublier involontairement des procédés utiles : sauf de rares exceptions, je recommanderai ceux que j'ai employés avec succès. Pour les autres, j'indiquerai les auteurs responsables.

On trouvera rarement, dans ce qui suit, des formules nouvelles; il me semble que nous en avons beaucoup trop à notre disposition; je voudrais en supprimer et non en ajouter.

En ce qui concerne les méthodes physiques dont

l'emploi a pris une extrême importance en dermothérapie, j'exposerai dans tous les détails la technique des divers procédés, et je donnerai leurs indications, mais en me limitant strictement à celles qui sont établies et qui doivent être connues de tous.

J'indique ainsi les principes qui m'ont guidé en écrivant ce livre. J'ai voulu être utile aux médecins et par suite aux malades, et comme je crois qu'il convient aujourd'hui de simplifier et de préciser en médecine, de la réduire à ce qui est connu, certain, positif, j'ai essayé pour ma part d'agir dans cet esprit. Si j'ai cherché à être original, c'est en ne donnant pas de formules personnelles, en ne donnant, sauf de rares exceptions, que celles connues de moi, et dont je puis prendre la responsabilité, en cherchant à grouper les procédés de thérapeutique externe sous forme de méthodes élémentaires et surtout en éliminant une foule de procédés qui encombrent les livres, et la mémoire du médecin. Celui-ci est un homme d'action et non un homme de bibliothèque, et tout travail imposé à sa mémoire peut diminuer ses facultés de raisonnement. Nous le constatons pour nous-mêmes tous les jours...

On peut comprendre que la tâche que je m'assigne est difficile à remplir; on ne s'étonnera pas de la trouver parfois imparfaitement remplie; quelques-uns peut-être me sauront gré de l'avoir entreprise et c'est pour eux que j'écris.

J'ai cru devoir annexer à ce livre un *Formulaire thérapeutique* indiquant les procédés généraux de la dermothérapie. Ce chapitre a été rédigé par mon assistant le Dr L. Pautrier, que je remercie de sa collaboration.

*
* *

Je tiens, en terminant cette préface, à affirmer mon respect et ma reconnaissance pour mon maître Ernest Besnier. Il existe une école dermatologique en France, et cette école est la sienne; ses élèves n'auront garde d'oublier tout ce qu'ils lui doivent.

THÉRAPEUTIQUE
DES MALADIES DE LA PEAU

PREMIÈRE PARTIE

THÉRAPEUTIQUE GÉNÉRALE

CHAPITRE PREMIER

CLASSIFICATION DES MÉTHODES EMPLOYÉES EN THÉRAPEUTIQUE DERMATOLOGIQUE EXTERNE. — MÉTHODES ANTIMICROBIENNES, ANTILÉSIONNELLES, ANTIPRURIGINEUSES.

Pour guérir une maladie de la peau, on peut s'adresser à ses causes ou à leurs effets, c'est-à-dire aux lésions qu'elles ont provoquées.

Les causes peuvent être modifiées par la thérapeutique locale, lorsqu'il s'agit de microbes. La *thérapeutique antimicrobienne* a été fondée pendant longtemps sur l'emploi de substances destinées à tuer les microbes présents dans les tissus (*méthode antiseptique*). Nous verrons bientôt qu'en dermatologie comme en chirurgie une réaction considérable s'est faite contre l'emploi des antiseptiques; cette réaction a abouti à l'emploi d'une méthode nouvelle, la *méthode aseptique*.

La *thérapeutique antilésionnelle* paraît à première vue ne pouvoir suffire à guérir une dermatose, puisqu'elle ne s'adresse pas à la cause et que, la cause persistant, les lésions peuvent se reproduire. En fait il en est autrement, et l'explication est facile à comprendre : la cause qui a produit les lésions a disparu, et il suffit d'en supprimer les effets; on peut ainsi guérir un eczéma, blanchir un psoriasis, souvent pour plusieurs années.

La thérapeutique antilésionnelle dispose de méthodes multiples.

La *méthode antiphlogistique* est fondée sur des principes analogues à ceux de la méthode aseptique; elle sert à calmer des réactions inflammatoires exagérées qui ne permettent par là même aucune intervention énergique.

Parfois il suffit de calmer l'inflammation pour obtenir la guérison, parfois, l'inflammation calmée, un traitement actif devient possible.

Les autres méthodes de la thérapeutique antilésionnelle sont des méthodes actives.

Pour les classer et bien les comprendre, étudions d'une manière sommaire l'action des agents thérapeutiques sur la peau.

Les agents employés en thérapeutique dermatologique externe sont les uns physiques, les autres chimiques.

Les agents physiques : chaleur, électricité, lumière, sont d'un usage de plus en plus commun. Tantôt ils amènent la destruction des tissus (*chaleur*, *électrolyse*), tantôt ils provoquent des réactions inflammatoires qui aboutissent à une sclérose, à la transformation d'un tissu malade en tissu conjonctif homogène (*scarification*, *photothérapie*, *radiothérapie*). Il faut reconnaître que le mode d'action de certains agents physiques est parfois très obscur; ainsi ignorons-nous tout à fait par quel mécanisme l'électricité de haute fréquence amène la guérison du prurit ou du lupus érythémateux superficiel.

Les substances chimiques produisent sur la peau des réactions grossières qui permettent, dans une certaine mesure, une classification et nous seront un guide précieux dans notre étude de thérapeutique pratique.

Sans nous occuper, pour le moment, des propriétés thérapeutiques et de leurs raisons d'être, étudions sommairement les effets des différents corps sur la peau. Nous pouvons les diviser en quatre groupes : substances solides, substances grasses, substances liquides, gaz. Parmi ces substances, il en est quelques-unes qui n'altèrent pas la peau lorsque leur application est courte; mais la plupart la lèsent lorsque leur application est prolongée.

Seuls, les *corps solides* respectent assez souvent la peau. Les conditions nécessaires sont qu'ils ne soient avides ni d'eau, ni de graisse et qu'ils n'émettent pas de vapeurs, bref qu'aucune combinaison ne puisse se faire entre eux et les téguments. Dissous dans les graisses, ou mêlés à celles-ci à l'état de poudre impalpable, dissous dans les liquides, beaucoup deviennent nuisibles pour la surface cutanée.

Les *substances grasses* agissent sur la peau en se mêlant aux graisses qui imprègnent la surface de celle-ci; un grand nombre n'attaquent pas, du reste, les cellules de la couche cornée, ni les cellules plus profondes : aussi les graisses, telles que l'axonge, la lanoline, l'adeps lanæ, la vaseline, sont-elles les excipients de choix des substances employées en dermatologie que l'on peut, grâce à elles, faire pénétrer assez profondément. Observons cependant qu'à l'état normal il se fait une exhalaison de gaz à la surface de la peau, une évaporation d'eau, une élimination continue de substances rejetées par les glandes : les graisses peuvent gêner les excrétions cutanées. C'est là une notion essentielle sur laquelle nous aurons à nous étendre longuement; cette gêne apportée aux éliminations peut exagérer certaines lésions et même en amener parfois sur une peau saine.

Parmi les *corps liquides* qui servent de dissolvants, un peu moins souvent que les graisses, certains ne mouillent pas la peau et, par suite, ne peuvent la léser. Encore est-il qu'ils peuvent le faire à la longue : ainsi l'eau, qui pénètre peu à peu la couche cornée, surtout au niveau des régions où n'existent pas de glandes sébacées et où la couche cornée est épaisse (face tactile des mains et des pieds). D'autres substances mouillent la peau grâce à leur action dissolvante sur les graisses, ainsi l'alcool, l'éther, le chloroforme, l'acétone, le xylol, la benzine : lorsque leur action est brève, ou lorsque la quantité de graisse protectrice est considérable, elles peuvent n'amener aucune lésion.

Enfin les *gaz* et les *vapeurs* traversent la peau, comme l'ont montré de nombreuses expériences et peuvent, par suite, léser facilement les diverses couches de celle-ci.

Les lésions de la peau provoquées par les agents chimiques sont de deux ordres. Les unes sont dues à la combinaison entre l'agent irritant et la peau. Les autres sont le résultat d'un processus de défense.

Appliquons sur la peau une substance caustique peu diffusible, qui, par suite, ne se mêle pas aux tissus et ne peut agir d'une manière diluée, par exemple de la pâte de Canquoin : l'eschare aura une forme plate, elle sera moins large en profondeur qu'en surface. L'action chimique directe est ici le fait essentiel. La défense des tissus ne se produit que sur une zone très étroite, à la périphérie, là où a pénétré la substance caustique, diluée d'une manière suffisante. Une réaction inflammatoire se produira quelques jours après pour éliminer la peau mortifiée, devenue, comme un corps étranger, une cause de gêne pour les tissus voisins.

Beaucoup moins simples sont les phénomènes consécutifs à l'application de substances non caustiques. Les phénomènes inflammatoires peuvent sans doute être dus à leur combinaison avec les tissus, mais il est probable que très souvent cette combinaison n'a pas lieu et un processus de défense intervient, qui se traduit par des réactions macroscopiques et microscopiques.

S'il est difficile d'indiquer avec précision l'action des substances chimiques sur la peau saine, il l'est encore plus de dire ce qui se passe lorsqu'elles sont appliquées sur une peau altérée.

Ce qui est certain, c'est que la peau malade devient beaucoup plus sensible aux agents chimiques, et que les effets de ceux-ci sont exagérés; sans doute, d'une manière générale, les réactions doivent se faire dans le même sens qu'à l'état normal, mais l'action est plus intense, les tissus étant dans des conditions de défense moins active.

En général les lésions existantes sont aggravées; souvent des lésions nouvelles apparaissent, et on observe toute la série des accidents cutanés d'origine médicamenteuse. Tantôt ils sont dus à l'irritation même produite par l'agent chimique, tantôt ils sont dus à une infection microbienne produite par des saprophytes végétant sur une peau altérée. Parfois enfin, les lésions existantes sont guéries par l'application d'agents chimiques; la difficulté de la thérapeutique est d'utiliser les effets utiles, d'éviter les effets nuisibles.

Parmi les méthodes que nous étudierons plus loin, il en est où l'on cherche à supprimer les lésions et par suite à amener la guérison. La *méthode destructrice* peut employer les moyens de la thérapeutique chirurgicale : dans le curettage, le râclage, par exemple, on enlève les tissus malades. La *méthode caustique* n'est qu'une variante de la méthode destructrice; on y utilise soit les substances physiques, soit les agents chimiques. La méthode *kératolytique* utilise l'action chimique intense que certaines substances ont sur la couche cornée; elle se rapproche de la méthode caustique.

Une autre méthode utilise, au contraire, essentiellement les réactions provoquées dans les tissus cutanés par les substances déposées à leur surface. Elle cherche à produire une inflammation de la peau qui se substitue à l'inflammation existante. Sans entrer dans les détails, nous dirons que cette *méthode réductrice* a pour but d'exagérer les processus de défense de la peau, atténués, paralysés par les lésions existantes. La *méthode exfoliante*, que nous étudierons également, est à la fois une méthode kératolytique et réductrice.

Les méthodes précédentes, en dehors de la *méthode caustique*, agissent sur l'épiderme plus que sur le derme et ne pénètrent pas très profondément celui-ci. Sous le nom de *méthode sclérogène* on peut comprendre un certain nombre de procédés physiques qui agissent sur le derme pour en amener la transformation scléreuse : citons les scarifications, la photothérapie.

Après avoir groupé les procédés destinés à supprimer les microbes de la peau, ceux destinés à guérir les lésions, nous pouvons enfin grouper ceux qui sont destinés à modifier les phénomènes subjectifs, en particulier le prurit, si important dans un grand nombre de dermatoses.

En résumé, on peut classer les méthodes employées dans le traitement externe des dermatoses de la manière suivante :

MÉTHODES ANTIMICROBIENNES.	*a*) Méthode aseptique.
	b) — antiseptique.
MÉTHODES ANTILÉSIONNELLES.	*a*) Méthode antiphlogistique.
	b) — kératolytique.
	c) — réductrice.
	d) — exfoliante.
	e) — caustique et destructrice.
	f) — sclérogène.
MÉTHODES ANTIPRURIGINEUSES.	

Cette division n'a pas, du reste, une valeur absolue, mais comme elle permet, à mon avis, d'exposer de la façon la plus pratique la thérapeutique externe des dermatoses, elle nous servira de base.

CHAPITRE II

MÉTHODE ASEPTIQUE

A lire les traités de dermatologie, il semble que la méthode antiseptique soit la plus importante de toutes celles qui sont employées dans la thérapeutique des dermatoses et la plus fréquemment employée. Ceci mérite une discussion sérieuse et approfondie. En fait, l'explication du rôle de certains agents en thérapeutique par leur action microbicide remonte aux premières périodes de la bactériologie, c'est-à-dire à une époque assez éloignée; depuis lors, les théories relatives à l'antisepsie ont été profondément modifiées; cependant les traités de thérapeutique n'y ont pas renoncé, peut-être à cause des interprétations faciles auxquelles elles prêtent.

Peu de temps nous sépare du moment où, sous l'influence des découvertes et des théories de Pasteur, a eu lieu la plus grande révolution que la chirurgie ait jamais subie. Le traitement des plaies, livré jusqu'aux révélations de la bactériologie à un empirisme grossier ou fondé sur des données théoriques dépourvues de base positive, a été réglé par Lister dans le double but de prévenir l'apport de microbes étrangers aux tissus soumis aux traumatismes chirurgicaux et de supprimer les microbes dans les tissus où ils avaient été apportés. La méthode antiseptique fut fondée sur l'emploi d'agents chimiques qui s'étaient montrés capables, à une concentration suffisante, de tuer les parasites dans les milieux de culture.

Trente ans après sa découverte, la méthode antiseptique est complètement ébranlée dans ses principes et modifiée dans ses applications. Sans doute il paraît plus que jamais nécessaire d'empêcher la pénétration de microbes dans un foyer non infecté et de microbes nouveaux dans un foyer déjà infecté ; mais les moyens physiques, mécaniques et thermiques destinés à tuer les parasites compris dans les objets de pansement, ou adhérents aux mains du chirurgien ont remplacé les agents chimiques : au règne de l'acide phénique a succédé celui de l'autoclave et du four à flamber. D'autre part, on a reconnu, et cela de la manière la plus certaine, que les agents antiseptiques ne tuent pas les microbes dans les tissus vivants. Déjà ils tuent mal *ceux qui sont mélangés à des tissus organiques*. Behring, par exemple, a constaté que le sublimé — qui peut tuer les germes dans l'eau à la dose de 1/5 000 000, — ne les tue dans le bouillon qu'à celle de 1/40 000, et dans le sérum qu'à celle de 1/2 000. *S'agit-il de tissus vivants*? Zimmermann plonge un morceau de viande contenant des microbes variés dans une solution de bichlorure de mercure à 1/1000; au bout de vingt minutes la désinfection ne s'est pas encore produite. Schimmelbusch, Goldberg, un grand nombre d'auteurs ont étudié l'*action des antisepti-*

ques sur des plaies expérimentales; or, dans les cas où l'on inocule des microbes virulents, l'emploi immédiat des antiseptiques les plus énergiques ne suffit pas à empêcher l'infection générale.

Mieux encore, il est avéré que souvent l'application d'antiseptiques, au niveau d'une plaie infectée, en retarde la guérison, provoque une suppuration abondante; du reste, l'emploi des antiseptiques, aux doses usuelles en chirurgie, amène des lésions histologiques importantes.

Tandis que disparaissait peu à peu la croyance à la possibilité d'amener la destruction des microbes dans les tissus par l'action des substances chimiques, nous étions de mieux en mieux informés sur la manière dont l'organisme se défend contre l'infection, sur la destruction des germes par les moyens naturels, par l'action bactéricide des cellules et des humeurs, ainsi que par l'éviction spontanée qui se produit au niveau des plaies en communication facile avec l'extérieur, souvent suffisante pour amener la désinfection, lorsque la virulence et la prolifération des cellules étrangères ne sont pas considérables[1].

De là est née une méthode nouvelle de traitement des plaies, c'est la méthode aseptique, qui a maintenant triomphé, grâce à la jeune école chirurgicale. On peut résumer en quelques lignes les procédés qu'elle emploie, indiqués par exemple dans un travail récent (Gottschalk).

Dans les plaies sans réaction locale ni générale d'in-

1. Sur tous ces points, voir la Thèse de Gottschalk, *Sur le traitement des plaies*, Paris, 1901, Rousset.

fection, le foyer traumatique et la peau ambiante seront détergés par l'eau ou la solution salée physiologique, stérilisées : avec des compresses et des tampons stérilisés, on essuiera avec énergie, de manière à enlever tout ce qu'on peut du milieu traumatisé, si on ne peut l'exciser en entier et si on ne peut faire la réunion; les pansements seront faits au moyen de gaze sèche ou de gaze humide; Gottschalk fait remarquer les bons résultats que donne l'argile en poudre stérilisée.

Dans les plaies contuses, on pratiquera la détersion mécanique en les ouvrant de manière à favoriser l'élimination de tous les produits morbides. On se servira de solutions chaudes (60°-62°. Reclus).

Dans les plaies infectées, on lavera à l'eau stérilisée, avec des solutions chlorurées sodiques, l'eau oxygénée, antiseptique non nuisible pour les tissus. Le pansement doit assurer le drainage capillaire; on se servira de gaze stérilisée humide, exprimée pour amorcer le courant continu qui doit se faire de la plaie vers le pansement, courant dû à l'absorption capillaire de la gaze. Celle-ci, mollement chiffonnée, sera couverte d'ouate hydrophile, puis d'ouate ordinaire, en couche peu épaisse pour ne pas empêcher l'évaporation. La bande qui maintiendra le tout sera peu épaisse.

L'imperméable doit être absolument proscrit [1]; le pansement sera renouvelé souvent, au moins tous les

1. Cette assertion est discutable sous cette forme absolue; elle ne s'applique pas en dermatologie, où il faut avant tout empêcher la dessiccation des produits de sécrétion, qui amène en profondeur une humidité persistante, en milieu organique, c'est-à-dire des conditions de culture favorables.

jours. *Les pansements humides ont l'inconvénient de macérer les tissus et de fournir aux microbes les conditions de culture d'une étuve.* Ils devront toujours n'être que très légèrement humides[1].

Ainsi tout, dans le pansement, doit favoriser, sinon augmenter les éliminations naturelles, rien ne doit troubler les actes de défense qui se passent dans les tissus.

Revenons maintenant sur le terrain dermatologique.

Y a-t-il lieu de formuler des conclusions aussi absolues que celles qui sont indiquées par les chirurgiens de l'école aseptique? Nous avons vu qu'on admet aujourd'hui que les agents chimiques, considérés comme antiseptiques, n'ont aucune action sur les microbes des plaies, en dehors de ceux qui sont absolument superficiels; la protection par les liquides organiques, plus encore, s'il est possible, par les cellules phagocytaires qui englobent les microbes, suffit à empêcher le contact entre ceux-ci et les corps antiseptiques. Mais les conclusions qui s'appliquent aux plaies sont-elles applicables aux lésions cutanées?

Au point de vue du pouvoir des antiseptiques, une distinction fondamentale doit être faite entre la couche cornée et les couches cutanées plus profondes. Formée de cellules arrivées au dernier terme de leur évolution, séparées par des graisses auxquelles sont mêlés les produits de sécrétion de la peau, la couche cornée laisse pénétrer les substances chimiques beaucoup plus facilement que le corps muqueux. Sans doute, il est

1. Nous retrouverons plus loin les mêmes détails pour les pansements dermatologiques.

prouvé qu'avec les moyens actuels l'antisepsie complète de la couche cornée est impossible. Ces moyens comprennent non seulement l'emploi d'antiseptiques, mais encore de procédés physiques destinés à les faire pénétrer profondément. Or, quels que soient ces moyens : alcool, sublimé, permanganate de potasse, brossage pendant dix minutes, les mains placées pendant cinq minutes dans du sérum sanguin chaud y laissent des microbes qui germent à l'étuve (Hœgler). Encore faut-il remarquer que l'épiderme de la main ainsi placée dans le sérum est recouvert de couche cornée, et que le sérum lui-même ne pénètre pas les couches profondes de celle-ci.

Ces expériences ne démontrent pas, toutefois, que les lésions de la couche cornée ne doivent pas être traitées par les antiseptiques ; il suffit que l'antisepsie de cette zone de la peau puisse être obtenue dans une large mesure pour la justifier au point de vue thérapeutique. Retenons seulement l'utilité des moyens physiques pour faciliter la pénétration des agents chimiques et, d'autre part, l'utilité d'incorporer ceux-ci à des substances qui dissolvent les graisses ; l'emploi de l'alcool dans le nettoyage des mains est maintenant courant en chirurgie, et les désinfectants agissent beaucoup mieux lorsqu'on a pris soin de dégraisser la peau aussi complètement que possible, par les frictions d'alcool. Ceci est encore un fait à retenir pour les applications dermothérapiques[1].

Mais si les expériences concernant la désinfection

1. Voir Longuet, De l'asepsie des mains en chirurgie, *Presse médicale*, 10 août 1901.

des mains ne suffisent pas à faire considérer comme inutile l'emploi des antiseptiques dans les lésions de la couche cornée, elles suffisent largement à démontrer qu'il est impossible d'agir par les agents chimiques sur les microbes contenus dans le corps muqueux qu'elle revêt, et le derme sous-jacent.

L'impossibilité de l'antisepsie par les antiseptiques devient encore plus évidente lorsque les microbes auront provoqué des réactions inflammatoires de l'épiderme, lorsque les fentes du corps de Malpighi seront distendues par du sérum contenant en suspension des leucocytes, lorsque ceux-ci seront accumulés en petits foyers, lorsqu'il existera des vésicules et des bulles remplies de liquides organiques, limitées par des cellules épithéliales.

Les antiseptiques retrouvent une indication dans un seul cas — au moins en théorie est-elle tout à fait justifiable : je veux parler de celui où soit le corps muqueux, soit le derme, sont à nu, et où des agents microbiens se trouvent accumulés à la surface d'érosions et d'exulcérations et, par suite, abordables aux antiseptiques. C'est ainsi que, sous les croûtes de l'impétigo, à la surface du corps muqueux, le nitrate d'argent, l'eau d'Alibour, ont sans doute une action bactéricide; peut-être agissent-ils indirectement, en provoquant des réactions défensives énergiques et par suite comme des réducteurs; au moins l'action antiseptique explique-t-elle bien les résultats favorables que donne leur emploi en thérapeutique[1].

1. Une remarque importante est à faire ici : l'action antiseptique ne se comprend, dans ces exemples, qu'à la condition d'être faite

Pour terminer le procès des antiseptiques, il est nécessaire de rappeler que leur usage inconsidéré a les plus graves inconvénients pour la peau.

Dans la pratique dermatologique, les exemples d'impétigos, de folliculites, de suppurations qui s'aggravent et s'étendent à la suite d'applications d'agents antiseptiques sont presque quotidiens.

Les exemples d'accidents cutanés, au niveau des plaies et autour d'elles, dus au sublimé, à l'acide phénique, à l'iodoforme, au salol sont également des plus communs, beaucoup de médecins et de chirurgiens ayant conservé les règles de l'antisepsie listérienne : elles ont réalisé un tel progrès qu'ils sont un peu réfractaires aux méthodes d'asepsie; on voit ainsi des agents chimiques retarder la guérison de lésions qui guériraient par des pansements simples à l'eau bouillie; on observe des éruptions médicamenteuses, parfois très étendues et très graves. Le salol, l'iodoforme sont extrêmement dangereux; l'acide phénique à la dose de 2 p. 100, considérée comme dose antiseptique usuelle, retarde habituellement la réparation des plaies sur lesquelles on l'applique, quand il n'amène pas la mortification des bords.

En dermatologie, l'usage d'antiseptiques doit en somme se restreindre à certains cas bien déterminés et devient ainsi assez rarement indiqué; le traitement des infections superficielles de l'épiderme, des infections

au moyen d'agents énergiques, à doses élevées, et appliqués de manière à pouvoir pénétrer profondément. Il me paraît certain que les corps qu'on appelle des antiseptiques doux n'ont jamais d'action antiseptique sur les tissus.

dermiques, la prophylaxie de ces infections repose avant tout sur l'emploi de la méthode aseptique.

Telle est l'importance de cette question qu'on me pardonnera d'avoir insisté sur une discussion théorique, mais maintenant nous allons en voir les conséquences pratiques.

Les règles générales de l'asepsie cutanée sont les suivantes : dans les infections cutanées, je parle des infections aiguës, l'emploi de la méthode aseptique est de règle; la méthode antiseptique ne doit être employée que par exception, dans des cas particuliers, bien déterminés; encore verrons-nous que dans la plupart de ces cas, les deux méthodes doivent être combinées, le pansement doit être aseptique, on fera seulement dans l'intervalle des pansements des applications antiseptiques. Les principes de l'asepsie dans le traitement des dermatoses sont les mêmes que dans celui des plaies; les moyens d'application diffèrent, en raison de la complexité plus grande des faits. Mais ils ont toujours pour but de ne gêner en rien et même de faciliter la défense des tissus contre les microbes, d'aider à leur élimination et à celle de leurs produits de sécrétion et d'en faciliter l'absorption.

A quelles lésions de la peau s'applique la méthode aseptique?

Les infections de la peau sont extrêmement communes : rappelons l'*impétigo d'origine streptococcique* sous toutes ses formes, les *porofolliculites staphylococciques* (impétigo de Bockhart ou à pustules péripilaires disséminées), l'*ecthyma*, etc. En outre d'autres dermatoses relèvent des procédés d'asepsie au moins pendant une certaine période de leur traitement; je veux parler de toutes celles qui sont compliquées par une infection de la surface qu'il faut faire disparaître avant de traiter les lésions initiales et même celles qui sont susceptibles d'en être compliquées.

Toutes les dermatoses humides, les dermatoses prurigineuses fréquemment sont dans un de ces cas. Tantôt l'infection apparaît à l'œil nu : elle se révèle par des croûtes qui ne sont pas dans le plan régulier de la maladie, un suintement d'aspect anormal; s'il existe des vésicules et des bulles séreuses, elles se transforment en vésicules et phlyctènes purulentes, par l'invasion des cocci superficiels. Tantôt l'infection ne se révèle pas; cependant l'asepsie cutanée doit précéder tout traitement actif ou simplement capable de ralentir les éliminations de la surface, et dont les effets seraient nuisibles, parce que la vitalité des microbes présents à la surface du corps muqueux serait exagérée. Mais l'asepsie superficielle est beaucoup plus facile dans ces cas que dans ceux où existent des produits visibles d'infection, et sa durée peut être très courte.

Dans les procédés d'asepsie cutanée, on peut également comprendre ceux qui sont nécessaires à l'élimination des corps étrangers, qui gênent les éliminations profondes, sont souvent le point de départ d'infections térébrantes, tels que les comédons de l'acné, les poils, lorsqu'il existe une maladie inflammatoire d'une région pilaire. L'asepsie comprend même les méthodes qui servent à l'élimination de foyers de suppuration intradermiques. Enfin elle comprend l'étude du traitement des érosions et des ulcérations de tout genre. On voit combien ses applications sont étendues.

L'asepsie cutanée superficielle doit être surtout étudiée; nous dirons quelques mots de l'asepsie profonde, comprenant l'asepsie des régions pilaires, et de l'asepsie des ulcérations.

Asepsie superficielle; ses règles, ses procédés. — En dehors des utricules pilo-sébacés, l'infection superficielle de la peau a pour siège de prédilection la surface du corps muqueux; lorsque cette infection n'a pas d'effets kératolytiques, ce qui est de règle, la couche cornée recouvre les produits d'origine microbienne, qui la décollent peu à peu excentriquement. Dans les utricules pilo-sébacés, l'infection a des conséquences plus graves; recouverte par des couches cornées épaisses, elle tend à pénétrer en profondeur, dans l'axe du follicule, près du poil et autour de lui.

D'autre part, les produits de l'infection qui se forment en quelque abondance à la surface de la peau tendent à se dessécher à l'air et à former des croûtes, constituées par des produits organiques imperméables. Sous ces croûtes, les cocci de tout genre trouvent les conditions d'humidité, de température, de milieu les plus favorables à une germination rapide. Les microbes sont-ils tant soit peu virulents? l'infection devient profonde; les couches du corps muqueux seront successivement attaquées, et, dans quelques cas, les couches superficielles du derme. Ajoutons que l'infection se propage alors à distance, et amène des adénopathies dont la guérison, par les moyens thérapeutiques actuels, est beaucoup moins en notre pouvoir que celle de l'infection initiale. On comprend ainsi aisément les inconvénients de celle-ci. Un autre pour finir : les lésions profondes amènent des cicatrices qu'on ne peut prévenir lorsqu'on a laissé l'infection atteindre le derme et l'altérer profondément : l'ecthyma offre un exemple de cette complication.

De là résultent les deux règles essentielles de l'asepsie cutanée : *a*) toute formation cavitaire infectée ou susceptible de s'infecter doit être largement ouverte; *b*) toutes croûtes, tous produits de sécrétion coagulables doivent être enlevés au fur et à mesure de leur formation, qu'il faut même chercher à éviter toutes les fois que la chose est possible.

Ouverture des vésicules, des bulles et des pustules. — Les vésicules et les bulles doivent être ouvertes, de préférence, avec des ciseaux ayant bouilli au préalable; l'ouverture avec une aiguille, un scarificateur laisse à la surface une cavité virtuelle, s'infectant facilement; avec des ciseaux on peut enlever largement la surface des vésicules, dont le fond reste ensuite à découvert.

Les pustules, les phlyctènes purulentes doivent être ouvertes de la même façon. Par malheur, les pustules sont très souvent beaucoup trop petites et trop nombreuses pour qu'on puisse les ouvrir toutes une à une. Si on peut voir le poil autour duquel elles se développent fréquemment, ce poil doit être enlevé à la pince à épiler, sauf dans quelques cas où l'irritation provoquée par l'épilation peut être dangereuse; à la période aiguë du sycosis de la moustache et de la barbe, cette épilation ne doit pas en général être faite.

Enlèvement des croûtes. — Parfois les croûtes sont

molles et il suffit de les nettoyer avec du coton trempé dans de l'eau bouillie ou bicarbonatée sodique à 2 p. 100 pour les faire tomber; parfois on peut, si elles n'adhèrent que faiblement au corps muqueux, les enlever avec une curette qui doit toujours être maniée avec la plus grande douceur; en général elles résistent, et il convient de les ramollir avant de les enlever. L'application de corps gras, de vaseline, d'huile à laquelle on peut ajouter 1 p. 100 de résorcine suffit lorsque les croûtes sont extrêmement riches en débris épithéliaux, et lorsque le processus inflammatoire n'est pas irritable. Mais, dans la plupart des cas, les croûtes contiennent une grande quantité de sérum coagulé, de globules blancs, peu d'épithélium, l'affection est franchement inflammatoire : les corps gras ont des inconvénients dont le moindre est de ne pas imprégner suffisamment les croûtes; ils sont souvent dangereux et peuvent augmenter l'inflammation si le contact est trop longtemps prolongé[1].

Le ramollissement des croûtes doit de préférence être obtenu par des *pulvérisations*, qui constituent la méthode la plus rapide, soit par des pansements humides ou émollients (cataplasmes).

Les pulvérisations constituent le procédé de choix; par malheur elles exigent l'emploi d'appareils coûteux, les petits pulvérisateurs ne donnant qu'une quantité de vapeur insuffisante, et sans la pression qui favorise la pénétration des croûtes et leur ramollissement par l'eau. Je ne décrirai pas les modèles de pulvérisa-

1. C'est là une notion fondamentale en dermothérapie et qui ne doit jamais être perdue de vue par le médecin.

teurs que tout le monde connaît. Il importe seulement de toujours employer un pulvérisateur de moyen ou de grand modèle. D'une manière générale, on se servira, pour charger le pulvérisateur, d'eau bouillie ou d'une eau légèrement alcalinisée avec du borate ou du bicarbonate de soude.

L'acide borique, qui est employé d'une manière banale, n'a pas d'avantages; parfois, très rarement, je veux bien, il a une action irritante sur la peau. Du reste, le but de la pulvérisation, dans les conditions où nous sommes placés, étant d'agir mécaniquement en ramollissant les croûtes, il n'y a pas lieu de projeter sur celles-ci de l'eau chargée de principes réellement actifs. La pulvérisation est le seul procédé à employer dans tous les cas où l'infection présente des foyers très multipliés et surtout si ces foyers paraissent déjà attaquer le derme. Elle sera faite assez longtemps pour que les croûtes n'adhèrent plus profondément à la peau; elles sont alors détachées avec une pince armée de coton et, de suite, on doit procéder au pansement. Lorsque, pour une raison ou pour une autre, on ne peut employer les pulvérisations, les croûtes doivent être ramollies par des pansements humides ou émollients.

Le pansement humide destiné à ramollir les croûtes doit être fait simplement avec de l'eau bouillie, de l'eau boratée sodique, bicarbonatée sodique ou boriquée et être humide; le pansement qui agira sur les surfaces privées de croûtes pourra être chargé de substances actives, et sera toujours peu humide.

J'indique de suite qu'un pansement humide doit rester humide pendant toute la durée de son application sous peine d'être absolument inutile ; il est nécessaire que l'imperméable, taffetas chiffon, taffetas gommé, etc., déborde légèrement les compresses de gaze mouillées qui sont appliquées directement sur la peau. Il est nécessaire également que la bande de gaze ou de toile soit appliquée de manière que le pansement ne se déplace pas ; il peut être utile à cet effet de placer entre elle et le taffetas imperméable une très légère couche de ouate. Un point sur lequel nous aurons à revenir est l'inconvénient que présentent les pansements humides pour les régions cutanées qui entourent les lésions que l'on veut modifier par leur application[1]. J'ai l'habitude, pour remédier à la macération dangereuse qui en est la suite, de couvrir toujours d'une pâte[2] les régions sur lesquelles le panse-

1. L'humidité, quel que soit son degré, a les plus grands inconvénients pour la peau au voisinage des régions infectées ou enflammées. Elle amène la macération de la couche cornée, élève la température de la peau dont elle gêne les excrétions et les sécrétions, favorise les inoculations de germes venus de l'extérieur et la prolifération des cocci présents dans l'épaisseur de la couche cornée elle-même.

Et comme, souvent, dans les infections cutanées, la peau se trouve déjà dans des conditions favorables à la germination microbienne, il faut éviter de favoriser celle-ci par des applications nuisibles.

2. Pâte de Unna :

Axonge benzoïnée	28	grammes.
Oxyde de zinc	10	—
Ceyssatite	2	—

Pâte de Lassar :

Amidon	ãã
Oxyde de zinc	ãã
Vaseline	ãã
Lanoline	ãã

Pâte de Besnier :

Oxyde de zinc	20	grammes.
Huile d'amandes douces stérilisée	10	—

Voir *Formulaire thérapeutique* : les pâtes, p. 627.

ment peut porter autour des points malades : de cette manière, la protection est complète.

Les pansements émollients ne sont plus guère pratiqués qu'au moyen de cataplasmes de fécule. Ils ne sont pas irritants par les substances chimiques qu'ils contiennent comme l'étaient les anciens cataplasmes. Ils amènent l'imbibition humide des croûtes d'une manière rapide et totale.

Les cataplasmes de fécule sont fréquemment appliqués en France sur des lésions inflammatoires telles que celles de l'eczéma aigu[1]. Je dois dire que, pour ma part, je ne m'en sers que d'une manière exceptionnelle. A priori, les cataplasmes de fécule peuvent avoir les inconvénients que nous venons d'indiquer pour les pansements humides; en tout cas, lorsqu'il s'agit de lésions infectieuses, d'impétigo, de folliculites, lorsque les lésions sont en extension et en multiplication rapide, l'emploi de cataplasmes, même de fécule, me paraît être nuisible ; si je les emploie dans des infections superficielles, je ne les laisse de toute façon en place que pendant un temps restreint, et je les fais enlever dès que les croûtes sont ramollies.

Sous le nom de ouataplasme, on recommande depuis quelque temps une préparation faite avec du coton hydrophile aseptique imprégné de substances émollientes, qui se recommande par sa propreté et la sim-

1. *Préparation du cataplasme de fécule.* — Le cataplasme de fécule de pommes de terre se fait en délayant à froid de la fécule dans une quantité égale d'eau froide, puis on chauffe doucement jusqu'à production de vapeurs. A ce moment, la consistance est épaisse; on coule le mélange dans un peu de gaze. — Le cataplasme doit être appliqué tiède ou froid.

plicité de son emploi. Ce sont de réels avantages et pour ma part je m'en sers d'une manière courante.

Il faut noter que les applications émollientes sont certainement moins nuisibles pour la peau que les applications humides. De même nous allons voir que les bains émollients sont moins irritants que des bains simples.

Les bains. — Les procédés que nous avons indiqués jusqu'ici s'appliquent surtout aux lésions de la face, ou aux lésions du corps lorsqu'elles occupent une surface peu étendue, mais leur emploi devient singulièrement plus difficile lorsqu'une grande étendue de la surface cutanée est envahie. Dans ces cas, la première inspiration des médecins est de prescrire des bains généraux, rien n'est plus simple, plus à la portée du malade; un bain simple, un bain d'amidon, sont faciles à donner, le malade sera même étonné si on n'en prescrit pas.

Aucun moyen n'est plus dangereux, et aucun exemple ne permet de mettre mieux en relief les inconvénients des applications humides sur la peau. Tous les médecins auront l'occasion de voir des enfants chez lesquels des lésions impétigineuses se sont étendues à la suite des bains, et qui guérissent avec rapidité après leur suppression. Il est des cas où nous n'avons aucun autre moyen pratique à notre disposition pour faire tomber facilement les croûtes infectées; les pulvérisations ne peuvent être faites sur le corps entier, les pansements humides et les cataplasmes ont le même inconvénient que les bains. Comment peut-on se servir de ceux-ci?

On peut formuler les règles suivantes, applicables du reste aux bains *dans toutes les lésions inflammatoires aiguës de la peau.*

1° Le bain doit être court. Dix minutes, un quart d'heure suffisent pour imbiber les croûtes et les ramollir. Au besoin, si on ne peut les enlever qu'incomplètement, mieux vaut attendre douze ou vingt-quatre heures pour donner un deuxième bain.

2° Le bain doit être peu chaud; 34° en général.

3° Sur toutes les régions non infectées, dans les cas où les lésions sont en voie de multiplication, on appliquera une pâte de zinc.

4° En tout cas, après le bain, la peau sera essuyée avec une toile fine sans être frottée, puis on poudrera avec une poudre inerte toutes les régions non malades. Les croûtes ramollies seront enlevées comme nous l'avons indiqué plus haut et cela avant qu'elles aient eu le temps de se dessécher de nouveau.

Pansements. — Nous arrivons enfin à la question du pansement. Celui-ci peut être sec ou humide.

Le *pansement sec* peut se faire au moyen de gaze aseptique appliquée directement sur la peau ou d'une poudre aseptisée sur laquelle on dispose la gaze, maintenue par une bande, ou d'une pâte. L'inconvénient de la gaze, appliquée sans intermédiaire, est le suivant : les sécrétions superficielles se dessèchent avec rapidité et adhèrent à la gaze. Sans doute, on pourra mouiller celle-ci longuement lorsqu'on changera le pansement, et l'enlever sans entraîner d'éléments épidermiques en régénération, mais cette manœuvre est longue, puis la coagulation du sérum crée une sorte de vernis imperméable qui met les régions dans des conditions moins favorables à la liberté d'excrétion des divers produits cutanés.

Au contraire, en projetant sur la région malade une poudre, du talc stérilisé par exemple, la coagulation du sérum peut se faire autour de grains irréguliers sans occlusion complète de la surface malade : j'ai cru remarquer que dans ces conditions la réparation épidermique se fait très aisément; ces pansements avec une poudre indifférente constituent un des moyens nécessaires de la méthode aseptique. Ils ne sont cependant indiqués que dans les cas où les sécrétions sont peu abondantes; on ne les emploiera ni dans les poussées aiguës d'impétigo, ni dans le sycosis à forme aiguë, ni dans les folliculites superficielles : les poudres aseptiques conviennent plutôt au pansement d'érosions un peu étendues et d'ulcérations, où les sécrétions pathologiques sont modérées.

Nous pourrions citer ici, à côté des poudres inertes dont le talc représente le type, une série de poudres qui ont une action légèrement modificatrice des tissus sur lesquels on les applique, telles que certains sels de bismuth, sans être réellement réductrices, ni caustiques. Il suffit d'en mentionner l'existence, elles seront signalées à propos des affections où on les emploie.

Enfin, dans certains cas, le pansement permanent peut être fait directement avec une pâte.

L'inconvénient des pâtes est qu'elles sont difficiles à enlever, il faut pour cela se servir de vaseline ou mieux d'une huile tiède, le nettoyage des croûtes devient pénible; bref elles sont surtout indiquées lorsqu'il n'y a pas de tendance à la formation rapide de croûtes épaisses et lorsque l'infection de la peau a une tendance extensive modérée.

Quant aux *pansements humides*, leurs règles sont les suivantes. Ils seront faits au moyen de gaze pliée en six ou huit doubles et trempée dans de l'eau bouillie ou du sérum physiologique, puis exprimée. Il est très important que le pansement soit aussi peu humide que possible; il est important d'autre part qu'il reste également humide pendant tout le temps de l'application. On ne saurait trop minutieusement disposer l'imperméable de façon à déborder un peu la gaze humide ainsi que la bande qui maintient le pansement de manière que celui-ci ne se déplace pas, et il est souvent utile de protéger les régions non malades contre le pansement humide par une application de pâte. On le renouvellera en moyenne toutes les douze heures.

Les détails concernant la manière dont on arrive à ce résultat rappellent ceux que nous avons indiqués lorsque nous avons parlé des règles des pansements humides destinés à ramollir les croûtes (*ubi supra*).

Lotions. — Lorsqu'on renouvelle le pansement humide, il est souvent nécessaire de débarrasser les surfaces malades des produits qui s'y sont formés.

L'eau employée pour les lotions doit être tiède, elle peut être chargée d'un certain nombre de substances. Parmi celles-ci, quelques-unes sont antiseptiques, au moins sont-elles classées comme telles d'un commun accord. Nous les étudierons au sujet de la *méthode antiseptique*. Quelques autres, *émollientes ou astringentes*, ont une action modificatrice sur les tissus, sans du reste qu'on puisse préciser, ni la nature exacte de leur action, ni les indications exactes de chacune d'elles.

Parmi les *lotions émollientes*, citons l'eau de son et d'amidon (eau 100, son ou amidon 10), la décoction de fleurs de sureau (5 p. 1000), de racines d'aunée (20 p. 1000), de racines de guimauve (20 p. 1000).

Parmi les *lotions astringentes* : les solutions d'alun (1 p. 100), de tannin (5 p. 1000), la décoction de fleurs de camomille (5 p. 1000) et de feuilles de saponaire (10 p. 1000).

On n'emploiera jamais de pommades dans le traitement des infections aiguës. Sans doute celles-ci sont souvent assez bénignes pour que l'emploi d'une pommade n'ait pas d'inconvénient, mais le médecin, même dermatologiste, ne peut en juger toujours *a priori* et le mieux est de s'abstenir systématiquement; nous avons dit que les pommades gênent l'évaporation et les excrétions de la peau; leur emploi est donc théoriquement contraire à toutes les règles de l'asepsie et la pratique justifie entièrement la théorie. Les pommades ne devront être employées dans les infections aiguës que comme excipients d'agents actifs antiseptiques ou réducteurs, seulement lorsque l'indication sera bien déterminée, comme nous aurons l'occasion d'en citer quelques exemples à propos du traitement des infections en particulier, à la période décroissante de celles-ci.

Les règles de l'asepsie superficielle une fois reconnues, celles de l'asepsie des régions profondes, des régions pilaires, des ulcérations et des érosions sont faciles à comprendre.

Asepsie des régions profondes et des ulcérations. — Les règles fondamentales de l'asepsie dans les infections profondes de la peau sont les mêmes que dans les infections superficielles, ainsi que ses procédés. Du reste l'infection atteint souvent à la fois l'épiderme et le derme dans une plus ou moins grande profondeur. Une indication fondamentale est fournie par la présence d'abcès; de quelque volume qu'ils soient, gros comme une tête d'épingle anglaise ou comme une bille, ils doivent être ouverts dès qu'ils sont perceptibles. En outre on les empêchera de se refermer, la réparation devant se faire de la profondeur vers la surface : les pansements humides trouvent alors une indication absolue. L'ouverture se fera, suivant les cas, au galvano-cautère ou avec un très petit bistouri; le couteau de Græfe remplit parfaitement ce but.

Les *régions pilaires* sont fréquemment le siège d'infections profondes; le type en est fourni par le sycosis. *L'indication théorique est d'enlever les poils à la pince, d'épiler*. Et, dans tous les cas, cette épilation comprendra : 1° les poils de la région infectée; 2° les poils de la zone ambiante. On réussit souvent ainsi à faire une bordure de protection que l'infection ne dépasse pas.

Par malheur, l'épilation ne suffit souvent pas à empêcher la formation de pustules profondes, celles-ci se développant autour des follicules pileux, dans le sycosis comme dans le furoncle. D'autre part, elle provoque parfois une irritation dangereuse au moment des poussées aiguës. Il faut alors appliquer surtout des pâtes qui ont une action décongestionnante, d'une efficacité parfois surprenante. Pour ma part, je repousse l'emploi de l'épilation lorsque l'état inflammatoire est très marqué, et j'attends qu'il soit calmé pour la pratiquer, et que l'infection tende à persister à l'état subaigu.

Du traitement aseptique des érosions cutanées, des ulcérations, nous n'aurons que peu de chose à dire. Toutes les règles du pansement moderne des plaies chirurgicales et celles des infections superficielles sont applicables ici. Le pus, les sécrétions séreuses qui se coagulent tendent incessamment à transformer une plaie ouverte en plaie fermée où la formation des germes s'exagère et où ils se trouvent dans des conditions favorables à leur pénétration plus profonde. Les pansements humides, s'il existe des croûtes épaisses, les pulvérisations préviendront l'occlusion des érosions et des ulcérations de la peau; lorsque les croûtes ne se forment plus, un pansement sec peut être appliqué. Maintenant, il est bien certain que dans un grand nombre d'ulcérations, de plaies infectées du tégument, ecthyma, chancre mou, l'asepsie cutanée ne suffit pas et qu'une désinfection préalable est nécessaire. Ici les antiseptiques ou les substances qui modifient la vitalité des tissus s'imposent fréquemment; ils permettent d'arrêter la végétation microbienne exubérante et nous allons voir quelles sont les règles de leur emploi. Une fois la désinfection produite, l'asepsie reprend tous ses droits, *la continuation des antiseptiques devient nuisible*, la cicatrisation d'une plaie se faisant d'autant mieux que les produits déposés à sa surface se rapprochent davantage de la composition du sérum sanguin.

Ainsi, dans les cas même où on devra employer des antiseptiques, leur emploi sera passager; le traitement des lésions aiguës sera toujours un traitement aseptique à partir du moment où elles seront franchement modifiées et où elles tendront naturellement à la guérison.

Par contre, dans les cas où l'infection tend à devenir chronique, le traitement sera dans la règle un traitement *réducteur*. Il y a dans le moment où on doit le pratiquer une question d'appréciation souvent délicate; d'autre part, les règles ne peuvent être indiquées ici d'une manière générale; nous verrons ce qu'elles sont pour chaque infection en particulier; la méhode réductrice doit du reste être plus tard étudiée dans son ensemble.

CHAPITRE III

MÉTHODE ANTISEPTIQUE

Nous avons établi, dans le chapitre précédent, que la méthode antiseptique n'est, dans le traitement des infections de la peau, primitives ou associées, qu'une méthode accessoire qui a uniquement des indications particulières, qu'elle doit même être en général combinée à la méthode aseptique, d'autre part qu'elle est utilisable seulement dans les affections de la couche cornée et à la surface des érosions et des ulcérations. Il est vrai que nous avons indiqué la nécessité d'ouvrir toutes les formations cavitaires de la peau et par suite de créer artificiellement des érosions ; ceci étend les applications possibles de la méthode, et, fréquemment, elle peut être employée pour modifier la surface des érosions artificielles ainsi produites.

La question de l'antisepsie de la couche cornée devrait être traitée en première ligne, mais elle soulève une grave difficulté. Parmi les agents qui sont employés dans les infections de cette couche, un grand nombre font partie de ceux que nous étudierons sous le nom d'agents réducteurs ; il est impossible pour la plupart d'entre eux de déterminer leur mode d'action précis dans la plupart des affections où on les emploie. Laissant de côté pour le moment l'antisepsie de la couche cornée, nous n'étudierons que celle des érosions, des ulcérations, des plaies superficielles.

L'emploi des antiseptiques peut être fait de deux manières. On peut appliquer à la surface des lésions une fois, deux fois par jour, parfois plus, des agents antiseptiques; on peut les appliquer en permanence. Tout de suite, je dois dire que si l'antisepsie passagère peut être employée assez souvent, par contre l'antisepsie permanente doit l'être beaucoup moins; c'est surtout d'elle qu'on abuse à tort tous les jours dans le traitement des lésions de la peau.

Le nettoyage des régions malades, qui constitue la première opération du traitement dans les infections de la peau, doit toujours être fait *d'une manière complète*, suivant les règles que nous avons indiquées au sujet de la méthode aseptique, *sans faire intervenir aucune substance irritante* au début du traitement de toute infection; il a surtout pour but d'agir mécaniquement et de déterger les plaies. Le pansement consécutif sera fait aseptiquement, sauf indication spéciale. Mais ce pansement une fois fait, l'antisepsie passagère pourra être pratiquée aux moments où on change le pansement; on remplace alors les lotions antiseptiques, émollientes, astringentes par des lotions ou des badigeonnages antiseptiques. A la suite, on applique de nouveau un pansement aseptique. Chaque fois, on nettoie les surfaces aseptiquement, avant de faire l'antisepsie à la surface, de manière à faire porter celle-ci sur des lésions débarrassées de toutes sécrétions ou produits de sécrétions, croûtes, etc. (Voir, par exemple, le *traitement des balanites*, p. 393.)

Antisepsie passagère. — Les *lotions antiseptiques* se font au moyen de solutions aqueuses ou alcooliques.

Parmi les solutions aqueuses, je mentionnerai d'abord l'*eau d'Alibour* qui a été mise en honneur par Sabouraud dans le traitement de l'impétigo vulgaire (impétigo séreux à streptocoques) et est très employée maintenant. Elle a pour formule :

Eau	200 gr.
Camphre	*à saturation*
Sulfate de zinc	7 gr.
Sulfate de cuivre	2 —
Safran	0 — 40

Cette solution doit toujours être filtrée pour éviter la présence de paillettes de camphre.

L'eau d'Alibour ne s'emploie guère pure, mais, sauf indications formelles, étendue de deux tiers d'eau ou plus.

Dans l'impétigo, on fait trois fois, quatre fois, cinq fois par jour des lotions prolongées avec la solution d'Alibour étendue de deux tiers d'eau. Le pansement convient beaucoup moins que ces lotions dans le traitement des infections cutanées.

Les lotions à l'*eau phéniquée* (1 p. 100, 2 p. 100) au *sublimé* (1 p. 2000, 1 p. 5000)[1], conviennent surtout dans des ulcérations assez profondes et rebelles.

1. Le sublimé sera toujours dissous avec de l'eau distillée contenant 7 p. 1 000 de sel marin; les solutions sont ainsi moins douloureuses et moins irritantes.

L'eau *oxygénée* peut s'employer étendue de cinq à dix fois son volume d'eau bouillie. On la formulera sous forme d'eau oxygénée à douze volumes, *neutre*.

Excellent antiseptique, l'eau oxygénée ne peut qu'entrer de plus en plus souvent dans la pratique.

Le *permanganate de potasse*, en solution aqueuse à 1 p. 500, 1 p. 1 000, convient à des lésions profondément infectées. A doses fortes, il a des propriétés caustiques.

Parmi les solutions alcooliques, je mentionnerai l'*alcool phéniqué* :

Acide phénique........................	10 grammes.
Alcool................................	90 cm^3

que Du Castel recommande dans les balanites vulgaires, très enflammées, et les balanites pustulo-ulcéreuses.

L'*alcool boriqué* à saturation contient 3 p. 100 d'acide borique environ.

Quant à l'*alcool salolé*, ce n'est pas un agent indispensable et telles sont les propriétés irritantes du salol qu'il vaut mieux, je pense, conseiller de s'abstenir systématiquement de cet agent, sous quelque forme qu'on le présente à la peau.

D'autres agents peuvent être employés en badigeonnages; certains amènent, du reste, des coagulations superficielles, et il est inutile de prolonger leur contact avec la peau.

Le *nitrate d'argent* est extrêmement précieux dans un certain nombre de cas; dans l'impétigo vulgaire, je m'en sers beaucoup plus que de l'eau d'Alibour; on fait avorter les lésions à coup sûr, tant qu'elles sont uniquement séreuses et non encore séro-purulentes.

Les badigeonnages se font au moyen de solutions à 1 p. 50, 1 p. 25, 1 p. 10, dans l'eau distillée. Il faudra avoir soin de les limiter, aussi exactement que possible, aux surfaces infectées. Il est inutile de répéter souvent ces badigeonnages, sous peine de remplacer les érosions microbiennes par des érosions traumatiques. Je rappelle ici que le nitrate d'argent est d'un usage quotidien dans le traitement des plaques muqueuses de la bouche.

Le *camphre* peut s'employer en badigeonnages sous forme d'alcool camphré.

L'*acide picrique*, aux doses de 1 p. 200, 1 p. 500 en solution aqueuse, pourra être appliqué en badigeonnages sur des érosions et des ulcérations. Je l'ai récemment utilisé dans des suppurations superficielles, pour badigeonner le fond des érosions détergées ; j'ai obtenu une guérison rapide.

Dans certaines conditions, on sera amené à employer des agents beaucoup plus énergiques et qui agissent sans doute à la fois comme antiseptiques et comme caustiques, par exemple la *teinture d'iode*, la *liqueur de Labarraque*. La *teinture d'iode* pure ou étendue d'alcool est utile dans les ulcérations de mauvaise nature, torpides, sanieuses, d'aspect peu franc.

La *liqueur de Labarraque* est une solution d'hypochlorite de soude, qui contient deux fois son volume de chlore. On l'emploie pure ou diluée de deux à dix fois son volume d'eau.

Antisepsie permanente. — L'antisepsie permanente ne trouve, je le répète, que des indications exceptionnelles en dermothérapie. Appliquée hors de propos, ce qui est trop souvent le cas, elle peut augmenter les ulcérations; en tout cas, elle ne leur permet pas de se réparer aussi rapidement que font les procédés d'asepsie, elle gêne l'épidermisation des bords. Parfois, lorsque les antiseptiques employés sont irritants pour la peau sur laquelle on les applique, de nouvelles inoculations microbiennes se produisent et les tissus sains, irrités par l'antiseptique, deviennent malades, fait paradoxal, s'il en est, mais que tout médecin attentif peut observer.

L'antisepsie permanente n'est guère indiquée que dans le traitement d'ulcérations profondes et surtout irrégulières, anfractueuses, où le pus et les sécrétions stagnent dans les replis des bourgeons dermiques, où ceux-ci sont bourrés de globules de pus, de leucocytes polynucléaires. Il n'est pas bien prouvé que dans ces lésions les antiseptiques agissent réellement sur les microbes qui s'y trouvent; peut-être agissent-ils comme caustiques superficiels, comme réducteurs, pour modifier les conditions de défense. Cependant des agents tels que l'iodoforme, qui émettent des vapeurs et par conséquent sont absorbés facilement par la peau, ont sans doute un réel pouvoir bactéricide.

Ces plaies irrégulières, anfractueuses, sont souvent couvertes de pus, mélangé à une quantité de fibrine plus ou moins grande; *il conviendra de les déterger toujours avant de faire les applications antiseptiques*. Celles-ci peuvent être humides. L'eau phéniquée à 1 ou 2 p. 100 (les solutions à titres plus forts ne doivent pas être employées d'une façon permanente vu leur état caustique), le sublimé, le cyanure de mercure, en solution aqueuse à 1 p. 10 000, trouvent de temps en temps quelques indications. L'acide borique en solution aqueuse (2-3 p. 100) est employé d'une manière absolument abusive et banale, sans qu'on sache au juste pourquoi, peut-être parce qu'il semble produire une antisepsie sans inconvénients; or, il a quelquefois des inconvénients et n'a jamais d'action antiseptique nette.

Il sera toujours nécessaire, lorsqu'on appliquera sur la peau des pansements humides antiseptiques, de protéger la peau saine par une pâte pour éviter non seulement l'effet nuisible de l'humidité, mais également l'effet des antiseptiques, dangereux pour la peau normale.

L'application permanente d'antiseptiques en poudre est beaucoup plus souvent indiquée que celle des antiseptiques en solution. Les conditions physiques que nous avons étudiées au chapitre asepsie semblent intervenir ici; si l'on applique une poudre sur une plaie, l'élimination se fait plus aisément que sous un pansement humide dont la température s'élève, et où l'évaporation cutanée est gênée.

L'*iodoforme* (CHI^3) est le topique utile par excellence dans les chancres simples, les ulcérations tuberculeuses aiguës; il peut être utilisé dans les plaies de mauvaise nature de tout ordre. On se rappellera que l'iodoforme est toxique et qu'on ne peut l'employer sans surveillance sur de très grandes surfaces. D'autre part, il irrite souvent la peau saine; il est prudent de protéger celle-ci par une pâte, autour de la plaie qu'on saupoudre d'iodoforme.

Ce corps est insoluble dans l'eau, soluble dans six parties d'éther, 80 d'alcool à 90° à froid, le sulfure de carbone et la plupart des huiles.

Le *diiodoforme* (C^2I^4) est un corps cristallisé de couleur jaune, ne dégageant pas d'odeur, qu'on peut employer en poudre impalpable, insoluble dans l'eau, à peine soluble dans l'alcool et l'éther. Il est bien supporté par les tissus et n'amène pas de douleur. Ce corps est encore peu employé.

L'*iodol* est une poudre brune sans odeur, soluble dans l'alcool et l'éther, assez irritante pour les tissus.

L'*europhène* ($C^{44}H^{29}IO^4$) est un iodure d'isobutylorthocrésylol. Il se présente sous forme d'une poudre jaune insoluble dans l'eau, assez soluble dans l'alcool, très soluble dans l'éther, non toxique, non irritante pour les tissus. Son action desséchante est des plus nettes. C'est un excellent succédané de l'iodoforme, moins actif, mais moins désagréable à manier et sans inconvénients pour la peau au voisinage des plaies sur lesquelles on l'applique.

L'*aristol* est un biiodure de dithymol; il est insoluble dans l'eau, très peu soluble dans l'alcool, très soluble dans l'éther. C'est également un agent précieux dans le traitement des plaies profondément infectées.

Le *salol* est un agent dangereux pour la peau, auquel j'ai complètement renoncé pour ma part.

Je rappelle, pour terminer cette étude de la méthode antiseptique, que l'emploi des antiseptiques doit toujours être temporaire, et qu'une fois leur action produite, on doit revenir à la méthode aseptique.

Dans le traitement des infections cutanées, les livres classiques recommandent l'emploi d'agents tels que l'oxyde jaune, le sulfure rouge de mercure, l'huile de cade et les considèrent comme ayant une action antiseptique. Ils sont par exemple employé dans l'impétigo commun (type streptogène). On peut les considérer également comme des réducteurs. Ils ne doivent pas être employés à l'aveugle : dans les infections très aiguës, virulentes, ils sont dangereux et amènent des réactions inflammatoires, plutôt l'aggravation des lésions que leur amélioration. Ils sont contre-indiqués dans toutes les lésions en voie d'accroissement et d'autant plus que cet accroissement est plus rapide. Par contre, on peut les essayer *lorsque l'infection a dépassé sa période la plus intense* et chercher à accélérer grâce à eux la régression. En principe, toutes les fois que le médecin ne peut surveiller l'effet du traitement, mieux vaudra se contenter de faire de l'asepsie, avec application d'antiseptiques passagère au besoin. Par exemple l'application d'oxyde jaune et d'huile de cade peut-être nuisible dans le traitement de l'impétigo, cela assez souvent pour que le médecin ne les applique qu'en connaissance de cause, sachant les inconvénients et n'utilisant ces agents et ce mode de préparation que lorsque la nature des lésions lui permet de le faire, ce que nous indiquerons pour chaque maladie en particulier *et seulement après qu'elles ont résisté à un traitement plus simple, correctement fait.*

Il est, en effet, des cas nombreux où l'infection tend à devenir persistante, chronique; dans ce cas la médication réductrice devient nécessaire. Nous exposerons plus tard les règles qui doivent être suivies dans ses applications.

CHAPITRE IV

MÉTHODE ANTIPHLOGISTIQUE

La *méthode antiphlogistique*[1] pourrait être confondue avec la méthode aseptique, car ses procédés sont à peu de chose près les mêmes, s'il était démontré que les inflammations aiguës auxquelles elle s'adresse sont des inflammations microbiennes, ce qui n'est pas. D'autre part, toutes les maladies auxquelles nous appliquerons ses procédés, eczéma aigu, séborrhéides eczématisées aiguës, dermites infantiles, dermatites artificielles aiguës, ont pour caractère commun d'être des inflammations irritables, qui s'exagèrent par la moindre faute thérapeutique, et si les procédés de la méthode antiphlogistique sont ceux de la méthode aseptique, leur mode d'emploi exige des précautions, une gradation minutieuse, qui doit être indiquée dans ses détails, et rendent utile un chapitre spécial consacré à cette méthode.

Le mot inflammation n'a plus le sens qu'il avait

1. Je tiens à dire ici combien je dois, pour la rédaction des chapitres « Méthode aseptique » et « Méthode antiphlogistique » à l'article magistral de E. Besnier, consacré au traitement de l'eczéma : *Traité de Thérapeutique* de A. Robin, Paris, Rueff, 1897.

autrefois : il s'applique en pathologie générale à toutes les réactions provoquées dans les tissus par une cause morbide agissant directement. Mais la méthode antiphlogistique s'adresse à des inflammations de la peau ayant les caractères classiques assignés autrefois, rougeur, œdème et gonflement, élévation de température locale. Il n'y a pas de douleur, mais souvent du prurit. Dans l'eczéma aigu, les dermatites artificielles aiguës, les séborrhéides eczématisées aiguës, le sérum plus ou moins modifié s'infiltre dans l'épiderme, forme des vésicules qui se rompent et, la peau ouverte, survient un suintement diffus.

Le traitement de ces inflammations constitue une des difficultés considérables de la thérapeutique dermatologique. Les médecins qui ignorent celle-ci et ne l'ont pas pratiquée d'une manière continue sont exposés à augmenter les accidents cutanés, en agissant activement lorsqu'il ne convient pas de le faire. Presque tous, rendus prudents par quelques échecs dont l'origine a été mal comprise, n'osent plus intervenir d'une manière active au moment où il le faudrait; ainsi se prolongent certaines maladies, au grand détriment des malades, maladies qui disparaîtraient rapidement si l'on faisait intervenir à propos les agents réducteurs, destinés à provoquer des réactions vives et à faire disparaître les réactions pathologiques antérieures, sans doute en provoquant des actes de défense énergiques qui ne se produisent plus dans des tissus lésés depuis longtemps.

Ces inflammations de la peau peuvent être observées dès leur début, avant la période de suintement.

A ce moment, un seul procédé thérapeutique peut être employé d'une manière régulière, l'application de poudres. Peu importe lesquelles : amidon, oxyde de zinc, talc, lycopode; s'il s'agit de poudres minérales, elles devront être porphyrisées. Ces poudres seront appliquées largement, et l'application sera répétée plusieurs fois par jour; on les maintiendra en place par des pansements légers de gaze, de lint aseptique. Si les lésions occupent les régions couvertes, on proscrira d'une manière absolue le contact de vêtements de coton ou de laine; seul du linge de toile doit être en contact direct avec la peau. C'est la première règle de l'hygiène cutanée des eczémateux, entre les attaques d'eczéma comme pendant leur durée; nous la retrouverons du reste dans d'autres dermatoses, chez les prurigineux en particulier. Si le malade porte habituellement de la laine ou du coton sur la peau, il interposera de la toile entre ses vêtements habituels et la peau elle-même.

Contre les sensations de prurit aucune médication active ne doit être dirigée. Les réducteurs, comme les anesthésiques tels que le phénol, le menthol, sont dangereux, et nous reviendrons sur ce point lorsque nous étudierons les méthodes antiprurigineuses. *La méthode antiphlogistique, bien appliquée, doit suffire à calmer le prurit dans les inflammations aiguës de la peau*; en tout cas on ne peut faire plus, et il y a danger à se servir d'autres procédés.

L'application de poudres soulage le malade et suffit parfois à amener la rétrocession des lésions inflammatoires; on peut poser comme règle générale que tout autre procédé peut les augmenter, en dehors des lotions et des pulvérisations. A cette période initiale, l'application d'une pommade quelconque, de vaseline ou de lanoline, amène fréquemment une aggravation; elles produisent, comme nous l'avons indiqué déjà, une élévation de température locale; elles accroissent la congestion de la peau; leur danger se comprend facilement. Il est plus difficile d'expliquer celui des bains, qui n'est pas moins certain; *il est d'observation courante qu'un bain, donné chez un eczémateux au début, provoque une poussée d'eczéma étendue, même généralisée.* C'est là une faute thérapeutique fréquente, contre laquelle le médecin ne saurait être mis trop en garde. Au point de vue local, les pansements humides sont également dangereux, sinon dans tous les cas, au moins dans un grand nombre, à la période où le suintement n'est pas établi.

L'apparition du suintement, la formation des croûtes dues à la coagulation des liquides exsudés, correspondent à la période d'acmé, et indiquent que l'inflammation a dépassé son état le plus intense; à partir de ce moment, elle doit en général décroître; il en est de même de l'irritabilité de la peau. C'est également la période où se développent surtout les infections secondaires.

On devra, dès lors, faire alterner l'emploi de poudres avec des pulvérisations et des lotions que l'on peut du reste opérer parfois dès la période initiale, et qui ont quelquefois alors un effet calmant. Les pulvérisations sont indispensables s'il se forme des croûtes: suivant l'abondance de celles-ci, on fera une ou deux pulvérisations par jour, pour nettoyer *intégralement* les surfaces. On ne se servira du reste que d'eau bouillie ou mieux de sérum physiologique.

Les lotions seront faites deux fois, trois fois, quatre fois par jour, au moyen de coton hydrophile aseptique et d'eau tiède, dans laquelle on aura fait dissoudre diverses substances émollientes ou alcalines faibles. On commencera par des émollients; peu à peu on pourra arriver à des solutions réellement actives en graduant régulièrement l'intensité du traitement et en surveillant l'effet produit lorsque l'on a affaire à des lésions très irritables. Toutes les formules de décoctions et d'infusions émollientes et astringentes, que nous avons indiquées au sujet de la méthode aseptique, peuvent être employées ici, et il est inutile d'insister.

Comme solutions alcalines on pourra employer l'eau boratée sodique (1 p. 100), l'eau bicarbonatée sodique (1 p. 200, 1 p. 100); on pourra également lotionner avec de l'eau contenant des antiseptiques faibles et ramenée à l'état neutre, par exemple, la poudre suivante (Hallopeau) :

Acide borique	10	grammes.
Acide salicylique	5	—
Borate de soude	11	—

Pour un litre d'eau.

Si l'on veut réduire le suintement, on essaiera des lotions avec la liqueur de Bürow, très employée en Allemagne :

Alun	5	grammes.
Acétate de plomb	25	—
Eau	300	—

On étendra de quatre à six fois le volume d'eau bouillie.

Enfin on peut faire des pansements permanents, soit émollients au moyen de cataplasmes de fécule de pomme de terre, de ouataplasmes, soit *demi-humides* au moyen d'eau bouillie ou de sérum physiologique. On prendra les mêmes précautions qui ont déjà été indiquées; le pansement sera à peine plus grand que les régions malades; à la limite de celles-ci on appliquera une pâte de zinc molle :

Eau de chaux	āā 5 grammes.
Huile de lin	
Oxyde de zinc	
Craie préparée	

Enfin le pansement sera renouvelé assez souvent pour rester toujours humide et les bandes appliquées pour le maintenir seront disposées de façon qu'il ne puisse se déplacer, et qu'il ne puisse se dessécher.

Dans les formes habituelles d'eczéma aigu, on pourra peu à peu ajouter au pansement humide des substances un peu actives et, à cet effet, se servir de liqueur de Bürow très étendue (dix, vingt fois le volume d'eau), de décoctions astringentes (fleurs de sureau, de camomille, etc.).

Lorsque le médecin peut surveiller de près le malade, la période de pansements humides, de lotions, de pulvérisations sera souvent courte; on cherchera à la diminuer le plus possible; en général, on ne verra pas les lésions rétrocéder rapidement, tant que des glycérolés et des pâtes ne seront pas appliqués sur la peau malade.

Le glycérolé d'amidon, qui doit toujours être fait au moyen d'une glycérine strictement neutre, se prépare en ajoutant à 14 parties de glycérine une partie d'amidon et en faisant cuire doucement, en agitant sans cesse avec une baguette de verre. C'est un agent précieux de traitement dans les dermatoses irritables, parce qu'il peut se laver et parce qu'il a une action décongestionnante sur la peau. On peut incorporer des poudres et faire ainsi des pâtes à base de glycérolé d'amidon auxquelles on peut ajouter la plupart des substances actives employées en dermatologie.

Les pâtes exercent sur les lésions irritables une influence évidente, elles amènent la décongestion et l'affaiblissement des lésions, elles diminuent le suintement lorsqu'il existe. Dans l'eczéma aigu, il convient d'employer d'abord des pâtes molles, contenant de l'eau de chaux, par exemple la pâte de zinc molle de Unna, indiquée à la page précédente, et d'éviter de dessécher trop brutalement les lésions; plus tard seulement on peut employer les pâtes sans eau et poudrer largement; je me sers, pour ma part, de la pâte de Malcolm Morris :

Oxyde de zinc	5	grammes.
Kaolin	15	—
Vaseline	30 à 40	—

Les pâtes seront nettoyées au moins une fois par jour, très doucement, avec de l'huile ou de la vaseline.

Enfin, lorsque les pâtes et les glycérolés sont supportés depuis quelque temps, on pourra changer de méthode et employer sans crainte les réducteurs. D'abord les réducteurs faibles : l'ichthyol, le thiol, puis les réducteurs plus énergiques, huile de cade, pyrogallol. Ces réducteurs seront incorporés à des pâtes ou à des pommades. Il sera parfois utile de faire, chaque jour, des applications de réducteurs à doses assez fortes, pendant un temps assez court et graduellement croissant, suivies d'applications de pâtes ou de pansements demi-humides, plutôt que de laisser pendant vingt-quatre heures les mêmes agents à doses plus faibles sur la peau.

On voit quels sont les procédés de la méthode antiphlogistique. Il s'agit surtout d'utiliser les propriétés physiques des agents étendus sur la peau pour modifier l'état inflammatoire de celle-ci. Quelques nuances seront indiquées lorsque nous nous occuperons des maladies auxquelles elle s'applique. La gradation très prudente que nous avons indiquée est surtout nécessaire quand on a affaire à un eczéma aigu. Dans les dermatites artificielles aiguës, on pourra appliquer des pâtes dès que le suintement sera établi, sauf à faire tomber les croûtes par des pulvérisations; la guérison sera en général plus rapide que si l'on emploie des pansements humides. Dans les séborrhéides eczématisées aiguës, la période de pansements humides sera courte, on couvrira très rapidement la peau de pâtes ou de glycérolés. L'action des réducteurs sera surveillée avec une extrême attention, on ne devra les incorporer aux pâtes que lorsque l'œdème sera presque totalement disparu. Enfin les dermites infantiles sont souvent dues au séjour de liquides, irritants il est vrai, sur les régions fessières et inguinales; on ne fera de pansements humides que si les autres procédés ne suffisent pas, ce qui sera exceptionnel. Dans les cas très intenses, les cataplasmes de fécule froids valent mieux que les pansements à l'eau bouillie. En dehors de ces cas, on ne donnera pas de bains, on nettoiera simplement les régions malades avec des décoctions émollientes, ou des solutions antiseptiques neutres; on sèchera *doucement* à la suite, et on poudrera largement. Les pâtes doivent être appliquées le plus tôt possible, et peu après que l'inflammation aura atteint son maximum.

Le *caoutchouc*, très employé dans certains eczémas depuis Besnier, et recommandé systématiquement par Tenneson, me paraît, à tout prendre, un moyen de la méthode antiphlogistique. Il est du reste difficile d'indiquer son action d'une manière précise. Le caoutchouc est dangereux toutes les fois que la peau présente une infection banale et qu'il peut se former du pus. On ne l'appliquera que sur des surfaces aseptisées. A cette condition, il a pour effet d'augmenter les sécrétions séreuses de la peau, et c'est là parfois un résultat précieux. Il est bien certain que dans quelques cas des produits irritants sont éliminés par ces sécrétions et qu'il peut y avoir intérêt à exagérer leur élimination; d'autre part il est des cas où les liquides exsudés dans le derme ne sont pas résorbés assez activement par les fentes lymphatiques de la peau; l'application du caoutchouc produit à la longue une décongestion et une diminution de l'œdème. C'est un moyen de traitement difficile à manier à propos; pour ma part, je m'en sers *rarement, mais je m'en sers* dans des eczémas qui ont dépassé la période la plus aiguë et où la rétrocession ne se fait pas graduellemeut par les autres procédés antiphlogistiques. A vrai dire, je l'emploie d'une manière empirique.

Les règles de l'emploi du caoutchouc doivent être suivies d'une manière minutieuse. On se servira de préférence de toile caoutchoutée excessivement fine et souple. La dimension des morceaux appliqués sur la peau ne dépassera sur aucun point celle des régions malades. La toile caoutchoutée sera enlevée trois fois par jour, et lavée à fond avec de l'eau bouillie ou boriquée, ainsi que les surfaces malades. Dès qu'on observera la moindre infection, on supprimera l'emploi du caoutchouc. Enfin on ne le continuera pas indéfiniment sous peine de prolonger, presque toujours, la durée des lésions.

Du pansement simple en dermatologie. Traitement des états inflammatoires chroniques. — A l'étude de la médication antiphlogistique se rattache assez naturellement celle du « pansement simple » qui constitue en somme une variété de cette méthode. Il existe des dermatoses graves, étendues, où la peau présente des lésions extrêmement profondes et ne peut supporter aucune application active, soit qu'elle réagisse toujours par un état inflammatoire, soit qu'il survienne du prurit, soit que les lésions existantes s'exagèrent purement et simplement. Parmi ces dermatoses, signalons le mycosis fongoïde étendu, à lésions circonscrites ou de forme érythrodermique, certains grands psoriasis rouges, intolérants, les dermatites exfoliatrices chroniques, le pemphigus foliacé, les érythrodermies de tout ordre....

Dans ces affections, pour calmer l'état inflammatoire chronique, pour éviter de le provoquer même, il n'y a pas lieu de dessécher la peau, d'accélérer l'évaporation naturelle; il semble même que, dans certains cas, l'évaporation cutanée étant trop forte, les éliminations trop actives, il y a intérêt à les ralentir. D'autre part, il convient de protéger les téguments contre les irritants extérieurs de tout genre.

On sait, et en particulier depuis les recherches de Jacquet, quel rôle ceux-ci peuvent jouer lorsque la peau est altérée, et ne se défend plus d'une manière normale contre les influences ambiantes, mécaniques, thermiques, physiques de tout ordre. Chez les malades atteints de grandes dermatoses chroniques la congestion est considérable, la simple exposition à une température moins élevée que celle du lit, l'action d'enlever une chemise provoquent un frisson, un claquement de dents. Sèche ou humide, la peau ne se défend plus comme à l'état normal par une couche de graisse superficielle, car les fonctions graisseuses du tégument sont inhibées.

L'indication fondamentale est de graisser la peau, pour ralentir l'évaporation superficielle. Sans agir sur les lésions, on les met ainsi dans le meilleur état possible. Le pansement gras peut se faire avec tout corps gras, vaseline, mélange de vaseline et de lanoline, huile d'amandes douces stérilisée, cérat.

Brocq emploie souvent le cérat frais sans eau :

Huile d'amandes douces..............	150 grammes.
Cire blanche...........................	50 —

(CODEX.)

Le cérat allemand a pour formule :

Cire jaune	20 grammes.
Huile d'olive	50 —

Le corps gras qui réussit le plus souvent est l'axonge benzoïnée ou mieux encore l'axonge fraîche. Il faut avoir soin de la renouveler tous les jours, c'est à cette seule condition qu'elle n'est pas irritante. Les lésions dans lesquelles on applique le pansement simple étant dues à des maladies graves et prolongées, on aura tout le temps de déterminer par tâtonnements, peu à peu, le corps qui convient le mieux au malade, qui le soulage le plus.

A côté des corps gras, je mentionnerai toute la série des crèmes, depuis le liniment oléo-calcaire stérilisé[1], le liniment de Letzel, les mélanges de lanoline, vaseline et eau, jusqu'au cold-cream[2].

A ces corps gras et à ces crèmes, on peut ajouter des médicaments actifs, toujours avec une très grande

1. *Liniment oléo-calcaire* :

Huile de lin	} ãã
Eau de chaux	}

Liniment de Letzel :

Huile d'œillette	99 parties.
Acide salicylique	1 —

Chauffer jusqu'à solution complète et ajouter à froid au mortier :

Eau de chaux	100 parties.
Oxyde de zinc	5 —

(Leistikow.)

2. *Cold cream* :

Cire blanche	30 grammes.
Blanc de baleine	60 —
Eau de roses	60 —
Huile d'amandes douces	215 —
Teinture de benjoin	5 —
Essence de roses	10 gouttes.

prudence et d'une manière progressive. En général, il s'agira surtout de diminuer le prurit (Voir *Méthode antiprurigineuse*) et, dans ce but, on incorporera aux agents de pansement des antiprurigineux, menthol, phénol, acide acétique, ou plus souvent des réducteurs forts, comme l'acide pyrogallique. On se rappellera du reste que la peau, dans la série de dermatoses auxquelles peut s'appliquer le pansement simple est extrêmement absorbante, et on aura soin de ne pas appliquer sur de larges surfaces des agents aussi dangereux que le pyrogallol ou même, à doses un peu fortes, l'acide phénique.

Contrairement aux malades atteints d'inflammations aiguës, actives, ceux dont nous nous occupons maintenant peuvent supporter des bains et même en tirer un réel bénéfice. Les seuls qui conviennent dans la généralité des cas sont les bains émollients, bains d'amidon (300, 500 gr. par bain), bains de gélatine (colle de Flandre, 250, 500 gr. par bain). Brocq emploie le bain de graines de lin qu'on prépare en faisant bouillir dans un sac qu'on exprime après ébullition 5 kilogrammes de graines. Au bain ainsi préparé on peut ajouter de la gélatine. Tous ces bains doivent être donnés à une température de 34° environ. La durée peut être très longue ; le bain prolongé où l'on maintient, à Vienne, les malades pendant des jours et des mois même, a été appliqué aux grands psoriasiques, aux érythrodermiques de tout ordre, aux malades atteints de pemphigus foliacé. En somme, les malades sont ainsi soumis à un pansement humide permanent. Les bénéfices réels valent-ils l'ennui pour le malade, la gêne pour son entourage, que peuvent amener un séjour prolongé dans l'eau? Je ne le sais, n'ayant pas encore eu pour ma part l'occasion d'appliquer le bain prolongé; il est possible qu'en France nous y soyons réfractaires parce que nous n'en avons pas une expérience suffisante. Il est certains malades chez lesquels tous les moyens doivent être employés pour soulager le prurit, nettoyer la peau et diminuer l'état congestif.

Les lotions émollientes peuvent remplacer dans une certaine mesure les bains chez les malades soumis aux pansements simples. Elles permettent de nettoyer la peau. On peut y ajouter des agents antiprurigineux.

Parmi les grandes dermatoses érythrodermiques et généralisées, les plus graves, au point de vue du trouble qu'elles apportent à l'existence, les plus gênantes sont celles qui s'acompagnent d'un état humide persistant, par exemple le pemphigus foliacé. La peau imbibée de liquide sécrété est macérée, souvent infectée superficiellement; les malades présentent l'odeur si désagréable qui est due à la macération de la couche cornée. Chez eux, le pansement simple ne suffit pas à amener un soulagement réel, mais, jusqu'à nouvel ordre, les dermatologistes n'ont pas mieux à leur disposition.

Il est possible que dans ces cas les pâtes trouvent des indications, qu'elles n'ont pas dans les autres grandes dermatoses chroniques.

CHAPITRE V

MÉTHODE KÉRATOLYTIQUE

Avec la méthode kératolytique, nous abordons l'étude des procédés thérapeutiques destinés à agir directement sur la peau par action chimique. Dans cette méthode, l'action chimique doit porter sur la couche cornée, altérée pathologiquement; elle utilise des substances capables de la dissoudre.

L'emploi de la méthode kératolytique est indiqué d'une manière générale toutes les fois qu'il existe une hypertrophie de la couche cornée, une « hyperkératose » assez importante pour gêner la pénétration des agents médicamenteux en profondeur. L'hyperkératose est une lésion fréquente qui s'observe dans un grand nombre de processus, les uns congénitaux (nævi verruqueux), les autres infectieux et toxiques : citons le psoriasis, le pityriasis rubra pilaire, le lichen plan, les verrues, les eczémas hyperkératosiques palmaires et plantaires, la kératose blennorragique, etc. Cette énumération incomplète suffit à montrer que l'hyperkératose la plus intense n'est jamais qu'un phénomène accessoire; les réactions de la couche cornée, couche formée d'éléments arrivés au terme de l'évolution cellulaire, morts ou du moins incapables de prolifération, sont toujours liées à un état pathologique des régions plus profondes. Au point de vue thérapeutique, il faudra agir sur celles-ci, mais pour cela il est indispensable d'obtenir au préalable la dénudation du corps muqueux, ce qui est parfois la seule chose difficile.

La couche cornée est formée essentiellement d'une substance chimique très spéciale, la kératine : c'est une substance albuminoïde qui a deux caractères propres : sa teneur élevée en soufre et sa résistance aux sucs pancréatique et gastrique, dissolvants de l'albumine. Elle se trouve accumulée à la périphérie des cellules cornées; celles-ci contiennent des graisses, en particulier une graisse voisine de la cire des abeilles (Ranvier). Tantôt il s'agit de dissoudre rapidement et complètement la couche cornée hypertrophiée, tantôt cette hypertrophie est accessoire dans les lésions pathologiques; il faut employer des réducteurs auxquels on incorpore telles ou telles substances kératolytiques.

Nous aurons à citer des formules où des agents surtout kératolytiques sont associés à des agents réducteurs de manière à en augmenter l'effet et à en faciliter la pénétration. Pour le moment, nous ne nous occuperons que des procédés uniquement kératolytiques, par exemple de ceux qu'on doit appliquer chez un psoriasique avant d'attaquer les plaques par l'huile de cade ou la chrysarobine, chez un malade atteint d'eczéma hyperkératosique avant d'appliquer l'acide pyrogallique sur le corps muqueux presque dénudé.

Avant d'entrer dans les détails nous avons encore une remarque à faire. La couche cornée contient non seulement de la kératine, mais encore des graisses. Il est souvent utile de dégraisser la peau pour faciliter la pénétration des agents actifs; mais les agents qu'on emploie à cet effet, l'alcool par exemple, n'ont qu'une action temporaire. Pour dégraisser la peau d'une manière persistante, le seul moyen est de détruire les cellules cornées qui contiennent une cire, et dans l'intervalle desquelles s'accumulent les sécrétions grasses de la peau. La méthode kératolytique est, par suite, destinée également à dégraisser la peau et la seule qui convienne dans ce but, mais, lorsqu'il y a excès de graisse à la surface de la peau, l'hyperkératose est toujours légère et la kératolyse devra se faire au moyen d'agents dilués, en particulier de savons et d'eau.

Il faut du reste remarquer que si de nombreux agents réducteurs ne sont pas kératolytiques, par exemple les goudrons, les acides pyrogallique et chrysophanique, le soufre, la résorcine à doses faibles (2 p. 100), tous les kératolytiques sont des réducteurs dans le sens large où nous prendrons ce terme, mais l'action kératolytique peut être assez marquée, alors que l'action réductrice est faible.

*
* *

Il existe des hyperkératoses où la couche cornée épaissie est peu dense et qu'on peut appeler des *kératoses lâches*; le psoriasis en offre le type. L'emploi de kératolytiques est souvent inutile. On peut faire tomber les squames, au moins en grande partie, mécaniquement, en graissant plusieurs jours avec une quantité abondante de vaseline qui les pénètre; on peut aussi les détacher au moyen de bains de vapeur locaux (bains Berthe).

Les substances capables de dissoudre la kératine sont nombreuses. Parmi les acides forts on peut employer en badigeonnages l'acide chlorhydrique étendu, l'acide acétique pur ou étendu de 1, 2, 3 fois son volume d'eau. En Allemagne, on emploie ce dernier en pâte, dans le traitement de l'acné par exemple :

Acide acétique	5	grammes.
Terre fossile	10	—
Lanoline	25	—
Vaseline	10	—

Un des kératolytiques les plus usités, sinon le plus usité, est l'acide salicylique. On l'incorpore fréquemment aux pâtes et aux pommades contenant des réducteurs, à la dose de 1, 2, 3 p. 100, pour faciliter leur pénétration. Dans les hyperkératoses faibles, une pâte salicylée du type suivant est tout à fait utile.

Acide salicylique	1 gr. 25
Oxyde de zinc	12 —
Amidon	12 —
Vaseline	25 —

On peut du reste incorporer l'acide salicylique à toutes les pâtes que nous avons indiquées et formuler des pâtes du type suivant :

Craie préparée	4	grammes.
Oxyde de zinc	4	—
Acide salicylique	2	—

Huile de lin	5	grammes.
Eau de chaux	5	—

ou :

Oxyde de zinc	3	grammes.
Amidon	4	—
Acide salicylique	1	—
Œsypus	3	—
Huile d'olives	3	—

On peut l'employer en bâtons de pommade :

Acide salicylique	10	grammes.
Cire	30	—
Adeps lanæ	60	—

Enfin, il est très souvent indiqué dans les hyperkératoses de prescrire des emplâtres salicylés.

L'acide salicylique est soluble dans l'eau à 1 p. 500. J'ai prescrit, chez des malades atteints d'hyperkératose, des pansements avec une solution salicylée à 2 p. 1000, en ayant soin de protéger par une pâte les régions sur lesquelles ne devait pas porter l'action chimique.

En douze heures on peut obtenir un ramollissement de la couche cornée qu'on enlève parfaitement à la curette.

Les alcalins de tout ordre sont des kératolytiques. L'ammoniaque n'est pas employée à cause de son odeur pénible; la potasse et la soude, en badigeonnages (lessive de potasse et de soude), les carbonates de potasse et de soude sont au contraire d'un emploi fréquent. Les bains alcalins servent au dégraissage de la peau; ils contiennent de 100 à 250 grammes de carbonate de soude. Ce sont, du reste, assez souvent des bains irritants et on ne doit pas les employer dans les dermatoses inflammatoires, même si la sécrétion graisseuse est exagérée sur les régions non malades.

Enfin, l'agent habituel quotidien de dégraissage de la peau est le savon.

On sait que les savons sont des sels de potassse ou de soude dont l'acide est un acide gras.

Les savons de potasse sont mous, on peut employer le savon vert, le plus kératolytique de tous, ou le savon noir; on peut du reste faire des savons de potasse blancs [1]; à ces savons on peut ajouter diverses substances, réductrices ou kératolytiques. Les savons de soude sont durs, on peut également leur incorporer des agents actifs. Le savon noir, pur ou additionné de ces substances, sera appliqué sur la peau, par frictions avec de l'eau, ou en applications persistantes; on peut également l'employer en teinture.

Les savons de soude sont employés journellement pour la toilette des mains; ici l'action se limite aux couches superficielles de la peau, la kératolyse est peu marquée.

Le savonnage entraîne les produits épidermiques en voie de desquamation et mêlés aux squames, les poussières et les parasites. Cependant, chez un grand nombre de personnes, chez l'enfant, chez le vieillard, chez les femmes dont la peau est fine, dans un grand

1. Darier mentionne la formule suivante :

Huile de coco..............................	200 grammes.
Potasse caustique pure.....................	70 —
Eau distillée..............................	600 —

Ajouter, pour 100 grammes, stéarine 20 grammes et eau distillée 20 grammes.

(*In* Leistikow, *Traitement des maladies de la peau*, trad. Darier, p. 60.)

nombre d'affections cutanées, dans les dermatites artificielles et dans ce que j'ai appelé la dermatite artificielle chronique latente, l'action kératolytique, facilitée par l'absence de graisses en quantité suffisante à la surface de la peau, devient plus marquée qu'à l'état normal, le savon amène des lésions de la peau, et surtout rend celle-ci plus sensible aux causes externes irritantes de tout ordre contre lesquelles la protège à l'état normal la couche cornée normale [1].

Ces inconvénients du savon constituent une notion fondamentale dans l'hygiène de la peau et à laquelle le médecin est loin de penser aussi souvent qu'il faudrait. J'ai même signalé des formes de prurit qui sont dues uniquement au savon; j'en parlerai à l'occasion de la méthode antiprurigineuse.

Unna a eu l'idée de fabriquer des savons avec excès de graisse; leur formule est la suivante :

Graisse de bœuf très pure	59,30
Huile d'olive	7,40
Lessive de soude à 38° Beaumé	22,20
Lessive de potasse	11,10

Ces savons sont extrêmement précieux. Ils sont en effet beaucoup moins nocifs pour la peau que les savons ordinaires et peuvent être employés pour le nettoyage des mains, *même chez des sujets eczématisables*. Aux savons surgras comme aux savons de soude ordinaires on peut ajouter des agents actifs tels que l'acide salicylique.

Le glycérolé de savon de Hebra, à la glycérine neutre, est également peu irritant.

1. Voir Leredde, *L'eczéma, maladie parasitaire*, Paris, Masson, 1897.

Mielck a essayé de combiner la potasse et la soude avec de l'axonge au lieu d'huile; on ajoute 5 p. 100 d'axonge et on obtient ainsi une *pommade de savon.* (Voir *Formulaire thérapeutique*, p. 641.) Au glycérolé de savon, à la pommade de savon on peut ajouter, comme aux savons surgras, des substances actives, quand on veut pratiquer la kératolyse d'une manière prudente, sans léser le corps muqueux par l'excès des alcalins que contient le savon d'une manière constante, par exemple dans l'acné.

La teinture de Panama, qui a pour formule :

Bois de Panama	10
Alcool	50

est un agent utile de kératolyse légère et de dégraissage, on l'emploie surtout dans les affections du cuir chevelu. On peut la remplacer par la simple décoction de bois de Panama (150 gr. par litre); enfin on peut s'en servir sous forme de savon (savon de Panama).

La résorcine à doses fortes est un kératolytique énergique; on peut l'employer en pommades, en emplâtres, associée à l'acide salicylique. Unna l'emploie dans les kératodermies en solution aqueuse à 3 p. 100.

Le sulfure de calcium et le sulfure de baryum ont une action puissante sur le système pileux; ce sont les agents les plus employés dans le traitement épilatoire; ils ont également une action kératolytique énergique; pour ma part, je suis arrivé à décaper rapidement des plaques psoriasiques au moyen de pommades au sulfure de calcium à 10 ou 20 p. 100.

CHAPITRE VI

MÉTHODE RÉDUCTRICE

Je comprends dans la méthode réductrice tous les procédés de traitement actif des lésions cutanées qui ne sont compris ni dans la méthode kératolytique, ni dans la méthode exfoliante, ni dans la méthode sclérogène, ni dans la méthode caustique.

Au point de vue théorique, cette manière de faire est absolument contestable et je ne lui accorde qu'une valeur pratique, car le mot « agent réducteur » a un sens précis, que je dois exposer d'abord.

On désigne sous le nom d'agents réducteurs toute une série de corps extrêmement différents au point de vue chimique, mais dont le plus grand nombre cependant sont des composés de la série aromatique. Les principaux sont : des dérivés du benzène tels que le goudron, l'ichthyol, la résorcine (phénol divalent), le pyrogallol (phénol trivalent); des dérivés du naphtalène tels que les naphtols A et B; des dérivés de l'anthracène, tels que l'acide chrysophanique, la chrysarobine, l'anthrarobine; des métalloïdes, tels que le soufre; des sels de métaux tels que les sels mercuriaux : calomel, turbith, oxyde jaune.

Tous ces corps, qui ont des propriétés physiques et chimiques si différentes, ont cependant une propriété commune : ils sont tous avides d'oxygène, les uns extrêmement tels que le pyrogallol, d'autres faiblement tels que l'ichthyol.

Unna établit une différence entre les réducteurs faibles, ichthyol, thiol, tuménol, soufre, sels de mercure, et les réducteurs énergiques, goudron, gallanol, gallacétophénone, aristol, hydroxylamine, anthrarobine, résorcine, acide pyrogallique, chrysarobine [1].

La théorie des « réducteurs » telle qu'elle est exposée par les élèves de Unna, Leistikow, Menahem Hodara, peut se résumer de la façon suivante :

Les médicaments réducteurs agissent : 1° Sur les parasites compris dans les régions superficielles de la peau ; 2° sur les tissus de celle-ci. Mais un seul phénomène chimique explique ces deux modes d'action : c'est l'avidité des réducteurs pour l'oxygène.

Les réducteurs ont des propriétés antiparasitaires ; ils agissent en disputant l'oxygène aux micro-organismes, ils les privent ainsi d'un élément indispensable à leur vie et les détruisent.

Les phénomènes produits sur les tissus cutanés par l'application des réducteurs faibles doivent être distingués suivant qu'ils se produisent au niveau de l'épiderme ou au niveau du derme.

Au niveau de l'épiderme, la kératinisation est augmentée d'une façon plus ou moins intense, par

1. Ajoutons, parmi les réducteurs énergiques, le lénigallol, l'hydroquinone.

soustraction d'oxygène ; peu à peu la couche cornée se divise en deux feuillets, dont le supérieur, de couleur foncée, s'élimine. C'est là le « clivage de la couche cornée ».

Dans le derme, les vaisseaux dilatés diminuent de volume, là encore par soustraction d'oxygène aux cellules des endothéliums vasculaires qui, habituées à être très richement oxygénées, « se dessèchent, se ratatinent ».

Consécutivement à cette diminution du calibre des vaisseaux, l'œdème et le gonflement disparaissent, et l'irritation des extrémités nerveuses se trouvant supprimée, le prurit est calmé. D'après cela, les réducteurs auraient une action antiphlogistique et antiprurigineuse (Unna).

Les réducteurs énergiques sont également antiparasitaires, kératoplastiques ; au contraire des réducteurs faibles, ils provoquent des réactions inflammatoires, œdème, congestion, vésiculation, ramollissement du tissu conjonctif.

Il faut noter que, lorsque la peau est privée d'épiderme, les réducteurs faibles agissent comme les réducteurs forts sur la peau intacte. Aussi quand on veut obtenir une action réductrice faible sur la peau excoriée, faut-il employer les agents réducteurs à doses minimes[1].

Telle est, brièvement résumée, la théorie dite des réducteurs, de Unna. Elle est des plus séduisantes,

1. Leistikow, *Thérapeutique des maladies de la peau*. Trad. de J. Darier, p. 27, Paris, Rueff, 1900.

extrêmement ingénieuse, elle mérite une extrême attention et provoque des recherches nouvelles comme tout ce qui sort du laboratoire du maître de Hambourg. Son principal mérite est de placer nettement la question sur le terrain de la chimie, c'est-à-dire d'engager les recherches dans une voie précise.

Discussion de la théorie de Unna. Cependant quelques critiques peuvent être indiquées, non sur les faits, mais sur l'interprétation. L'action antiparasitaire des réducteurs n'est pas contestable; Unna fait remarquer d'autre part avec juste raison que, dans certains cas, les lésions produites par les réducteurs oblitérant la peau, grâce à l'exagération de la formation cornée ou *action kératoplastique*, il en résulte au niveau des utricules pilo-sébacés une prolifération microbienne dans des cavités closes, c'est-à-dire la formation de pustules.

L'action antiprurigineuse est un fait sur lequel nous reviendrons. (Voir *Méthode antiprurigineuse*, p. 144.)

L'action antiphlogistique demande à être interprétée. Unna prend le mot inflammation dans son sens histologique. L'inflammation se caractérisant par la dilatation des vaisseaux, l'œdème des tissus dermiques, Unna déclare qu'il y a action antiphlogistique lorsque les vaisseaux sont rétrécis et lorsque l'œdème est diminué. Mais au sens biologique actuel, le mot inflammation comprend l'ensemble des phénomènes de défense qui se produisent dans les tissus en présence d'agents irritants, et n'a pas de symptômes histologiques constants et nécessaires. La constriction des vaisseaux, la rétraction du tissu conjonctif qui produit la diminution de l'œdème, peuvent être considérées comme des réactions inflammatoires au même titre que les phénomènes inverses, de même que dans certaines conditions, on observe, lorsque des microbes sont déposés dans les tissus, l'éloignement des globules blancs (*chimiotaxie négative*) et, dans d'autres conditions, leur attraction (*chimiotaxie positive*).

Entre l'action des réducteurs kératoplastiques, sur la couche cornée, et celles des kératolytiques, il me semble y avoir surtout une différence de degré. Parmi les réducteurs il en est qui, à hautes doses, sont kératolytiques; aux doses normales, je crois qu'ils provoquent une défense des tissus qui exagère la formation de la couche cornée et ceci m'amène à comprendre autrement l'action des réducteurs.

Tous les agents compris sous ce nom sont nocifs pour la peau à haute dose, et peuvent, à doses moindres, provoquer des réactions de défense. Il est du reste fort probable, même certain que, dans leur mécanisme intime, ces réactions sont fort différentes de celles que déterminent d'autres agents chimiques. Leur caractéristique principale se trouve dans la distance considérable qu'il y a entre leur action nulle et leur action nuisible sur la peau malade.

Un exemple fera comprendre l'utilité qu'il peut y avoir à provoquer des réactions de défense dans les tissus. A la fin de la blennorrhagie, la persistance de l'écoulement s'explique par la persistance de gonocoques sans virulence, mais, comme toujours, en pathologie, la défense est proportionnée à l'attaque; la réaction inflammatoire initiale étant calmée, les globules blancs, les phagocytes ne sont plus en quantité suffisante pour débarrasser définitivement les régions malades des ennemis, qui restent ainsi dans la place. Que l'on provoque par des injections de permanganate de potasse une réaction supplémentaire, et les choses pourront changer de face; la muqueuse irritée, des globules blancs paraîtront, une réaction séreuse se fera et les derniers microbes compris dans les tissus seront détruits.

J'expliquerais volontiers ainsi l'action des réducteurs sur les lésions cutanées. Cette théorie est du reste extrêmement critiquable, et n'a peut-être que la valeur d'une explication d'attente.

Au point de vue pratique, elle conduit à élargir le champ de la méthode réductrice et à y comprendre des corps qui ne sont pas particulièrement avides d'oxygène.

Le mot réducteur, ainsi compris, est mauvais, je le reconnais, mais tout ce qui m'importe dans ces leçons de thérapeutique pratique c'est de faire des divisions, naturelles s'il se peut, sinon artificielles entre les divers procédés de thérapeutique des dermatoses, et de rendre ainsi leur étude facile.

Je n'étudierai pas d'une manière isolée les divers agents réducteurs. On peut les employer presque tous en pâtes, en pommades, en crayons de pommades, en teintures, sous forme d'emplâtres, etc. Il importe de se rappeler que l'action sur la peau des agents chimiques varie beaucoup suivant les qualitées physiques des substances auxquelles ils sont incorporés; on trouvera à ce sujet tous les renseignements nécessaires dans le *Formulaire thérapeutique* annexé à ce livre.

On craint souvent, dans des lésions un peu irritables, de provoquer des réactions cutanées; dans ces cas, on peut employer les réducteurs sous forme de teintures, puis appliquer une pâte simple; on peut également, si l'on veut avoir une action plus intense, appliquer une pâte contenant une, deux ou plusieurs substances réductrices pendant une, deux heures... puis l'enlever et la remplacer par une pâte simple.

Bref, le médecin qui a l'habitude de manier les divers procédés de la thérapeutique dermatologique dispose de tous les moyens pour faire varier l'intensité d'action des réducteurs et en obtenir, sans inconvénients, tous les effets utiles.

CHAPITRE VII

MÉTHODE EXFOLIANTE

Parmi les agents actifs que nous appliquons à la surface de la peau, il en est qui portent leur action essentielle sur la couche cornée; les meilleurs sont ceux qui respectent complètement le corps muqueux, puisque la méthode kératolytique a pour but unique de détruire les couches cornées hypertrophiées. Mais les lésions de la couche cornée sont consécutives à des altérations des couches profondes de la peau; la kératolyse, à elle seule, ne peut produire qu'une guérison apparente; parfois même l'irritation qu'elle a provoquée est susceptible d'augmenter l'hyperkératose dans la suite.

La méthode exfoliante, que nous allons étudier, est destinée à produire une réaction inflammatoire du derme et du corps muqueux, inflammation aiguë, mais passagère, qui sera suivie d'une décongestion, passagère ou durable, suivant l'intensité de la réaction et le cas particulier qui est traité. L'inflammation se caractérise par de la rougeur, du gonflement; au bout de vingt-quatre ou quarante-huit heures paraissent des squames épaisses, d'abord humides, qui se dessèchent puis tombent en quelques jours : c'est une véritable exfoliation.

Un grand nombre d'agents peuvent être utilisés dans la méthode exfoliante. Ces agents sont des kératolytiques et des réducteurs : appliqués dans des affections où il n'y a pas d'hyperkératose importante, ils sont toujours employés à dose extrêmement forte, mais, en revanche, pendant un temps limité. Les principaux sont les savons alcalins forts, la résorcine, l'acide salicylique, le naphtol B.

Voici des types de pâtes exfoliantes :

Axonge benzoïnée	28 grammes.
Oxyde de zinc	10 —
Terre fossile	2 —
Résorcine	40 —
	(Unna.)

Vaseline	25 grammes.
Savon noir	25 —
Soufre précipité	50 —
Naphtol B	10 —
	(Lassar.)

Vaseline	25 grammes.
Savon noir	25 —
Amidon	25 —
Soufre	25 —
Résorcine	5 —
Acide salicylique	5 —
Naphtol B	5 —
	(Besnier.)

Et un type de lotions :

Teinture de savon de potasse à 1/5	40 grammes.
Résorcine	10 —
Soufre précipité	10 —
	(Darier.)

La solution de Vlemingkx a pour formule :

Soufre sublimé	125	grammes.
Chaux vive	75	—
Eau	1 250	—

Faire bouillir pour réduire à 750 grammes.

On voit qu'un certain nombre d'auteurs ont ajouté à des agents qui sont essentiellement des kératolytiques forts, des agents comme le soufre, qui est surtout antiseptique et antiséborrhéique. La raison me paraît être la suivante : la méthode d'exfoliation est surtout employée dans l'acné vulgaire, dont le soufre a passé longtemps pour le remède héroïque, il était bien naturel de l'adjoindre aux autres agents. Il faut du reste reconnaître qu'employé à doses fortes, sous forme de pâtes, et en applications courtes, il n'a pas les propriétés irritantes qu'il a dans d'autres conditions, en pommades en particulier.

Pour ma part, après expérience faite, je crois que les pâtes les plus simples et les plus énergiques sont les meilleures de toutes, et à toutes celles que j'ai énumérées, je préfère la pâte résorcinée dont j'ai donné la formule plus haut. On l'applique tous les huit jours sur la peau après un savonnage léger, on la laisse en place quinze, vingt et vingt-cinq minutes suivant les cas; je l'ai même appliquée quarante minutes. Mais il est tout à fait dangereux de prolonger autant l'application d'emblée, et on ne doit arriver à la faire aussi longue que peu à peu, en augmentant chaque fois la durée de cinq minutes, par exemple. Il est nécessaire, dans les cas difficiles, d'agir très profondément, et, par suite, de tâter la sensibilité de la région malade, pour tâcher d'avoir, sans effets nuisibles, le maximum d'effets utiles. L'application doit être faite avec une très grande surveillance, elle constitue surtout un traitement d'hôpital ou de maison de santé.

La lotion résorcinée soufrée (Darier) ne nécessite pas la même surveillance de la part du médecin que la pâte résorcinée ; on fait chaque soir un badigeonnage, pendant trois soirs de suite, en laissant sécher le mélange alcoolique sur la peau. Elle est moins active que les pâtes qui ont été énumérées plus haut, et, suivant mon expérience, doit être utilisée surtout dans les cas d'acné peu rebelles. Je l'ai vue provoquer récemment chez une malade une réaction inflammatoire intense, une véritable dermatite artificielle très désagréable qui m'a paru due au soufre.

L'inflammation produite par les pâtes ou les lotions exfoliantes doit être calmée. Dans ce but, on peut, à la suite des applications, couvrir le point traité par une crême telle que la suivante :

Vaseline...........................	ãã 10 grammes.
Lanoline...........................	
Eau..............................	

Si l'inflammation est très intense, mieux vaudra appliquer une pâte telle que celle-ci :

Lanoline...........................	ãã 10 grammes.
Vaseline...........................	
Oxyde de zinc......................	16 —

Les applications du traitement exfoliant sont maintenant nombreuses, et pour qui a appris à le manier, il constitue une méthode indispensable en thérapeutique dermatologique.

La méthode que nous venons d'étudier est surtout employée dans l'acné, mais elle trouve également d'autres applications; elle convient à des processus inflammatoires chroniques, à des états hypertrophiques et végétants du corps muqueux (acanthose), à des scléroses dermiques prurigineuses (lichen simplex).

Une indication essentielle de la méthode exfoliante se trouve dans le traitement des pigmentations cutanées, chloasma, éphélides, lentigo, etc. D'une manière générale, les lésions peuvent être attaquées par une des pâtes ou des lotions indiquées plus haut. On procédera avec quelque prudence; il faut éviter les réactions inflammatoires trop énergiques, parfois susceptibles d'amener une aggravation de l'état pigmentaire. Il sera bon, dans certains cas, d'essayer l'effet du traitement sur une région limitée, avant de l'étendre à toute l'étendue des surfaces malades.

Le traitement des pigmentations peut se faire également par une exfoliation lente, comportant l'application réitérée sur la peau de substances irritantes; la plus employée est le sublimé. On fait tous les jours des badigeonnages avec une solution alcoolique à 1 p. 300 ou 1 p. 100, additionnée ou non d'acide acétique (5 p. 100), ou de chlorhydrate d'ammoniaque (1 p. 100). On peut appliquer des collodions au sublimé (1 p. 30, 1 p. 20) en surveillant l'action de très près. Dans les pigmentations en nappe, on peut employer des pommades telles que la suivante (Unna) ·

Adeps lanæ	5 grammes.
Vaseline	10 —
Eau oxygénée	20 —
Sublimé	0 gr. 05 à 0 gr. 10
Oxychlorure de bismuth	0 gr. 50 à 3 grammes.

On a également employé les acides forts, étendus d'eau, acide chlorhydrique, acide phénique, acide lactique, le nitrate acide de mercure, etc.

Je ne veux pas, du reste, exposer ici tous les détails du traitement des pigmentations, qui sera repris aux chapitres *Chloasma* et *Éphélides*.

CHAPITRE VIII

MÉTHODES DESTRUCTRICE ET CAUSTIQUE

Les procédés thérapeutiques qui ont été groupés dans les méthodes étudiées plus haut n'agissent pas sur les tissus cutanés à une très grande profondeur; en outre, leur action n'a pas une très longue durée. Il n'en est pas de même pour les procédés qui appartiennent soit à la méthode destructrice et caustique, soit à la méthode sclérogène. Ils permettent d'agir sur les tissus dermiques et certains même à une profondeur plus grande. En outre, ils amènent la formation de tissus cicatriciels, souvent définitifs, qui se substituent aux tissus malades.

La méthode destructrice a pour but de guérir les lésions de la peau en supprimant la partie malade. On peut y comprendre d'abord une série de procédés chirurgicaux, l'ablation de lésions cutanées au bistouri, avec suture ou greffe consécutives, la section aux ciseaux de la base des tumeurs pédiculées. Puis viennent des procédés journellement employés en dermatologie, *râclage*, *rugination*, *curettage*. La méthode caustique n'est, à vrai dire, qu'une variété de la méthode destructrice. Elle utilise des moyens chimiques et physiques : ceux-ci sont thermiques (*cautères variés*), ou électriques (*électrolyse*). Dans certains cas on emploie la méthode caustique de manière à amener la destruction de certaines parties de tissus, mais également une sclérose consécutive à l'inflammation produite par la cautérisation; il en est ainsi dans la méthode de Besnier pour la galvanocautérisation du lupus, où on détruit des lupomes, isolés les uns des autres, par des pointes de feu distinctes.

Il est inutile ici d'indiquer les procédés chirurgicaux qui doivent être employés dans certaines dermatoses; on les trouvera indiqués aux chapitres LUPUS, ÉPITHÉLIOMES, etc. Mais avant de parler du curettage, de la rugination et du râclage, il convient d'étudier ici certaines questions importantes au point de vue pratique : l'*antisepsie préopératoire*, l'*anesthésie cutanée*, les *sutures de la peau*, les *greffes*, les *pansements*.

La question de l'*antisepsie préopératoire* ne comporte aucun développement. Chaque chirurgien, chaque dermatologiste a ses opinions sur ce sujet; les procédés les meilleurs sont pour moi les plus simples. Pour ma part, je fais, *dans tous les cas*, les nettoyages de la peau au moyen de coton hydrophile trempé dans de l'alcool additionné de 1 p. 500 de sublimé. Les frictions doivent être vigoureuses; jamais je n'ai eu d'accidents pouvant être attribués à une antisepsie insuffisante.

Anesthésie cutanée. — Dans le cas où on doit enlever des lésions d'une étendue assez considérable, épithéliomes de la peau, lupus, etc., l'anesthésie générale par le chloroforme ou par l'éther est indispensable.

En général, les lésions de la peau sont limitées et n'exigent que l'anesthésie locale, toujours préférable quand on peut la faire. Nous négligerons l'anesthésie par la glace et le sel marin, l'eucaïne. Deux procédés peuvent être utilisés d'une façon courante; chacun a ses indications : je veux parler de la réfrigération par le chlorure d'éthyle ou de méthyle, et des injections de cocaïne.

Chlorure d'éthyle. Chlorure de méthyle. — Le chlorure d'éthyle se trouve, dans le commerce, contenu dans des récipients cylindriques en verre ou en métal pourvus d'un orifice filiforme. En ouvrant l'orifice, on peut projeter le liquide sur le point que l'on désire anesthésier, et, par l'évaporation extrêmement rapide, on produit en quelques secondes une surface blanche, dure, complètement insensible. La douleur produite par l'anesthésie est variable, nullement pénible pour certains sujets. Cette méthode d'anesthésie a de grands avantages, sa simplicité, son innocuité, et quelques inconvénients. Il est impossible de distinguer dans les tissus congelés les points non malades des points malades; si l'on a par exemple à cautériser des lupomes, on ne peut reconnaître leur coloration.

Brocq reproche au chlorure d'éthyle de gêner le râclage; je ne suis pas tout à fait de cet avis, souvent il facilite le râclage en masse. Si l'on a, par exemple, à enlever à la curette un tubercule anatomique, la réfrigération permettra de le transformer en masse dure qui sera détachée aisément d'un seul coup de curette tranchante. Mais il est tout à fait exact qu'il est impossible, après congélation de la peau, de faire un curettage « électif » et d'enlever à la petite curette de Vidal des points malades compris dans des tissus sains; il faut alors recourir à l'anesthésie par la cocaïne, en injections ou en applications locales.

L'anesthésie par le chlorure d'éthyle est une anesthésie courte qui ne dure pas plus d'une minute. On peut, il est vrai, interrompre l'opération commencée, projeter de nouveau du chlorure d'éthyle, puis reprendre l'opération. Pour les opérations du curettage, on peut toujours employer ce procédé, sous les réserves qui viennent d'être indiquées.

Le chlorure d'éthyle est inflammable. Au moment où on vient d'achever la projection sur la peau, on ne peut approcher le thermo ou le galvanocautère; on peut toutefois essuyer rapidement au coton hydrophile pour enlever l'excès de liquide et arrêter la production de vapeurs abondantes, puis pratiquer la cautérisation; mais on n'a ainsi que peu de temps de libre.

Le chlorure de méthyle permet d'obtenir une réfrigération plus profonde et plus prolongée. On sait qu'on peut conserver le liquide au sortir du récipient métallique dans un appareil à paroi double en verre.

La paroi externe protège la paroi interne contre l'action de l'air extérieur et empêche l'échauffement trop rapide du récipient.

Pour faire l'anesthésie, on imbibe de chlorure de méthyle du coton monté à l'extrémité d'une pince à forcipressure et on badigeonne le point sur lequel on veut intervenir.

Le chlorure de méthyle n'est point inflammable. Son application peut provoquer parfois une gelure profonde de la peau avec destruction; aussi ne doit-on s'en servir que pour une anesthésie passagère et limitée. Mais son principal inconvénient est de ne pouvoir être livré au médecin en tubes renfermant une petite quantité. On trouve dans le commerce des tubes en métal renfermant un mélange de chlorure de méthyle et de chlorure d'éthyle : l'emploi de ce mélange me paraît tout à fait recommandable.

Cocaïne. La cocaïne constitue un excellent procédé d'anesthésie locale dont on ne se sert pas assez en dermatologie.

Sans parler de toutes les méthodes qui ont été proposées, je mentionnerai les deux qui peuvent être employées couramment dans la pratique : l'injection, lorsque le derme n'est pas mis à nu; le badigeonnage, lorsqu'il est dénudé.

Les injections de cocaïne se font au moyen de solutions à 1 p. 100 et 2 p. 100. Les solutions habituelles s'altèrent rapidement; mieux vaut se servir de solutions conservées dans des ampoules de verre et stérilisées par stérilisation discontinue (Carrion).

Au moyen d'une seringue et d'une aiguille en acier, très fine, qui viennent de bouillir, on pique la peau, nettoyée à l'alcool sublimé, ou par tel autre moyen de désinfection que l'on voudra, et on introduit l'aiguille *parallèlement* à la surface, dans le derme supérieur, non dans l'hypoderme. Il est commode d'employer des aiguilles coudées à 45°. On fait passer une goutte de cocaïne, on pousse l'aiguille plus loin, on fait passer de nouveau de la cocaïne et on obtient ainsi l'anesthésie d'une surface assez étendue de 3 centimètres de long, de 1 1/2 de large. L'anesthésie dure un quart d'heure environ. En répétant l'injection une ou deux fois au voisinage de la première, on obtient une zone anesthésique étendue, sur laquelle on a tout le temps d'intervenir.

Pour anesthésier cette zone, un centimètre cube d'une solution à 1 p. 100 est plus que suffisant. Or il n'est jamais dangereux d'injecter dans la peau un centigramme de cocaïne, sauf chez des enfants jeunes. Pour plus de précaution, pour éviter tous les accidents dus à la cocaïne, on peut, comme le recommande Brocq, ne jamais employer la cocaïne chez les enfants de moins de dix ans, ni chez les cardiopathes asystoliques, ni chez les tuberculeux avancés, ni chez les albuminuriques. Pendant l'opération, le malade sera étendu. Si l'opération est très brève, il restera étendu quelques minutes après.

Mais, ces précautions prises, je considère que la cocaïne peut être utilisée largement par le dermatologiste dans son propre cabinet; pour ma part je m'en sers d'une façon courante.

Quand on veut anesthésier une région dénudée de la peau, il suffit de placer à la surface, pendant quelques minutes, du coton imbibé d'une solution de cocaïne à 5 p. 100.

Greffes. — Je ne saurais insister ici comme il conviendrait sur la technique des greffes.

Le médecin qui veut pratiquer ces opérations doit se reporter à un article où la question est exposée dans tous ses détails.

Il doit être bien entendu qu'une greffe ne peut réussir qu'à la condition d'une propreté absolue des tissus sur lesquels on la fait et d'une vitalité suffisante. Lorsqu'il s'agit de fermer une plaie opératoire, il n'y a pas de difficulté du fait de l'état antérieur des tissus, mais s'il s'agit d'une ulcération ancienne, variqueuse ou autre, il faudra que le derme soit en état de bourgeonnement franc, actif, et qu'il n'y ait plus infection de surface. Les soins des plaies antérieures à la greffe sont donc essentiels au succès. Le moment sera surtout favorable quand on verra les bords des ulcérations en voie d'épidermisation commençante.

Dans la méthode de Reverdin on introduit une lancette à grain d'orge parallèlement à la surface de l'épiderme, en demeurant à un demi-millimètre de profondeur. On détache ainsi de petits lambeaux ayant un demi-centimètre de côté ou un peu plus et on les applique à côté les uns des autres à la surface de l'ulcération, en les étalant avec le plus grand soin. Le pansement est fait au moyen d'une feuille de papier d'étain stérilisée que l'on maintient à la surface de l'ulcération pendant 4, 6, 8, 10 jours.

La région du corps qui convient le mieux pour enlever la peau nécessaire aux greffes est la face antérieure de la cuisse. Il en est de même dans la méthode de Thiersch, où l'on détache, au moyen d'un rasoir que l'on traîne comme un archet, à la surface de la cuisse, aseptisée au préalable, des lambeaux épidermiques longs de 5, 10 et même 20 centimètres, larges de 3 ou 4. La peau doit être détachée dans ses parties les plus superficielles, tout à fait à la surface du derme. L'étalement doit être fait avec beaucoup d'attention à la surface des ulcérations. Le pansement se fait aussi au papier d'étain, sans antiseptiques.

Je ne parlerai que pour mémoire de *l'autoplastie*, dans laquelle on transplante des lambeaux comprenant toute l'épaisseur de la peau.

Sutures de la peau[1]. — La suture *intradermique* doit se faire au moyen d'aiguilles petites, très acérées, à courbure moyenne, d'un porte-aiguilles, d'une pince à dents et de catgut n° 00. Lorsque l'hypoderme a été intéressé par l'opérateur, ce qui est très rare dans les opérations dermatologiques, il est nécessaire de faire, au préalable, la suture profonde des tissus (*suture sous-dermique*), de manière à éviter la moindre tension du fil de suture intradermique.

La suture *sous-dermique* se fait au moyen du porte-aiguille de Reverdin ou d'une aiguille courbe ordinaire.

Juvara décrit quatre procédés de suture intradermique.

La *suture continue à points passés dans le sens de la longueur de la plaie* se fait de la manière suivante : à l'extrémité du fil, on fait un gros nœud, ou, ce qui est plus commode, on le noue sur un fil épais. On enfonce l'aiguille dans la couche dermique de la tranche d'une des lèvres, légèrement renversée sur la

1. Ce paragraphe est le résumé d'un travail important de Juvara. De la suture intradermique, *Presse médicale*, 3 octobre 1900.

pulpe de l'index et pressée par le pouce. On la fait sortir après un trajet d'une dizaine de millimètres, on pénètre l'autre lèvre de la plaie dans le point symétrique du derme, et on fait également cheminer l'aiguille de quelques centimètres. A l'extrémité de la plaie, on noue le fil, comme à l'orifice, sur un fil plus gros.

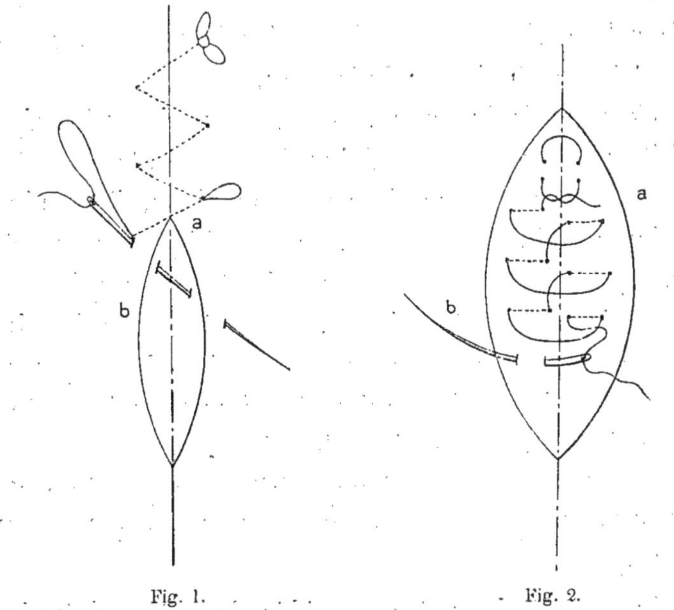

Fig. 1. Fig. 2.

La figure 1 peut faire comprendre ce mode de suture.

Dans la *suture intradermique à point transversal*, on fait un véritable surjet dans la profondeur de la plaie et non à sa superficie. On fixe la lèvre *b* par une pince à griffes et on enfonce l'aiguille de la profondeur vers la surface, on sort et on pique l'autre lèvre de la surface vers la profondeur. On fait un nœud (fig. 2), puis on continue la suture en passant d'une lèvre à l'autre, et en cheminant alternativement de haut en bas et de bas en haut. On termine par un nœud semblable au nœud initial.

Dans la *suture en zigzag*, on arrête l'extrémité du fil comme dans la suture continue à points passés dans le sens de la longueur de la plaie; puis on pénètre de l'épiderme vers la profondeur, et on fait sortir l'aiguille au niveau de l'épiderme de l'autre lèvre de la plaie. On pénètre par le trou de sortie en dirigeant l'aiguille dans un autre sens. La figure ci annexée (fig. 3) fait comprendre facilement la marche à suivre. Le fil, à l'extrémité de la plaie est arrêté comme à l'orifice.

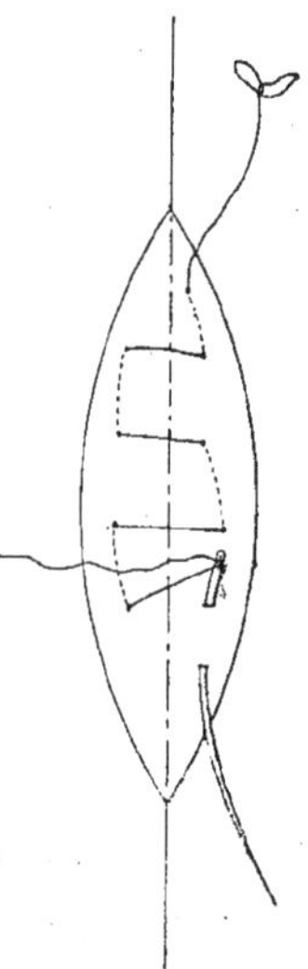
Fig. 3.

Les piqûres ne laissent aucune trace.

Dans la *suture intradermique à points séparés*, on pique le derme, au niveau d'une lèvre de la surface vers la profondeur, puis on ressort par l'autre lèvre de la profondeur vers la surface et on fait un nœud. Il suffit pour Juvara de faire des points semblables tous les dix ou douze millimètres. Ce mode de suture est celui qui laisse les cicatrices les moins apparentes; il est indiqué en particulier au niveau de la face, du cou, des régions où la peau est très fine.

Râclage. — Le râclage consiste à enlever mécaniquement au moyen d'un instrument formant grattoir des portions de tissus malades. Il comprend deux variétés : la rugination et le curettage.

Les instruments employés pour le râclage sont dus à Volkmann, Balmanno-Squire, Besnier, Vidal.

La curette de Volkmann est volumineuse, elle peut recevoir le fond d'une petite noisette. Elle est utile pour enlever des lésions volumineuses, on peut l'employer, par exemple, pour détruire un foyer de tuberculose du type Riehl et Paltauf, sauf à terminer l'opération par un curettage avec une petite curette. Elle peut servir à gratter des lésions superficielles : vu son volume, elle est souvent mieux en main que les petites curettes.

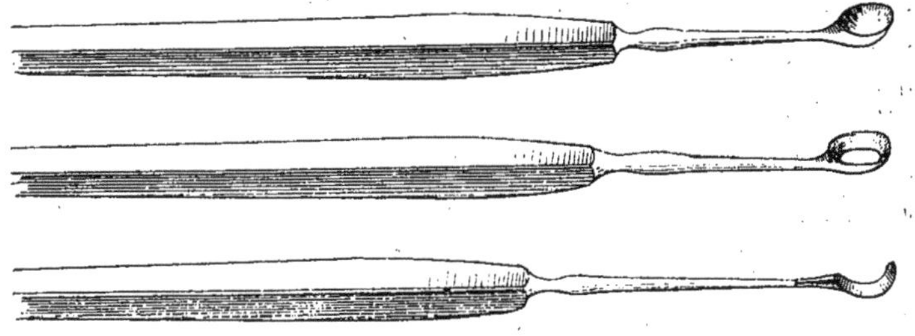

Fig. 4.

Celle de Balmanno-Squire est concave, celle de Besnier est fenêtrée, celle de Vidal a la forme d'une petite cuiller aplatie terminée par un bec recourbé.

Les instruments seront retirés de l'eau bouillante au moment de s'en servir.

La *rugination* consiste à enlever, au moyen des instruments que nous venons d'indiquer, des lésions saillantes, telles que des verrues, des adénomes, etc.

Pour ruginer on tend la peau entre deux doigts de la main gauche, après avoir nettoyé la peau à l'alcool sublimé. L'anesthésie locale est pratiquée ou non, suivant les lésions à enlever, la sensibilité de la région où l'on opère, la pusillanimité du patient. Puis on prend une curette à pleines mains, ou comme une plume à écrire, et on détache toutes les parties saillantes. Cela fait, lorsqu'il y a lieu, au moyen d'une petite curette, on pénètre un peu plus profondément.

La rugination faite, on arrête la légère hémorragie qu'elle peut produire en comprimant légèrement avec du coton. Le pansement se fait de préférence au moyen d'une poudre absorbante. Pour ma part j'emploie du talc stérilisé. On couvre d'un peu de coton aseptique. Le lendemain on nettoie à l'eau bouillie tiède, en ayant soin d'enlever le sang coagulé, et on refait le pansement, qu'on renouvelle chaque jour. Dans ces conditions, lorsque la rugination n'a pas été suivie d'un curettage profond, la réparation se fait régulièrement et donne lieu à une cicatrice imperceptible.

Le *curettage* consiste à pénétrer profondément dans le derme par la curette pour enlever des lésions d'infiltration. Dans le cas de lupus, il faut enlever les régions malades en respectant les régions saines, c'est là un travail des plus délicats, qui nécessite une main habile, mais qui ne rencontre plus que de très rares indications si même il y en a encore (Voir *Traitement du lupus tuberculeux*. Dans l'épithéliome, par contre, le curettage profond constitue à mon avis un excellent moyen thérapeutique — complété par la cautérisation. La cicatrisation, à la suite d'un curettage énergique et profond, est souvent lente et se fait irrégulièrement. Le curettage profond, près des orifices naturels, peut amener des déformations; il est bon d'en être prévenu. Souvent, près de l'œil, on est obligé de faire l'ablation chirurgicale d'un épithéliome plutôt que le curettage pour éviter l'ectropion consécutif.

L'hémostase se fait simplement au moyen de coton hydrophile. On arrête toujours le sang en plaçant du coton et en comprimant pendant une, deux, cinq minutes suivant l'abondance de l'hémorragie. Puis on enlève le coton et on fait un pansement un peu compressif si on veut éviter tout saignement tardif.

Le pansement doit être aseptique. Le pansement au talc stérilisé recouvert d'un peu de gaze est excellent: s'il y a des croûtes, on les fait tomber chaque jour par des pulvérisations; si la cicatrisation est lente, on peut faire des pansements humides à l'eau salée à 15 ou 20 p. 1000, en appliquant une pâte autour des régions curettées pour éviter la macération épidermique, et en couvrant largement de taffetas chiffon la gaze humide pour éviter la dessiccation du pansement.

Caustiques chimiques. — Les caustiques chimiques sont extrêmement nombreux; je ne mentionnerai que les plus importants; leur emploi étant devenu moins fréquent depuis le perfectionnement des procédés de cautérisation thermique.

Je pense même qu'on fait encore des caustiques un véritable abus. Pour ma part, je me sers très rarement des caustiques chimiques; il y a peu d'affections où d'autres procédés ne me paraissent donner des résultats plus sûrs.

Il est assez facile de limiter l'action des caustiques chimiques en surface, mais il est tout à fait impossible de la limiter exactement en profondeur; on est toujours exposé à cautériser trop ou à ne pas cautériser assez, de là la supériorité des autres modes de cautérisation.

L'*acide lactique* à l'état pur est surtout employé dans la cautérisation de lésions végétantes, molles.

L'*acide acétique* pur ou à 50 p. 100, l'*acide nitrique* fumant peuvent être employés dans la destruction de lésions hyperkératosiques, telles que les verrues communes.

Le *nitrate acide de mercure*, employé pour la cautérisation superficielle des syphilides ulcéreuses en voie d'extension rapide ou rebelles, est extrêmement douloureux, mais très actif. On peut l'employer, par exemple, pour modifier les syphilides gommeuses en voie d'ulcération du palais et du voile. Les résultats sont excellents; il faut avoir soin de ne toucher les plaies qu'avec un pinceau soigneusement exprimé.

Le *chlorate de potasse* en poudre est employé pour la cautérisation des épithéliomes après curettage.

L'*acide arsénieux* est maintenant, après avoir été abandonné, très employé dans le traitement des épithéliomes cutanés depuis un travail de Cerny et Trunecek. Chaque jour, on gratte légèrement à la curette la surface qui doit être cautérisée, puis on badigeonne avec le mélange :

Acide arsénieux pur....................	1	gramme.
Alcool éthylique........................	75	—
Eau..	75	—

qu'on remplace au bout de quelques jours par le suivant :

Acide arsénieux pur...................	1 gramme.
Alcool éthylique......................	40 —
Eau...................................	40 —

Laisser sécher après badigeonnage à la surface de la peau.

On détruit ainsi l'épithéliome par couches successives jusqu'à ce qu'on arrive aux tissus sains.

La poudre du père Côme (acide arsénieux 1, cinabre 5, éponge calcinée 2), celle de Manec (acide arsénieux 1, cinabre 5, éponge calcinée 6), n'ont plus guère qu'un intérêt documentaire.

L'*acide chromique* en solution à 1 p. 5, 1 p. 10, est un caustique utile, énergique, non dangereux, si on réserve son emploi à des surfaces restreintes, car il est extrêmement toxique.

Le *chlorure de zinc* a été utilisé en solution de 1 p. 3 à 1 p. 10 dans les lupus ulcéreux. Il forme la base de la pâte de Canquoin :

Chlorure de zinc......................	8 grammes.
Oxyde de zinc.........................	2 —
Farine de froment desséchée...........	6 —
Eau distillée.........................	1 —

Cette pâte se conserve dans des flacons contenant de la chaux vive. On s'en sert pour faire des flèches introduites dans les trajets fistuleux des lésions scrofulodermiques, dans le but de cautériser leur surface et d'amener l'évacuation des produits tuberculeux.

La *pâte de Vienne* :

Potasse caustique.....................	} āā
Chaux vive............................	}

est un caustique énergique qu'on ne peut appliquer que quelques minutes sur les régions que l'on veut cautériser.

Le *nitrate d'argent*, sous forme de crayons contenant 1 p. 10 de nitrate de potasse, est d'un usage journalier en médecine pour modifier les érosions épidermiques et la surface des ulcérations dermiques. On obtient une action plus énergique en se servant, comme le fait M. Besnier, d'un crayon de zinc pur qu'on passe sur les régions qui viennent d'être touchées au crayon de nitrate d'argent (ou à la solution de nitrate) : de l'acide nitrique se dégage et l'argent mis en liberté forme un dépôt noirâtre sur la surface cautérisée.

Le nitrate d'argent peut être employé en solutions aqueuses à 1 p. 8, 1 p. 10, 1 p. 20.

Le *permanganate de potasse* est un agent utile dans quelques cas de lupus végétant et mou, mais ce n'est pas, comme on l'a cru, un agent curatif du lupus. On fait sur les régions lupiques des applications de poudre de permanganate pendant dix minutes, puis on nettoie doucement (Butte, Hallopeau). L'application est très douloureuse. On peut employer le permanganate sous une forme moins active et faire chaque jour des applications de compresses trempées dans une solution dont le titre varie de 20 à 40 p. 1000.

Cautérisation thermique. Cautérisation par l'air chaud. Thermo-cautère. Galvano-cautère. — La méthode de Hollænder, dans laquelle on projette sur les régions à détruire de l'air chauffé à près de 300 degrés, n'a pas été étudiée régulièrement en

France, et nous ne pouvons guère en parler ici que par ouï-dire. Elle a été surtout employée dans le lupus tuberculeux; peut-être pourrait-elle rendre plus de services dans d'autres lésions de la peau.

Je n'insisterai pas sur le thermocautère, dont on peut employer la pointe fine en petite chirurgie dermatologique. Cette pointe même est d'un maniement difficile à cause de la brutalité de son action, et lors-

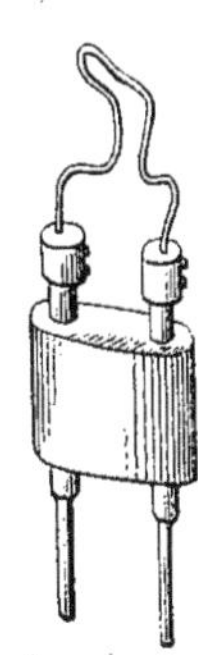

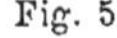

Fig. 5.

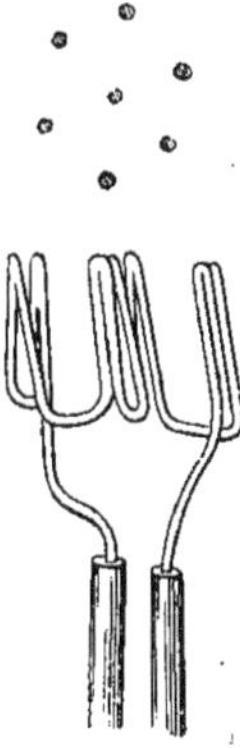

Fig. 6.

qu'on peut avoir un galvanocautère à sa disposition, il est toujours préférable de s'en servir : ici le cautère est porté au rouge par le courant électrique.

Le courant destiné à chauffer les pointes du galvanocautère est recueilli soit sur des piles [1], soit sur des accumulateurs, soit sur le secteur urbain. Les fils traversent un manche en bois allongé, et se relient à des pointes formées par un fil de platine recourbé.

En général, la pointe qui est insérée à l'extrémité

1. Le médecin qui n'a pas à sa disposition le courant urbain se sert en général de piles au bichromate de potasse, dont les zincs peuvent être relevés quand on n'utilise pas le courant.

du manche est unique, parfois double, triple, en forme de grille.

Lorsqu'on veut se servir de l'appareil, on prend en main le manche en bois et on y adapte, d'une part, les pointes de platine, et, de l'autre, les fils qui amènent le courant, puis on fait passer le courant qui rougit les pointes. Celles-ci doivent être portées au rouge sombre pour éviter une radiation thermique trop étendue; d'autre part, une température trop élevée provoque facilement des hémorrhagies.

La douleur provoquée par le galvanocautère varie beaucoup suivant la sensibilité individuelle et la pusillanimité des malades; souvent elle est vive. Le chlorure d'éthyle transforme les tissus, chez les lupiques, en une masse dure; on ne reconnaît plus les lésions élémentaires et la résistance ne permet pas de juger à quelle profondeur on pénètre réellement. La cocaïne peut être employée avec les précautions indiquées plus haut. L'anesthésie chloroformique peut être employée chez l'enfant, dans des lupus étendus, si l'on veut faire en une seule séance un travail considérable. Mais on ne peut la renouveler aussi souvent qu'il convient toujours de le faire chez les lupiques.

Les cautérisations galvaniques peuvent être faites de deux façons : isolément les unes des autres pour n'atteindre que les régions malades comprises dans un tissu sain, ou rapprochées, de manière à modifier en masse toute la région cautérisée. On aura toujours soin d'immobiliser le malade au moment de faire l'application du fil de platine rouge.

A la suite de la cautérisation, il importe de faciliter l'expulsion la plus rapide possible des régions mortifiées. Pour cela, le meilleur moyen est d'appliquer un pansement humide, permanent, en ayant soin de couvrir de pâte de zinc les régions sur lesquelles portera ce pansement en dehors des régions cautérisée. Chaque jour on lotionnera de manière à enlever les fragments de tissus en voie d'élimination. Ce travail peut être complété avec la curette, qu'on maniera avec une extrême légèreté. Parfois il y a avantage à faire également des pulvérisations. Toutes les parties mortifiées une fois éliminées, on supprimera le pansement humide, et on fera un pansement sec; la pâte de zinc stérilisée permet encore d'obtenir une cicatrisation régulière et rapide. Les emplâtres facilitent la suppuration et doivent, à mon avis, être complètement évités.

Lorsque, après les cautérisations, il existe un bourgeonnement exagéré des plaies, on le réprime par le nitrate d'argent. Si les cautérisations ont été superficielles, on peut faire tomber les croûtes par des applications, de une ou deux heures, de cataplasmes de fécule de pommes de terre, puis on poudre au talc.

On peut, en général, recommencer les séances tous les huit jours.

Électrolyse. — La décomposition des tissus par le courant galvanique est très comparable à première vue à une cautérisation; elle diffère surtout par la limitation plus exacte de la destruction et la non-élimination des régions mortifiées. En fait, l'escarre galvanique diffère de l'escarre thermique, et même l'escarre produite par le pôle positif diffère de celle que produit le pôle négatif.

Je rappelle ici que la décomposition d'une solution saline par le courant de pile met en liberté les acides et les bases. Les acides et l'oxygène se rendent au pôle positif; les bases et l'hydrogène au pôle négatif. L'escarre produite par le pôle positif introduit dans les tissus est une escarre sèche, rétractile, les effets coagulants sont très marqués. L'escarre produite par le pôle négatif est beaucoup plus étendue et plus molle.

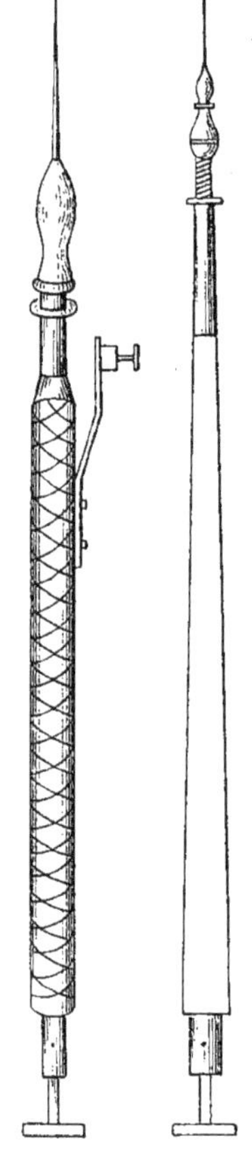

Fig. 7.

Le courant est pris en général sur une batterie de piles montées en tension. L'appareil générateur d'électricité doit être muni d'un galvanomètre mesurant des intensités de 0 à 50 milliampères et d'un rhéostat qui fait varier la résistance de manière à disposer dans chaque cas de l'intensité voulue. Quelquefois le rhéostat est remplacé par un collecteur qui permet d'introduire dans le circuit un plus ou moins grand nombre d'éléments de la batterie.

Aux deux pôles de celle-ci sont insérés des fils souples. Lorsqu'on veut pratiquer l'électrolyse bipolaire, chaque fil aboutit à un manche sur lequel on insère une aiguille en acier : on introduit séparément les deux aiguilles dans les tissus, puis on fait passer le courant. Lorsqu'on emploie l'électrolyse

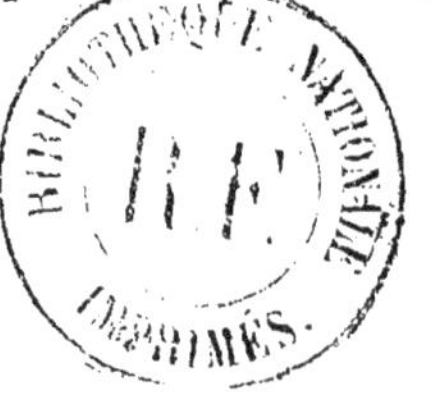

unipolaire, ce qui est le cas le plus fréquent, un des fils aboutit à une électrode formée soit par un cylindre de métal, soit par une plaque de métal souple recouverte de peau de chamois. L'électrode est trempée dans l'eau au moment de la séance; le malade prend le cylindre dans la main, ou bien on applique sur la peau la plaque de métal, maintenue par une bande. L'autre fil aboutit à une aiguille. On peut, suivant les cas, faire l'*électrolyse unipolaire négative ou positive*.

Je n'insisterai pas davantage sur l'électrolyse; dans chacune des affections où elle est employée, il convient de suivre une technique particulière (Voir : *Nævi*, *Sclérodermie*, *Hypertrichose*, etc.).

CHAPITRE IX

MÉTHODE SCLÉROGÈNE

Nous rangerons dans la méthode sclérogène les procédés thérapeutiques suivants : *scarifications*, *électricité de haute fréquence*, *photothérapie*, *radiothérapie*.

Scarifications. — La scarification, qui a été autrefois très employée en dermatologie et qui garde à l'heure actuelle quelques indications précises, consiste à faire des incisions fines, superficielles, comprenant l'épiderme et une partie plus ou moins profonde du derme, régulièrement orientées les unes par rapport aux autres; leur réparation amène, outre l'occlusion des vaisseaux de la surface, un processus de sclérose graduelle.

Pour juger de cette sclérose, il suffit d'observer ce qui se passe sur une région traitée d'une façon réitérée par la scarification. On constate l'affaissement de la surface, la diminution de vascularisation; le tissu devient peu à peu résistant au doigt et blanchâtre. Au microscope, on constate un état fibreux (Vidal).

Technique de la scarification. — Le scarificateur

habituellement employé (scarificateur de Vidal) est formé d'une lame attenant à un manche nickelé. La lame est longue, mince; son extrémité est triangulaire. Sur sa moitié inférieure et à l'extrémité, elle offre des bords tranchants. Cet instrument est très facile à manier quand on a pris l'habitude de faire des incisions à la profondeur voulue.

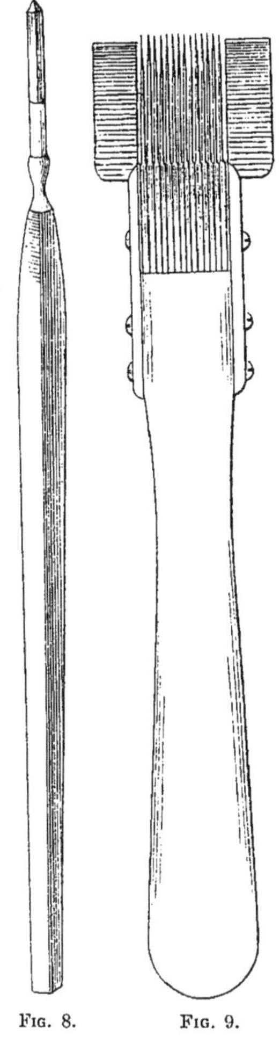

Fig. 8. Fig. 9.

Avant de se servir d'un scarificateur il est prudent de le nettoyer à l'alcool ou de le tremper dans l'eau bouillante.

Je ne décrirai pas les scarificateurs à lames multiples que l'on trouve chez beaucoup de marchands d'instruments de chirurgie. Il sont d'un usage beaucoup plus rare que le scarificateur à lame unique et conviennent surtout lorsqu'on veut scarifier peu profondément une surface étendue, très vasculaire, comme dans quelques cas d'acné rosée.

Mode opératoire. — Avant de scarifier une région du tégument, il est nécessaire d'en nettoyer la surface; le moyen le plus simple est, je crois, de la frotter avec du coton trempé dans l'alcool à 90°, pur ou additionné de sublimé à 1 p. 500.

Le scarificateur est tenu entre trois doigts de la main droite comme une plume à écrire; de la main gauche, entre le pouce et l'index, on tend la région où l'on va opérer : les incisions peuvent être ainsi faites régulièrement, sur un plan plus résistant et en outre on obtient une ischémie relative qui donne plus de facilité à l'opération.

Il est utile que la tête du malade, lorsque la scarification porte sur la face, ce qui est le cas habituel, soit fixée, soit par un aide, soit par le malade même s'appuyant sur un plan résistant, le dossier d'un fauteuil par exemple.

On peut distinguer deux modes de scarification. Dans l'un, *scarification régulière*, on fait des incisions assez longues, parallèles les unes aux autres, presque toujours suivies dans un deuxième temps d'une série d'incisions semblables, également parallèles les unes aux autres et obliques par rapport aux premières. Dans l'autre, *scarification élective*, on se propose de pénétrer profondément, de sectionner un vaisseau dilaté, ou de dilacérer un tubercule lupique.

Scarification régulière. — Je ne saurais mieux faire que de citer intégralement Brocq, qui, après Vidal, a manié plus que tout autre la scarification et en a montré les avantages.

« De la main droite, solidement appuyée sur la tête du malade par le petit doigt ou par l'annulaire et le petit doigt, le médecin tient son instrument comme une plume à écrire avec assez de fermeté pour l'empêcher de dévier ou de rouler entre les doigts... mais, en même temps, il doit avoir assez de souplesse pour que les doigts gardent toute leur finesse de tact et puissent apprécier les moindres différences de consistance des tissus.

« Puis, d'un mouvement net, rapide, qui doit se passer tout entier dans la main, sans participation du coude ni de l'épaule, *comme un dessinateur faisant des hachures pour ombrer un dessin,* il trace sur la peau une série d'incisions parallèles, qu'il recroise immédiatement d'une seconde série. Ces incisions doivent être courtes, égales, perpendiculaires aux téguments.

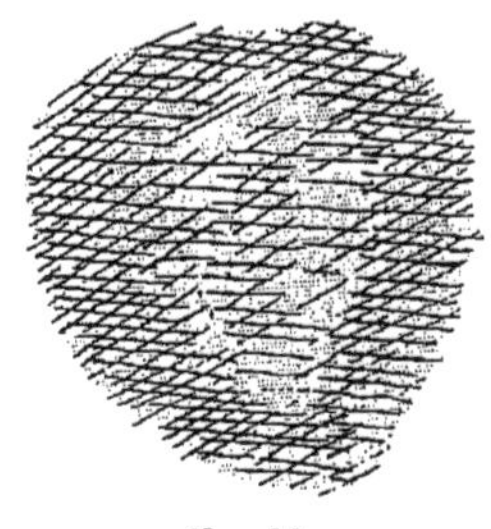

Fig. 10.

« C'est sur les bords de la lésion (Brocq prend pour type le traitement par la scarification d'un lupus plan) qu'il convient de les commencer. On scarifiera la surface en ayant grand soin d'empiéter largement sur la peau saine de 3 ou 4 millimètres au moins[1].... »

Dans la plupart des lésions que l'on soigne par la scarification, deux séries d'incisions suffisent. Dans le lupus, Brocq recommande de faire plusieurs séries obliques les unes par rapport aux autres; c'est alors une véritable dilacération. Dans les lupus mous, végétants, on transforme ainsi les tissus en une véritable bouillie; néanmoins les résultats esthétiques, comme tous ceux qu'on obtient après des scarifications bien faites, sont excellents.

Dans certains cas, par exemple dans le lupus érythé-

1. Brocq, *Traitement des dermatoses par la petite chirurgie et les agents physiques*, Paris, C. Naud, éditeur.

mateux fixe, on fait sur toute la surface des scarifications régulières, mais profondes, et en même temps beaucoup plus courtes que les scarifications superficielles dont nous venons d'indiquer la technique.

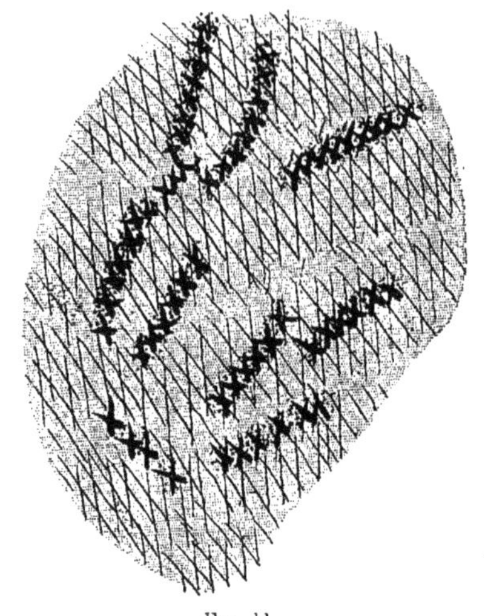

Fig. 11.

Scarification élective. — Lorsque l'on a affaire à des télangiectasies, on fait des scarifications courtes et profondes, sur le trajet des vaisseaux dilatés; après une première série de scarifications électives on peut faire sur toute la surface des scarifications régulières.

Électrothérapie de haute fréquence. — Lorsqu'on soumet la peau aux courants de haute fréquence, on observe une anémie passagère, suivie d'une hypérémie et d'une diminution importante de sensibilité. Mais si cette action peut expliquer dans une certaine mesure les effets des courants de d'Arsonval dans les affections prurigineuses, elle ne suffit pas à expliquer leurs effets curatifs persistants dans des affections telles que le lupus érythémateux. J'admettrai cependant que ces courants ont une action sclérogène légère, mais ceci à titre d'hypothèse, et je ne les étudierai dans ce chapitre que pour la facilité de la classification.

Le Dr Laquerrière a récemment attribué l'action de

la haute fréquence sur la peau à la présence de rayons ultra-violets; cette théorie est peut-être exacte. Toutefois il faut rappeler que les courants de haute fréquence n'ont pas d'action bactéricide et ne produisent pas l'exsudation et les phlyctènes que déterminent les rayons ultra-violets (Voir *Photothérapie*).

Ces courants s'obtiennent en reliant une bobine de Ruhmkorff ou une machine à courants alternatifs à un circuit comprenant deux condensateurs (bouteilles de Leyde) et un solénoïde de self-induction de faible résistance.

La bobine charge les condensateurs. Lorsque l'étincelle jaillit entre les boules des bouteilles de Leyde, le circuit constitué par les condensateurs et le solénoïde devient peu résistant, et il se produit une décharge oscillante de haute fréquence. Les oscillations s'affaibliraient, si continuellement la bobine ne rechargeait les condensateurs, ce qui amène de nouvelles étincelles et de nouvelles oscillations.

La fréquence des oscillations provoquées par une étincelle jaillissant entre les boules des bouteilles de Leyde peut atteindre plusicurs centaines de mille par seconde.

Un caractère extrêmement remarquable des courants de haute fréquence est leur innocuité au point de vue de la vie. Néanmoins ils ont des effets physiologiques généraux extrêmement importants, dans le détail desquels nous ne pouvons entrer. Seuls, les phénomènes produits au niveau de la peau nous intéressent en ce moment. Ils amènent en particulier une dilatation vasculaire et une anesthésie assez prolongées, et peuvent modifier ou guérir un certain nombre d'accidents cutanés, en premier lieu des prurits, en

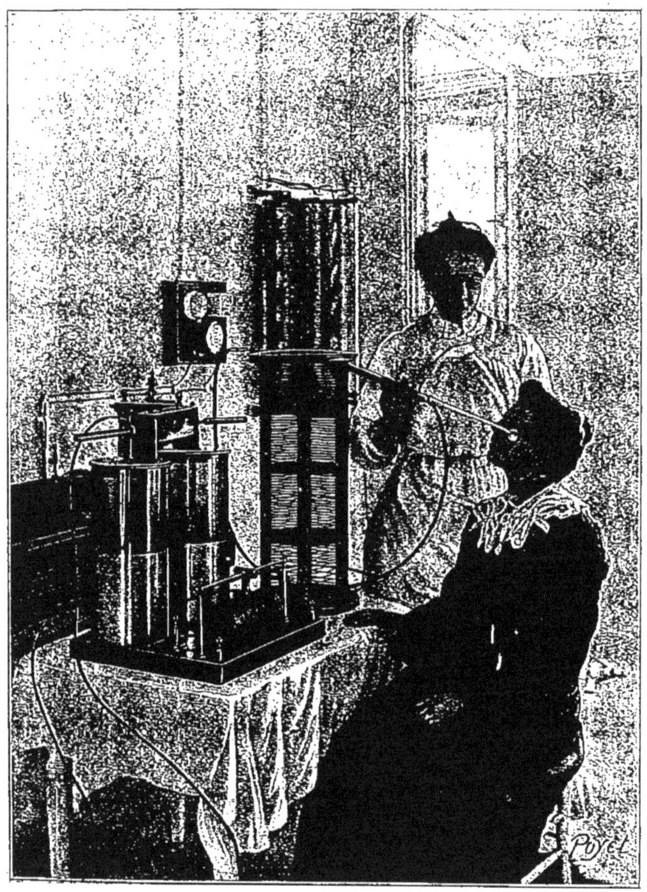

FIG. 12. — Application de l'électrothérapie de haute fréquence.

second lieu certains lupus érythémateux, pour ne parler que des affections où leur efficacité est établie d'une manière indéniable.

Technique. — Chez les malades atteints de dermatoses, il peut être indiqué d'utiliser les effets généraux des courants de haute fréquence, par exemple en plaçant le malade dans un grand solénoïde, avec lequel il n'a pas de contact; il se développe ainsi des courants d'induction dans le corps. Mais dans les prurits, dans le lupus érythémateux, on utilise normalement l'action directe en recueillant le courant sur un solénoïde de petites dimensions. Sur la peau on applique une électrode formée soit par un balai métallique, soit par une tige métallique entourée d'un tube de verre; les étincelles jaillissent entre la tige et le tube de verre, puis entre celui-ci et la peau.

En faisant varier l'ampérage, l'écartement des pôles des bouteilles de Leyde, on fait varier les courants de haute fréquence; il est malheureusement impossible de régler les applications avec beaucoup d'exactitude, de manière à faire varier les effets produits.

Photothérapie. — Sous le nom de *Photothérapie*, on comprend les applications thérapeutiques de la lumière, ou plutôt des rayons chimiques qu'elle contient et qui, comme l'ont démontré Charcot, Bouchard, Widmark, Finsen, ont une action considérable sur la peau de l'homme et des animaux. Le coup de soleil est dû à ces rayons et non, comme on le croit d'une manière banale, aux rayons calorifiques du spectre. D'autre part, on sait, grâce aux travaux de Downes et Blount, Duclaux, Arloing, Roux, que l'action bactéricide de la lumière est due à ces mêmes rayons chimiques.

L'application thérapeutique de ces propriétés est due entièrement aux travaux du prof. Finsen, de

Copenhague; Finsen a, dès à présent, la gloire d'avoir accompli la plus belle œuvre que puisse accomplir un médecin, en guérissant une maladie presque incurable jusque-là, le lupus tuberculeux.

Il existe des lésions de la peau dues à la lumière : la *photothérapie négative* a pour objet de les traiter et de les guérir en supprimant l'accès sur la peau des rayons chimiques qui les déterminent.

La *photothérapie positive* est une méthode sclérogène, qui a pour objet de guérir certaines affections de la peau, seule région directement accessible aux rayons chimiques, en condensant au niveau des lésions un très grand nombre de ces rayons, en provoquant par suite une inflammation locale qui aboutit à la résorption interstitielle des lésions, et en détruisant les bactéries dans les tissus lorsqu'il s'agit d'inflammations d'origine bactérienne[1].

Les réactions inflammatoires produites par les rayons chimiques (réactions photogénétiques) ont des caractères très particuliers, qu'il convient de mettre en relief.

a) *Ces réactions s'étendent à une très grande profondeur*, lorsque le sang est chassé des tissus. Finsen, qui a signalé ce fait essentiel, recommande d'appliquer sur les points en traitement des appareils en cristal de roche, où se fait une circulation continue d'eau froide, et qui ont pour but non seulement de supprimer les rayons calorifiques encore mêlés aux rayons lumineux, mais surtout d'anémier les tissus par compression. Les

1. Leredde et Pautrier, Les actions biologiques et thérapeutiques de la lumière, *Photothérapie et Photobiologie*. Paris, 1903, C. Naud, éditeur.

rayons chimiques traversent ainsi, sans difficulté, le lobule de l'oreille et même l'épaisseur de la joue, comme l'a vu le Dr Darbois à l'Établissement dermatologique de Paris.

Cette faculté de pénétration est fondamentale; elle explique déjà l'importance des rayons chimiques en thérapeutique, parce qu'ils peuvent atteindre des lésions très éloignées de la surface, qui n'affleurent même pas celle-ci, telles que les tubercules lupiques intradermiques et sous-dermiques.

b) *Les réactions photogénétiques ne sont pas destructives.* — Avec l'appareil de Finsen on peut faire des séances de deux heures et même plus sur un point limité sans provoquer jamais aucune perte de substance. Avec l'appareil de Lortet et Genoud, une application de quarante-cinq minutes avec une intensité de quinze ampères n'a également aucun effet destructif, comme j'ai pu m'en assurer. Ce qu'on observe dans ce cas, comme à la suite des applications de durée moindre, c'est de la rougeur et une phlycténisation.

Le seul point à signaler est que la durée de la réaction inflammatoire paraît d'autant plus longue que l'application des rayons chimiques a été plus prolongée.

Les rayons chimiques du spectre sont donc un agent très actif, mais nullement dangereux, et qui doit à ce point de vue être nettement différencié des rayons de Rœntgen, qui peuvent produire facilement des destructions extrêmement profondes, durables.

c) *Les cicatrices photogénétiques sont absolument parfaites.* — On ne constate de brides que si le traitement a porté sur des lupomes très larges, en forme de cratère à sommet profond, sur des ulcérations profondes et irrégulières ou dans quelques cas de lésions très épaisses, par exemple de lupus presque éléphantiasiques. Cette réserve faite, les surfaces guéries offrent une surface absolument lisse.

En résumé, on assure une transformation fibroscléreuse de la peau, qui se fait d'une manière extrêmement régulière, sans atrophie épidermique, sans atrophie dermique importante. Cette transformation se fait par formation de tissu conjonctif dense dans les régions traitées. La régularité et l'épaisseur des couches épidermiques expliquent en partie la régularité future des cicatrices. Peut-être est-ce cette épaisseur qui assure la blancheur relative, si caractéristique des cicatrices.

d) *Les réactions photogénétiques ne sont pas douloureuses.* — Pendant toute leur durée, elles ne s'accompagnent d'aucune sensation anormale; parfois d'un peu de tension, d'un léger prurit. On peut opposer à cet égard l'effet des rayons chimiques à celui des rayons calorifiques. Le coup de soleil est sans doute un accident pénible, mais est loin de provoquer les douleurs que provoquerait une brûlure calorifique déterminant une réaction inflammatoire égale (je veux parler de la réaction cliniquement appréciable).

e) Je signalerai enfin *quelques caractères accessoires.* Les réactions photogénétiques sont tardives, elles apparaissent au bout de douze heures au plus tôt, en général de vingt-quatre heures, parfois de quarante-huit heures seulement. Au point de vue histologique, j'ai constaté avec L. Pautrier une prolifération des cellules fixes dans toute l'épaisseur du derme, une phlycténisation des éléments du corps muqueux. Les bulles qui se forment à la suite du traitement chez les lupiques sont chargées d'un liquide alcalin contenant un grand nombre de cellules éosinophiles.

Toutes ces propriétés permettent de comprendre la place que prennent les rayons chimiques en dermothérapie, quel rôle ils peuvent jouer dans le traitement de lésions profondes dont la thérapeutique habituelle est douloureuse et qui atteignent des régions découvertes où la perfection de la cicatrice doit être recherchée avant tout, à la seule condition de la guérison.

Technique de la Photothérapie. — Comment se fait l'application de la méthode de Finsen? quels appareils permettent d'utiliser les rayons chimiques de la lumière?

Le problème à résoudre est le suivant : une source lumineuse émet, outre des rayons lumineux, des rayons chimiques (rayons violets et ultra-violets), et des rayons calorifiques (rayons rouges et infra-rouges). Il faut éliminer ceux-ci qui sont dangereux, puisqu'on doit employer un foyer lumineux important et dégageant par suite une grande quantité de chaleur. Il faut conserver les rayons chimiques. Quant aux rayons lumineux proprement dits, il n'y a aucune raison de s'en débarrasser, puisqu'ils sont indifférents au point de vue cutané.

Appareils de Finsen. — Finsen a cherché à concentrer les rayons chimiques, soit en utilisant les rayons solaires, soit en utilisant ceux d'une lampe à arc.

L'appareil solaire qu'il a imaginé se compose d'une grande loupe creuse de 20 à 40 centimètres de diamètre, supportée sur un pied mobile en tous sens. Elle contient une solution ammoniacale de sulfate de cuivre qui élimine les rayons calorifiques. Les rayons sont concentrés sur un point limité des régions malades, et, chaque jour, un point nouveau est traité pendant une heure.

L'appareil électrique se compose d'une lampe à arc de 60 à 80 ampères. Le charbon positif est placé en haut; les rayons émanés du cratère qui se forme, dès que passe le courant, sont dirigés en bas et en dehors. Dans l'axe des rayons émanés du foyer lumineux sont disposés des tubes en cuivre, au nombre de quatre, soutenant des lentilles en cristal de roche (le cristal de roche a la propriété de laisser passer intégralement les rayons chimiques). De ces lentilles, les premières rendent les rayons parallèles, les dernières les rendent convergents. Le malade est couché sur un lit; le point à soigner se trouve au foyer lumineux.

Les rayons calorifiques sont éliminés de la manière suivante : le tube de cuivre contient à sa partie inférieure de l'eau distillée. A ce niveau, il est entouré d'un manchon où circule de l'eau courante. Les rayons lumineux sont ainsi refroidis, incomplètement cependant. Il est nécessaire que le refroidissement soit achevé au niveau de la peau; aussi y applique-t-on l'appareil formé d'une chambre creuse, à double paroi de cristal de roche, soutenue par un anneau nickelé et où l'eau courante circule également dont nous avons parlé plus haut.

Cet appareil a un autre rôle encore plus important : il est utilisé pour comprimer les tissus et chasser le sang qu'ils contiennent, de façon à permettre aux rayons d'agir en profondeur.

Appareil de Lortet et Genoud. — Le but des auteurs a été, non de concentrer les rayons, mais de placer le malade aussi près que possible du foyer électrique, pour éviter les pertes considérables qui se produisent dans l'appareil précédent.

La lampe à arc dont ils se servent est beaucoup plus faible que la lampe de Finsen, et permet une intensité de 10-20 ampères. Les charbons sont inclinés l'un par rapport à l'autre ; la majeure partie des rayons est ainsi dirigée en avant. Devant le foyer lumineux se trouve une cuvette allongée en métal, à double paroi, dans laquelle circule de l'eau courante, et qui est ouverte à sa partie centrale pour laisser passer les rayons lumineux. Cet orifice est fermé par un appareil identique à celui qui sert de compresseur dans l'appareil de Finsen, et où circule également l'eau courante.

Le malade est assis et, pendant la durée des séances, applique le point à traiter sur le verre compresseur. On voit qu'il est extrêmement rapproché de la source lumineuse.

Appareil Finsen-Reyn. — Pour Finsen c'est, toutefois, une tendance des plus fâcheuses que de réduire, comme on l'a fait dans cet appareil et d'autres récents, l'ampérage et surtout le temps des séances. Sans doute, ces appareils peuvent, dans nombre de cas, donner des résultats satisfaisants, mais, pour Finsen, l'on n'aurait pas raison de juger la photothérapie d'après les résultats obtenus à l'aide des appareils faibles.

Ce qui paraît le plus défavorable à Finsen, c'est l'usage de raccourcir les séances, en même temps qu'on emploie des appareils moins puissants, alors qu'il serait plus rationnel de faire le contraire.

A côté des appareils comme celui de Lortet et Genoud, où l'ampérage est diminué et le malade rapproché du foyer lumineux, on a fabriqué divers appareils (Bang, Broca et Chatin), où les lampes sont constituées par des électrodes métalliques en fer ou en fonte donnant une lumière froide ou presque froide. Ces appareils donnent des réactions superficielles considérables, mais les rayons qu'il engendrent ne pénètrent pas profondément à l'intérieur des tissus. Ils ne conviendraient donc nullement au traitement du lupus vulgaire et des affections analogues aussi profondes, mais pourraient être utiles, par exemple, dans le traitement des nævi vasculaires plans superficiels.

Finsen a récemment imaginé, avec le Dr Reyn, un appareil à peu près analogue comme disposition à celui de Lortet et Genoud, fonctionnant à 20 ampères, mais muni, devant la lampe à arc, d'un système concentrateur de lumière : cet appareil ne permet de soigner qu'un malade à la fois. Les résultats obtenus sont très sensiblement supérieurs à ceux obtenus avec l'appareil Lortet et Genoud, et j'ai pu m'en assurer moi-même.

Le Dr Hans Jansen s'est livré, dans le laboratoire de Finsen, à une série de recherches qui confirment les observations que je viens de rapporter. Recherchant le degré de pénétration des diverses radiations du spectre à travers des fragments de peau d'épaisseurs différentes (de souris blanches, de cobayes, d'hommes), en se servant d'une lampe à arc de 70 ampères et 50 volts, munie d'un appareil concen-

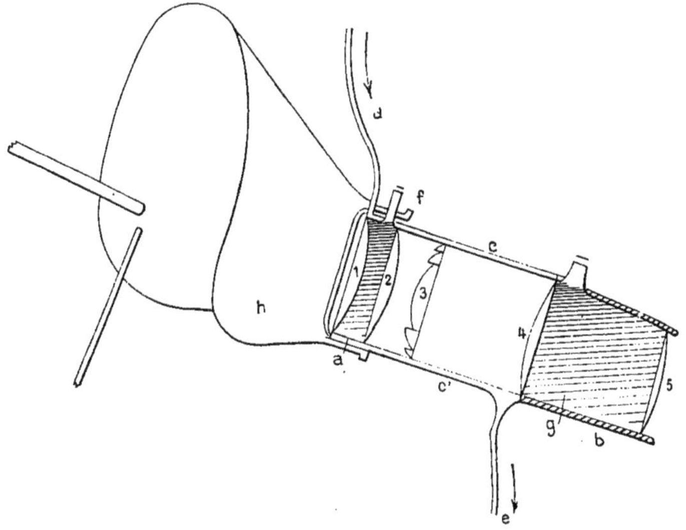

FIG. 13. — Appareil de Finsen-Reyn. — *ab*, tube formant l'enveloppe extérieure de l'appareil concentrateur de lumière; — *cc'*, cette portion du tube est creuse et forme un manchon pour la circulation de l'eau courante; — *d*, arrivée de l'eau; — *e*, sortie de l'eau; — 1-2, lentilles; — *f*, couche d'eau distillée séparant les lentilles 1 et 2; — 3, lentilles de Fresnel; — 4-5, lentilles; — *g*, couche d'eau distillée parachevant le refroidissement des rayons lumineux; *h*, entonnoir métallique protecteur.

trateur de lumière de Finsen, il trouva que les rayons ultra-violets ayant des longueurs d'onde de plus en plus courtes pénètrent moins profondément dans les tissus que les rayons ultra-violets de plus grande longueur d'onde. Ce sont donc les rayons bleus-violets et les rayons ultra-violets *ayant les plus grandes longueurs d'onde* qui sembleraient avoir l'action la plus efficace. Ces résultats expliqueraient le peu d'action en profondeur des lampes utilisant l'arc au fer, qui fourniraient une lumière riche surtout en rayons ultra-violets *de très courte longueur d'onde.*

Quant au mode d'action comparé des divers appareils employés en photothérapie, Finsen et Jansen

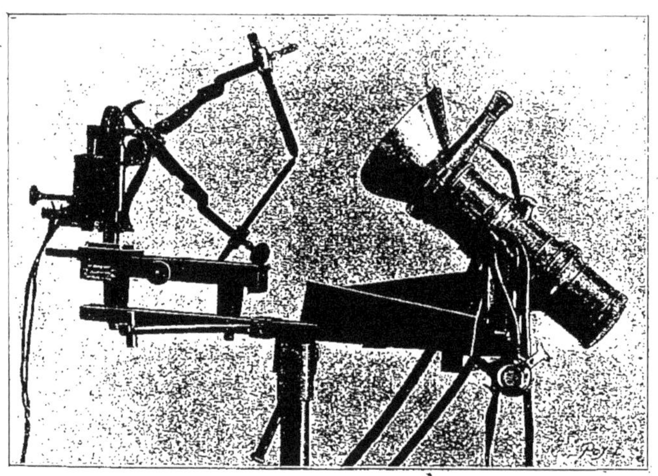

Fig. 14. — Appareil de Finsen-Reyn.

l'étudièrent de la façon suivante : ils placèrent devant la source lumineuse de chaque appareil un certain nombre d'oreilles de lapins superposées, et plaçant derrière elles un fragment de papier photographique, ils mesurèrent le temps nécessaire pour que ce papier fût impressionné.

Les résultats obtenus sont résumés dans le tableau ci-après :

NOMBRE D'OREILLES DE LAPINS	APP. DE FINSEN		APP. FINSEN-REYN		APP. LORTET-GENOUD		APP. BANG	
	70 amp.	50 volts	20 amp.	55 volts	15 amp.	50 volts	8 amp.	35 volts
1	»	1 sec. +	»	1 sec. +	»	1 sec. +	1 min. —	1 m. 1/4 +
2	5 sec. —	6 sec. +	6 sec. —	7 sec. +	20 sec. —	25 sec. +	5 min. —	»
3	20 sec. —	23 sec. +	20 sec. —	22 sec. +	4 min. —	5 min. +	»	»
4	3 m. —	2 m. 1/2 +	2 m. 1/2 —	»	»	»	»	»

+ signifie le temps le plus court nécessaire pour qu'une action se soit produite sur le papier photographique à travers les oreilles de lapin.

Compresseurs. — Nous avons vu quelle était l'importance du rôle joué par la compression de la peau; par l'anémie momentanée et localisée qu'elle réalise, elle est la condition indispensable à la pénétration des rayons chimiques de l'intérieur des tissus. Nous avons vu aussi que, pour réaliser ce but, Finsen avait fait construire un compresseur, petit appareil formé de deux rondelles de cristal de roche maintenues par un anneau nickelé, et limitant une chambre creuse, dans laquelle circule un courant d'eau. En même temps que l'anémie des régions, le compresseur réalise ainsi un appareil de refroidissement destiné à éliminer les derniers rayons caloriques. Ce com-

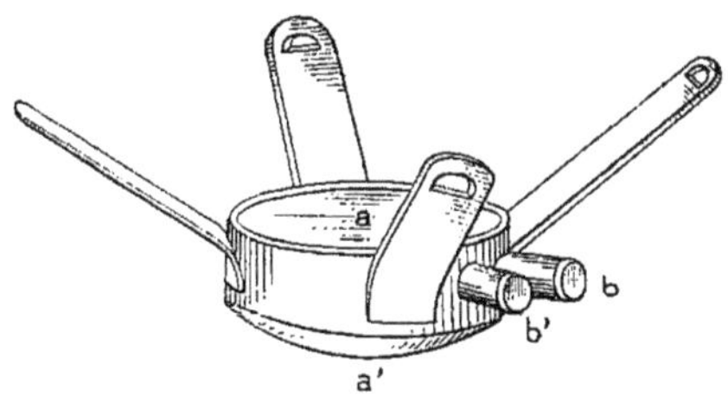

Fig. 15. — *aa'*, deux lentilles plan-convexes; — *b* arrivée de l'eau; — *b'*, sortie de l'eau.

presseur a été conservé dans l'appareil Lortet et Genoud, où il est muni d'ailettes supplémentaires, pour être fixé devant l'ouverture de la cuvette-bouclier protectrice. Il est de forme ronde et se fait en trois grandeurs différentes pour mieux s'adapter aux dimensions des différents points que l'on peut avoir à traiter. La lentille frontale, celle qui s'applique sur la peau, a, suivant les trois formats, les dimensions suivantes : 12 millimètres pour les petits compresseurs, 20 millimètres pour les moyens et 30 millimètres pour les grands.

Réactions macroscopiques. — Le malade qui vient de subir une séance d'une heure avec l'appareil de Finsen ou de Finsen-Reyn, ou une séance de quinze à vingt minutes avec l'appareil de Lortet et Genoud, ne présente sur le moment aucune modification au niveau du point qu'on vient de traiter. Mais quelques heures après la séance, parfois six ou huit heures, parfois douze ou vingt-quatre heures, et parfois même deux jours après seulement, apparaît sur la région traitée de la rougeur.

Fait curieux, la réaction apparaît d'autant plus tardivement que l'application des rayons chimiques a été plus longue et que l'action est plus profonde. Peu après l'apparition de la rougeur on voit survenir un peu de gonflement, un œdème plus ou moins marqué, et la réaction peut ne pas s'accentuer davantage si la séance n'a pas eu une durée assez longue, ou si des conditions individuelles, telles qu'une hyperpigmentation de la peau ou une épaisseur exagérée de la couche cornée, ont mis obstacle à la pénétration des rayons lumineux.

Mais, dans la grande majorité des cas, en même temps que l'œdème, on voit apparaître un suintement séreux, qui se coagule en croûtes jaunâtres plus ou moins épaisses. Chez un assez grand nombre de malades, on voit même apparaître une véritable bulle, une phlyctène remplie de liquide qui donne également bientôt naissance à une croûte. Huit jours après la séance, en moyenne, toute réaction inflammatoire a disparu et l'on peut se rendre compte des résultats obtenus sur la partie traitée. La réaction photothérapique est donc très tardive, comme toutes les réactions photo-chimiques et se différencie ainsi des réactions dues à une brûlure par les rayons caloriques.

Précautions à prendre dans le traitement photothérapique. — Avant d'abandonner la question des réactions photothérapiques il est quelques indications pratiques que m'a suggéré mon expérience de la photothérapie, et que je voudrais donner ici pensant qu'elles peuvent être utiles.

Il est certains malades qui présentent une sensibilité anormale de la peau à l'agent lumineux, chez lesquels il y a intérêt à protéger les régions environnant le point traité, pour les mettre à l'abri de la faible quantité de lumière qui peut les atteindre. J'ai ainsi observé des malades qui, à la suite d'une séance de photothérapie, présentaient, tout autour du point traité, une zone d'inflammation diffuse; ce fait peut surtout s'observer lorsque la séance porte sur une région un peu convexe et que les bords du compresseur ne s'appliquent pas très exactement sur la peau. Dans ce cas, on peut protéger le pourtour en plaçant sur la peau une feuille de papier d'argent dans laquelle on découpe un

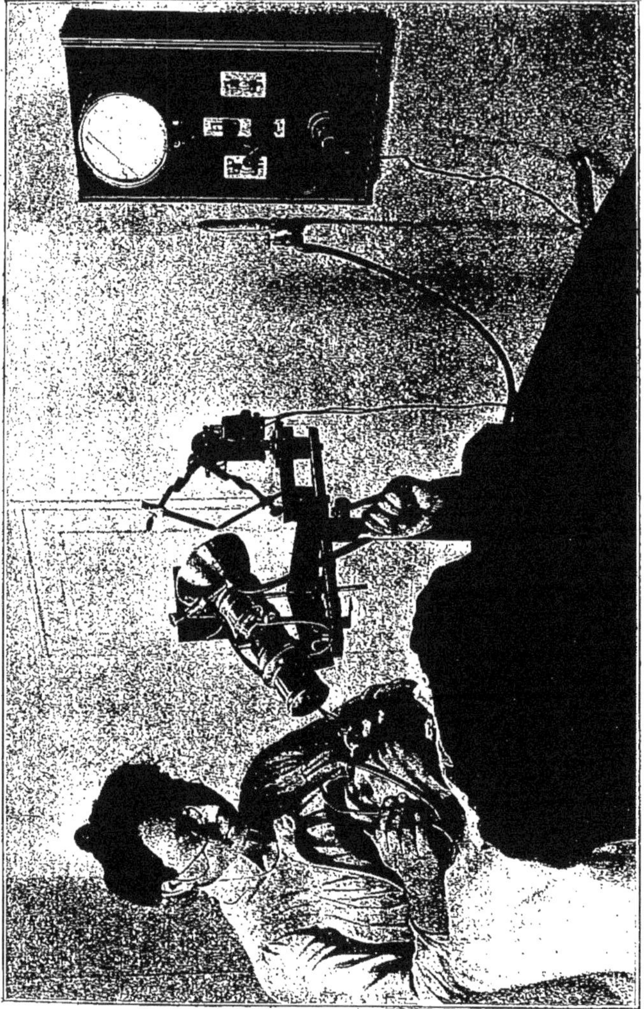

Fig. 16. — Séance de photothérapie.

cercle ayant juste les dimensions du point à traiter. Je me suis également bien trouvé de l'emploi de petits carrés de soie rouge employés de la même façon.

Dans certains cas de lésions cutanées avec réactions épidermiques importantes, squameuses, il est nécessaire, non seulement d'enlever les squames apparentes, mais encore de nettoyer complètement la surface de tous les débris de la couche cornée qui seraient un obstacle au passage des rayons. Dans ce but Finsen se sert d'une pommade à l'acide pyrogallique; Lortet et Genoud ont préconisé l'emploi d'essence de girofle pour éclaircir la couche cornée. J'ai l'habitude d'employer la méthode suivante : je fais appliquer, un quart d'heure avant la séance, une couche assez épaisse de savon noir. Celle-ci produit un décapage et un nettoyage complets. Au moment de la séance, on enlève le savon noir, on râcle très légèrement avec une petite curette, et on nettoie avec de l'éther de façon à enlever toute trace de graisse.

Soins à donner à la réaction photothérapique. — Comment doit-on traiter la réaction qui se produit à la suite d'une séance? Sans exiger de soins spéciaux, celle-ci demande à ne pas être négligée : on doit la mettre à l'abri de l'air et des souillures possibles. Il ne faut pas oublier, en effet, que c'est une porte ouverte aux infections externes et à l'érysipèle. Pendant le premier ou les deux premiers jours, il est inutile de faire un pansement quelconque; on peut, si l'on veut, ordonner une crème telle que :

Vaseline	5	grammes.
Lanoline	10	—
Eau de chaux	10	—

Mais dès que l'inflammation caractéristique, l'œdème et le suintement apparaissent, le pansement devient obligatoire. Tant qu'il y aura des croûtes ce pansement sera humide ou demi-humide et fait, par exemple, à l'eau bouillie additionnée de 30 grammes de biborate de soude par litre. Le malade ne devra jamais arracher les croûtes, mais, en renouvelant son pansement deux fois par jour, il s'efforcera de les détacher doucement en les frottant légèrement avec un tampon de coton imbibé de la solution boratée tiède.

Dès que les croûtes sont tombées, on remplace le pansement demi-humide par l'application d'une pâte. On peut employer la pâte de Lassar :

Oxyde de zinc..................	ãã parties égales.
Amidon........................	
Lanoline.......................	
Vaseline.......................	

L'application de cette pâte empêche la formation de nouvelles croûtes; elle hâte en outre, comme toutes les pâtes, la décongestion, et calme l'inflammation sous-jacente.

Radiothérapie. — Lorsque le professeur Guillaume Rœntgen, de Würtzbourg, eut découvert, en 1895, qu'une série de décharges électriques traversant une ampoule de verre dans laquelle le vide à peu près complet avait été fait, et qui était enfermée dans une boîte de carton noir, étaient capables de produire la fluorescence de paillettes de platinocyanure de baryum situées au voisinage, cette découverte, qui devait se montrer plus tard si riche en applications pratiques, ne parut pas tout d'abord devoir sortir du cadre des curiosités de laboratoire. Les expériences de Rœntgen, répétées et confirmées de différents côtés, permettaient cependant bientôt de constater que les nouvelles radiations qui s'échappaient de l'ampoule étaient susceptibles de traverser différents corps opaques : du bois, différents métaux, et des tissus vivants, organisés. Plaçant, en effet, la main entre l'ampoule et un écran recouvert de platinocyanure, Rœntgen vit l'ombre se projeter sur l'écran devenu fluorescent; mais tandis que les parties molles, musculaires, ne donnaient qu'une image floue et peu dense, le squelette osseux déterminait une ombre compacte, noire. Remplaçant l'écran par une plaque photographique, il put fixer les images ainsi obtenues : la radioscopie et la radiographie étaient nées. Les applications de ces deux méthodes se sont étendues durant ces dernières années grâce à des perfectionnements de technique et à une meilleure interprétation des résultats obtenus. D'abord appliquées au seul examen du squelette, elles permirent bientôt d'apprécier les contours de différents organes, leur transparence et, consécutivement, leurs changements de forme, de volume, de densité. Sans se substituer aux anciennes méthodes d'examen : palpation, percussion, auscultation, la radioscopie et la radiographie permirent dans de nombreux cas de confirmer ou de modifier le diagnostic déjà porté. Elles permirent, dans certains cas, de faire un diagnostic précoce de lésions, que les méthodes ordinaires d'examen n'avaient pas laissé soupçonner et, par exemple, de foyers de tuberculose pulmonaire.

Mais, à mesure que l'usage de la radioscopie et de la radiographie se répandait de plus en plus, on observait de plus en plus fréquemment aussi des cas d'accidents produits par ces deux méthodes. A la suite de séances défectueuses, soit par une mauvaise disposition des appareils, soit par une durée trop longue, soit parce que le malade à examiner avait été placé trop près de l'ampoule, on observa toute une série de lésions cutanées, pouvant aller depuis un simple érythème jusqu'à des lésions de nécrose et des escarres. Fait caractéristique, ces lésions se produisaient toujours tardivement, quelques jours seulement après les séances ; dans quelques cas même, quelques semaines plus tard.

Je n'entrerai pas ici dans le détail des différentes observations, fort nombreuses, qui ont été publiées, concernant les accidents aigus provoqués par les rayons. On peut, d'après ces observations, tracer un tableau d'ensemble des « radiodermites », ainsi a-t-on appelé les lésions cutanées dues aux radiations de l'ampoule de Crookes.

Ces radiodermites peuvent varier d'intensité et l'on peut distinguer une forme bénigne, une forme d'intensité moyenne, et une forme grave.

Dans les cas bénins, les lésions consistent en un érythème plus ou moins marqué, s'accompagnant de tuméfaction, d'œdème ; la région est chaude et douloureuse ; si la réaction se produit au niveau d'une région recouverte de poils, ceux-ci tombent en même temps. Cette alopécie n'est d'ailleurs pas définitive et la repousse se fait au bout d'un temps plus ou moins long. Lorsque l'inflammation cutanée diminue, il se produit de la desquamation et la peau reprend son aspect normal; elle peut également prendre un aspect plus pâle, comme après une brûlure, ou au contraire être pigmentée.

Dans les cas d'intensité moyenne, l'inflammation est beaucoup plus forte; la peau prend une coloration asphyxique, semblable à celle des engelures et devient le lieu de production de bulles, de phlyctènes, s'accompagnant d'un écoulement séreux ou séro-purulent. L'alopécie qui suit ces lésions peut être définitive; il peut également persister des cicatrices cutanées, avec amincissement et sclérose de la peau.

Enfin, dans les cas graves, on assiste à la production de véritables escarres. Au milieu d'un érythème diffus, rouge sombre, s'accompagnant de vésicules contenant un liquide roussâtre, apparaissent des taches jaune noirâtre qui, par leur confluence, donnent une escarre brunâtre, dure et sèche, se séparant peu à peu des tissus sains périphériques. La cicatrisation de l'ulcération profonde qui en résulte peut demander des mois et des années.

Je ne parlerai que pour mémoire des radiodermites chroniques : elles se caractérisent par un érythème de la peau qui est d'abord rouge, fissurée, œdématiée, puis se sclérose, s'atrophie, devient lisse, tendue; les lésions, au niveau des mains, s'accompagnent en général d'altérations unguéales, fissuration, striation des ongles, qui peuvent même tomber définitivement.

Tel est l'aspect, schématisé, des différentes lésions qui ont été observées. On songea bientôt à utiliser, dans un but thérapeutique, ces propriétés des rayons de Rœntgen, de produire une inflammation cutanée, en la

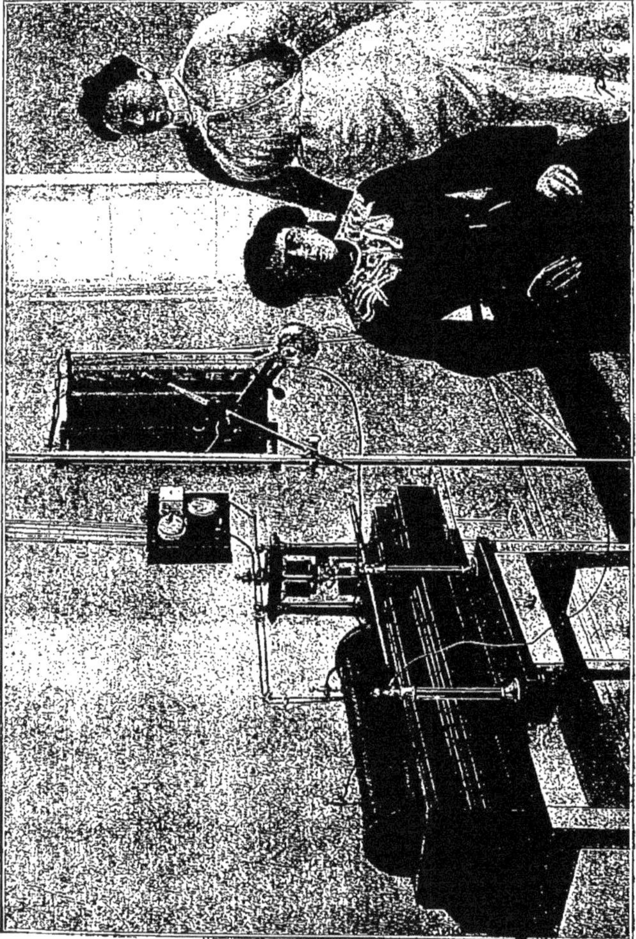

Fig. 17. — Séance de radiothérapie.

réglant, en la modérant, de façon à n'obtenir que les premiers stades de la réaction. Telle fut l'origine de la radiothérapie.

Technique de la Radiothérapie. — Je n'entrerai pas ici dans l'historique des différents tâtonnements qui ont marqué les étapes de la radiothérapie dans ces dernières années, et j'indiquerai seulement les résultats acquis, et la technique telle qu'elle semble être réglée actuellement (1903).

Passant rapidement sur le dispositif instrumental, je rappellerai qu'une installation radiothérapique se compose essentiellement : d'une source d'électricité, d'un interrupteur de courant, d'une bobine dite transformateur et d'une ampoule ou tube de Crookes, dans laquelle le vide a été fait jusqu'à un millionième d'atmosphère.

Je ne décrirai pas les différents modèles d'interrupteurs et de bobines employés.

La bobine peut être remplacée par une machine statique à grand débit, mue le plus souvent par un moteur électrique.

Dans le cas des bobines, il est nécessaire que l'interrupteur donne un nombre d'interruptions assez élevé et que le rendement de l'ampoule en rayons X soit à peu près le même d'un moment à un autre. Oudin propose d'adopter le chiffre de vingt interruptions par seconde; je reviendrai sur ce point[1]. On se sert normalement de bobines donnant des étincelles qui peuvent varier de 30 à 50 centimètres.

En tout cas, pour permettre d'obtenir des résultats comparables, un même observateur devra, au cours de toutes ses séances de radiothérapie, conserver cons-

1. Oudin, Considérations sur la radiothérapie, *Soc. de Dermatologie*, janvier 1901.

tants ces deux facteurs : longueur de l'étincelle et nombre des interruptions à la seconde. Pour donner plus de précision à cette mesure, un appareil enregistreur peut être installé sur l'interrupteur, grâce auquel on peut mesurer, de temps en temps, le nombre des interruptions dans un temps donné.

Je m'étendrai plus longuement sur la question de l'ampoule, car de sa connaissance exacte découlent toute une série de considérations et de règles importantes. On sait que les ampoules destinées à la radiothérapie ne sont autre chose que des ampoules de Crookes, dans lesquelles le vide a été fait d'une façon plus parfaite et dans lesquelles l'anode et la cathode ont reçu une disposition particulière. Dans les ampoules du type « focus », les seules usitées aujourd'hui, la disposition générale est la suivante : les rayons émanés de la cathode concave, en ligne droite, viennent se réfléchir sur une lame de platine inclinée à 45°, déterminant ainsi une fluorescence verdâtre dans l'hémisphère inférieur de l'ampoule, l'hémisphère supérieure restant obscure.

Lorsqu'une ampoule est au début de son usage, la luminosité verdâtre est intense; le rendement est à son maximum. Mais lorsque l'ampoule est en service depuis un certain temps, la fluorescence diminue peu à peu, puis bientôt des étincelles jaillissent entre l'anode et la cathode, en suivant la face externe du tube. Ce phénomène est dû à ce que la résistance intérieure de l'ampoule a augmenté; on explique cette augmentation de résistance par ce fait que les dernières molécules d'air, contenues par l'ampoule, seraient absorbées, sous l'influence du passage répété du courant, par le verre de l'ampoule et le platine de l'anode et de la cathode. On peut remédier à cette résistance de l'ampoule, pendant quelque temps, en la chauffant. Nous verrons tout à l'heure qu'on a construit, pour obvier à cet inconvénient, des ampoules spéciales, ou ampoules à osmo-régulateur.

Lorsque l'ampoule est au début de son fonctionnement et se laisse traverser facilement par le courant, elle est dite « ampoule molle ». Inversement, elle est dite « ampoule dure » lorsqu'elle oppose une résistance au passage du courant.

Cette distinction en ampoules molles et en ampoules dures est d'une extrême importance.

En effet, la *qualité* des radiations fournies varie du tout au tout, suivant que l'on emploie les unes ou les autres. Cette qualité des radiations soulève une série de questions.

« Il existe, en effet, disait Béclère dans une communication à la Société de Dermatologie[1], toute une série, toute une échelle de rayons de Rœntgen, distincts les uns des autres par leur inégal pouvoir de pénétration, depuis des rayons très pénétrants, impuissants à traverser les parties molles de la main, jusqu'à des rayons ultra-pénétrants, capables de transpercer une plaque de fer de plusieurs millimètres d'épaisseur.

« Les effets très différents produits sur les tissus vivants par les divers rayons de Rœntgen dépendent, avant tout, de leur inégal pouvoir de pénétration. Les

1. *Soc. de Dermatologie*, 9 janvier 1902.

rayons très peu pénétrants, presque entièrement absorbés par les couches successives qu'ils rencontrent, ont sur les téguments une action nocive, qui peut aller jusqu'à la destruction complète.

« Les rayons très pénétrants, à peine absorbés par les tissus qu'ils traversent, n'exercent sur ces derniers aucune action nuisible ou utile : ils sont indifférents. Enfin, entre ces deux extrêmes, il existe une catégorie de rayons moyennement pénétrants, qui, partiellement absorbés, peuvent, en certaines conditions pathologiques, provoquer, dans l'épaisseur du derme, des réactions capables d'aboutir à un processus curateur [1]. »

Des considérations semblables avaient déjà été exposées par Margaret Sharpe [2] et par Kienbœck [3] qui fut le premier à attribuer la production des radiodermites aux rayons X eux-mêmes. Jusqu'en 1900, on avait, en effet, attribué les lésions produites par l'exposition devant une ampoule de Rœntgen aux effluves électriques qui s'échappent de l'ampoule en même temps que les rayons X ; les ampoules dures étaient considérées comme particulièrement actives parce qu'elles produisaient autour d'elles un champ électrique plus considérable que les ampoules molles. Or, Kienbœck soignait plusieurs malades avec une ampoule dure et était arrivé à faire pour chacun d'eux

1. La division de Béclère pourrait prêter à quelques critiques qui n'ont, du reste, pas d'importance pratique. Les ampoules ne donnent pas de rayons « curatifs ». Nous utilisons leurs rayons nocifs dans un but curatif, en ayant soin de les laisser agir de telle manière qu'ils produisent simplement les effets que nous voulons obtenir.

2. *The Rœntgen Society*, 18 avril 1901.

3. *Wiener klinische Wochenschrift*, 1900, n° 50.

60 à 80 séances de quinze minutes, l'ampoule étant à 20 centimètres de la peau, et avec une bobine donnant 45 centimètres d'étincelle, sans avoir pu provoquer autre chose qu'un peu d'érythème; ayant, un jour, cassé son ampoule dure, il prit, par hasard, une ampoule molle, et, quinze jours plus tard, voyait éclater chez ses malades des accidents graves de radiodermite aiguë. A la suite d'expériences que nous ne rapporterons pas ici, expériences confirmées par des recherches analogues faites en France par Oudin, Kienbœck conclut que les rayons X étaient les véritables agents des radiodermites. Nous venons de voir que, parmi les rayons X, il faut distinguer plusieurs groupes de radiations formant une véritable échelle, dont l'effet varie depuis un simple érythème jusqu'à la production d'ulcérations.

Il est donc devenu de toute nécessité, pour le médecin qui pratique la radiothérapie, de déterminer exactement la nature des rayons dont il se sert, c'est-à-dire leur pouvoir de pénétration. Cette détermination seule donne à la radiothérapie une précision scientifique; elle permet à l'opérateur de se mettre à l'abri des accidents.

L'idéal est un instrument qui permet de reconnaître, à chaque instant du fonctionnement de l'ampoule, le degré de pénétration des rayons qu'elle fournit. Cet instrument existe : c'est le « spintermètre », qu'a fait construire Béclère, et qui permet de mesurer exactement la résistance électrique de l'ampoule, qui, on le sait, est liée au degré de pénétration des rayons produits. Il est fondé sur le principe suivant : si, pendant le fonctionnement de l'ampoule, on rapproche l'un de l'autre les deux conducteurs métalliques qui amènent le courant à ses électrodes, l'électricité tendant toujours à passer là où elle rencontre le moins de résistance, une étincelle éclatera entre les deux conducteurs au moment où la résistance de la couche d'air qui les sépare sera moins grande que la résistance de l'ampoule. Selon que l'ampoule est dure ou molle, l'étincelle éclate alors que les deux conducteurs sont plus éloignés ou rapprochés l'un de l'autre. L'étincelle est dite équivalente à la résistance de l'ampoule.

Le spintermètre de Béclère[1] permet la recherche de cette étincelle équivalente. Il consiste en une tige métallique divisée en centimètres et en demi-centimètres qui coulisse à frottement doux dans un pied isolant qui la supporte; on peut, au moyen d'un manche isolant en ébonite, qui termine cette tige à son extrémité externe, la rapprocher ou l'éloigner d'une boule métallique fixée sur un second pied isolant, situé à 25 centimètres du premier. On intercale le spintermètre dans le circuit en le reliant d'une part aux deux pôles de la bobine d'induction et d'autre part aux deux électrodes de l'ampoule. Dès que le courant passe, après avoir au préalable rapproché la tige mobile de la boule fixe, on l'écarte progressivement jusqu'à ce que l'étincelle n'éclate plus que par intermittences. Il suffit alors de lire sur la tige graduée la division qui se trouve au niveau de la coulisse pour avoir la longueur de l'étincelle équivalente.

1. Béclère, Les mesures exactes en radiothérapie, *Soc. de Dermatologie*, janvier 1902.

Béclère ne donne pas de chiffres personnels sur la longueur de cette étincelle, en deçà de laquelle les radiations deviendraient dangereuses, mais il résume la discussion à laquelle cette question donna lieu à la séance d'avril 1901 de la Rœntgen Society. Il fait remarquer que, dans la plupart des hôpitaux de Londres, la radiothérapie est une méthode courante de traitement et qu'on en a donc une grande expérience. Or, aucun accident n'a jamais été observé avec des ampoules ayant une étincelle équivalente de 12 à 13 centimètres. Les rayons dangereux ne commenceraient qu'avec des ampoules ayant une résistance inférieure à 10 centimètres.

Voici donc un moyen simple et pratique d'exercer un contrôle en quelque sorte permanent sur la qualité des radiations fournies par les ampoules. Mais nous avons vu que celles-ci ne sont pas d'un rendement constant et qu'elles produisent, à mesure qu'elles fonctionnent, des rayons de plus en pénétrants et de moins en moins actifs. Pour obvier à cet inconvénient, Villard a imaginé une ampoule à « osmo-régulateur » dans laquelle on peut faire varier à volonté la résistance, en augmentant ou en diminuant la raréfaction de l'atmosphère intérieure. Elle est fondée sur ce fait démontré par Troost et Sainte-Claire-Deville, que le platine chauffé au rouge devient perméable à l'hydrogène. L'appareil régulateur de vide de l'ampoule de Villard consiste en un tube de platine soudé d'un côté à l'ampoule et fermé à l'autre extrémité. Le fonctionnement est des plus simples. Si l'ampoule est trop résistante, il suffit de chauffer le tube de platine au rouge vif, directement dans une flamme d'alcool ou de gaz; le platine devient poreux et l'hydrogène libre contenu dans la flamme passe dans l'ampoule. Dès que le chauffage cesse, le platine redevient imperméable et l'hydrogène ne peut plus ressortir. Inversement, on peut rendre l'ampoule plus dure, en lui retirant de l'hydrogène. Pour cela, on chauffe au rouge le tube de platine en l'entourant d'un petit manchon protecteur, également en platine, et dans lequel l'air circule librement. De cette façon, le tube de platine n'est pas au contact de l'hydrogène de la flamme, et l'hydrogène de l'ampoule s'échappe peu à peu à travers le platine perméable.

Les ampoules à osmo-régulateur permettent donc d'obtenir, à volonté, des rayons plus ou moins pénétrants et sont (théoriquement) d'une durée indéfinie.

L'ampoule de Villard et le spintermètre réunis permettent d'introduire une grande précision dans la pratique radiothérapique, et d'obtenir telles ou telles radiations, qui se sont montrées particulièrement efficaces dans une séance antérieure. Comme le conseille Béclère, « quand on a obtenu la résistance cherchée, si on veut la maintenir pendant toute la durée de l'opération radiothérapique au degré mesuré par le spintermètre, on écarte un peu les deux boules fixe et mobile, jusqu'à ce que l'étincelle n'éclate plus, et on se tient prêt à chauffer l'osmo-régulateur dès que l'apparition d'une nouvelle étincelle témoigne d'une augmentation dans la résistance de l'ampoule ».

Enfin, la mesure du degré de pénétration des rayons peut être complétée par l'emploi du radiochromomètre de Benoist, qui, suivant l'expression de Béclère « permet de classer les divers rayons de Rœntge d'après leur inégal pouvoir de pénétration, comme o classe les diverses radiations du spectre solaire d'aprè leur inégal pouvoir de réfraction ». Cet appareil es fondé sur la transparence inégale, vis-à-vis de rayons X, de deux corps de poids atomiques différents tels que l'argent et l'aluminium. Cette inégalité d transparence varie suivant la qualité des radiations Le radiochromomètre se compose d'un cercle dont l centre est occupé par un disque d'argent, d'épaisseu déterminée, et le pourtour par des lames ou secteur d'aluminium, au nombre de 12 et d'une épaisseu croissant de 1 à 12 millimètres; suivant que l'égalit de transparence existera pour telle ampoule entre l lame d'argent et le secteur d'aluminium portant l numéro 5 ou 8, par exemple, c'est-à-dire ayant 5 o 8 millimètres d'épaisseur, on dira que l'ampoul donne des radiations du cinquième ou du huitièm degré dans l'ordre du pouvoir de pénétration. Les troi appareils que nous venons de décrire rapidement on tous pour but de permettre la mesure de la « qualité » des radiations.

Il est un autre facteur auquel on a attribué égalemen l'action des rayons de Rœntgen sur les téguments, c'es la *quantité* de ces rayons absorbée par la peau, fac teur dont Kienbœck a affirmé toute l'importance. Cett quantité est sous la dépendance de causes multiples : intensité et voltage du courant primaire, rendement d la bobine, nombre d'interruptions à la seconde four nies par l'interrupteur, distance de la peau à l'anticathode, angle sous lequel les rayons rencontrent la peau : enfin le facteur essentiel est la durée des séances. De tous ces facteurs, quelques-uns sont facilement mesurables, d'autres sont plus difficiles à apprécier.

L'intensité et le voltage du courant primaire peuvent être connus d'une façon exacte. Quant au rendement utile de la bobine, il est presque impossible de le mesurer avec précision, car il dépend de toute une série de facteurs : capacité du condensateur, coefficient de self-induction, rapport des nombres de tours du fil primaire et du fil secondaire. Pratiquement une bobine est définie simplement par la longueur de l'étincelle qu'elle fournit.

Le nombre d'interruptions à la seconde est difficile à apprécier lorsque l'interrupteur marche assez rapidement. Nous avons dit qu'on peut obvier à cet inconvénient en adaptant un appareil enregistreur avec une bande se déroulant sur laquelle s'inscrit mécaniquement le nombre d'interruptions dans un temps donné.

La distance de l'anticathode à la peau peut être mesurée facilement avec précision. Rappelons que l'action des rayons de Rœntgen, comme celle de la lumière, varie en raison inverse du carré de la distance. Avec un rendement de l'ampoule restant constant, et dans une même unité de temps, si le malade, placé à un mètre de l'ampoule, recevait une quantité de rayons égale à 100 par exemple, en prenant un chiffre arbitraire, il recevra, s'il est placé à 50 centimètres de l'ampoule, une quantité de rayons égale à 400, et s'il se rapproche jusqu'à 33 centimètres, une quantité égale à 900.

L'angle, sous lequel les rayons incidents rencontrent la peau, est également à considérer : la quantité de rayons absorbés, se trouvant à son maximum au pied de la perpendiculaire abaissée de l'anticathode à la surface de la peau, va en décroissant à mesure que l'angle d'incidence des rayons va en augmentant et décroît évidemment d'autant plus vite que l'ampoule est plus rapprochée de la peau.

Enfin, la durée de l'exposition est un facteur éminemment variable au gré de l'opérateur ; nous n'insisterons pas en ce moment à son sujet.

On se rend compte, étant donnée la multiplicité des facteurs dont dépend la quantité des rayons X produits, de la difficulté de les connaître toujours tous exactement, de façon à pouvoir se placer à nouveau dans les conditions qui se seront montrées particulièrement favorables, au cours d'expériences antérieures. Frappé de cette difficulté, Holzknecht, de Vienne, a imaginé un instrument permettant de mesurer d'une façon directe la quantité de rayons absorbée par la peau. Il est fondé sur la propriété qu'ont certains sels de se colorer sous l'influence des rayons de Rœntgen : ainsi le chlorure de sodium se colore en jaune, le bromure de potassium en bleu. Ces colorations ne sont d'ailleurs que passagères et disparaissent assez rapidement à la lumière du jour; plus lentement à l'obscurité. L'intensité de la coloration, pour une épaisseur donnée de ces sels, est proportionnelle à la quantité de rayons absorbée.

Holzknecht a réalisé un mélange de sels obtenu par fusion, dissolution mutuelle et refroidissement, dont il n'a pas donné la formule. Son appareil, ou chromoradiomètre, se compose d'une série de réactifs isolés et d'une échelle graduée qui sert d'étalon.

Les réactifs isolés consistent en petits godets contenant le mélange de sels colorables par les rayons X. Ils sont placés, pendant la séance de radiothérapie, sur la peau du malade, tout à côté de la région traitée, de façon à recevoir sensiblement la même quantité de rayons que celle-ci. Chaque nouveau cas à traiter nécessite, bien entendu, un nouveau godet réactif.

L'échelle graduée qui sert d'étalon est composée de douze godets semblables, présentant une coloration graduée du bleu-vert pâle au bleu-vert foncé ; l'échelle est enfermée dans une boîte qui la préserve de la lumière et empêche les godets étalons de se décolorer. Holzknecht a adopté, sans la définir, une unité arbitraire de mesure qu'il appelle H et qui correspond à une certaine quantité de rayons absorbée; chaque godet étalon est marqué par un chiffre, 0, 2, 4, 5, 6, 7, 8, 10, 12, 16, 20, 24, qui correspond à autant d'unités H.

L'usage du chromoradiomètre est forcément empirique, l'unité H n'étant pas définie par elle-même. Mais il pourra permettre au médecin d'obtenir de nouveau, avec précision, la même quantité de rayons qui se sera montrée efficace dans un cas antérieur. Cette quantité varie nécessairement suivant le cas à traiter et le but que l'on se propose. Si, par exemple, 5 unités H se sont montrées suffisantes pour obtenir la dépilation chez un adulte sur une région déterminée, il suffira, pour obtenir le même effet chez un autre adulte, sur la même région, de faire absorber à sa peau

5 unités H. Cette quantité de rayons ne doit pas être obtenue en une seule séance : d'une séance à l'autre, on conservera le godet réactif employé, dans l'obscurité, de façon à l'empêcher de se décolorer. Cependant, recommande Béclère, qui a introduit en France le chromoradiomètre, « on doit savoir que si la première et la dernière séance sont éloignées de plus de cinq jours, il convient d'atteindre une coloration un peu plus intense, parce que, dans l'intervalle, la peau a eu le temps de se remettre en partie des impressions, encore invisibles, qu'elle a reçues des rayons de Rœntgen ».

Grâce à la commune mesure, et par conséquent à la possibilité de comparaison qu'il permettra d'établir entre les observations de toute provenance, le chromoradiomètre permettra peut-être d'obtenir avec précision le degré de réaction cutanée qu'il convient d'atteindre pour le traitement des diverses affections soumises à la radiothérapie.

En résumé, si nous récapitulons les résultats qui sont aujourd'hui acquis, nous voyons que le dermatologiste qui emploie la radiothérapie doit, au cours d'une séance, tenir compte des facteurs suivants, dont dépendent les résultats qu'il se propose d'atteindre :

1° La qualité des rayons ;

2° La quantité des rayons.

La qualité des rayons est sous la dépendance du degré de résistance de l'ampoule : à une ampoule molle, c'est-à-dire donnant au spintermètre une étincelle équivalente à 10 centimètres et au-dessous, correspondent des radiations peu pénétrantes absorbées par la peau, et produisant une réaction intense; les ampoules molles sont donc nécessaires dans le traitement des affections que l'on se propose de modifier profondément et où l'on désire obtenir une réaction cutanée considérable.

A une ampoule dure, c'est-à-dire donnant au spintermètre une étincelle équivalente de 12, 13 centimètres et au delà, correspondent des radiations très pénétrantes, mais par le fait même peu absorbées par les tissus qu'elles traversent. Elles pourraient être employées dans le traitement des affections superficielles, que l'on se propose de peu modifier.

Les ampoules à osmo-régulateur se montrent particulièrement favorables à l'obtention de telle ou telle variété de radiations, puisqu'elles permettent de modifier à volonté la résistance intérieure de l'ampoule. Elles doivent donc être adoptées de préférence.

La quantité de rayons absorbée par la peau dépend elle-même de nombreux facteurs. Oudin donne les indications suivantes :

a) L'intensité et le voltage du courant primaire; celui-ci devrait être réduit à 4 ampères et 15 volts.

b) Le rendement utile de la bobine, qu'il est impossible de mesurer.

c) Le nombre d'interruptions à la seconde; ce nombre doit être de 20.

d) La distance de l'anticathode à la peau; toujours d'après Oudin, la distance la meilleure est de 10 centimètres, ce qui suppose le verre à 4 ou 6 centimètres de la peau. — Cette distance peut cependant varier suivant l'effet que l'on se propose d'obtenir.

e) Enfin, la durée de la séance. Oudin propose la technique suivante : « La première séance sera d'une minute, la deuxième d'une minute et demie et ainsi de suite en augmentant la durée des séances de trente secondes par jour. — A la moindre apparition d'érythème ou de démangeaisons, interrompre le traitement jusqu'à ce que le symptôme ait complètement disparu. Reprendre le traitement avec trois minutes de pose en moins que celui qui aura amené le premier érythème et ne remonter jamais à la durée qui l'aura produit si on traite une affection superficielle : y revenir lentement au contraire pour une affection profonde, mais s'arrêter de nouveau dès que reparaîtra l'érythème. »

Telle est la technique qui a été adoptée par Oudin. Mais les chiffres que nous venons d'indiquer ne sont pas ceux acceptés par tous les auteurs. Pour Kienbœck[1], on doit employer un courant de 3 à 6 ampères, interrompu de quinze à vingt fois par seconde, avec une ampoule demi-molle ; cette ampoule doit être placée à 20 centimètres de la peau ; la séance doit être de dix à quinze minutes.

Freund[2] ne se déclare pas satisfait par cette méthode. Celle qu'il préconise, avec Schiff, comporte une bobine de 30 centimètres d'étincelle, un courant primaire de 1 ampère 1/2 à 3 ampères, 16 interruptions par seconde ; une ampoule dure de préférence ; distance de l'ampoule à la peau, 5 centimètres. Les séances doivent être continuées jusqu'à ce que se manifestent les premiers signes de la réaction : turgescence, éry-

1. *Wiener klinische Wochenschrift*, 1900, p. 1163.
2. Freund, *Grundriss der gesammten Radiotherapie*. Vienne, 1903.

thème, chute des poils, troubles de la pigmentation.

On voit que l'accord n'est pas fait entre les différents partisans de la radiothérapie, chacun ayant adopté et conservant une technique personnelle.

En résumé, les renseignements donnés par les divers expérimentateurs sur le courant à dépenser dans le primaire de la bobine ne s'appliquent qu'à la bobine possédée par eux, et pour le voltage qu'ils emploient, les constructeurs partant tous de données assez différentes pour que les constances indiquées par chacun d'eux ne soient plus applicables aux bobines fournies par les autres.

Heureusement qu'en réglant, sur un voltage quelconque, avec une bobine quelconque, l'intensité dans le primaire de cette bobine, soit par un rhéostat, soit par un interrupteur, et en maintenant constant le nombre d'interruptions par seconde, on pourra toujours, à l'aide des appareils de comparaison ou de mesure : spintermètre, radiochromomètre, chromoradiomètre, et d'un tube bien réglé, se remettre dans les conditions nécessaires à l'opération qu'on projette.

Certains opérateurs, nous l'avons dit, préfèrent faire fonctionner leurs tubes sur la machine statique. Il ne peut être question, dans ce cas, de courant dépensé dans le primaire, cependant, à l'aide des appareils de comparaison ou de mesure cités plus haut, on peut encore arriver, en agissant sur la vitesse de la machine et sur le vide du tube, à se mettre dans des conditions données, ce qui vient à l'appui de ce que nous disons pour les bobines.

Indiquons, pour terminer, une précaution à prendre

au cours des séances de radiothérapie : c'est de préserver de l'atteinte des rayons X les régions voisines de celle que l'on se propose de traiter. Pour cela ces régions doivent être recouvertes d'un masque de plomb ou d'étain relié à la terre. Pratiquement on prendra une feuille de plomb malléable, dans laquelle on taillera au couteau une fenêtre, ayant les dimensions de la région à traiter.

Telles sont les différentes précautions et les mesures qui permettent à l'heure actuelle de regarder la radiothérapie comme une méthode susceptible de précision et pouvant être employée sans danger. Pour arriver à une précision plus grande encore, il serait peut-être nécessaire que toutes les observations publiées fussent accompagnées d'un tableau dans lequel seraient mentionnés numériquement tous les différents facteurs susceptibles d'être mesurés. Dans ces conditions seulement on pourra arriver à poser des règles plus précises pour le traitement des diverses affections susceptibles d'être soumises aux radiations de l'ampoule de Rœntgen.

Pour quiconque a bien compris l'exposition précédente, des conclusions se dégagent nettement. On peut, en radiothérapie, adopter une technique quelconque, à la seule condition que l'ampoule ne soit pas une ampoule absolument dure et donne des rayons peu pénétrants. *Mais, ce qui est essentiel, c'est que l'opérateur se mette toujours, d'une séance à une autre, dans des conditions qu'il peut comparer.* Il doit se servir toujours d'une bobine ayant une même longueur d'étincelle. Le nombre d'interruptions doit être le même à toutes les séances. Il s'agit en somme d'obtenir un rendement constant en rayons X, comme qualité et comme quantité pour l'unité de temps. Peut-être, quoi qu'on en ait dit, l'opérateur devrait-il chercher à avoir toujours des rayons de même équivalence. Ces conditions remplies, l'opérateur n'a à tenir compte que de la distance et du temps. Il vaut même mieux qu'il fasse varier un seul de ces facteurs, et non les deux. Les règles que nous avons données d'après Oudin, Kienbœck, Freund, ne valent que comme indications, et on pourrait facilement en indiquer d'autres qui ne seraient ni meilleures ni moins bonnes en elles-mêmes.

L'emploi de l'appareil de mesure de Benoist et même de l'appareil de Holzknecht ne nous paraît pas nécessaire, en radiothérapie pratique, si l'on tient compte de ces recommandations.

CHAPITRE X

MÉTHODES ANTIPRURIGINEUSES

Le prurit constitue un symptôme extrêmement commun, extrêmement pénible et souvent rebelle; le traitement, en dehors de certaines formes où il est lié à une maladie aiguë, éphémère de la peau, exige l'emploi de nombreux moyens, et, ce qui le rend encore plus difficile, la connaissance exacte de ces moyens, des services qu'ils peuvent rendre, et des inconvénients qu'ils peuvent avoir.

Considéré comme symptôme, le prurit peut être de *cause externe* ou de *cause interne*. Dans le premier cas, il est lié de ce fait à une phthiriase, à la gale, etc. Des erreurs de diagnostic sont fréquentes; la gale passe inaperçue du médecin, qui ne pense pas à la rechercher chez un malade appartenant à un milieu social un peu élevé et bien tenu, même, ce qui est plus surprenant, quand deux ou trois personnes appartenant au même milieu présentent simultanément du prurit cutané.

Le prurit de cause interne ne s'accompagne parfois d'aucune lésion cutanée, ou seulement de lésions dues au grattage par les ongles. Tantôt il est disséminé, diffus ou généralisé; on l'observe chez des intoxiqués (cocaïne, morphine), des dyspeptiques, des diabétiques, des goutteux, les femmes enceintes, des malades atteints de troubles nerveux variés : un type mal connu extrêmement redoutable et grave porte le nom de prurit sénile, et se développe à partir de soixante ans. Tantôt il est localisé : en particulier à l'anus, à la vulve, au scrotum; ces formes limitées du prurit ont elles-mêmes une étiologie complexe, et relèvent de causes locales (hémorrhoïdes, constipation dans le prurit de l'anus; métrite, vaginite dans le prurit vulvaire), mais s'observent surtout chez des malades dont l'état de nutrition, l'état viscéral, l'état nerveux n'est pas physiologique.

Les prurits sans lésion cutanée, du moins sans lésion cutanée visible, peuvent se compliquer d'altérations secondaires de la peau, qui sont d'origine parasitaire et dues aux inoculations apportées dans le tégument par les ongles du malade et à la germination parasitaire favorisée à ce niveau par les traumatismes réitérés du grattage, lequel devient de plus en plus intense avec l'augmentation des lésions microbiennes ainsi déterminées. En dehors des lésions dues au grattage il suffit d'énumérer quelques-uns de ces accidents : les *folliculites*, les *furoncles*, l'*impétigo*, l'*ecthyma* sous diverses formes. Pour Sabouraud la *lichénification* des téguments est due au streptocoque.

Sous ce nom de *lichénification*, on désigne une réaction anatomique des téguments, extrêmement commune, trop peu connue de la majorité des médecins, caractérisée, quand tous les symptômes sont réunis, par l'épaississement de la peau, l'augmentation de consistance, des altérations épidermiques, qui aboutissent à la formation de papules dures, isolées ou agglomérées. On observe un quadrillage régulier de la peau, divisée par de fins sillons parallèles qui limitent des élevures polygonales disposées au contact les unes des autres, une pigmentation fréquente, un prurit intense. Dans le type *lichen circonscrit* de Vidal et Brocq, quand tous les caractères anatomiques sont au complet, on observe des plaques comprenant trois zones, une centrale où existe le quadrillage régulier, une deuxième où l'on trouve des papules isolées, une externe pigmentaire.

Enfin, le prurit d'origine interne est souvent associé à une dermatose dont il constitue un des symptômes, tantôt aiguë : urticaire, prurigo aigu, eczéma aigu; tantôt chronique : dermatose de Duhring, pemphigus foliacé, lichen plan, mycosis fongoïde; enfin toute la série des prurigos subaigus et chroniques de l'enfant et de l'adulte, typiques et atypiques.

Les saisons jouent un rôle dans l'apparition du prurit; je rappelle l'existence d'une forme décrite sous le nom de prurit d'hiver, très connue en Amérique, mais encore assez obscure dans son origine et sa nature réelle.

Je suis obligé de dire quelques mots de la pathogénie du prurit, qui me paraît comprise de la manière la plus confuse par la plupart des dermatologistes. Le prurit est un symptôme nerveux qui résulte de l'irritation des terminaisons sensitives de la peau. Mais tout symptôme nerveux n'a pas nécessairement une cause nerveuse, et, en dehors de quelques hystériques, de quelques névropathes, le prurit est dû régulièrement, normalement, à la présence d'agents toxiques ou irritants dans le derme. *C'est, en un mot, un phénomène nerveux d'origine toxique.*

L'origine des intoxications qui causent le prurit doit être recherchée très souvent dans l'estomac (A. Robin et Leredde) [1] — très souvent dans le foie : il n'est peut être pas de maladie ou d'altération hépatique où le prurit ne puisse apparaître : le prurit est un des symptômes de la cholémie familiale de Gilbert et Lereboullet — parfois dans le rein, le corps thyroïde (le prurit est un symptôme assez commun de la maladie de Basedow). Il peut être lié à un état d'intoxication chronique diathésique, se révélant d'autre part par la goutte ou le diabète, ou la lithiase rénale.

La pathogénie du prurit sénile est inconnue, quoique son origine toxique ne soit pas douteuse; à vrai dire, il est probable qu'il est dû à un état d'insuffisance rénale.

Le prurit est très souvent lié à des lésions sanguines, c'est ainsi qu'il appartient aux *leucémies* et aux *lymphadénies*. Les lésions sanguines sont de règle dans la série des dermatoses prurigineuses que j'ai énumérées plus haut; j'ai décrit celles qui appartiennent à l'urticaire, à la dermatose de Duhring, au pemphigus foliacé. Peter a étudié celles du prurigo. Toutes ces maladies peuvent se grouper avec l'érythème poly-

1. A. Robin et Leredde, Rôle des dyspepsies dans la genèse de certaines dermatoses, *Bulletin de thérapeutique*, 1899.

morphe, le purpura... sous le nom d'*hématodermites* que je leur ai donné[1].

Chercher l'origine du prurit en dehors de la peau est un travail toujours nécessaire, et qui doit conduire à un traitement rationnel, dans nombre de cas. Cependant il s'agit d'un trouble cutané; et dans la guérison, dans l'atténuation du prurit, la thérapeutique locale joue un rôle considérable; elle permet, à condition d'être maniée avec adresse, d'obtenir des effets surprenants dans un grand nombre de cas; il importe de la connaître.

La thérapeutique chez tout prurigineux comporte en première ligne l'emploi de moyens hygiéniques destinés à mettre la peau dans les conditions physiques les plus favorables au soulagement des phénomènes douloureux, et à la protéger contre toutes les irritations extérieures qui jouent dans l'aggravation du prurit un rôle des plus importants.

Le prurigineux doit, sauf exceptions rares, être vêtu de toile, fine ou usée; s'il a l'habitude de porter directement sur la peau des vêtements de flanelle ou de laine, il interposera de la toile entre ceux-ci et l'épiderme. La gaze rend les mêmes services, mais la soie et le coton n'ont que des inconvénients.

La peau sera poudrée au talc, à l'amidon, au lycopode, etc. Dans les prurits aigus, dans l'urticaire et le prurigo aigu, les poudres ont une action bienfaisante indéniable et soulagent extrêmement le malade.

1. Leredde, Hématodermites, *Pratique dermatologique*, t. II.

Les applications seront faites deux fois au moins par vingt-quatre heures.

L'action des poudres est une action décongestionnante et rafraîchissante; il est indiqué chez la plupart des prurigineux d'abaisser la température du tégument. Il est des cas où les pâtes simples sont d'excellents antiprurigineux; j'ai guéri par exemple des cas de prurit vulvaire par leur seul emploi. On emploiera surtout des pâtes *molles*, c'est-à-dire comprenant de la lanoline ou de l'adeps lanæ et de l'eau. Enfin il est quelques cas où, après expérience faite, il est prouvé que l'application de graisses, d'huiles, d'axonge fraîche, de vaseline blonde amène une amélioration du prurit alors que la poudre n'a pas réussi. Ces cas sont en première ligne des cas de prurigo chronique.

Dans les cas simples de prurits aigus et légers, le poudrage de la peau, combiné aux lotions chaudes, additionnées ou non de médicaments actifs, suffit à la thérapeutique.

On a cherché à modifier par d'autres procédés les conditions physiques dans lesquelles se trouve placé le tégument chez les prurigineux; de là les applications de *colles*, d'*ouate* et de *caoutchouc*.

Des expériences intéressantes de Jacquet ont montré que l'enveloppement ouaté peut prévenir la formation de saillies urticariennes. Il a vu qu'on peut faire cesser le prurit et l'urtication chez des malades atteints d'urticaire intense et généralisée par l'enveloppement ouaté méthodique. Il est du reste nécessaire que cet enveloppement soit fait avec rigueur, que le bandage ouaté soit analogue à un bandage chirurgical : la compression de la peau, la diminution de circulation qui en est la suite, intervient dans une certaine mesure.

L'emploi du pansement ouaté ne s'est pas généralisé, il permet parfois de soulager le prurit, il ne le permet pas souvent, et on ne l'essaiera pratiquement qu'après échec de moyens plus souvent utiles, en particulier des colles.

Le *caoutchouc* peut également rendre des services dans quelques cas (Besnier et Doyon); il ne doit jamais être employé chez des malades atteints d'infections superficielles dues au grattage ou non, d'eczéma, ou même chez des malades eczématisables. On se servira de toile caoutchoutée fine, qui sera lavée matin et soir. La peau sera surveillée avec soin, le caoutchouc supprimé au premier symptôme d'irritation; dans ce cas, on poudrera largement de suite, au talc porphyrisé.

Les *colles* constituent un procédé indispensable dans la thérapeutique de certains prurits, et que tout médecin doit connaître. Elles protègent la peau contre les traumatismes extérieurs de tout ordre; en même temps elles constituent un revêtement perméable, elles amènent la décongestion et le rafraîchissement superficiels.

Il existe un grand nombre de formules de colles; en voici une que j'ai employée à l'hôpital Saint-Louis :

Gélatine	1 500	grammes.
Grenétine	1 500	—
Glycérine	3 000	—
Eau	3 000	—
Gomme arabique	160	—
Oxyde de zinc	500	—

Une colle de ce genre forme une masse blanche élastique qui fond à une température peu élevée. Pour l'appliquer, on la fait fondre au bain-marie, et quand elle est liquide, on badigeonne les surfaces prurigineuses. Elle forme en se refroidissant un enduit souple qui se moule sur la peau, la comprime légèrement. Pour augmenter l'adhérence on peut, au moment où on vient d'étendre la colle et où elle n'est pas tout à fait refroidie, appliquer une couche aussi mince que possible d'ouate, qui fera corps avec la colle.

La colle de zinc s'enlève par le lavage avec de l'eau un peu chaude sans la moindre difficulté.

Les colles peuvent être additionnées d'agents antiprurigineux, en particulier d'ichthyol, de thiol, de tuménol, mais il est préférable d'employer ces agents en badigeonnages, par exemple en solution aqueuse (10 p. 100 en moyenne), de laisser sécher et d'appliquer ensuite la colle.

Les *emplâtres*, comme les colles, protègent la peau contre tous les irritants extérieurs, mais d'autre part leur effet est différent : les colles décongestionnent la peau, les emplâtres oblitèrent au contraire les pores cutanés et ne doivent être employés que pour faire pénétrer profondément des substances actives. Ils sont beaucoup plus dangereux que les colles sur les lésions suintantes, susceptibles d'infection ou infectées; on ne devra les employer que sur des régions absolument sèches et avec surveillance. Il est bien entendu d'autre part qu'on les emploiera seulement dans des lésions limitées.

La toilette de la peau chez les prurigineux exige des précautions spéciales et mérite quelques détails. Il y a longtemps, pour ma part, que j'ai eu l'attention attirée sur les inconvénients des savons dans les eczémas chroniques les plus légers et les dermatites artificielles chroniques les moins intenses [1]; ces inconvénients ne sont pas moindres chez les prurigineux, au moins chez un certain nombre d'entre eux. Il me semble même qu'il existe un véritable « prurit de savon » qui n'a pas été décrit, je crois, et qui me semble avoir une grande importance pratique. J'en ai observé récemment un cas remarquable.

Un homme d'une quarantaine d'années, grand, vigoureux, me fut adressé par un médecin des plus distingués pour être soigné d'un prurit d'intensité moyenne, mais gênant par sa persistance, occupant les bras et les cuisses. Ce malade présentait un bon état de santé général, mais souffrait de temps à autre d'accidents intestinaux, liés à une entérite muco-membraneuse. Un régime sévère avait été prescrit, et avait amélioré l'état intestinal, mais les traitements variés qui avaient été faits par des dermatologistes n'avaient pas atténué le prurit. Il semblait que l'électricité de haute fréquence pouvait seule améliorer le malade.

En l'examinant, je fus frappé de la sécheresse de la peau du corps et de l'aspect plissé de l'épiderme, en particulier sur les membres. En poussant l'interrogatoire plus à fond, j'appris que le malade avait l'habi-

1. Leredde, *L'eczéma, maladie parasitaire*, Paris, Masson, 1898.

tude de nettoyer chaque jour le corps entier au savon et à l'eau tiède.

Je lui déclarai qu'avant de faire un traitement assez compliqué et peut-être long, il était nécessaire de mettre la peau dans les conditions hygiéniques indispensables pour tout prurigineux, et d'abord de cesser les savonnages. Je ne fis pas appliquer de pâte, en raison de la sécheresse de la peau; je prescrivis au contraire des applications quotidiennes d'axonge fraîche.

Huit jours après le malade n'avait plus de prurit, *la guérison s'est maintenue depuis lors.*

Je possède d'autres observations un peu moins nettes. Du reste, on peut admettre que chez certains malades le savon amène un état pathologique de la peau, une dermatite artificielle chronique, et il ne suffit pas toujours de le supprimer pour faire disparaître de suite le prurit cutané. Mais les faits que je possède me permettent de poser comme une règle générale la suppression du savon chez les prurigineux, sauf dans les cas où on recherche un effet thérapeutique déterminé; cette suppression est en particulier importante dans le prurit anal, peut-être dû souvent aux savonnages réitérés de la région.

Mais comment peut-on nettoyer la peau chez les prurigineux? On se servira, sur le corps et la face, d'eau salée à 7 p. 1 000. Pour nettoyer les mains, de vaseline, de pâtes d'amandes, de mie de pain. Les savons surgras permettent chez un certain nombre de malades de nettoyer la peau sans l'irriter.

Ceci nous amène à étudier une question des plus difficiles. Faut-il donner des *bains* aux prurigineux? On peut établir quelques règles à ce sujet.

1° On ne donnera jamais à un prurigineux de bains irritants, tels que des bains alcalins ou sulfureux sans indication précise résultant de l'état de la peau.

Les bains d'amidon ou de son, mieux encore les bains de gélatine sont les mieux tolérés de tous.

2° On ne donnera jamais de bains aux prurigineux chez lesquels on peut soupçonner pour une raison ou une autre des complications eczématiques possibles.

3° On ne donnera jamais de bains à des prurigineux qui présentent des lésions infectieuses aiguës, secondaires de la peau (folliculites, impétigo). Si on a un avantage réel à les prescrire au point de vue du prurit, on recouvrira les lésions infectieuses de pâte de zinc avant le bain, pour éviter toute pénétration de l'eau.

En résumé, le bain n'est jamais indifférent chez les prurigineux; parfois nuisible, il peut être utile dans certaines conditions, surtout si on y ajoute des substances qui gênent la pénétration profonde de l'eau dans la peau. Il exige toujours la surveillance du malade par le médecin. Dans certains cas le bain sert d'excipient à des substances antiprurigineuses.

A côté des *bains sulfureux* qui sont assez souvent utiles, je citerai encore le *bain de boue* (un kg. par bain), le *bain de graines de lin* (un demi-kg. ou un kg. par bain), on exprime dans l'eau très chaude : les graines de lin contenues dans un sac, les *bains d'encre* de Unna (cinq parties d'acide tannique, deux de sulfate de protoxyde de fer), les bains d'écorces de chêne (un demi-kg. à un kg. par bain).

On peut, comme l'indique Jessner, employer les bains en élevant graduellement la température d'un demi-degré par jour. On peut ainsi atteindre des températures extrêmement élevées.

Les *lotions* sont un des moyens les plus fréquemment employés contre les prurits de tout ordre. Nous indiquerons plus loin les substances qu'on peut y ajouter; mais de suite nous devons insister sur le rôle que joue la température de l'eau. Il est de notion banale que l'eau chaude soulage, atténue le prurit; certains malades supportent des températures extrêment élevées, que ne pourraient tolérer des sujets dont la peau est normale. Les lotions chaudes peuvent être répétées plusieurs fois par jour sans inconvénient. A la suite, il est prudent de poudrer largement la peau.

En ce qui concerne les agents contenus dans les lotions, je noterai ici que s'il s'agit d'anesthésiques émettant des vapeurs, la lotion est très utile dans des prurits étendus — s'il s'agit de réducteurs, au contraire, elle constitue un moyen assez souvent insuffisant dans ses effets — et souvent il vaudra mieux employer des badigeonnages alcooliques, qui permettent de répartir une couche égale et légère de l'agent à la surface du tégument, qu'une solution aqueuse laquelle ne mouille pas la peau d'une manière régulière.

Enfin l'eau est encore utile sous forme de *douches tièdes* (Brocq, Jacquet). Les douches doivent être données au moyen d'une pomme d'arrosoir, à la température de 38° environ ; l'eau sortant du mélangeur à cette température arrive sur la peau à une température plus basse de deux à trois degrés. La durée, de deux à trois minutes lors des premières séances, est portée graduellement à quatre, cinq, six minutes. Il est souvent utile de donner deux douches par jour, l'une le matin, l'autre le soir.

Ces douches qui projettent sur la peau, sans la moindre percussion, un mélange de vapeur d'eau à basse température et de pluie très fine, constituent un moyen de sédation remarquable et dont l'usage est loin d'être assez répandu.

Après la douche, la peau doit être séchée doucement, sans frotter, puis poudrée pour achever la dessiccation.

Les moyens que nous avons indiqués jusqu'ici dans le traitement du prurit sont tous, on peut le dire, des moyens hygiéniques, qui modifient les conditions physiques dans lesquelles se trouvent la peau, sa circulation, l'humidité de sa surface, sa teneur en graisse. Nous pouvons maintenant étudier des moyens plus actifs, et qui sont de deux ordres : les uns chimiques, les autres physiques.

Je divise les agents chimiques que l'on peut appliquer sur les surfaces prurigineuses, en deux groupes : les anesthésiques et les réducteurs. *Cette division me paraît avoir une importance extrême, dont je donnerai plus loin la raison*[1].

1. Faisons remarquer, et il est essentiel de le faire, que chez tout prurigineux on traitera d'abord les lésions secondaires dues au prurit et qu'on emploiera dans ce but les moyens indiqués au chapitre : *Méthode aseptique*.

I. AGENTS ANESTHÉSIQUES. — La plupart de ces agents émettent des vapeurs qui pénètrent aisément la peau et agissent sur les nerfs en état d'irritation.

L'*acide acétique* n'est guère employé en France que sous forme de lotions vinaigrées et de bains vinaigrés (un litre pour un bain de 250 litres). En Allemagne, on l'emploie fréquemment en pommades sur les peaux sèches et en pâtes sur les peaux grasses :

Pommade acétique :	Acide acétique.......	2	grammes.
	Lanoline............	5	—
	Vaseline.............	10	—

Pâte acétique :	Acide acétique.......	2	grammes.
	Vaseline.............	8	—
	Lanoline............	12	—
	Amidon.............	10	—

L'*acide phénique* peut s'employer en lotions (1 à 3 p. 100), en badigeonnages (solution alcoolique ou huileuse), en pommades et en pâtes à la dose de 1 à 2 p. 100). Unna l'emploie en solution à 5 p. 100 dans de l'esprit de savon de potasse, combinant ainsi un anesthésique et un réducteur.

L'*acide tartrique* est très employé, en France, sous forme de glycérolé d'amidon à 1 p. 30.

La *belladone*, très employée autrefois, n'est plus guère utilisée que combinée à d'autres agents; son action anesthésique est du reste douteuse, sauf sur l'anus, la vulve ou les régions exulcérées. On emploie l'extrait en pommades à 5 ou 10 p. 100 et la teinture diluée, au dixième de préférence.

Le *benjoin* est utilisé sous forme de teinture de

benjoin, qu'on incorpore à des pommades de 5 à 10 p. 100.

Lanoline	30 grammes.
Vaseline	15 —
Eau	5 —
Teinture de benjoin	3 —

Le *baume du Commandeur*, souvent employé par A. Robin, qu'on sature d'aloès, a pour principe actif la teinture de benjoin.

Le *camphre* est un excellent antiprurigineux. On prescrit des lotions à l'huile camphrée (huile d'amandes douces, 10 gr.; camphre, 1 gr.) et des applications de pommades ou de pâtes :

Lanoline	90 grammes.
Huile camphrée	10 —
Hydrate de chloral	1 —

Oxyde de zinc	ãã 25 grammes.
Craie	
Huile camphrée	
Eau de chaux	

Le *chanvre indien* est employé en teinture à 1 p. 50 ou 1 p. 100. Leistikow se sert de bâtons de pommade :

Extrait de cannabis	10 grammes.
Colophane	5 —
Cire jaune	45 —
Huile d'olives	40 —

Le *chloral* peut être dissous dans l'eau, l'alcool, pour faire des lotions (1 p. 100); on peut faire des pommades en contenant 10 p. 100.

Des lotions à l'*eau chloroformée* peuvent être employées lorsque la peau n'est pas irritable.

La *cocaïne* est associée, par Malcolm Morris, aux solutions aqueuses phéniquées, par Unna, aux solutions alcooliques de sublimé. Brocq l'emploie en pommades contenant, en outre, du phénol et du chloral. On l'emploie aux doses de 10 ou 20 p. 100 (Leistikow).

Son action sur la peau, comme celle des substances qui n'émettent pas de vapeurs, n'est pas démontrée. Il n'en est pas de même au niveau des orifices des muqueuses, des fissures et des excoriations de la peau.

L'*acide cyanhydrique* en solution à 1 p. 10 000, l'*eau distillée d'amandes amères* en mélange aqueux ou alcoolique sont la base des lotions antiprurigineuses. Citons encore le *lysol*, l'*eucalyptol*, le *thymol* (solutions aqueuses de 1 à 2 p. 100) et pour finir deux agents importants : le *menthol* et le *salicylate de méthyle*.

Le *menthol* est le plus usuel de tous les antiprurigineux. Il est prescrit sous toutes les formes possibles, en solutions alcooliques (1 à 6 p. 100), en pommades et en pâte (1 p. 100 en moyenne) et même sous forme de savons.

J'ai proposé d'employer le *salicylate de méthyle* sur les surfaces prurigineuses, et en ai obtenu d'excellents effets, plus marqués peut-être qu'avec d'autres anesthésiques, plus passagers peut-être. Je l'ai toujours prescrit jusqu'ici en pâtes aux doses de 5 à 10 p. 100.

II. Agents réducteurs. — Les anesthésiques que nous venons d'énumérer ont deux graves inconvénients :

1° leur action est seulement passagère, ils ne guérissent pas le prurit, ils le soulagent pendant leur application; lorsque, pour une raison ou une autre, le prurit aigu ou subaigu vient à disparaître, ses causes ayant cessé, on peut attribuer sa disparition aux anesthésiques; c'est là une erreur : toutes les fois qu'on aura à soigner un prurit persistant, chronique, on peut s'en apercevoir; 2° l'action des anesthésiques est souvent irritante, et fréquemment je les ai vus exaspérer ou même provoquer des lésions cutanées sur lesquelles on les applique.

Les réducteurs, au contraire, sont des agents curatifs du prurit dans un grand nombre de cas; d'autre part, lorsqu'on sait les manier, ce qui est une des conditions nécessaires pour faire une thérapeutique dermatologique sérieuse, on n'amène pas de réactions cutanées, ou on les fait disparaître dès qu'elles se produisent, si, comme il peut arriver, une lésion qui ne semble pas irritable par tel ou tel réducteur, l'est réellement.

Les anesthésiques ne trouvent plus dans cette manière de voir que deux indications principales : 1° ils permettent de soulager le prurit lorsqu'ils sont appliqués sur des lésions non curables par les réducteurs — par exemple dans le mycosis fongoïde — encore la série des goudrons peut-elle être utile en pareil cas et même l'acide pyrogallique ; 2° ils peuvent être associés aux réducteurs pour amener une anesthésie plus rapide, encore faut-il se défier en pareil cas d'agents qui sont beaucoup plus irritants que les réducteurs ou du moins dont il est beaucoup plus difficile de prévoir l'effet sur la peau.

Ce qui précède nous amène à une conclusion que je formulerai de la manière la plus nette, au risque d'exagérer un peu, mais dans le but d'être bien compris. En présence d'un prurit sans lésion visible, traitez la peau comme si elle était réellement lésée, il n'est pas douteux du reste que le prurit ne s'associe souvent à des lésions non apparentes. En présence d'un prurit avec lésion, traitez la lésion, et ne vous inquiétez pas du prurit.

Un grand nombre de réducteurs peuvent être employés dans la thérapeutique du prurit.

Nous trouvons d'abord toute la série des réducteurs faibles, l'ichthyol, le thiol et le tuménol.

L'ichthyol peut être utilisé en solution aqueuse : on badigeonne la peau au moyen d'une solution à 10 p. 100 et on laisse sécher, en solutions alcoolique ou éthéro-alcoolique, en pâtes et en pommades, etc. Nous avons vu qu'on peut l'incorporer aux colles. Mais de cette manière son action est peu marquée. Le choix de l'excipient, ici comme pour tous les autres agents qu'on applique sur la peau, dépend des qualités de celle-ci : lorsqu'on voudra avoir une action profonde, on emploiera une pommade; lorsqu'on craindra une irritation, on emploiera une pâte; dans ces conditions, l'action est plus superficielle. On prescrit souvent l'ichthyol sous forme de glycérolé d'amidon à 5 ou 10 p. 100; dans ces conditions, l'action irritante est très faible; on peut faire tolérer la préparation par un grand nombre de lésions, en particulier dans les eczémas aigus à la période de régression, sous la réserve d'une surveillance exacte.

Ce que nous venons de dire de l'importance de l'excipient nous dispense d'insister sur la manière dont on doit appliquer le thiol et le tuménol à la surface de la peau. Le thiol est un agent plus doux que l'ichthyol ; on le prescrit en solution aqueuse (10 p. 100), alcoolique, en pommade, en pâte, en glycérolés, etc. De même pour le tuménol dont l'action antiprurigineuse indiquée par Neisser, fait un agent de choix dans le traitement du prurit.

Tuménol	5	grammes.
Oxyde de zinc	25	—
Huile d'olives, q. s. pour	50	—

(JESSNER.)

Les goudrons constituent des réducteurs plus énergiques que ceux que nous venons d'énumérer, un peu plus difficiles à manier et dont les contre-indications sont plus fréquentes. On ne les emploiera pas lorsqu'il existera un état d'infection aiguë de la peau, surtout si cette infection est d'origine folliculaire. Ils sont particulièrement précieux dans les lésions intertrigineuses, dans les inflammations des plis accompagnées de prurit, dans les eczémas persistants prurigineux. On les utilise fréquemment dans le traitement des lésions lichénifiées, mais d'après mon expérience personnelle, ceux-ci relèvent d'une thérapeutique encore plus active.

Je n'insisterai pas sur les préparations innombrables de goudron que l'on peut employer, depuis l'*huile de cade*, pure, en glycérolés, en pommades, l'*huile de bouleau*, jusqu'au *goudron de houille* qu'on emploie sous forme de *coaltar saponiné* pur, étendu d'eau

(1 p. 4 à 1 p. 10), en lotions suivies de bains, en pansements ou en teinture éthéro-alcoolique. Jessner indique la préparation suivante :

Poix liquide....................	ãã 10 grammes.
Savon vert........................	
Alcool...........................	

On peut associer le goudron au savon noir pour rendre le pouvoir de pénétration plus élevé, par exemple dans la formule suivante :

Savon noir..........................	5	grammes.
Goudron purifié.....................	10	—
Vaseline............................	35	—

préparation active.

Les Allemands emploient beaucoup la pommade de Wilkinson :

Huile de bouleau....................	10	grammes.
Savon vert..........................	20	—
Soufre purifié......................	10	—
Vaseline jaune......................	20	—
Craie blanche.......................	5	—

qu'on applique plusieurs jours de suite.

La *résorcine* est un antiprurigineux remarquable. En lotions aqueuses ou alcooliques (2 à 5 p. 100), je l'ai vue modifier et même guérir des prurits persistants étendus. On peut l'employer sous toutes les formes médicamenteuses, pommades, pâtes, etc.

Je citerai encore le *sublimé* qui, à doses un peu élevées, agit comme réducteur et a une action antiprurigineuse très marquée. Les lotions aqueuses à la dose de 1 p. 1000, 1 p. 500 et 1 p. 250, sont employées d'une manière fréquente. Mais je préfère, pour ma part, les lotions alcooliques. On peut, du reste, se servir du sublimé en pommades, en pâtes, etc. (0 gr. 20 p. 100 en moyenne).

Le *naphtol* sous forme de pâtes et de pommades à 5 ou 10 p. 100 convient à des lésions limitées. On l'associe en général à d'autres agents, par exemple à la résorcine, aux goudrons, à l'*acide pyrogallique* et à la *chrysarobine*.

Ces deux derniers agents, qui sont les réducteurs les plus puissants dont on se serve dans la pratique dermatologique courante, sont également des anti-prurigineux. Je n'insisterai pas sur leurs modes d'emploi, sur les excipients auxquels on les incorpore, sur leurs inconvénients. On trouvera les indications nécessaires aux chapitres *Méthode réductrice* et *Psoriasis*.

L'acide pyrogallique, la chrysarobine ne peuvent convenir qu'au traitement d'accidents prurigineux limités; si dans le psoriasis tout médecin doit le prescrire, dans les prurits, leur usage est beaucoup plus délicat, et moins susceptible d'être réglé d'une manière précise; tout médecin expérimenté pourra cependant en tirer de remarquables résultats.

Cette étude générale sur les réducteurs appliqués au traitement des prurits nous amène à la question des applications de la méthode exfoliante au même traitement. Dans le lichen simplex, elle constitue un procédé de choix; depuis la communication que j'ai faite sur ce sujet à la *Société de Thérapeutique*, et qui concernait trois cas de lichen simplex guéris par l'exfoliation, j'ai observé plusieurs cas nouveaux qui ont tous guéri rapidement[1].

Il me paraît certain que cette méthode pourra s'appliquer à des lichénifications très étendues avec des effets aussi heureux.

Bien plus, je croirais volontiers que chez des prurigineux dont la peau n'est pas irritable, et dont le prurit occupe des régions fixes, d'étendue modérée, la même méthode pourrait rendre de grands services; je me propose de l'essayer, mais je n'ai pu encore le faire[2].

Les *méthodes physiques* jouent maintenant dans le traitement du prurit un rôle considérable. Ce rôle serait encore plus important si on avait essayé de préciser, de limiter, de définir leurs indications. Mais ce travail, fort difficile, je le reconnais, est à peine commencé[3].

1. Je dois rappeler qu'on a traité ces affections par des emplâtres additionnés de substances réductrices fortes; d'autre part, par des cautérisations au nitrate d'argent et même avec des caustiques plus énergiques, les galvano-cautérisations et les scarifications. Mais tous ces procédés ont de très grands inconvénients : les uns sont souvent insuffisants, les autres trop énergiques, et l'exfoliation me paraît infiniment plus pratique comme méthode générale.

2. *Antiprurigineux nouveaux.* — Peut-être peut-on ranger à côté des réducteurs la *nicotine*, très employée en Allemagne depuis les recherches de Tœnzer, sous forme de savon de nicotine : on savonne la peau et on laisse sécher la mousse à la surface, ou bien d'*eudermol* (salicylate de nicotine) en pommades à 0,1 ou 0,25 p. 100.

Le bromocolle est recommandé par Jessner, sauf chez les prurigineux eczématisables :

Bromocolle	5-10 p. 100
Oxyde de zinc	ãã 5 grammes.
Amidon	
Vaseline	50 —

3. Pour ma part, j'ai montré les services merveilleux que rend l'électricité de haute fréquence dans le traitement du prurit anal;

L'hydrothérapie tiède que j'ai déjà mentionnée est indiquée dans les prurits aigus, où la peau n'est pas eczématisable, et un grand nombre de prurits chroniques. Ses applications peuvent donc être extrêmement nombreuses. Pour ma part, je la comparerais volontiers aux agents anesthésiques : elle produit un soulagement marqué, plus persistant que celui de ces agents, sans les dangers d'irritation de la peau qu'ils offrent, mais enfin l'effet curatif n'est souvent pas des plus marqués. L'hydrothérapie tiède peut paraître amener la guérison comme les agents antiprurigineux, lorsqu'il s'agit de prurits en évolution; elle l'amène surtout chez des nerveux. Sans faire du prurit une affection nerveuse, il faut reconnaître que la sensibilité individuelle joue un rôle considérable, et qu'à lésion égale, certains sujets souffrent de prurit et d'autres non. L'hydrothérapie tiède peut les guérir peut-être en diminuant la sensibilité des extrémités nerveuses de la peau; cette guérison sera malheureusement instable dans un grand nombre de cas.

L'électricité, au contraire, sous la forme d'électricité de haute fréquence en particulier, car les règles d'application de l'électricité statique devraient être extrêmement précisées, produit des effets curatifs et définitifs dans un grand nombre de cas.

En France on se sert couramment dans la thérapeutique du prurit de l'électricité statique et de la haute fréquence, dont l'usage paraît moins répandu à l'étranger.

de l'autre, qu'elle peut échouer, et, je crois, fréquemment, dans le traitement du lichen simplex, qui relève de la cure d'exfoliation.

Toutes les machines statiques (Whimshurst, Bonetti, Carré) peuvent être employées dans le traitement des prurigineux, à la condition d'avoir un grand débit et d'être disposées de manière à fonctionner en tous temps, même par les plus humides. Le malade est assis sur un tabouret à pieds de verre relié à la machine par une tige métallique, de préférence au pôle négatif. La durée des séances sera courte, un quart d'heure en moyenne, et ne dépassera pas une demi-heure. On emploiera soit le souffle électrique, soit le bain statique (Doumer, Leloir), soit l'effluve au moyen d'un balai de chiendent tenu à 20 ou 25 centimètres de la peau (Brocq). La technique de la haute fréquence (Tesla, d'Arsonval, Oudin) est bien connue aujourd'hui; nous savons déjà qu'elle repose sur l'emploi de bouteilles de Leyde, reliées à un alternateur puissant, tel qu'une bobine de Ruhmkorff, et entre les pôles desquelles jaillit une étincelle à oscillations extrêmement rapides (plusieurs centaines de mille par seconde). Ces bouteilles sont unies à un solénoïde sur lequel on recueille le courant. Pour ma part, je me sers à l'Établissement dermatologique de Paris, d'un petit solénoïde et d'un excitateur en métal recouvert par une gaine de verre que j'applique sur la peau malade (applications monopolaires).

J'ai étudié les méthodes électrothérapiques dont il est ici question au chapitre IX de ce livre; ce qui nous intéresse en ce moment, ce sont les indications exactes de l'électrothérapie.

Il est déjà possible d'en préciser quelques-unes.

Depuis l'invention de la méthode de haute fréquence, l'électricité statique ne s'applique plus à tous les prurits; la haute fréquence l'a remplacée presque complètement dans le traitement des prurits limités. Cette dernière méthode donne des résultats extraordinaires dans le prurit de l'anus et le prurit vulvaire et dont j'ai été le premier surpris, lorsque j'ai commencé à m'en servir. Par contre, le bain, la douche statiques sont indiqués chez des malades atteints de prurits étendus, et qui présentent des troubles nerveux marqués, antérieurs au prurit ou consécutifs, de l'insomnie surtout. Ces indications sont encore un peu vagues, pour ma part je ne puis en poser de plus précises en ce moment; à vrai dire, l'électrothérapie rendra des services dans un grand nombre de cas de prurit qui ne rentrent pas dans les deux groupes que je viens d'établir, mais jusqu'à nouvel ordre elle y sera employée d'une manière empirique, *et sans qu'on puisse prédire le succès au malade d'une manière un peu assurée*. Pour ma part, j'ai contribué à limiter le champ de ses applications en montrant que dans le prurit avec lichénification, la méthode exfoliante permet d'obtenir des résultats plus rapides, plus complets et plus sûrs. Dans les prurits aigus avec eczématisation récidivante, se développant par poussées chez certains malades, la haute fréquence paraît amener souvent la régression plus rapidement que les agents chimiques, qu'il est difficile de manier et qu'on ne peut employer avec activité. Du reste, tout dermatologiste devra savoir combiner l'emploi de ceux-ci et de l'électricité et n'emploiera pas les moyens physiques à l'exclusion des moyens chimiques, ni ceux-ci d'une manière exclusive.

Pour compléter cette énumération rapide des moyens physiques employés dans la thérapeutique du prurit, j'aurais à citer les autres procédés électrothérapiques qui ont été proposés : le courant continu avec applications méthodiques sur la région malade, la faradisation de la moelle épinière. Cette dernière méthode ne sera employée que dans des cas qui ont résisté à tous les autres moyens ; l'électricité a une action locale évidente, et modifie les terminaisons nerveuses ; il n'y a lieu de chercher à agir sur les centres nerveux que si les effets locaux des autres méthodes ont été nuls. Quant au courant galvanique il paraît à peu près abandonné en France depuis que l'électrothérapie s'est perfectionnée dans sa technique et surtout depuis la haute fréquence.

Les scarifications linéaires, la galvano-cautérisation sont utilisées dans des prurits très rebelles, très douloureux, surtout s'il existe de la lichénification invétérée, mais je crois que la méthode exfoliante peut rendre leurs indications plus rares encore qu'elles ne le sont à l'heure actuelle. Pour ma part, je m'en servirais volontiers après échec de l'exfoliation et de l'électrothérapie. Je n'ai pas eu occasion de le faire jusqu'ici.

L'étude de diverses formes de prurit sera exposée dans le corps du livre (v. *Traitement du prurigo, du lichen plan, de l'urticaire*). J'ai voulu seulement énumérer les moyens externes réels que le médecin peut utiliser chez un prurigineux et essayer de limiter leur champ d'action. Je répète en terminant que le dermatologiste doit les connaître tous et savoir tous les employer à l'occasion; pour ma part je ne puis poser encore de règles plus précises que celles que j'ai indiquées : en matière de traitement du prurit, l'expérience et le tact du médecin jouent un rôle fondamental, et ne peuvent être remplacés par des préceptes qui deviendraient de suite trop étroits.

Enfin, je rappelle que le traitement externe du prurit doit toujours être complété après étude générale du malade par l'établissement d'une hygiène stricte, d'un régime alimentaire régulier et enfin par l'emploi d'un certain nombre de médicaments internes. J'aurai l'occasion d'exposer ces côtés de la question de la thérapeutique antiprurigineuse dans le chapitre XI consacré au traitement interne dans les maladies de la peau.

CHAPITRE XI

TRAITEMENT INTERNE DES MALADIES DE LA PEAU

Le traitement interne ne rend pas aux médecins, dans les dermatoses, les services qu'ils pourraient en attendre. Il est loin d'être déterminé de manière précise dans la plupart des maladies de la peau.

Sans doute nous comprenons de mieux en mieux les relations constantes qu'offrent les dermatoses avec l'état général, mais pendant une longue période les recherches histologiques ou bactériologiques ont absorbé exclusivement l'attention des dermatologistes. S'il a été nécessaire, cependant, de connaître les lésions de la peau dans leurs plus intimes détails, cette connaissance ne peut suffire à éclairer complètement leur nature et leur mécanisme, à déterminer intégralement leur étiologie et leur pathogénie.

Telle est l'importance des troubles de l'état général, que, même dans les dermatoses de cause externe les plus simples, traumatiques ou microbiennes, on est amené en général à supposer l'existence de conditions antérieures qui ont rendu la peau vulnérable aux agents physiques, chimiques, ou animées.

Nous devons donc aujourd'hui nous intéresser avant

toute chose aux conditions biologiques qui favorisent les maladies de la peau, aux altérations de l'organisme sans lesquelles celles-ci ne se produiraient pas ou guériraient facilement, définitivement peut-être. Peu à peu, sans que les dermatologistes en aient tous conscience, la pathologie cutanée se trouve entraînée vers l'étude des conditions viscérales qui favorisent ou déterminent les lésions de la peau.

Il faut bien se rendre compte que beaucoup sont ignorées et nous ne connaissons guère que des lignes générales. Tant que l'étude des troubles de la nutrition n'aura pas fait de nouveaux progrès, tant que les dermatologistes n'étudieront pas des malades en petit nombre avec le soin et le temps qu'il faut apporter à l'étude de malades atteints de troubles viscéraux non déterminés, nos connaissances sur ces troubles viscéraux resteront fort imparfaites.

Ce sont là certaines des raisons pour lesquelles la thérapeutique interne dans les dermatoses est mal réglée. Nous ne pourrons, dans ce qui suit, donner que des indications générales et tracer un cadre d'études.

1° Le développement des lésions cutanées est favorisé souvent par des troubles de la nutrition qui précèdent la dermatose et favorisent sa persistance. Ces troubles de la nutrition, encore classés sous le nom vague de « scrofule », « lymphatisme », « arthritisme », doivent être traités lorsqu'on les observe.

2° Beaucoup de maladies cutanées sont liées à des intoxications, les unes sont l'effet d'une alimentation nocive, de l'ingestion de produits médicamenteux, les autres sont des auto-intoxications dont la plupart ont leur origine dans le tube digestif, certaines dans le foie, d'autres dans des glandes à sécrétion interne.

3° L'organisme étant un laboratoire où se fabriquent sans trêve les produits toxiques, certaines dermatoses peuvent être liées à la non-élimination de ces produits ou de produits toxiques exogènes. L'intégrité du filtre rénal est nécessaire pour que les dermatoses puissent guérir.

4° La plupart des dermatologistes accusent le système nerveux de produire des lésions très nombreuses de la peau, les auto-intoxications agiraient sur celle-ci par l'intermédiaire du système nerveux. D'autre part, des troubles de l'état psychique, des chocs moraux amèneraient souvent des réactions cutanées.

5° Les recherches qui ont été consacrées à l'étude du sang dans les dermatoses — les miennes en particulier — ont démontré l'existence d'altérations extrêmement communes manifestées par des troubles de l'équilibre leucocytaire.

Il est certain qu'on a exagéré d'une manière considérable l'intervention du système nerveux et que les intoxications de tous ordres agissent sur la peau par l'intermédiaire du milieu sanguin (Leredde).

Le médecin doit donc s'occuper, chez les malades atteints de dermatoses :

1° De la détermination et du traitement des troubles de nutrition générale qui interviennent à l'origine et au cours de la maladie.

2° De la détermination et du traitement des intoxications, des troubles digestifs, hépatiques, etc. Ici se pose la question fondamentale du régime dans les dermatoses.

3° D'assurer l'élimination des produits toxiques normaux ou pathologiques.

4° De modifier l'état du système nerveux ou du milieu sanguin.

J'ajoute que, parmi les agents médicamenteux employés en thérapeutique dermatologique, il en est un certain nombre auxquels on attribue une action directe sur les tissus cutanés. D'autres ont une action sur le prurit et les sensations morbides qui ont leur point de départ au niveau de la peau.

Les connaissances très rudimentaires que nous possédons sur l'action physiologique de tous les médicaments, au moins du plus grand nombre, interdisent jusqu'à nouvel ordre toute classification rationnelle.

Aussi bien, après avoir signalé les troubles de nutrition générale qui interviennent à l'origine et au cours des dermatoses (diathèses), les intoxications, en particulier les auto-intoxications qui provoquent des troubles cutanés, serai-je obligé de donner simplement la liste des produits chimiques habituellement employés dans le traitement interne des dermatoses. Les uns paraissent agir sur le système nerveux central, d'autres sur le système nerveux périphérique, d'autres sur le milieu sanguin, d'autres sur tel ou tel des tissus cutanés, mais il est impossible de les classer et de les diviser d'une manière tant soit peu précise.

La question importante du régime dans les maladies de la peau sera abordée à l'occasion de l'étude des intoxications d'origine *digestive*.

Les troubles de nutrition dans les dermatoses.

Je serai très bref sur ce sujet qui est très obscur.

Un grand nombre d'individus ont des troubles persistants de la nutrition; chez certains ces troubles sont acquis, chez d'autres ils sont liés à l'hérédité.

Les médecins — surtout en France — se sont efforcés de grouper ces troubles en plusieurs classes et sont ainsi arrivés à la notion actuelle des diathèses.

Pendant longtemps, le mot « diathèse » s'est appliqué à des états morbides généraux. On peut aujourd'hui s'entendre, croyons-nous, pour en réserver l'emploi à des modifications du type physiologique, lesquelles créent — suivant l'heureuse expression de Le Gendre — un tempérament morbide.

J'adopterai, pour ma part, la définition de Hallopeau : « Les diathèses sont des modifications du type physiologique ayant pour effet de diminuer la résistance de l'organisme contre certaines affections, et d'imprimer à ses réactions une physionomie spéciale ».

Cette définition — qui me semble la meilleure — offre cependant un danger. Elle soulève l'objection suivante :

Le type physiologique de la nutrition est une abstraction pure. Il n'existe pas d'individu qui ne présente une résistance moindre à certaines affections qu'à d'autres et dont la réaction morbide ne puisse, en outre, offrir une physionomie spéciale, et d'après cela, tout être humain serait donc un diathésique.

Aussi bien est-ce là l'inconvénient qu'il y a à admettre

l'existence de diathèses. Cet inconvénient est évident en ce qui concerne l'arthritisme. Aujourd'hui, tous les malades qui se présentent, en France, dans le cabinet d'un dermatologiste se déclarent arthritiques, et toujours, quand on les interroge, un médecin leur a déclaré qu'ils l'étaient. Leur demande-t-on pourquoi ils le sont, la plupart sont un peu surpris. Il est évident que pour eux le fait d'être atteint d'une dermatose caractérise l'arthritisme. Quelques-uns vous déclarent avoir éprouvé des douleurs articulaires, des craquements, divers phénomènes de « rhumatisme »; pour eux, le mot « arthritisme » a conservé son sens originel. Ainsi compris ce mot n'a d'autre utilité que de permettre au médecin de ne pas donner au malade des explications interminables. Le malade ignore les choses de la pathologie et il peut être nécessaire que le médecin arrête à un moment donné une enquête faite par le patient sans lui dire : « Je ne sais pas ». Mais le médecin ne peut se contenter pour lui-même des explications qu'il donne à ses malades. L'effort scientifique n'est pas de dissimuler les problèmes, mais bien de les poser de la manière la plus brutale, et toujours nous devons nous méfier des tendances à remplacer les idées par des mots de sens indéterminé.

Faut-il, par réaction contre un abus flagrant, contre une tendance logomachique dangereuse, supprimer du vocabulaire médical les mots qui désignent aujourd'hui diverses diathèses? Mais l'esprit humain a dû toujours se satisfaire de mots en attendant l'heure où sont connues les réalités qu'ils dissimulent, et il en sera longtemps ainsi dans les sciences biologiques. Nous devons donc les garder à grand regret, jusqu'à ce que nous en ayons de meilleurs ou jusqu'à ce que nous les ayons définis. Nous admettrons donc l'existence de diathèses, nous conserverons les mots qui les désignent, nous les emploierons le moins souvent possible dans la vie pratique et surtout nous chercherons à déterminer les troubles de nutrition réels qu'ils dissimulent.

Pour conserver à la notion des diathèses quelque utilité il convient d'abord, suivant les définitions indiquées plus haut, d'en éliminer toute maladie : il n'existera ni maladies scrofuleuses, ni maladies arthritiques, mais simplement des maladies chez les scrofuleux ou des maladies chez les arthritiques. Tout malade atteint d'impétigo ou de lupus, de tuberculose ganglionnaire ou osseuse, ne sera pas un scrofuleux : tout malade atteint d'eczéma ou de psoriasis ne sera pas un arthritique; un chauve ne sera pas un arthritique; un emphysémateux ne sera pas un arthritique; de même un sujet atteint de rhumatisme chronique ne sera pas un arthritique.

La pathologie des articulations est aussi complexe que celle des autres tissus. Le rhumatisme est un cadre où l'avenir mettra des divisions et des subdivisions, et ce cadre disparaîtra peut-être quand il aura été rempli.

Comment caractériser les diverses diathèses?

Nous en avons dit assez pour comprendre que si la nature fait des diathésiques, elle ne fait pas de diathèses et que celles-ci sont simplement des produits de l'esprit humain.

La nature crée des individus plus ou moins équilibrés, plus ou moins tarés; l'homme, pour remonter aux lois, est obligé de grouper et de classer. Ses classifications ont une nécessité d'étude; il ne doit pas y tenir d'une manière aveugle et ne peut pas, d'autre part, les remplacer avant d'en avoir de meilleures.

1° On peut caractériser les individus, atteints de diathèses, par des réactions chimiques anormales, s'écartant nettement du type moyen.

Encore faut-il que ces réactions ne dépendent pas d'un état pathologique surajouté, mais qu'elles soient normales chez l'individu. Si l'on peut jamais arriver à définir les arthritiques et les scrofuleux, c'est certainement dans cette voie qu'on pourra réussir.

2° En attendant l'époque où la chimie biologique permettra d'arriver à cette définition plus précise, on peut reconnaître à certains individus des caractères extérieurs faisant supposer une nutrition anormale des tissus; ainsi en est-il chez les scrofuleux, par exemple.

3° Chez certains sujets, diverses maladies se groupent avec une fréquence vraiment remarquable. Il est non moins remarquable de voir ces maladies présenter une évolution particulière, liée sans doute à des réactions spéciales des tissus.

On peut admettre aujourd'hui l'existence de deux diathèses : la scrofule et l'arthritisme. La notion de l'herpétisme doit disparaître. Elle ne peut plus conduire qu'à des confusions, à moins que le mot « herpétisme » soit pris dans le sens du mot « arthritisme ».

La diathèse qu'on appelle scrofule et le lymphatisme qui en représente la forme atténuée, s'observent surtout dans l'enfance. Les sujets que l'on considère comme des types de scrofuleux, ont en général les chairs blanches et molles, la peau de la figure souvent des plus fines; surtout, ils offrent une tendance à des affections banales de la peau et des muqueuses, lesquelles prennent un caractère chronique et récidivent facilement (blépharites, rhinites, conjonctivites et otites).

La plupart des malades atteints de lupus tuberculeux offrent le type de l'état scrofuleux (on sait que le lupus de Willan se développe surtout dans l'enfance). On voit également survenir chez eux des formes de tuberculose à évolution *lente*, articulaire, osseuse, ganglionnaire.

Un grand nombre de scrofuleux offrent des adénopathies persistantes, tuberculeuses ou non; on peut en accuser sans doute une défense insuffisante du système lymphatique à toutes les infections, et la persistance au niveau des ganglions d'infections latentes qui provoquent des réactions chroniques. On ne saurait du reste trop remarquer la lenteur avec laquelle la tuberculose évolue chez ces malades.

A côté des scrofuleux à chairs pâles, il faut signaler des individus atteints de tuberculose cutanée typique ou atypique, telle que le lupus érythémateux, chez lesquels il existe un refroidissement habituel des extrémités, nez, oreilles, mains et pieds; les ongles sont cyanosés dès que le malade est exposé au froid, et même les extrémités tout entières; les engelures sont de règle en hiver; souvent on observe de la kératose pilaire. Ces malades sont également classés comme scrofuleux.

Il m'est difficile de définir plus exactement ces états constitutionnels dont les causes sont inconnues. La scrofule se rencontre plus souvent chez les habitants des pays froids et humides, sur le littoral de la Baltique, de la mer du Nord, de la Manche, que dans les pays secs et ensoleillés. Souvent on la constate chez plusieurs membres de la même famille : l'hérédité ne peut être mise en doute.

Le terme « scrofulide » ne doit pas être employé en dermatologie parce qu'il prête à des confusions. La scrofule, ni le lymphatisme, ne produisent par eux-mêmes de lésions.

Chez les scrofuleux et les lymphatiques se développent des lésions qui ne leur appartiennent pas en propre, mais prennent seulement des caractères particuliers dans leur évolution.

L'étiologie de la scrofule est à peu près inconnue. La scrofule est héréditaire, mais constater son hérédité ne suffit pas à l'expliquer.

Il est impossible de donner aujourd'hui une définition chimique de la scrofule, la nutrition n'ayant pas été étudiée chez les scrofuleux d'une manière précise.

Le traitement de la scrofule et du lymphatisme repose surtout sur une alimentation abondante et une aération surabondante. Ajoutons l'exposition à la lumière, dont on connaît l'action considérable sur l'organisme humain. Un séjour sur les grandes plages du littoral de la Manche et de l'Océan a une influence bienfaisante chez les scrofuleux ; toutefois, il ne semble pas que le climat marin puisse modifier utilement l'évolution locale du lupus tuberculeux. On pourra envoyer au bord de la mer les lupiques guéris, les malades atteints de tuberculides et de lichen scrofulosorum.

Au point de vue médicamenteux, l'huile de foie de morue, les préparations phosphatées et arsenicales forment, aujourd'hui comme autrefois, la base du traitement.

Au contraire des scrofuleux, les arthritiques se reconnaissent à un âge assez avancé — à partir de la trentième année — et on ne peut parler d'arthritisme chez les enfants, à moins de désigner ainsi des enfants d'arthritiques avérés.

Les caractères physiques de l'arthritique sont moins bien définis que ceux du scrofuleux. Une tendance marquée à la congestion de la peau, une calvitie séborrhéique plus ou moins accusée chez l'homme, l'obésité, sont les principaux signes extérieurs grâce auxquels on affirme l'arthritisme.

Les maladies dont la réunion est habituelle chez l'arthritique sont, en première ligne, de grandes maladies de nutrition : obésité, diabète, lithiase, goutte sous toutes ses formes; puis des affections de la peau et surtout l'eczéma, des affections qui se révèlent par des crises : migraine, asthme, coryza; des phénomènes douloureux au niveau des articulations et des muscles que l'on confond dans le cadre des rhumatismes.

Il faut ajouter que, pour beaucoup de médecins, diverses maladies prennent chez l'arthritique des évolutions spéciales, leur marche est plus lente, elles aboutissent facilement à la sclérose. Il en serait ainsi, en particulier, pour la tuberculose pulmonaire. Les dermatologistes et d'autres médecins insistent sur la variabilité des symptômes de l'arthritisme et sur leur mobilité. Des individus, qui souffrent pendant des années de migraines, auront ensuite de l'eczéma ou des douleurs rhumatismales, puis ces phénomènes morbides pourront disparaître et être remplacés par d'autres.

La nutrition des arthritiques a été, au point de vue chimique, l'objet de recherches plus nombreuses que celle du scrofuleux ; mais, comme celle-ci, elle ne peut encore être définie avec exactitude.

On semble s'entendre aujourd'hui à peu près sur l'étiologie de l'arthritisme et vouloir accuser surtout la vie sédentaire, la suralimentation habituelle avec dépense insuffisante. Aussi bien l'arthritisme appartient-il surtout aux classes aisées.

Cette notion conduit directement à la thérapeutique. Elle impose évidemment aux arthritiques de manger peu, de mener une vie physique active. L'excès d'aliments carnés paraît surtout nocif, l'usage de la viande sera dans tous les cas réduit autant que possible.

Je ne parlerai ici ni des médicaments que l'on peut prescrire aux arthritiques, ni des stations minérales auxquelles on peut les adresser.

Un grand nombre de médicaments peuvent leur être utiles, toutes les stations minérales ou presque toutes les réclament et tous les arthritiques peuvent trouver avantage à suivre une cure hydro-minérale. Encore est-il que la notion d'arthritisme ne suffit pas au médecin quand il veut déterminer le traitement médicamenteux et la cure hydro-minérale efficace: les indications précises ne peuvent être fournies que par l'affection qu'offre le malade et surtout par l'étude réitérée du chimisme urinaire, qui seule peut conduire à une thérapeutique positive.

Les intoxications dans les maladies de la peau.

Si la nutrition est troublée, dans un grand nombre de maladies cutanées, par l'état diathésique antérieur au développement de la dermatose, elle l'est également par les intoxications qui en sont l'origine fréquente. Leur rôle paraît de plus en plus important; il ne sera pas inutile de donner l'énumération de celles qui sont déjà connues.

a) *Intoxications alimentaires.* — Un grand nombre d'aliments peuvent provoquer des éruptions, érythème polymorphe, purpura, urticaire, des éruptions eczémateuses, et, chez les malades atteints d'affections cutanées, provoquer l'exagération de l'éruption antérieure. Je mentionnerai tous les aliments fermentés, faisandés, avariés : la charcuterie, le gibier sous toutes ses formes, les poissons de mer — sauf la sole, la barbue et le rouget, quand ils sont frais, — les crustacés : homard, langouste, les moules et les coquillages marins, les truffes, le caviar, la plupart des champignons, les choux, les concombres, les fraises, les framboises, les amandes, les fromages fermentés, le café, le thé, les liqueurs.

b) *Intoxications médicamenteuses.* — Parmi les

agents médicamenteux susceptibles d'amener également des éruptions, citons : les iodures alcalins, l'antipyrine, le chloral, l'opium, la morphine, la belladone, l'atropine, l'arsenic, le salicylate de soude, la quinine, le copahu, peut-être le cubèbe, les composés mercuriels.

Bien entendu, d'autres substances toxiques, non employées en médecine, prises par mégarde, peuvent déterminer également des accidents de la peau.

En général, les éruptions suivent l'absorption de substances médicamenteuses par voie gastrique, mais elles peuvent être consécutives à l'absorption par voie cutanée, sous-cutanée, rectale, etc.

L'histoire de ces intoxications « pathogénétiques », où les réactions anormales de l'organisme sont dues à une substance connue, quelquefois même définie au point de vue chimique, met en lumière le rôle de la sensibilité individuelle, sensibilité que nous ne pouvons définir dans ses causes, et que nous appelons « idiosyncrasie », pour cacher notre ignorance d'un nom d'apparence scientifique. Très peu de personnes ont des éruptions à la suite de l'ingestion de tel ou tel aliment, de l'absorption de tel ou tel médicament, et telle personne sensible à un aliment ou à un médicament ne le sera absolument pas à d'autres.

Si banale soit-elle, cette notion doit être rappelée toutes les fois qu'on étudie l'action des substances toxiques sur la peau, et le médecin n'oubliera pas que tel individu est atteint d'érythème, tel autre de purpura à la suite de l'ingestion de 25 centigrammes d'iodure de potassium, alors que beaucoup peuvent absorber 3 ou 4 grammes — certains 10 et 15 grammes sans offrir le moindre accident cutané. Certains ont simplement de l'acné iodique.

c) *Auto-intoxications.* — Les infections déterminent fréquemment des éruptions dues aux substances toxiques sécrétées par les microbes qui les déterminent. Il en est ainsi des angines de tout ordre, des infections streptococciques, colibacillaires, etc. Les accidents cutanés des fièvres éruptives, de la fièvre typhoïde, du typhus exanthématique, sont des accidents du même ordre.

Nous arrivons enfin aux intoxications qui intéressent le plus le dermatologiste au point de vue pratique : ce sont celles qui ont leur point de départ dans un organe plus ou moins altéré. Le plus fréquemment il s'agit d'intoxications d'origine gastro-intestinale, et c'est là une notion sur laquelle on ne saurait trop insister. Elle est de date ancienne : il me semble toutefois que la *démonstration* de son importance est récente, et date réellement des recherches consacrées par Albert Robin et moi-même à l'état du chimisme gastrique au cours des dermatoses, alors qu'aucun symptôme classique ne peut en révéler les altérations. Dans une série de maladies cutanées, le liquide, retiré de l'estomac après le repas d'épreuve, contient en grande abondance des acides de fermentation, en particulier de l'acide butyrique[1].

Parmi les dermatoses qui ont une origine gastro-

1. A. Robin et Leredde, Rapports des affections gastriques et des dermatoses, *Comptes rendus de l'Académie de médecine*, 1899.

intestinale, je citerai l'acné, laquelle, pratiquement, reconnaît toujours cette cause, un grand nombre d'eczémas prurigineux et de prurigos — le prurigo et l'eczéma de la première enfance sont, dans tous les cas, d'origine digestive, — un grand nombre de cas d'urticaire, de dermographisme[1], de lichen simplex, de prurit.

Quel est le rôle des toxines d'origine microbienne, des diastases anormales formées dans le tube digestif, des acides de fermentation qui y sont contenus et peuvent être résorbés dans toutes ces intoxications? On l'ignore à peu près complètement.

Le rôle des troubles hépatiques dans la genèse des dermatoses est certainement considérable. Je mentionnerai simplement le xanthome, certaines pigmentations, un grand nombre de cas d'urticaire, et le prurit, qui accompagne divers troubles hépatiques depuis le cancer jusqu'aux cirrhoses.

Si Albert Robin et moi-même avons montré l'importance des troubles digestifs latents, Gilbert et Lereboullet ont montré récemment le rôle des troubles hépatiques latents, caractérisés par la seule présence de pigments biliaires dans le sérum sanguin, souvent observée chez les malades qui ont des accidents cutanés.

En dernier lieu, d'autres intoxications beaucoup moins fréquentes, secondaires aux lésions de la capsule surrénale (maladie d'Addison), aux lésions du corps thyroïde (myxœdème), donnent lieu à des troubles

1. Leredde, Sur un cas de dermographisme, *Société de thérapeutique*, 1899.

cutanés. La sclérodermie a été attribuée à des lésions du corps thyroïde.

Ceci nous mène directement à l'étude du régime dans les maladies de la peau.

Le régime dans les maladies de la peau. — Dans les dermatoses toxiques qui présentent une évolution aiguë il convient :

1° D'éviter l'absorption des aliments ou des agents médicamenteux qui ont causé la dermatose. Le diagnostic précis étant fait, cette mesure s'impose et il convient seulement d'en prendre note.

2° De faciliter l'élimination par les diurétiques et les purgatifs. Je n'insisterai pas sur leur emploi, car je reviendrai plus loin sur leurs indications.

Dans les dermatoses qui offrent une évolution chronique et dans les formes aiguës qui récidivent fréquemment (type urticaire), il convient de soumettre le malade à un régime approprié et prolongé.

Le *régime lacté* dans les dermatoses a ses indications précises et également ses contre-indications. Son objet est essentiellement d'augmenter et de faciliter l'épuration urinaire et d'apporter à l'organisme troublé le minimum de substances d'assimilation difficile.

L'utilité du régime lacté abolu est évidente dans tous les cas de dermatoses toxiques aiguës et par exemple dans l'urticaire aiguë, dans les érythèmes polymorphes intenses, dans le purpura toxique, au moment des poussées d'érythème scarlatiniforme récidivant. On l'emploiera avec avantage dans les éruptions hydrargiriques aiguës et même dans toutes les éruptions médicamenteuses un peu graves.

Le régime lacté peut être également institué chez des malades atteints de grands eczémas, de psoriasis érythrodermique, de dermatite exfoliatrice, de dermatose de Duhring, au cours des poussées aiguës, ou toutes les fois qu'on peut infirmer ou soupçonner une gêne d'élimination rénale.

L'étude urologique dans toutes ces affections n'a pas été faite d'une manière assez régulière pour qu'il soit possible d'en tirer des lois générales et d'en tirer toutes les conclusions pratiques pour le régime alimentaire.

Dès à présent, on peut dire que, si le malade présente de l'oligurie, le régime lacté est indiqué, de même si les urines contiennent en abondance de l'urobiline, des pigments biliaires plus ou moins modifiés; de même s'il existe, comme dans la dermatite exfoliatrice, de l'hypoazoturie : celle-ci est liée certainement à un trouble profond de la nutrition, à une oxydation incomplète des matières azotées. Je ne parle pas des cas où une dermatose étendue s'est développée chez un malade qui présente des urines abondantes, mais claires, de densité très abaissée et qui est atteint d'une néphrite interstitielle plus ou moins avancée. Si, comme l'a démontré Albert Robin, le régime lacté est parfois inutile ou nuisible chez ces malades, il n'est pas douteux qu'il s'impose toutes les fois qu'un accident traduit un état d'intoxication. Une éruption cutanée peut être considérée comme un accident révélateur à ce point de vue.

Les grandes dermatoses que nous avons citées plus

haut ne sont pas compatibles avec une vie tout à fait normale; elles imposent au malade le repos relatif, souvent le séjour à la chambre, il n'y a donc aucun inconvénient à prescrire le régime lacté absolu, par prises de 500 grammes toutes les trois heures, de lait additionné d'eau de chaux ou d'eau de Vichy s'il existe de l'intolérance.

Lorsque l'oligurie est persistante on peut prescrire des médicaments diurétiques, nitrate de potasse, lycétol, etc.

A la période d'amélioration, lorsque, malgré le régime lacté, la fonction du tube digestif est restée normale, on peut faire prendre au malade une alimentation carnée et végétale, peu abondante du reste, comprenant des légumes verts, des féculents en purée, des viandes bien cuites, des œufs, et lui donner chaque jour un ou deux litres de lait qu'on diminuera peu à peu avec le retour de l'organisme à l'état physiologique.

Dans les dermatoses qui relèvent d'un trouble gastro-intestinal, on soumettra le malade au régime et même au traitement médicamenteux de la dyspepsie de fermentation. Je suis toujours dans ces cas les règles indiquées par A. Robin dans l'ouvrage classique qu'il a consacré aux *maladies de l'estomac* [1].

Par elles-mêmes et qu'il y ait ou non hyperchlorhydrie ou hypochlorhydrie associée, les fermentations exigent une thérapeutique propre. Il n'y a lieu ni d'évacuer l'estomac, ni de saturer les acides qui s'y forment, ni d'ajouter de l'acide chlorhydrique quand

1. A. Rueff, Paris, 1900.

il en manque. Il s'agit avant tout de faciliter la digestion gastrique par les moyens physiologiques : le régime en est le premier.

Le malade doit manger peu aux repas principaux et faire au besoin un ou deux repas accessoires. Les aliments seront divisés ou réduits en purée au préalable, de manière à faciliter l'action du suc gastrique. Ils seront toujours très cuits.

Dans les formes importantes on interdira les pâtes, les pâtisseries, le pain (un peu de pain grillé sera permis si le malade ne peut s'en passer), les farineux, les sauces quelconques, les sucreries, le chocolat, les choux, choux de Bruxelles, navets, raves, betteraves, cardons, les crudités, radis, raifort, salades crues, concombres, tomates, hors-d'œuvre, oignon, ail, condiments, cornichons, tous les acides, la charcuterie, les viandes salées, fumées, conservées, marinées, sauf le maigre de jambon, le gibier, les coquillages, sauf les huîtres, les crustacés, les corps gras, le beurre cuit, les fritures, les fromages et tous les aliments en fermentation, les marrons, les châtaignes, les abricots, les fruits crus en général.

Le malade pourra s'alimenter avec des potages maigres, du bouillon cuit lentement, sans ébullition, dégraissé et frais, des viandes bouillies ou rôties à fond, sans sauce autre que celle de la viande même, d'œufs à la coque peu cuits, de poisson de rivière, de sole, merlan, turbot, rouget, cuits au court-bouillon, de légumes verts, chicorée, céleri, épinards, oseille, haricots verts nouveaux, de salades cuites, d'asperges, d'artichauts, de fruits cuits, de raisin. Les boissons permises sont les eaux de table indifférentes : Evian, Alet, Vittel, Thonon ; quelquefois des boissons chaudes, infusion de tilleul, camomille, menthe, fleurs et feuilles d'oranger; quelquefois le café et le thé très légers sont tolérés; parfois le malade se trouve bien de prendre un verre de fine champagne à la fin du repas.

Le lait est interdit [1]. Cependant, il est des cas qu'on peut déterminer par expérience, où le régime lacté absolu, au moyen de lait stérilisé, donne d'excellents résultats.

Le traitement médicamenteux est accessoire. Lorsqu'il se produit du pyrosis, on peut donner un des paquets suivants au moment où il survient :

Carbonate de chaux précipité..	0 gr. 50 à 1 gramme.
Sous nitrate de bismuth.......	0 — 20 à 0 gr. 60
Chlorhydrate de morphine....	0 — 001 à 0 — 002
Magnésie calcinée............	0 — 75 à 1 —

A. Robin prescrit quelquefois à la fin des repas un des paquets :

Carbonate de chaux précipité..............	0 gr. 50
Magnésie calcinée..........................	0 — 40
Bicarbonate de soude.......................	0 — 40

Il repousse l'emploi des antiseptiques dont on a abusé chez les dyspeptiques, naphtol, benzo-naphtol, salol, et conseille ceux qui peuvent inhiber l'action des ferments figurés sans entraver celle des ferments solubles. En premier lieu le fluorure d'ammonium, puis

1. C'est là une question essentielle. Combien de dyspeptiques prennent encore aujourd'hui du lait d'une manière banale! Or le lait convient à certains et ne convient pas aux autres.

l'iodure double de bismuth et de cinchonidine (érythrol), enfin le soufre iodé. Le fluorure d'ammonium s'emploie en solution :

Fluorure d'ammonium..........	0 gr. 10 à 1 gramme.
Eau distillée....................	1 gramme.

Une cuillerée à bouche à la fin du déjeuner et du dîner.

L'érythrol et le soufre iodé en cachets de dix centigrammes à la fin des principaux repas.

Il y a souvent, chez les malades atteints de fermentations gastriques, indication à exciter la contractilité stomacale, ainsi que les sécrétions glandulaires. L'hyperchlorhydrie est assez rare chez les malades atteints de dermatoses. Le malade pourra prendre le matin une tasse de macération de 2 grammes de quassia amara et, dix minutes avant le déjeuner, six gouttes de teinture de noix vomique ou de teinture de fèves de Saint-Ignace. A. Robin prescrit :

Teinture de fèves de St-Ignace..........	6 grammes.
— d'ipéca......................	3 —
— de sang-dragon...............	1 —
— de badiane...................	2 —

Il est bien entendu que dans tous les cas de fermentations gastriques, il existe en même temps des fermentations intestinales. Quand il y a de la constipation, les purgatifs sont utiles. Quand il y a de l'entéroptose, il est indiqué de faire du massage.

Chez certains malades atteints de dermatoses persistantes ou récidivantes qui ne reconnaissent pas habituellement une origine gastro-intestinale et ne présentent pas de troubles gastriques, on pourra prescrire le régime qu'indiquent la plupart des dermatologistes en France et qui consiste à supprimer de l'alimentation toutes les substances capables d'amener ou d'exagérer des lésions cutanées; j'en ai donné la liste plus haut. Ce régime a du reste des inconvénients certains. Beaucoup de médecins croient qu'il convient à toutes les maladies de peau, or certaines n'exigent aucun régime; d'autres exigent un régime tout différent de celui qui supprime tout simplement du repas tous les mets susceptibles d'être irritants pour la peau.

J'ai traité, par exemple, depuis trois ans un grand nombre de malades atteints de lupus érythémateux ou tuberculeux, or je n'en ai pas vu plus de deux ou trois à qui un régime sévère n'ait été prescrit et la plupart ont été très surpris quand je leur ai déclaré qu'ils pouvaient manger tout ce qui leur plaisait!

Supprimer à des lupiques des aliments susceptibles d'être dangereux pour des eczémateux, c'est simplement commettre une erreur théorique. Ce qui est grave, c'est que j'ai vu quelques lupiques auxquels il avait même été ordonné de manger peu. Ici, l'erreur devient préjudiciable à des malades tuberculeux de la peau et des ganglions, tuberculeux ou tuberculisables des poumons.

C'est là un exemple frappant des fautes auxquelles peuvent mener en médecine les habitudes prises et la loi du moindre effort, qui s'exerce si puissamment en thérapeutique.

Pour ma part, je ne soumets pas à un régime d'abstention sévère les malades mêmes qui présentent des dermatoses irritables quand elles sont peu étendues, quand elles sont de date récente, quand, par suite, on peut espérer ne plus les voir reparaître. Je me contente de recommander une alimentation modérée, d'augmenter l'exercice physique et la vie en plein air, et s'il n'existe pas de troubles gastriques ou qu'on n'en soupçonne pas de latents — ce qui impose le régime déjà indiqué — de supprimer les aliments dangereux pour presque toutes les maladies, en particulier la charcuterie, le gibier faisandé ou non (le perdreau frais est permis), les crustacés, les moules, les truffes, les fromages fermentés, les fraises. Le poisson de rivière est permis, le poisson de mer est défendu, encore peut-on autoriser la sole, le merlan et le rouget frais.

D'autres aliments — plus rarements nocifs — ne sont supprimés que si le malade accuse une idiosyncrasie.

Il est possible qu'après avoir subi un régime trop sévère, le malade s'en lasse et renonce à toutes espèces de régimes, ce qui arrive fatalement lorsqu'on lui donne des indications trop sévères. C'est encore là une raison pour ne pas exagérer les recommandations concernant le régime alimentaire.

Ce régime doit être complété surtout par des recommandations formelles au malade, concernant le danger de la suralimentation. Son rôle, assez peu étudié dans les dermatoses, est cependant indéniable; il est évident chez un grand nombre d'enfants nouveau-nés de la classe aisée, nourris correctement avec du lait de bonne qualité, au sein, et même qui prennent des repas régulièrement espacés. Si, chez eux, l'eczéma, le prurigo, sont fréquents, c'est souvent par le fait d'une suralimentation continue. Elle détermine, entre autres, des troubles gastro-intestinaux, l'excès de graisse sous-cutanée, des plis de la peau plus profonds que chez d'autres enfants et où des fermentations alcalines se font facilement, point de départ fréquent d'intertrigos et d'autres accidents cutanés.

La suralimentation existe également chez les enfants dont la mère, moins scrupuleuse au point de vue des règles alimentaires, calme les cris en donnant le sein ou le biberon ; l'enfant s'habitue à crier ; à la moindre contrariété, au moindre caprice, la mère apaise son système nerveux par l'ingestion de lait et l'enfant calme déjà ses chagrins en buvant.

A l'âge adulte et dans la vieillesse, on voit souvent l'eczéma se développer chez des obèses, même non diabétiques, et devenir particulièrement rebelle. Ces malades sont également et ont été pendant une grande partie de leur vie de gros mangeurs ayant des habitudes sédentaires, l'apport a toujours été supérieur à la dépense et la machine organique est encrassée d'une manière définitive.

Chez eux, comme chez les nouveau-nés, il faut tenir compte de l'état de la peau, de l'exagération de la sécrétion sudorale, de son séjour au fond des plis et de la macération qui en est la conséquence.

Il n'est pas douteux que la suralimentation habituelle, presque constante dans les classes aisées des villes, joue un rôle dans la détermination des dermatoses, même chez des individus non atteints d'obésité. Elle est la cause d'une quantité considérable de troubles organiques, gastro-intestinaux, hépatiques, vasculaires, rénaux ; elle est l'origine principale de cet état de nutrition imparfaite auquel on applique le nom d'arthristisme, et si son influence directe sur la peau est douteuse, son influence indirecte est considérable.

Si la suralimentation est nuisible, elle paraît l'être surtout par l'exagération des aliments carnés introduits dans l'organisme. A l'heure actuelle, cette suralimentation est flagrante chez presque tous les individus appartenant aux classes riches ou aisées.

Il sera souvent utile de soumettre, pendant un certain temps, les malades atteints de dermatoses rebelles au régime végétarien et, dans la suite, de leur conseiller une alimentation carnée extrêmement sobre.

Le régime végétarien n'est pas encore fréquemment prescrit chez les malades atteints d'affections cutanées. Il peut être employé sans inconvénient chez beaucoup de malades pendant un temps fort long, sans indications précises actuelles. On sera amené à l'essayer dans les dermatoses rebelles dont la durée permet au médecin toutes les expériences thérapeutiques et diététiques qui ne peuvent être nuisibles au malade.

Le régime végétarien est surtout nécessaire chez les malades atteints d'hyperacidité urinaire. On sait que l'alimentation animale élève l'acidité des urines, et l'utilité de ce régime — jusqu'à indication plus précise — est surtout de restreindre la quantité quotidienne d'aliments carnés.

Le traitement médicamenteux dans les dermatoses.

Médication purgative. — Il est quelquefois indiqué, surtout dans les dermatoses qui présentent une évolution aiguë, de purger les malades. On emploiera les sels de soude et de magnésie, le calomel, l'huile de ricin chez l'enfant, etc.

Bien plus souvent il convient dans les dermatoses d'employer les laxatifs de manière à entretenir la liberté des fonctions digestives, à réduire les fermentations qui se font dans le tube intestinal. Je rappelle seulement quelques-uns des agents dont le médecin dispose : les *sels de soude* et de *magnésie* à faibles doses, le *jalap*, la *scammonée*, le *séné*, la *rhubarbe*, le *podophyllin*, le *cascara*, l'*aloès*... et les laxatifs les plus doux tels que la *manne*, le *tamarin*, les *graines de psyllium*, les *pruneaux*... On variera les agents employés de manière à éviter l'accoutumance; les lavements, surtout les grands lavages de l'intestin avec une sonde molle introduite jusque dans l'S iliaque, permettent souvent d'éviter l'emploi trop prolongé des laxatifs.

Médication diurétique et sudorifique. — Les *benzoates de soude* et *d'ammoniaque*, aux doses de 0 gr. 50 à 2 gr., sont des agents *diurétiques*. On emploie au même titre le *nitrate de potasse* (0 gr. 50 à 2 gr.), l'*acétate de soude* (1 à 2 gr.), les *sels de lithine*, en particulier le *benzoate* (0 gr. 50 à 2 gr.), le *lycétol* (0 gr. 50 à 2 gr.), la *digitale* (extrait alcoolique, 0 gr. 05 à 0 gr. 20; teinture alcoolique, X à XV gouttes; macération de feuilles, 0 gr. 10 à 0 gr. 60), la *scille* (extrait alcoolique, 0 gr. 02 à 0 gr. 20; poudre, 0 gr. 10 à 0 gr. 30; oxymel scillitique, 20 à 30 gr.), la *colchique* (poudre, 0 gr. 05 à 0 gr. 30; alcoolature de bulbe, 2 à 5 gr.; teinture de semences, XX à LX gouttes par jour; granulés de colchicine à un milligramme, 4 à 6 par jour).

La digitale, la scille, la colchique ne doivent être maniées qu'avec de grandes précautions. Le plus souvent, on agira sur la diurèse, au cours des dermatoses, par des tisanes, en particulier par les tisanes de bourrache, de chiendent, de queues de cerises. Le lactose aux doses de 20 à 60 grammes augmente l'excrétion urinaire sans présenter aucun inconvénient pour l'organisme.

Il est parfois utile de provoquer des sudations, dans les dermatoses, en prescrivant simplement au malade de se coucher et d'absorber des boissons chaudes. Les indications générales de la médication sudorifique sont, du reste, impossibles à préciser.

Le *nitrate* et le *chlorhydrate de pilocarpine* se prescrivent en pilules ou en injections aux doses quotidiennes de 0 gr. 005 à 0 gr. 08. Le sirop de jaborandi du codex contient cinquante centigrammes de feuilles par cuillerée à bouche; on peut prescrire une ou deux cuillerées par jour.

De tous les agents employés en dermatologie pour le traitement interne, aucun ne l'est plus que l'*arsenic*. Mais il est loin de convenir à tous les cas de maladies de la peau! et ses indications doivent être précisées.

L'*arsenic* peut se prescrire sous forme de liqueur de Fowler. Celle-ci contient, on le sait, un centième d'acide arsénieux sous forme d'arsénite de potasse. On prescrit habituellement quatre gouttes chaque jour, on monte peu à peu jusqu'à vingt gouttes (un centigramme d'acide arsénieux), puis on redescend peu à peu. Le malade se repose ensuite. On peut faire le traitement pendant vingt jours chaque mois, avec dix jours de repos consécutifs.

La liqueur de Fowler peut être introduite en lavement contenant quatre à vingt gouttes dans 5 ou 10 cc. d'eau distillée (Renaut). Elle peut être injectée sous la peau; on prescrit :

Liqueur de Fowler....................	2 grammes.
Eau distillée.........................	1 —

Les granules de Dioscoride sont titrés à un milligramme d'acide arsénieux par granule.

Les pilules asiatiques ont pour formule :

Acide arsénieux....................	0 gr. 50.
Poivre noir pulvérisé...............	5 —
Gomme arabique pulvérisée.........	1 —
Eau commune......................	Q. S.

M. s. a. pour 100 pilules. Chaque pilule contient cinq milligrammes d'acide arsénieux.

L'arséniate de soude s'emploie en solution aqueuse. Il est trois fois moins toxique que l'acide arsénieux. L'eau de la Bourboule contient 0 gr. 028 d'arséniate de soude par litre[1].

Les composés organiques de l'arsenic, cacodylate et

1. D'après les auteurs classiques, on ne peut donner plus d'un centigramme et demi d'acide arsénieux par jour. Cependant Menahem Hodara prescrit 4, 6 et même 10 pilules par jour, soit cinq centigrammes (Sur certaines formes de prurigos diathésiques de Besnier et leur traitement, voir *Journal des mal. cutanées et syph.*, juillet 1902). Le malade prend 300 à 500 pilules, puis se repose trois mois et reprend quatre fois par an, tous les trois mois, une centaine de pilules asiatiques.

Il est à craindre que les pilules asiatiques ne soient souvent pas méthylarsinate de soude peuvent remplacer les composés inorganiques dans les affections de la peau. Le cacodylate de soude (54 p. 100 d'arsenic), surtout, permet d'introduire des quantités considérables d'arsenic; on ne doit l'employer qu'en injections sous-cutanées. Il faut se rappeler que les résultats favorables obtenus dans les affections cutanées ne l'ont été en général qu'à la condition d'atteindre des doses quotidiennes de 0 gr. 20, 0 gr. 40, 0 gr. 60. En augmentant progressivement la dose journalière, en surveillant le malade, au point de vue de l'état général, de la densité et de la quantité des urines, il n'y a pas de danger à atteindre des doses aussi fortes. Le malade se reposera dix jours par mois.

Le méthylarsinate de soude (*arrhénal*) est plus toxique que le cacodylate. Il peut être prescrit par voie gastrique, il ne détermine pas fréquemment de troubles digestifs et n'amène pas l'odeur alliacée de l'haleine. Comme l'indique Gautier, on donnera

bien préparées. Danlos (*Soc. de thérap.*, 11 mars 1903) recommande de remplacer la gomme par la glycérine.

Acide arsénieux	0 gr. 50.
Glycérine	3 —
Poivre noir	5 —
Poudre de gentiane	Q. S. pour consistance

pilulaire; diviser en 100 pilules.

Je rappellerai que les premiers signes d'intolérance arsenicale sont une diarrhée sans coliques et des maux de tête, puis de la fièvre. Surviennent ensuite les engourdissements des membres, avec picotements, et les paralysies. Chez des sujets prédisposés, l'arsenic produit des accidents aigus, érythèmes polymorphes, zona, salivation, et des accidents cutanés chroniques, pigmentation sous forme diffuse ou de taches respectant habituellement les régions découvertes et les muqueuses de la kératose palmaire et plantaire débutant au niveau des orifices sudoripares (Besnier).

de cinq à dix centigrammes par jour, dans de l'eau distillée, quatre jours par semaine.

L'arsenic est bien toléré chez les enfants au-dessus de deux ans. On peut donner jusqu'à dix gouttes de liqueur de Fowler chez des enfants de cinq ans.

Indications de l'arsenic dans les affections cutanées. — L'arsenic est d'une utilité presque incontestable :

1° Dans les lymphadénies, le mycosis : Brocq, Leredde ont vu de très grandes améliorations se produire chez les mycosiques à la suite d'injections de cacodylates à hautes doses.

2° Dans la sarcomatose cutanée.

Il est indiqué dans le lichen plan, sauf dans les formes aiguës érythrodermiques; dans des affections kyperkératosiques limitées, eczémas secs, lichen circonscrit, psoriasis rebelles.

Chez les psoriasiques du type vulgaire, les indications du traitement arsenical ne sont pas déterminées exactement. On peut faire disparaître un psoriasis par l'arsenic, mais à la condition d'atteindre des doses toxiques, et le traitement cessé, le psoriasis peut reparaître. Y a-t-il avantage à faire le traitement, sous forme d'injections de cacodylate de soude surtout, à doses moyennes? La question n'est pas résolue.

Nous avons vu que, d'après Menahem Hodara, le traitement arsenical, pratiqué avec brutalité et persévérance, peut guérir des prurigos diathésiques. Ces affections sont nettement rebelles et même tellement graves, qu'il y a certainement lieu de faire ce traitement après échec d'une thérapeutique plus simple, fondée sur le traitement des fermentations gastriques et le traitement externe toutes les fois qu'on peut suivre le malade.

Modificateur puissant du système sanguin, l'arsenic trouvera ses indications dans les hématodermites : érythème polymorphes récidivants, herpès récidivants, urticaire chronique, dermatose de Durhing, pemphigus foliacé et végétant.

Il y aura lieu de l'utiliser lorsque l'état général l'indiquera, même sans qu'on puisse prétendre agir sur la maladie cutanée, par exemple chez les lupiques, les malades atteints de toutes les formes de tuberculoses, les anémiques, les débilités, les asthéniques.

La médication arsenicale est contre-indiquée chez les malades qui présentent des accidents cutanés aigus de tout ordre.

Le *fer* et ses composés sont peu employés par les dermatologistes. Peut-être pourrait-on leur trouver des indications, en particulier dans les hématodermites chroniques (urticaire, érythème, prurigo, dermatose de Duhring, pemphigus), où la diminution de l'hémoglobine est extrêmement commune.

On pourra se servir de *tartrate ferrico-potassique*, de *protoxalate de fer*, de *glycéro-phosphate de fer*, de *cacodylate de fer*, qui est soluble. Aux pilules de fer on ajoute en général de la magnésie ou de la poudre de rhubarbe, pour empêcher la constipation que produit le fer en général.

J'ai essayé, dans le traitement du pemphigus foliacé, la moelle osseuse fraîche de veau, aux doses de 20 à 40 gr. par jour, avec quelques résultats. Ce mode de traitement a été repris récemment en Amérique dans d'autres dermatoses[1].

Parmi les malades atteints de maladies cutanées, un certain nombre, un très grand nombre, disent la plupart des dermatologistes, présentent des troubles de l'équilibre nerveux; les agents les plus employés chez eux sont aujourd'hui les phosphates, les glycéro-phosphates, les lécithines, l'acide phosphorique. Il est du reste certain que tous ces corps ont également une action sur la nutrition générale.

Le *phosphate de chaux*, le *chlorhydro-phosphate* et le *lactophosphate* sont surtout employés chez les enfants : le sirop de phosphate de chaux du Codex contient 0 gr. 40 de phosphate par cuillerée à bouche. On peut prescrire deux à quatre cuillerées par jour. Le *phosphate de soude* s'emploie aux doses de 0 gr. 50 à 2 gr.

Les *glycérophosphates*, dont l'introduction dans la thérapeutique est due à A. Robin, sont maintenant d'un usage quotidien. On peut les prescrire en cachets :

Glycérophosphate de chaux.....	0 gr. 30.
— de soude......	āā 0 gr. 30.
— de potasse....	āā 0 gr. 30.
— de fer........	0 gr. 05.

Pour un cachet. Deux par jour (A. Robin).

ou en injections. On emploiera alors exclusivement des sels neutres, surtout le glycérophosphate de soude.

L'*acide phosphorique*, d'après Joulie, aurait pour effet d'augmenter l'acidité organique; pour Joulie beaucoup de malades qu'on a crus hyperacides sont

1. Watson. *Journal f. cut. and gen. ur. diseases*, mai 1903.

hypoacides quand on a soin d'examiner l'urine du matin. Les travaux de Joulie ont soulevé une certaine émotion, parce qu'ils ébranlaient la croyance ancienne à l'hyperacidité humorale, dont on avait voulu faire un des éléments essentiels de l'« arthritisme », et qui, ayant été acceptée pendant longtemps sans protestations, était devenue classique. Il est naturel à l'esprit humain de considérer qu'une notion indiscutée est une notion indiscutable. Les méthodes ont été critiquées au point de vue chimique par beaucoup d'auteurs. Il est certain que l'étude de la question devra être reprise : mais les médecins devront attendre que les chimistes se soient mis d'accord.

Si les travaux de Joulie n'ont pas encore eu de conséquences théoriques, ils ont mis en honneur *l'acide phosphorique* qui a été employé chez des malades atteints de dermatoses avec de bons résultats. Cautru s'en est servi chez des eczémateux, dans la furonculose, etc. On prescrit l'acide phosphorique officinal aux dose de 0 gr. 50 à 3 et 4 gr. par jour, dilué dans une grande quantité d'eau. Joulie donne la formule suivante :

Acide phosphorique officinal.........	69 grammes.
Phosphate de soude pur cristallisé....	125 —
Eau distillée.........................	Q. S. pour un litre.

Une à deux cuillerées au commencement du repas.

Les *lécithines* ont été récemment mises à la mode. Elles se donnent par voie gastrique aux doses de 10 à 50 centigrammes. On ne les prendra que dans des liquides tièdes ou froids.

D'autres agents ont une action sédative générale sur

le système nerveux, en particulier les préparations de *valériane*, de *musc*, d'*asa fœtida*, de *camphre*.

La *valériane* s'emploie : sous forme d'extrait, 1 à 10 grammes par jour; de teinture, 2 à 10 gr.; de *valérianate de zinc* aux doses de 0 gr. 10 à 0 gr. 40 par jour, en pilules; de *valérianate d'ammoniaque*; la formule de Pierlot est la suivante :

Acide valérianique....................	3 grammes.
Carbonate d'ammoniaque.............	Q. S. pour saturer.
Extrait alcoolique de valériane........	2 grammes.
Eau................................	95 —

Deux à trois cuillerées à café par jour.

Les *bromures* ont parfois des inconvénients; ils peuvent, en effet, provoquer des éruptions cutanées. Le « bromidia » a pour formule :

Extrait de chanvre indien...........	0 gr. 01
— de jusquiame..............	0 gr. 01
Chloral............................	1 gramme
Bromure de potasium..............	1 —
Eau...............................	10 grammes

Une à deux cuillerées à café par jour.

Cette préparation très énergique ne devra être prescrite que d'une manière exceptionnelle et en surveillant l'action de près. On sera de même très réservé sur l'emploi des préparations d'*opium* et de *morphine* dans les dermatoses.

Les moyens les meilleurs dont nous disposons aujourd'hui pour rétablir l'équilibre nerveux sont du reste les moyens physiques, l'hydrothérapie, et surtout la vie dans un climat d'altitude moyenne (600 à 1500 mètres), tempéré, ensoleillé et sec.

Des indications thérapeutiques particulières se rencontrent chez les malades atteints de prurit, aigu ou chronique. Les bromures, la valériane et les valérianates dont nous venons de parler peuvent être utilisés, de même que toute la série des hypnotiques, *sulfonal*, *trional*, *chloral*. On se méfiera de ce dernier agent qui provoque assez souvent des éruptions cutanées. On emploiera également d'une manière réservée les analgésiques, surtout l'*antipyrine*, le plus connu de tous : comme le chloral, plus souvent même, elle peut provoquer des éruptions, ou exagérer les éruptions existantes. On l'emploie aux doses quotidiennes de 0 gr. 50 à 1 gr. 50. Parmi les autres analgésiques fréquemment utilisés, je citerai la *phénacétine* (1 à 2 gr.), le *pyramidon* (0 gr. 30 à 1 gr.), le *citrophène* (0 gr. 30 à 0 gr. 50).

Les analgésiques doivent être employés par doses fractionnées.

La *belladone* et l'*atropine* sont souvent prescrites chez les prurigineux, en raison de leur action narcotique, l'extrait de belladone aux doses de 0 gr. 01 à 0 gr. 10 par jour, la teinture aux doses de cinq à trente gouttes, l'atropine en granules de un demi-milligramme à un et demi par jour.

La belladone et l'atropine diminuent les sécrétions cutanées. On peut utiliser ces propriétés chez les hyperidrosiques, les malades présentant des lésions des plis cutanés...

L'*acide phénique* a été employé chez les prurigineux, aux doses quotidiennes de 0 gr. 20 à 0 gr. 50. On prescrit par exemple :

Acide phénique.................... 1 gramme.
Térébenthine de Venise............. 0 gr. 50.
Magnésie calcinée................ Q. S. pour 50 pilules,
4 à 8 par jour.

Il nous reste à étudier enfin quelques médicaments que l'on emploie dans les processus congestifs de la peau. Dans les inflammations aiguës et intenses, on se sert surtout d'*ergot de seigle* et d'*ergotine* (extrait aqueux de seigle ergoté repris par l'alcool). On prescrira, par exemple, des pilules d'ergotine.

Ergotine.......................... 0 gr. 10.
Extrait de ratanhia................ 0 — 20.
Pour une pilule.

On peut donner jusqu'à 4 grammes d'ergotine dans les vingt-quatre heures, mais dans les affections cutanées on se contente toujours de doses faibles, vingt, quarante centigrammes par jour, en associant l'ergotine à d'autres agents, par exemple, la *quinine*, l'*opium*, la *belladone*.

Extrait de belladone............... 0 gr. 002.
Ergotine.......................... 0 — 05.
Chlorhydrate de quinine............ 0 — 10.
Excipient et glycérine............ Q. S. pour une pilule,
2 à 4 dans les vingt-quatre heures.

L'*hamamelis virginica* est prescrit chez des individus qui présentent de la paresse circulatoire, en particulier dans l'acné rosée. On emploie l'extrait fluide avec doses de vingt à trente gouttes par jour, la teinture alcoolique de feuilles ou d'écorces aux doses de 0 gr. 20 à 1 gramme par jour, l'extrait sec en pilules, de 0 gr. 05 à 0 gr. 20.

CHAPITRE XII

MÉDICATION HYDROMINÉRALE

Un grand nombre de malades atteints d'affections cutanées peuvent tirer un bénéfice d'une cure hydrominérale bien faite; je crois utile d'entrer dans quelques développements sur ce point. Je me limiterai à l'étude des eaux françaises sur lesquelles j'ai pu avoir des renseignements détaillés pour un travail présenté en 1902 au Congrès d'hydrologie de Grenoble[1].

Je ferai remarquer d'abord que ce qui importe avant tout dans une station hydrominérale, c'est la présence de médecins compétents et sachant indiquer aux malades la technique du traitement dans chaque cas particulier; sachant aussi, ce qui est essentiel, employer toutes les autres ressources qu'offre la thérapeutique en dehors du traitement hydrominéral lui-même. Le principal intérêt que doivent offrir les stations balnéaires aux malades, c'est de réunir des

1. Je dois remercier les médecins qui m'ont donné ces renseignements, en particulier MM. Doyen, Veyrières, Fredet, Laussedat, Ferras, Blanc, Forestier, Vaucher, Depierris, Sénac, Lagrange, Bétous, Dresch, de Ranse, Auphan, Collin, Hélary, Miquel, Dalton, Duhourcau, Comte, Barrabé, Censier, Jourdanet, Maritous, Ch. Massia, Guéridaud, Bénard.

hommes connaissant les affections spéciales qui y sont soignées. A mon avis, et cette opinion ressortira de toutes les pages de ce livre peut-être, aucun agent externe n'a de valeur spécifique dans le traitement des dermatoses : ce qui importe, c'est d'appliquer dans chaque cas déterminé un certain nombre d'agents *sous la forme qui convient* et d'en surveiller l'action.

Les effets des eaux minérales dans les maladies de peau doivent d'abord être étudiés dans leur action directe sur le tégument. On ne saurait nier la grande importance de l'action locale; nous ne devons pas pour cela méconnaître l'action générale, qui est fondamentale. Les eaux minérales sous forme de bains, sous forme de pulvérisations, de douches chaudes et tièdes, etc., peuvent jouer un rôle considérable comme topique et, ce qui le prouve, c'est l'étude des plus employées parmi elles, je veux parler des eaux sulfureuses.

Les eaux sulfureuses ne peuvent être considérées ni comme caustiques, ni comme sclérogènes, ni comme exfoliantes, ni comme kératolytiques, ni comme ayant une action aseptique, mais on peut leur reconnaître un pouvoir antiseptique, un pouvoir réducteur et une action antiprurigineuse.

Le soufre a incontestablement des propriétés antiseptiques. Dans tous les traités de dermatologie on attribue son action sur la peau, dans une série de maladies, à cette action antiseptique. Il n'est pas prouvé, pour moi, que le soufre agisse directement sur les parasites de la peau, sur les microbes qui sont contenus dans la couche cornée et surtout sur ceux qui occupent le corps muqueux. On sait, du reste combien les chirurgiens ont de la peine à pratique l'antisepsie de la couche cornée (v. *Méthode asep tique*, p. 9 et suiv.). L'action antiprurigineuse d soufre prouve, d'autre part, que ce corps a d'autre effets sur la peau qu'une action antimicrobienne. mon avis, dans les processus où il est employé d'un manière courante, il agit comme réducteur.

Le soufre est surtout employé en dermatologie dan les séborrhées grasses èt dans les affections qui s développent sur les tissus occupés par celles-ci, depui les séborrhéides de tout ordre jusqu'au furoncle et l'acné. Ce sont là les indications majeures des eau sulfureuses; ce ne sont pas les seules.

Dans les dermatoses irritables, les eaux sulfureuse offrent un précieux avantage : elles permettent, e général, sous la réserve que la peau du malade ne soi pas trop sensible, de produire les effets du soufr sans produire ses effets nocifs.

Il y a là une condition fondamentale en dermatologi et que nous comprenons depuis que nous savons com bien sont importantes les qualités physiques des agent que nous employons. Faisons varier la teneur des pom mades en poudres neutres, faisons varier les propor- tions de sels contenus dans les solutions que nous appliquons sur la peau, les effets produits varieront et cela, non pas seulement à cause de l'action direct des substances chimiques sur la peau, mais à caus des effets physiques, osmotiques et autres, de l'occlu- sion ou de la non-occlusion de la peau. La profondeu à laquelle agissent les substances employées dépen essentiellement de la forme sous laquelle on présente l'agent à la peau[1]. Pour le soufre, l'action varie considérablement suivant la manière dont on l'emploie, et il y a peu de moyens qui nous permettent de l'utiliser aussi bien, sous plus de formes et sans plus de dangers que les eaux minérales sulfureuses.

A côté de l'action réductrice des eaux sulfureuses, je dois citer leur action antiprurigineuse. C'est encore là une de leurs indications majeures, moins importante cependant que celle des affections séborrhéiques.

Il ne faudrait pas croire que tout prurigineux doive être traité aux eaux sulfureuses ni puisse en éprouver d'heureux effets et cela sans inconvénients. Cependant un certain nombre d'entre eux — particulièrement les enfants atteints de prurigo — bénéficient des eaux sulfureuses. Il faut se rappeler qu'actuellement Unna, Leistikow et d'autres auteurs allemands emploient le soufre d'une manière normale dans la thérapeutique du prurigo.

Outre l'action antiprurigineuse et réductrice des eaux minérales, si importante dans les stations sulfureuses, il en existe qui ont un pouvoir antiphlogistique ; à certaines stations, par exemple à Saint-Gervais, où l'on traite surtout des affections irritables, ce pouvoir est des plus nets. Nous ne savons trop comment l'expliquer. Dans les dermatoses aiguës, dans les dermatoses irritables, d'après l'expérience commune des dermatologistes, les bains simples peuvent être extrêmement

1. Sur ce sujet, voir L. PAUTRIER, *Formulaire thérapeutique* (*Revue pratique des maladies cutanées, syphilitiques et vénériennes*, nos 1, 2, 3 et sq., 1902).

dangereux ; au début d'un eczéma, rien n'est plus dangereux que de donner un bain ; celui-ci, très souvent, produit la généralisation rapide de la maladie. Cependant le danger est encore plus grand dans la série des dermatoses parasitaires telles que l'impétigo et l'ecthyma.

Eh bien, un grand nombre d'eaux minérales offrent cet avantage de permettre de donner des bains sans produire de complication du côté de la peau. Quelques raisons peuvent être indiquées : d'abord, certaines se rapprochent de l'état émollient ; elles contiennent des substances qui les rendent onctueuses au toucher, agréables pour la peau. En outre, si leur minéralisation est, en général, peu élevée, elle se rapproche plus ou moins de la composition du sérum sanguin et, par suite, on comprend pourquoi elles peuvent être moins irritantes que des bains ordinaires. J'ai, pour ma part, observé souvent que l'eau salée à 7 p. 1000 est peu irritante pour la peau en comparaison de l'eau pure.

Tout ce qui précède mérite encore d'être complété sur un point.

L'action des eaux minérales dans les dermatoses est assez superficielle, elles ne s'appliquent guère aux processus profonds à moins qu'on ne combine, dans les stations d'eaux minérales mêmes, le traitement hydrominéral avec un traitement dermatologique par les procédés habituels. C'est, par exemple, ce qu'on fait en général pour les psoriasiques traités aux eaux minérales.

A mon avis, on ne doit pas perdre de vue, en dermatologie, lorsqu'il s'agit d'employer le traitement local, *qu'il faut toujours agir à la profondeur des lésions*; les eaux sulfureuses, par exemple, ne peuvent agir avec beaucoup d'efficacité dans des cas d'acné profonde nodulaire, comme on paraît le croire en général. Il en est de même dans une série d'affections peu étendues et qui modifient profondément la peau, telles que les lichénifications. Il ne faut pas demander, dans ces affections, aux eaux minérales de produire par leur action locale des effets curatifs réels.

Par contre, ces eaux paraissent absolument précieuses dans une série de dermatoses superficielles, mais qui sont graves par leur généralisation ou leur extension, je veux parler, par exemple, des eczémas. Chez les malades qui ont de la tendance à avoir de l'eczéma sur tout le corps, les eaux minérales représentent un mode de traitement absolument précieux et que, parfois, rien ne peut remplacer.

Nous pouvons signaler également l'effet des eaux minérales sur les lésions sanguines. On sait combien l'arsenic a d'action sur le sang. Des recherches récentes ont montré que le cacodylate de soude a également une action considérable.

Les eaux arsenicales du type de la Bourboule me paraissent devoir agir essentiellement sur les lésions sanguines, dont le rôle fondamental dans les dermatoses a été indiqué plus haut. Elles augmentent la quantité des globules rouges et ont certainement une action profonde sur les globules blancs.

A côté de cette action si particulière de l'arsenic sur le sang, nous devons insister sur l'intérêt de la teneur saline, de la multiplicité des composés qui sont contenus dans les eaux, en première ligne le chlorure de sodium : les eaux minérales peuvent avoir sur l'organisme des effets qui se rapprochent de ceux des injections de sérum artificiel ou plus importants dans quelques cas.

Nous sommes loin d'être renseignés sur le rôle que jouent les associations salines dans l'effet des eaux minérales sur l'organisme ; il n'est pas douteux que cet effet existe et, pour le moment, il faut se contenter d'en prendre note.

L'action sur le système nerveux est des plus obscures. Beaucoup d'eaux modifient utilement l'état névropathique des malades ; ceci n'est pas douteux. On peut admettre que souvent les lésions de la peau et les troubles nerveux sont les effets des mêmes causes, et les eaux minérales qui ont une action sur les troubles du système nerveux peuvent, théoriquement, avoir une action sur ceux de la peau.

Enfin, nous avons à nous occuper de l'action des eaux minérales sur l'état des viscères qui est si fréquemment modifié, altéré, troublé chez les malades atteints d'affections cutanées.

Les eaux employées en dermatologie, elles-mêmes, peuvent agir sur les organes dont l'altération peut engendrer celle de la peau. Des stations comme Royat peuvent permettre de modifier simultanément l'état du tube digestif et de ses annexes et celui de la peau. Je citerai, d'autre part, tout le groupe des sulfureuses.

L'action de celles-ci sur le tube digestif est considérable. Toutes ont une action excitante sur les muqueuses gastrique et intestinale, qui se traduit par l'apparition ou l'augmentation de l'appétit, la régularisation des selles, dans quelques cas, lorsque les doses sont fortes, et surtout dans certaines sources, des selles liquides. Faut-il rappeler, d'autre part, que le soufre a une action antifermentative? et qu'il est un agent précieux de la thérapeutique des dyspepsies, trop délaissé aujourd'hui? Quel que soit du reste le mécanisme, l'effet est incontestable.

Rappelons, à ce sujet, l'importance des fermentations latentes dans les dermatoses, étudiée plus haut (p. 190).

Il faut ajouter qu'un grand nombre de sulfureuses sont diurétiques ; d'autre part, les effets du traitement sur la circulation cutanée sont indéniables et se voient dans les stations où l'on soigne des ulcérations.

Dans quelques cas, il peut y avoir intérêt à combiner, chez les malades, l'action d'une source plus spécialement dermatologique et l'action d'une source non dermatologique. A l'heure actuelle, il est difficile d'être fixé sur les indications de celles-ci, car nous connaissons encore beaucoup trop mal l'état intérieur des malades atteints d'affections cutanées. Parmi les cures annexes qui peuvent être utilisées en dermatologie, citons particulièrement celles de Vichy, de Pougues, de Plombières, de Châtel-Guyon, des eaux qui agissent en somme sur le tube digestif, sur l'appareil hépatique dont les troubles sont si fréquents chez les malades atteints de dermatoses, celles également qui ont une action prépondérante sur la sécrétion urinaire.

Il y a là toute une étude à faire, tout un travail à mener à bien. Il est d'abord nécessaire que cette méthode des cures combinées se répande dans le public médical, que les médecins en comprennent l'utilité, la nécessité parfois, et prescrivent aux malades d'associer les divers modes de traitement.

En règle générale, on commencera par le traitement de la maladie cutanée dans une station spéciale, puis, si l'on a reconnu chez le malade un trouble viscéral, on l'adressera à la source de laquelle relève cet état.

Étude sommaire sur les principales stations hydrominérales employées dans le traitement des dermatoses.

Dans cette deuxième partie, nous étudierons par ordre alphabétique les caractères principaux et les indications essentielles des stations où se rendent, en général, les malades atteints de dermatoses. On trouvera dans ce qui suit quelques redites; en effet, les sources sulfureuses ont des indications à peu près identiques, en particulier les sulfureuses fortes.

Les nombreux malades qui viennent à *Aix-les-Bains* de toutes les parties du monde sont souvent atteints, outre l'affection pour laquelle ils recherchent les bienfaits de la cure, de différentes maladies cutanées. Ces malades sont des goutteux, des rhumatisants, chez lesquels on trouve de l'urticaire, divers érythèmes, diverses formes d'eczémas et surtout l'eczéma sec. On peut, chez ces malades, utiliser pour le traitement externe, outre les eaux d'Aix qui sont des sulfurées calciques faibles, la sulfurée sodique forte de Marlioz et l'eau de Challes en boisson.

Il va sans dire que le traitement par la douche-massage est contre-indiqué chez les sujets dont la peau est irritable, en particulier dans les eczémas suintants ou offrant une tendance au suintement. L'amélioration et la guérison fréquente sont dues surtout à l'effet général de la cure d'Aix chez les goutteux.

Les eaux peuvent être utilisées, comme les eaux sulfureuses en général, dans le traitement des affections séborrhéiques et, en particulier, dans l'acné.

La station d'*Ax* est très remarquable par la variété de ses sources. Les unes sont essentiellement sulfureuses fixes, d'autres sont blanchissantes comme celles de Luchon, d'autres sont silicatées comme à Cauterets ; beaucoup contiennent une quantité importante de barégine; la plupart sont chlorurées sodiques et alcalines.

L'eczéma est, de toutes les dermatoses, la plus fréquemment soignée à Ax; on commence la cure par les sources faibles, qu'on peut continuer à employer dans les formes irritables. On y soigne encore le psoriasis, surtout dans ses formes superficielles, l'acné sous ses diverses formes, le prurigo et même le type prurigo de Hebra, le prurit localisé de la vulve et de l'anus, l'urticaire, le pityriasis du cuir chevelu.

Comme dans d'autres sources sulfureuses, des poussées peuvent être produites par le traitement thermal, mais souvent elles seraient avantageuses, et suivies d'une amélioration importante ou même de la guérison.

Les principales sources de *Bagnères* sont des sulfatées calciques arsenicales. Mais il existe, en outre, une source sulfurée sodique froide (Labassère) et des sources ferrugineuses. Tous les modes de traitement, externe et interne, peuvent être employés pour la cure des dermatoses. Les eaux de Bagnères s'appliquent aux eczémas, surtout aux formes sèches, prurigineuses, aux diverses variétés de prurigo, à certains prurits limités, en particulier au prurit vulvaire. Chez les acnéiques, les séborrhéiques, les psoriasiques, elles ont les propriétés générales et l'utilité des sulfureuses. Elles permettent, comme les eaux de Saint-Gervais, de traiter des dermatoses irritables.

L'intérêt spécial de la station au point de vue dermatologique est dû à la présence d'arsenic en assez grande abondance. Bagnères est de toutes les sulfatées et sulfureuses celle où l'arsenic se trouve en plus grande quantité (un milligramme et demi par litre).

Il existe à *Bagnoles* deux sources de composition tout à fait différente. L'une, Source des Fées, est ferro-manganésienne, légèrement arsenicale, c'est une source froide; l'autre, Grande Source, est silicatée, chlorurée sodique, sulfatée, phosphatée, avec des traces d'arsenic et de lithine, c'est une source chaude (26°); cependant il est encore nécessaire de réchauffer les eaux. On les emploie en bains, douches, ainsi qu'en boisson.

On sait que les bains de la Grande Source provoquent — au bout de trente ou quarante minutes — une phase de constriction cutanée avec décoloration des téguments et contracture des muscles lisses de la peau, d'où l'érection des follicules pileux, la rétraction des seins et du scrotum. Après le bain, on observe, chez les malades, des phénomènes de vaso-dilatation. Les médecins de Bagnoles cherchent à éviter cette seconde phase dans les affections cutanées; il suffit pour cela d'ordonner aux malades de se promener quelque temps à petits pas, après le bain. D'après leurs observations, la cure amène une diminution des sécrétions de la peau, le ralentissement du développement des ongles et des poils. La cure a une action diurétique et produit une sédation nerveuse évidente. Dans les affections peu irritables, on peut donner deux bains chaque jour.

La cure de Bagnoles s'applique surtout à l'eczéma subaigu. Les résultats seraient également bons dans l'eczéma chronique. L'amélioration qu'on observe dans les autres dermatoses est attribuée surtout aux effets de l'eau sur l'état général.

Le traitement de Bagnoles est contre-indiqué dans les affections aiguës de la peau.

Le eaux de *Barèges* sont des sulfurées chlorurées sodiques, les plus fixes des eaux pyrénéennes, remarquables par la grande quantité de monosulfure de sodium et la présence d'une matière organique importante, la barégine.

On soigne, à Barèges, les dermatoses suivantes : eczémas, acnés, pityriasis, ulcères variqueux, ichthyose, sclérodermie, urticaire chronique, psoriasis.

Comme indications principales, il faut citer les eczémas tenaces récidivants, surtout les eczémas prurigineux des orifices naturels, — le psoriasis qui est amélioré fréquemment lorsqu'on emploie la médication thermale la plus énergique (douche du Tambour, bain de l'Entrée ou de la grande piscine) ; les poussées psoriasiques deviennent plus rares et moins confluentes (Hardy) — enfin les ulcères variqueux.

La cure est contre-indiquée dans les dermatoses aiguës chez les sujets dont le système nerveux est particulièrement irritable et chez ceux dont le système circulatoire est altéré (affections cardiaques, artériosclérose).

Certaines sources de minéralisation faible peuvent être employées comme sédatives, et on peut, chez les eczémateux, faire alterner leur application avec celle des sources plus énergiques.

Chez les psoriasiques, on emploie les bains à une température élevée et les douches chaudes. La Source Nouvelle est employée à la dose quotidienne d'un ou deux verres dans les affections cutanées.

Les eaux de *La Bourboule* sont à la fois chlorurées sodiques et arsenicales. Les sources chaudes contiennent de 3 à 5 gr. 5 de chlorure de sodium par litre, et de 25 à 28 milligrammes d'arséniate de soude. Les sources froides sont beaucoup moins riches en arsenic et en chlorure de sodium. Il faut ajouter que ces eaux chaudes et froides sont bicarbonatées, les sources chaudes contiennent de 3 gr. à 3 gr. 80 de bicarbonate par litre.

Ces eaux sont employées en boisson et en bains, en pulvérisations, en douches limitées. L'ingestion prescrite quotidiennement chez l'adulte varie de un à quatre verres, pris avant les repas, mais on peut dépasser cette dose en prescrivant l'eau sous forme de lavements qui sont très bien supportés.

Le caractère essentiel des eaux de la Bourboule, au point de vue dermothérapique, est fourni par la présence de l'arsenic, qui est, tout le monde le sait, un des agents essentiels de la thérapeutique cutanée s'éliminant par la peau et s'y emmagasinant même (Frenkel, Veyrières).

Nous pouvons prévoir les indications de l'eau de la Bourboule qui sont celles de la médication arsenicale.

Le traitement interne constitue le traitement principal de la station; mais il faut ajouter que les eaux, par leurs principes minéraux, par l'arsenic peut-être qu'elles contiennent, ont des vertus externes et qu'elles constituent un topique souvent précieux.

Les indications de la Bourboule en thérapeutique dermatologique m'ont été fournies par le Dr Veyrières dans la note suivante :

« C'est une erreur de dire que la Bourboule s'adresse surtout aux formes torpides et spécialement aux affections squameuses. Dès qu'une affection cutanée, si aiguë soit-elle, peut supporter un bain, elle supportera un bain d'eau de la Bourboule et souvent même le supportera alors qu'elle ne pourrait en supporter un autre. Mais il est certain qu'un eczémateux qui sort de son bain doit être pansé, ne fût-ce que suffisamment pour empêcher les irritations ou les infections extérieures.

« En ce qui concerne les services à attendre de la Bourboule nous mettons les dermatoses dans l'ordre suivant :

« En première ligne, les affections prurigineuses; dermatite de Duhring, lichen ruber, névrodermites généralisée ou circonscrite, prurigos diathésiques, — quand ils ne sont pas sous l'influence directe de troubles de la digestion, prurigos des types anciens, y compris la variété Hebra.

« Les névrodermites circonscrites, le lichen ruber sont communs; il m'a semblé indiscutable que la durée de l'affection était très sensiblement diminuée.

« Les prurigos chez les enfants sont fréquents; malgré leur origine généralement gastro-intestinale, les résultats sont *tout à fait* excellents, beaucoup moins chez les adultes. J'ai vu guérir complètement au moins trois cas de prurigo de Hebra chez des enfants, la guérison se maintenant chez eux depuis au moins quinze ans; chez les malades, à partir de douze ou quinze ans, j'ai vu des améliorations considérables, je n'ai pas vu de guérison.

« En deuxième ligne, les affections dépendant du tempérament lymphatico-scrofuleux, autrement dit les tuberculides. Les lupus érythémateux ont guéri rarement, mais il existe des observations; le lupus tuberculeux, quoi qu'on en ait dit, jamais. Les autres formes guérissent assez facilement par tous les moyens. Dans tous ces cas, c'est beaucoup moins contre la manifestation cutanée que doit être dirigée la cure que contre les troubles de l'état général.

« En troisième ligne, les eczémas, surtout les eczémas vrais, les eczémas papulo-vésiculeux, les eczémas prurigineux. Ce qui semble bien prouvé par le dire des malades souffrant depuis des années avant de nous venir, c'est que les récidives se font plus rares et moins sévères. Le prurit anal compliqué d'eczématisation est toujours très amélioré, souvent guéri.

« Naturellement on ne modifie pas l'état séborrhéique de la peau, mais les séborrhéides pityriasiques ou psoriasiformes sont très améliorées. Il faut s'aider des modificateurs pharmaceutiques, mais leur action paraît s'exercer plus rapidement et la prédisposition à de nouvelles poussées est certainement diminuée.

« En quatrième ligne, les affections squameuses : psoriasis, pityriasis rubra pilaire, ichthyose et kératose pilaire.

« Le bain de la Bourboule, même employé sous forme de bain prolongé, ne blanchit pas un psoriasis plus vite que beaucoup d'autres traitements, moins vite même, surtout dans le psoriasis vrai, le psoriasis des coudes et des genoux à squames épaisses, dures ; ce que je crois vrai, c'est que les récidives sont atténuées. J'ai trois observations de malades qui n'ont plus rien depuis de nombreuses années. Je crois qu'on peut obtenir mieux dans l'ichthyose que dans le psoriasis, à la condition, c'est vrai, de s'adresser à des enfants. Je crois — quoi qu'on en ait dit — que c'est une maladie à évolution, à évolution malheureusement continue quand on ne la soigne pas, mais il me semble avoir vu l'évolution s'arrêter et, en deux cas au moins, une amélioration, équivalant presque à une guérison, persister.

« La furonculose, l'acné pustuleuse bénéficient certainement des cures de la Bourboule. »

Les eaux de *Cauterets* sont sulfurées sodiques, alcalines, chaudes. Elles sont surtout chargées de monosulfure de sodium. Leur odeur est assez faible, elles ne blanchissent pas. La station se trouve à une altitude de 950 mètres. Les sources de Cauterets sont nombreuses et permettent de varier la thérapeutique dans une large mesure. Pour l'usage interne, on emploie les eaux de la Raillère, César et Mauhourat; pour l'usage externe, la Raillère, César, les Espagnols et surtout Pauze vieux. Quelques autres sources peuvent être utilisées à l'occasion.

Les propriétés des eaux sont, au point de vue général et local, celles des eaux sulfureuses fortes, c'est-à-dire qu'elles ont une action dans les états hyperstéatosiques, séborrhéiques et leurs complications, dans une série de lésions hyperkératosiques et pityriasiques.

Les eaux de la Raillère tiennent le premier rang pour l'énergie de la stimulation sur la surface cutanée, et cependant elles sont moins sulfureuses que celles de César (0 gr. 017 au lieu de 0 gr. 023 par litre). L'eau de Mauhourat est franchement diurétique. Au point de vue de l'usage externe, il faut noter la richesse en « glairine » de l'eau de Pauze vieux qui la rend beaucoup plus maniable dans le traitement local, parce que moins irritante.

Les médecins de Cauterets attachent la plus grande importance, dans la cure des dermatoses, à l'action générale de l'eau et à la modification de l'état de la nutrition, en particulier chez les « lymphatiques ».

L'action sur les fonctions digestives est des plus nettes.

Les dermatoses persistantes, torpides, surtout celles des enfants et des jeunes gens, sont souvent justiciables de Cauterets. Citons toutes les formes d'acné, la kératose pilaire, l'ichthyose, tous les types de séborrhéides, surtout dans les variétés hyper- et parakératosiques se rapprochant du psoriasis, mais même certaines séborrhéides eczématisées, les intertrigos, les eczémas secs, chroniques, torpides. Dans les formes suintantes, on peut donner la prépondérance au traitement interne par l'eau de Mauhourat et faire, avec prudence, le traitement externe par l'eau de Pauze vieux. On obtient parfois des résultats très favorables dans le psoriasis lui-même.

D'autres affections cutanées sont justiciables de la cure de Cauterets. Comme d'autres sulfureuses, elle peut être appliquée au traitement du prurit cutané et de diverses formes du prurigo, du lichen circonscrit, de l'urticaire même, des impétigos persistants avec réactions inflammatoires subaiguës ou chroniques. Les propriétés réductrices du soufre peuvent être utilisées dans la cure des dermatoses parasitaires superficielles, telles que l'érythrasma ou le pityriasis versicolor. Enfin, comme les médecins de Luchon, ceux de Cauterets croient à l'utilité de leurs eaux dans la pelade.

La source de *Challes* est extrêmement riche en monosulfure et en sulfhydrate de sodium. C'est une eau des plus fixes qui ne contient pas d'hydrogène sulfuré libre. On l'emploie surtout en pulvérisations et en boisson. L'action locale est des plus énergiques et paraît donner à cette station des indications spéciales dans certaines dermatoses localisées, surtout l'acné sous ses diverses formes et certains eczémas limités prurigineux.

Les eaux d'*Enghien* sont des sulfurées calciques froides, contenant des sulfates alcalins et alcalinoterreux, des silicates et des carbonates, une matière organique, de l'acide sulfhydrique, de l'acide carbonique et de l'azote libre. Elles sont utilisées pour l'usage externe et l'usage interne. L'action stimulante sur l'organisme est très nette, moins vive cependant que dans les sulfurées sodiques.

Les dermatoses les plus souvent soignées à Enghien sont les diverses variétés d'eczémas, sauf les formes aiguës, l'acné, l'impétigo de la face et du cuir chevelu, le prurigo, le lichen plan et le psoriasis. Les indications principales sont fournies par l'eczéma sec, en particulier dans les types où des poussées cutanées alternent avec des manifestations bronchiques et pulmonaires, puis même dans des formes suintantes qui seraient irritables par les sulfurées sodiques fortes. Il faut citer ensuite les affections prurigineuses avec état inflammatoire de la peau. En dehors de ces indications particulières, on traite, avec de bons résultats, à Enghien toutes les affections soignées, en général, dans les stations sulfureuses. Le psoriasis est peu modifié et il faut joindre à la cure le traitement externe, mais en fait, il en est de même dans toutes les stations thermales, lorsqu'il s'agit de formes un peu difficiles.

Les eaux sont contre-indiquées dans les poussées d'eczéma aigu et chez les malades atteints d'affections graves du système circulatoire.

On emploie surtout dans le traitement des affections cutanées les eaux les plus minéralisées qui sont, en outre, riches en glairine (sources Depuisaye, du Lac, de la Pêcherie).

Les sources de *Luchon* sont des sulfurées sodiques fortes. Les médecins de la station insistent sur leur variété au point de vue de l'état sous lequel se présente le soufre et sur l'avantage qui en résulte pour le traitement des dermatoses. Des sources, les unes sont de composition presque fixe, les autres, hyperthermales, sont, au contraire, très altérables par oxydation progressive qui transforme les monosulfures en polysulfures, puis en sulfites, en hyposulfites et, enfin, en sulfates. Cette transformation se caractérise à l'œil nu par le phénomène du blanchiment.

Les eaux fixes ont une action irritante sur la peau, les autres ont, au contraire, une action sédative. D'après cela, on peut trouver à Luchon tous les modes de la médication sulfureuse externe et ce fait est particulièrement intéressant pour les dermatologistes qui ont appris à manier le soufre dans les dermatoses, qui en connaissent l'utilité et les inconvénients et qui savent combien il est important de pouvoir varier les formes sous lesquelles on l'applique sur la peau.

La cure de Luchon est surtout utile chez les malades atteints d'affections cutanées sous la forme de bains et de pulvérisations. Cependant il est souvent indiqué de faire suivre, en même temps, aux malades un traitement interne et d'obtenir, chez eux, d'une manière modérée, l'action stimulante générale qui est la suite régulière de l'absorption de l'eau.

La richesse sulfureuse des eaux de Luchon leur donne des indications précises chez les malades atteints de séborrhée, de séborrhéides, et, en particulier, des formes rebelles qui se rapprochent plus ou moins du type des psoriasis. Les formes eczématisées ou voisines de l'eczéma paraissent relever plutôt des eaux du type d'Uriage. Elles peuvent cependant relever de Luchon sous la réserve d'une surveillance médicale étroite.

Les eaux de Luchon sont également précieuses chez

un grand nombre de psoriasiques, dans les différentes formes d'acné de la face et du tronc et surtout dans l'acné rosée, enfin dans l'acné nécrotique.

Nous devons répéter ici ce que nous avons dit déjà à plusieurs reprises, que la cure hydrominérale convient surtout aux formes dermatologiques superficielles et qu'il est utile, chez les malades envoyés dans les stations, de combiner, lorsqu'il y a des lésions profondes, le traitement local par application de topiques au traitement hydro-minéral lui-même.

Comme les autres sulfureuses — plus que certaines même — Luchon est utile dans les maladies prurigineuses, dans les différents types de prurigo, lorsqu'ils ne sont pas sujets à des poussées eczématiques aiguës, dans certains cas de lichen simplex, dans des affections qui tendent à se lichénifier, comme, par exemple, les diabétides, génitales ou non ; bref, partout où on peut utiliser les effets réducteurs et antiprurigineux du soufre, l'eau de Luchon est applicable. C'est ainsi qu'on l'a employée pour guérir des eczémas récidivants de la lèvre supérieure, dont on connaît le caractère rebelle, et des sycosis chroniques. Elle aurait donné des résultats très nets chez les ichthyosiques jeunes. Enfin, on l'emploie chez les peladiques et — d'après les médecins de la station — on peut observer des repousses de cheveux à la suite de la cure.

L'eau de Luchon est formellement contre-indiquée dans les dermatoses aiguës.

Molitg-les-Bains est une station des Pyrénées-Orientales dont les eaux sont sulfurées sodiques. Ces eaux sont employées pour le traitement externe sous tous ses modes, mais surtout en boisson dans l'eczéma et le psoriasis et, en particulier, dans leur forme chronique.

Il est difficile d'indiquer la dominante chimique des eaux de *Néris*, qui contiennent à la fois du sulfate, du bicarbonate, du chlorure et du fluorure de sodium, du bicarbonate de chaux. Ce sont des eaux hyperthermales riches en matières organiques, que l'on peut recueillir et employer en applications locales dans les maladies de la peau. Le traitement est exclusivement externe.

Au point de vue dermatologique, la station de Néris offre les ressources d'une installation hydrothérapique très complète, d'eaux peu irritantes grâce à leur teneur saline et à leur matière organique, — d'autre part, les eaux ont une action universellement connue dans les troubles nerveux, et elles sont indiquées chez les malades atteints à la fois de ces troubles et de diverses affections cutanées. On soigne à Néris, par ordre de fréquence décroissante, l'eczéma, le prurigo, divers herpès, l'urticaire, l'acné. Les eczémas humides sont plus améliorés que les eczémas secs. Les affections prurigineuses sont souvent calmées par l'hydrothérapie, telle qu'on la pratique à Néris. Elle est utile chez les malades atteints de phénomènes douloureux, rebelles, consécutifs au zona.

Royat possède quatre sources principales : Eugénie, Saint-Mart, Saint-Victor et César. Les sources de Royat sont alcalines, chlorurées sodiques. Elles ont une minéralisation totale d'environ 6 grammes et contiennent un peu d'arsenic, 4 milligrammes par litre. Elles sont différenciées par la quantité de lithine (3 centigrammes de chlorure par litre) et surtout par une très grande quantité d'acide carbonique libre, — 1 gr. 50 par litre.

La cure de Royat est surtout indiquée chez des anémiés, des surmenés, des arthritiques.

L'eau de Saint-Mart est spécialement utile dans certains états gastriques. A ce titre, Royat pourra souvent répondre aux indications secondes, aux indications causales et donner des résultats dans le traitement des diverses dermatoses.

L'acide carbonique libre que renferme l'eau de Royat fait du bain pris à cette station un excitant énergique de la circulation cutanée, même sur une peau saine. Il peut convenir à des manifestations cutanées de forme peu irritable où, pour produire les excellents effets qu'on peut en attendre, il faut souvent une surveillance médicale attentive.

Le traitement est externe — bains d'eau pure ou mitigée, courante ou non, pulvérisations — et interne, — à la dose d'un à quatre verres par jour. Il s'applique à des eczémateux, particulièrement des enfants ou des jeunes gens, de type peu excitable, à l'intertrigo, et surtout à tous les types de lésions cutanées d'origine diabétique. Des psoriasiques, assez nombreux, y viennent chaque année et partent souvent blanchis. Il est vrai que les médecins de Royat combinent, à l'emploi de l'eau, les traitements externes.

L'établissement de *Saint-Christau* est situé au milieu d'un grand parc, au centre d'un vallon et au pied des premiers contreforts des Pyrénées. Son climat est doux, son altitude de 320 mètres.

Quatre sources : des Arceaux, Bazin, du Pêcheur,

du Prieuré. Le débit total des sources est d'environ 1850 mètres cubes en vingt-quatre heures; le débit de la source des Arceaux est beaucoup plus important que celui des trois autres; les sources froides ont de 12° à 14°, sauf celle du Prieuré qui en a 26°.

Ni cette si basse température, ni la minéralisation des eaux ne peuvent faire prévoir ce qu'est la station au point de vue thérapeutique. La minéralisation de ces sources devrait les faire classer parmi les thermo-minérales simples, puisqu'elles ne renferment, de tous principes, guère que 25 à 40 centigrammes par litre, alors que l'eau de Néris en contient plus d'un gramme. Mais les eaux de Saint-Christau sont les seules dans lesquelles on ait dosé le cuivre, en bien petite quantité c'est vrai, 3 dixièmes de milligramme de carbonate par litre.

Les sources de Saint-Christau, en dehors des affections buccales et anovulvaires, où leur utilité est indéniable, sont employées dans le lichen-plan et les lichénifications limitées ou diffuses, mais surtout dans les eczémas et les séborrhéides eczématisées. Elles sont encore prescrites dans des cas de séborrhées, d'acné, surtout d'acné rosée et de psoriasis.

Les sources de *Saint-Gervais* sont chargées de principes minéraux divers, parmi lesquels le chlorure de sodium (1 gr. 65 par litre), les sulfates de soude, de chaux et de magnésie (3 grammes par litre). Elles contiennent 10 centigrammes de sulfate de lithine par litre et un peu de bromure de sodium. Une des sources est légèrement sulfureuse.

Les eaux de Saint-Gervais sont utilisées pour l'usage externe (bains, douches, pulvérisations) et pour l'usage interne. Elles ont des effets remarquables qui les rendent extrêmement utiles dans certaines dermatoses. Elles agissent sur le tube digestif, excitent les sécrétions gastriques, intestinales, hépatiques et pancréatiques. Elles ont un pouvoir laxatif. Elles augmentent la sécrétion et les éliminations urinaires. Enfin, elles agissent directement sur la peau, dans les dermatoses irritables, rebelles aux agents thérapeutiques actifs; elles ont une action décongestionnante des plus remarquables, qui permet de préciser leurs indications.

Les eaux de Saint-Gervais s'adressent surtout à de grandes dermatoses, et surtout à la plus fréquente de toutes, l'eczéma. De toutes les maladies cutanées courantes, aucune n'est parfois plus difficile à traiter, il en est qui ne peuvent supporter des topiques, même quand la période aiguë paraît terminée; il en est qui supportent des topiques, mais qui ne sont pas modifiées. Dans ces cas, les eaux de Saint-Gervais sont formellement indiquées, de même que dans les formes prurigineuses. Elles le sont également chez des eczémateux sujets à des poussées réitérées survenant sans cause connue.

De même on pourra envoyer à Saint-Gervais des malades atteints de séborrhéides eczématisées, qui sont également, dans certainscas, si difficiles à faire disparaître, — de même les psoriasis irritables, et enfin toute la série des affections prurigineuses. Cependant les prurigos persistants relèvent plutôt des eaux arsenicales ou des sulfureuses proprement dites.

Ces indications sont, on le voit, assez précises, mais tel est l'intérêt de cette station, au point de vue thérapeutique, que nous devons souhaiter d'avoir un jour des détails plus nombreux.

Nous savons, d'autre part, que, dans les dermatoses torpides, l'eau de Saint-Gervais ne donne guère de résultats. Les acnés, les séborrhées, semblent relever beaucoup plus des sulfureuses. C'est surtout chez des nerveux, des surmenés, des sujets déprimés par les excès et les soucis des grandes villes que l'eau de Saint-Gervais peut agir utilement ; pour eux, du reste, le climat de montagne, la fraîcheur particulière de la température, au pied des plus hautes Alpes, ont un effet sédatif et bienfaisant.

Saint-Honoré possède quatre sources de minéralisation faible. Leurs éléments caractéristiques sont le sulfure de sodium (0 gr. 002 par litre), l'hydrogène sulfuré, l'arsenic (0 gr. 001 à 0 gr. 004 d'arséniate de soude par litre et 0 gr. 002 d'arséniate de fer), le chlorure de sodium.

L'eau de Saint-Honoré produit, au commencement de la cure, une excitation générale, mais passagère, suivie d'une sédation manifeste. On a noté, au début, de l'urticaire. L'action excitante sur la muqueuse gastrique est des plus nettes. Un certain nombre de malades atteints d'affections de la peau sont soignés chaque année à Saint-Honoré. La composition des eaux, à la fois sulfureuses faibles et arsenicales, permet de soigner un grand nombre de dermatoses, mais le traitement thermal doit être manié avec une grande surveillance dans les affections irritables et, en particulier, les eczémas. Les résultats thérapeutiques sont, du reste, parfois excellents. Citons ensuite toute la série des dermatoses séborrhéiques et hyperkératosiques, auxquelles s'adressent, en général, les sulfureuses, acnés, séborrhéides, psoriasis, etc., et, enfin, les diverses variétés de prurit et de prurigo.

La source principale d'*Uriage* est une chlorurée sulfureuse qui contient 6 p. 1000 de sel marin, 1,5 p. 1000 de sulfate de soude, 0,50 p. 1000 de sulfate de magnésie, en outre 7 volumes p. 1000 d'hydrogène sulfuré. L'arsenic ne s'y trouve qu'à l'état de traces infinitésimales. L'eau est onctueuse au toucher, sa saveur est à la fois sulfureuse et salée.

Il existe, en outre, à Uriage une source ferrugineuse.

La technique du traitement d'Uriage n'offre rien de très particulier, on emploie l'eau sulfureuse sous toutes les formes possibles, mais surtout en bains, en pulvérisations et en boisson.

L'eau sort du griffon à 27° et doit être réchauffée pour permettre de l'employer en bains.

Il se produit assez souvent, du quatrième au dixième bain, une excitation de la peau qu'on appelle la poussée; mais, sauf dans les lésions particulièrement irritables, cette poussée n'a pas d'inconvénients, elle ne dépasse pas un certain degré, et à sa suite s'observent les effets curatifs. En somme, cette action paraît de l'ordre des actions réductrices; l'utilité est celle qu'offrent les agents réducteurs quand ils sont employés à doses convenables. Il faut évidemment faire jouer un rôle ici, comme pour toutes les eaux employées en dermatologie, aux propriétés physiques de l'eau qui la rendent moins irritante pour les tissus cutanés que n'est l'eau pure.

Les pulvérisations sont très fréquemment employées à Uriage, surtout dans les séborrhéides et les acnés. On peut prescrire des pansements permanents d'eau d'Uriage (Doyon).

Employée en boisson, à une dose quotidienne qui varie de deux à six verres, l'eau a une action considérable sur l'organisme. Elle stimule l'appétit, provoque des selles faciles et, à doses élevées, a un effet purgatif. D'autre part, elle est diurétique et amène, les premiers jours de la cure, une élimination de sels uratiques et d'acide urique. Enfin, elle agit sur la peau elle-même en déterminant des sueurs abondantes (Doyon).

L'état général se modifie à Uriage d'une manière évidente, surtout chez les malades soumis aux douches qui peuvent être employées chez ceux même atteints de dermatoses lorsque la peau n'est pas vulnérable. L'action du climat alpestre n'est pas douteuse. Au bout de quelques jours, on observe une stimulation générale du système musculaire avec sensation de bien-être; ces phénomènes sont surtout évidents chez les enfants.

Avant d'aborder en détail l'étude des indications et des contre-indications dermatologiques, voyons à quels états généraux s'applique la source d'Uriage.

On s'entend pour lui attribuer les effets les plus utiles chez les « lymphatiques ».

Chez les enfants atteints d'impétigos persistants, avec adénites chroniques, avec infections superficielles des muqueuses, la cure d'Uriage augmente la résistance de l'organisme, celle des tissus cutanés et fait disparaître définitivement des infections, rebelles seulement parce que les tissus où elles se développent sont en état de déchéance; elles guérissent comme elles le font à l'état normal, chez des malades dont les tissus sont sains. La cure d'Uriage pourra être un adjuvant dans le traitement des malades atteints de tuberculose commune de la peau et de tuberculides.

Les malades atteints de tuberculose cutanée ont souvent, sinon toujours, des adénopathies tuberculeuses; d'autre part, on sait, surtout depuis les travaux d'Audry, de Dubreuilh, combien l'infection bacillaire de la muqueuse nasale est commune chez eux. Lors même que la guérison des lésions de la peau est radicale, absolue, lorsqu'elles sont transformées en tissu cicatriciel, sans trace de follicules tuberculeux, on peut craindre que l'infection muqueuse soit le point de départ de récidives ultérieures, que l'infection tuberculeuse des premières voies n'ait produit l'infection des voies lymphatiques plus profonde, et la cure d'Uriage peut être indiquée.

Eau sulfureuse, l'eau d'Uriage présente toutes les indications des eaux sulfureuses en général, en particulier dans les dermatoses qui se développent sur un sol séborrhéique, quelles qu'elles soient. A ce point de vue, Uriage vient tout à fait en tête des stations sulfureuses. Il est inutile de répéter ce que nous avons dit ici de la médication sulfureuse en général dans les affections séborrhéiques, et de ses effets internes et externes. A la fois active et peu irritante pour la peau, l'eau d'Uriage, maniée par des spécialistes éminents, a pu acquérir une notoriété universelle.

Comme les autres cures hydro-minérales, la cure d'Uriage rendra surtout des services dans des dermatoses assez superficielles et étendues ; ce ne sont pas les moins graves ni les moins fréquentes.

Passons maintenant à l'étude des indications particulières.

L'affection cutanée le plus fréquemment soignée à Uriage est l'eczéma. Les eczémateux qui y viennent chaque année sont des plus nombreux et ce ne sont pas toujours les mêmes qui y reviennent; en effet, assez souvent la guérison est complète après une saison. L'eau s'emploie surtout sous forme de bains; dans les eczémas limités, on utilise les pulvérisations. On peut appliquer des compresses trempées dans l'eau sulfureuse. En boisson, elle est souvent utile, car on sait combien fréquemment les eczémateux sont des constipés, des dyspeptiques ; nombre d'entre eux doivent être considérés comme des prurigineux avec infection eczématique secondaire. Il est alors nécessaire de combiner un régime et un traitement antidyspeptique à la cure interne d'Uriage.

Enfin l'eau a, chez les eczémateux, une action antiprurigineuse.

D'après le Dr Doyon, l'eau d'Uriage est tolérée par les tissus atteints d'inflammation eczématique aiguë euxmêmes. La poussée manque assez souvent; du reste, elle n'a jamais de grande intensité.

Parmi les formes d'eczémas, certaines sont plus particulièrement améliorées par le traitement d'Uriage : citons d'abord l'eczéma infantile de la face, surtout dans les formes suintantes, impétigoïdes ou impétiginisées. On sait qu'il s'agit très souvent de prurigos infantiles avec eczématisation secondaire. Citons également les formes associées à la furonculose, à des lésions de folliculite; pour ma part, j'ai été frappé des résultats obtenus dans un type séborrhéique du tronc, à placards isolés, prurigineux, où les lésions se développaient autour de petits foyers folliculaires inflammatoires. Enfin la cure est recommandée chez les eczémateux qui présentent des poussées cutanées alternant avec des phénomènes bronchiques, des congestions pulmonaires, de l'emphysème.

Si, chez les eczémateux, l'eau d'Uriage permet assez souvent de répondre à toutes les indications du traitement local, il n'en est pas de même chez les acnéiques, dans la majorité des cas; l'eau, surtout en pulvérisations réitérées sur la face, constitue un moyen thérapeutique précieux, mais n'est qu'un adjuvant dans tous les cas où les lésions sont un peu profondes, et les médecins qui exercent à Uriage s'entendent à déclarer qu'ils combinent fréquemment une thérapeutique par les réducteurs, le soufre, les mercuriaux, à la thérapeutique hydro-minérale.

L'eau d'Uriage est précieuse dans les cas d'acné très légère des jeunes filles. Je crois cependant qu'il y a presque toujours avantage à combiner aux pulvérisations un traitement kératolytique très prudent, d'autant plus qu'il faut, d'après mon expérience, chez les acnéiques, même ceux dont la peau est le plus sensible, chercher à modifier assez profondément les tissus cutanés pour ne pas avoir seulement une amélioration passagère.

Toutes les formes de séborrhée grasse de la face ou du tronc sont justiciables du traitement d'Uriage, ainsi que les états pityriasiques du cuir chevelu. Cependant on doit y associer des préparations énergiques, toujours bien tolérées par le cuir chevelu, indispensables même dans de nombreux cas, sur cette région cutanée particulièrement résistante.

Ce que nous avons dit de l'acné vulgaire pourrait être répété au sujet de l'acné rosée. Doyon considère l'eau d'Uriage comme suffisante seulement dans les formes superficielles et conseille de faire des scarifications dans les formes profondes. Nous y ajouterons toutes les méthodes qui agissent sur les vaisseaux profonds de la peau.

L'usage interne de l'eau est utile dans toutes ces affections qui sont en rapport si souvent, sinon toujours, avec des fermentations gastro-intestinales. En outre, parmi les malades atteints d'acné rosée, un certain nombre ont des troubles de circulation assez analogues à ceux qu'on trouve chez les sujets atteints de tuberculides, une tendance plus ou moins marquée à l'asphyxie des extrémités. L'eau d'Uriage et son climat sont peut-être susceptibles de modifier d'une manière avantageuse cet état anormal.

Parmi les malades qui se rendent volontiers dans cette station, il faut encore citer les furonculeux; nous pourrions répéter exactement ce que nous avons dit de l'acné. La furonculose se développe fréquemment sur des tissus séborrhéiques; elle est liée fréquemment à des troubles gastro-intestinaux et à l'excès d'acides organiques; on comprend les services qu'Uriage peut rendre dans ce cas. Le traitement du sycosis de la moustache et de la barbe appelle les mêmes observations; il faut toujours faire en même temps que la cure hydro-minérale un traitement local actif.

Chez les psoriasiques, les bains, surtout prolongés, peuvent amener d'heureux effets. Il ne faudrait pas compter cependant sur la cure d'Uriage pour guérir, à elle seule, les poussées psoriasiques. Le Dr Doyon ne la croit pas indiquée chez les psoriasiques irritables et déclare qu'il vaut mieux les envoyer ailleurs. Dans les psoriasis avec lésions épaisses, les résultats sont presque nuls. La cure paraît seulement efficace dans les formes qui se rapprochent des séborrhéides assez superficielles, formes souvent difficiles à guérir vu leur étendue. Régulièrement, les médecins de la station combinent le traitement habituel par les réducteurs au traitement par les bains. Dans les formes limitées du psoriasis, des douches locales chaudes, des pulvérisations se montrent utiles.

On traite même à Uriage des formes de prurit limité par des pulvérisations prolongées, prurit anal, vulvaire ou scrotal.

Parmi les dermatoses communes qui relèvent encore d'Uriage, citons enfin le prurigo, dans ses formes superficielles, moyennes et même dans les formes sévères du type Hebra. Il faut insister sur la nécessité de cures prolongées, de saisons d'un mois au moins, d'un mois et demi même. Les malades doivent prendre des bains longs et leur amélioration est à ce prix.

Enfin, nous achèverons cette étude en signalant quelques affections plus rares qui se trouvent bien du traitement d'Uriage, le lichen plan, certaines formes d'herpès génital récidivant et d'urticaire chronique.

DEUXIÈME PARTIE

THÉRAPEUTIQUE SPÉCIALE

CHAPITRE I

CLASSIFICATION PATHOGÉNIQUE DES DERMATOSES

Je n'ai pas à m'étendre dans ce livre sur la Pathogénie des dermatoses. Je dirai seulement ce qui est nécessaire pour comprendre la division des affections cutanées qui sera suivie dans le texte; les bases de ma classification ont été exposées dans des mémoires que j'ai publiés déjà[1].

Aucune lésion cutanée, aucune maladie de la peau, ne reconnaît une cause unique.

Il est cependant impossible de fonder une division dermatologique sur une autre base que l'étiologie. Pour établir cette division, il est nécessaire d'admettre une hiérarchie parmi les causes morbides et de choisir,

1. V. en particulier Leredde, Le rôle du système nerveux dans les dermatoses (*Archives générales de médecine*, 1899).

pour base d'une classification, uniquement celles qui déterminent les lésions par lesquelles la maladie se révèle à la vue et qui nous servent, plus que tous autres symptômes, à la définir.

Bien entendu, comme ces causes sont loin d'être connues pour beaucoup d'affections cutanées, on devra ranger par hypothèse certaines maladies dans tel chapitre d'où elles seront retranchées plus tard. Mais peu importe, car il s'agit d'abord de se mettre d'accord entre dermatologistes sur les bases d'une classification.

Les lésions de la peau peuvent être provoquées par des parasites, des substances toxiques, des troubles nerveux, des substances chimiques ou des agents physiques agissant sur la peau par voie externe.

Restent en dehors de la classification les lésions congénitales et les tumeurs. Elles forment une classe de lésions qui peuvent être étudiées à part et dont l'origine est indéterminée.

Les tumeurs malignes sont peut-être d'origine parasitaire, mais il faudrait dans cette hypothèse les séparer des tumeurs bénignes qui se rapprochent elles-mêmes des nævi.

D'où la classification suivante[1] :

Lésions congénitales et tumeurs.
Maladies de cause traumatique.
— — parasitaire.
— — toxique.
— — nerveuse.

1. Cette classification n'est pas celle que M. Hallopeau et moi avons suivie dans notre *Traité pratique de Dermatologie*, et qui n'est pas mon œuvre personnelle.

CHAPITRE II

LÉSIONS CONGÉNITALES ET TUMEURS

Nævi simples.

Les *nævi* sont des malformations limitées de la peau, de nature bénigne, extrêmement communes, apparaissant à la naissance ou se développant plus tardivement : dans ce cas on admet qu'une malformation congénitale, non apparente, le devient au cours de la vie. Tantôt les nævi sont *isolés*, tantôt *groupés*; on les voit se disposer en séries linéaires dans l'axe des membres, ou sur le tronc d'une manière horizontale ou oblique avec la même disposition que les éruptions de zona. Comme dans celles-ci on met en cause, depuis Brissaud, une action métamérique.

Hallopeau et Leredde distinguent : 1° des *nævi simples* comprenant des *nævi pigmentés lisses*, *achromiques*, *pilaires*, *pilofolliculaires*, *molluscoïdes* (molluscum), *atrophiques*, *papillomateux*, *à comédons en bandes et en plaques*, *mous*, *cornés* (kératodermie palmaire et plantaire congénitale) des *nævi vasculaires* comprenant les *nævi vasculaires sanguins* (nævi lisses, hématangiomes) et les *nævi vasculaires lymphatiques* (lymphangiomes circonscrits vésiculeux, kystiques, diffus), des *nævi chéloïdiens*; 2° des *nævi associés* : *nævi symétriques de la face*, *nævi épithéliaux kystiques*, *nævi neurofibromateux* et *fibromateux*. Ici les lésions de la peau sont beaucoup plus importantes, plus étendues; aux troubles cutanés s'associent des troubles importants du système nerveux (sauf pour les nævi épithéliaux kystiques); bref on observe, au lieu de désordres limités, de véritables affections résultant sans doute d'un trouble du développement originel, mais dont le mécanisme reste absolument obscur en ce sens que nous ignorons non seulement l'étiologie du trouble initial, mais les causes qui pendant le cours de la vie provoquent l'apparition de lésions nouvelles et de nouveaux désordres. Nous étudierons ces maladies à la suite des nævi simples.

On voit que l'étude des nævi constitue un chapitre étendu de la pathologie cutanée.

Les nævi *pigmentés* se présentent sous forme de taches plus ou moins foncées, parfois absolument noires, plus ou moins étendues, parfois recouvrant une partie des téguments. La forme la plus banale est représentée par le *lentigo*. On désigne sous ce nom des taches petites, arrondies, dont la coloration varie du jaune pâle au brun plus ou moins foncé, plus nombreuses et plus développées sur les régions découvertes, exagérant leur coloration et se multipliant même en été, disparaissant souvent à l'âge adulte.

Les nævi pigmentés peuvent être couverts de poils qu'on pourrait le cas échéant détruire par l'électrolyse.

Le traitement du *lentigo* se confond avec celui des éphélides (Voir p. 296).

Les nævi *achromiques* sont incurables[1].

Les nævi *pilaires* et *pilofolliculaires* sont curables par l'électrolyse en suivant les règles que nous avons exposées (Voir *Méthode destructrice*).

Les nævi *molluscoïdes*, ou *molluscum* vrai, sont justiciables de l'ablation au bistouri.

Sous leur forme la plus commune ils ont leur origine dans le corps papillaire et le derme; ils sont pédiculés et forment des masses demi-molles, sans coloration propre, suspendues à la surface de la peau; il suffit de couper le pédicule à son insertion cutanée et de cautériser le point d'insertion au galvano-cautère. Les autres nævi molluscoïdes, hypodermiques, doivent être enlevés par dissection complète suivie d'une suture.

Les nævi *atrophiques, materni lipomatodes,* peuvent également être enlevés chirurgicalement.

1. *Albinisme.* — L'albinisme est dû à l'absence congénitale de pigment dans la peau et dans la choroïde. C'est une affection souvent héréditaire, tantôt généralisée, tantôt partielle. La peau est d'un blanc laiteux ou rosée. Les cheveux sont décolorés. L'aspect des yeux est bien connu : l'iris est transparent, rosé, le champ pupillaire est d'une coloration rouge.

Les nævi *papillomateux* pourront être également enlevés au bistouri, ou traités comme des épithéliomes par le curettage, fait de manière à enlever entièrement la masse malade, et suivi d'une galvano-cautérisation.

Les nævi *à comédons* (Selhorst, Thibierge) forment des plaques ou des bandes allongées où l'on voit de véritables comédons compris dans un tissu cicatriciel. Ces lésions s'ulcèrent parfois sans cause connue.

Les nævi *mous* ou *verrues molles* forment de petites tumeurs saillantes sans coloration propre, ou rosées, ou rouges, ou jaunâtres, à surface souvent irrégulière, papillomateuse, couverte d'un enduit hyperkératosique et hyperstéatosique plus ou moins épais, surtout marqué au cuir chevelu.

Les lésions peuvent être enlevées au bistouri : l'ablation doit être totale, Unna ayant démontré récemment que ces nævi sont de véritables épithéliomes embryonnaires avec cellules du type épithélial en plein derme.

Il est, dès à présent, probable que la radiothérapie constituera une excellente méthode curative des nævi dans lesquels existent des proliférations épithéliales.

Nævi cornés. — La *kératodermie palmaire et plantaire congénitale* est une maladie familiale, c'est-à-dire qui atteint divers membres d'une même famille, frères et sœurs, parents et enfants, pouvant s'étendre sur plusieurs générations. On constate à la face palmaire des mains, plantaire des pieds, un épaississement souvent extraordinaire de la couche cornée, parfois régulière avec quelques sillons, parfois profondément froncée en tous sens. A la limite de la zone hyperkératosique existe en général une sertissure érythémateuse. Cette malformation de la peau ne s'accompagne pas d'un état ichthyosique du corps : tout au plus peut-on trouver parfois de l'hyperkératose à la face d'extension des coudes et des genoux.

Il est nécessaire, en premier lieu, de faire tomber la majeure partie des masses cornées au moyen de pansements humides, par exemple avec une solution aqueuse de résorcine à 1 p. 100. On les applique la nuit; le lendemain, on enlève à la curette tout ce qui est ramolli.

Ce premier travail fait, on peut attaquer plus profondément, en couvrant les lésions hyperkératosiques de compresses enduites de savon noir ou de savon vert. Au bout de quelques applications, un nouveau curettage permet encore de réduire l'état hyperkératosique. Enfin, lorsque l'épaisseur de la couche cornée est devenue très faible, il convient d'employer la série des emplâtres kératolytiques et réducteurs, salicylique, chrysophanique, pyrogallique. Lorsque le traitement sera fini, le malade n'est pas définitivement guéri; la maladie tend à se reproduire; il faudra, de temps en temps, faire une application d'une pommade telle que la suivante, contenant de l'acide pyrogallique à dose forte :

Pyrogallol	3	grammes.
Savon noir	5	—
Goudron	3	—
Lanoline	ãã 15	—
Vaseline		
Acide salicylique	4	—
Amidon	15	—

La curette permettra toujours de rendre plus rapide le traitement, si l'on a soin de ne ruginer que les masses cornées et de ne l'employer que lorsqu'un véritable clivage s'est produit entre elles et les parties profondes.

Nævi chéloïdiens. — M. Hallopeau désigne sous ce nom des saillies indurées, généralement allongées, parfois bifurquées à chacune de leurs extrémités, à structure connective, présentant, soit la coloration de la peau normale, soit une couleur légèrement rosée, survenant sans cause appréciable, lésions indélébiles.

Nous ne pouvons dire s'il s'agit réellement de nævi : le traitement sera exposé au chapitre CHÉLOÏDE (Voir p. 456).

Nævi vasculaires. — A. *Nævi vasculaires sanguins* (*angiomes*, *hématangiomes*). — Parmi les nævi vasculaires sanguins, il en existe de lisses qui se traduisent par une coloration rouge plus ou moins foncée, plus ou moins violacée, parfois parsemée de capillaires dilatés, et de saillants formant tumeur.

Les nævi lisses sont parfois très petits, constitués par de fines télangiectasies disposées en étoile (*nævi stellaires*) ; parfois, plus étendus, ils forment des taches, des nappes quelquefois immenses. Tous le monde connaît ces individus chez lesquels toute une partie de la figure présente une coloration rouge plus ou moins violacée. Comme tous les nævi, ceux-ci peuvent apparaître à tous les âges. Ils peuvent s'étendre et d'autre part entrer en régression partielle.

Les nævi formant tumeurs (*hématangiomes*) sont parfois associés aux nævi précédents; on voit par exemple assez souvent la face couverte en partie par un angiome sanguin plan, les lèvres déformées par des saillies irrégulières, demi-molles, réductibles par la pression, ayant la même couleur que les autres parties de l'angiome.

La question du traitement des nævi vasculaires sanguins est encore à l'étude sur beaucoup de points.

Le traitement électrolytique, qui est le plus généralement indiqué, a été exposé de la manière la plus claire et la plus précise par Brocq[1].

a. Les *nævi vasculaires superficiels,* à télangiectasies visibles, peuvent être traités par l'électrolyse positive. Redard emploie le pôle positif, une intensité de 10-12 milliampères et couvre la surface du nævus de piqûres légères, durant chacune quelques secondes.

Brocq couvre également la surface de piqûres légères assez espacées pour que les zones escharifiées ne soient pas en contact et préfère employer le pôle négatif avec des intensités de 2 à 3 milliampères seulement.

Les hémorrhagies sont rares et s'arrêtent par un peu de compression; lorsqu'un point persiste à saigner, il suffit d'y réintroduire l'aiguille et de faire repasser le courant.

Les *nævi stellaires* guérissent avec la plus grande facilité en piquant le centre du nævus au moyen de l'aiguille négative et en faisant passer pendant un temps long, deux à quatre minutes, un courant très faible variant d'un demi-milliampère à un milliam-

1. Brocq, *Traitement des dermatoses par la petite chirurgie et les agents physiques*, Carré et Naud, 1898.

père. On pique ensuite tous les vaisseaux aboutissant au foyer central, parfois il est prudent de les marquer avant d'agir sur eux, car, le point central traité, ils peuvent disparaître presque complètement au cours de l'opération.

Il faut rarement s'y reprendre deux ou trois fois pour obtenir la guérison totale.

b. Les *nævi en nappe uniforme* résistent presque toujours au pôle négatif, souvent au pôle positif: Brocq emploie de préférence la méthode bipolaire, qui cependant peut elle-même échouer. Sa technique est la suivante :

On enfonce l'aiguille positive sur un point du nævus qui doit toujours être traité d'abord dans les parties périphériques, puis, à une distance variant de 3 à 8 millimètres, l'aiguille négative; dès que la destruction devient apparente, l'aiguille est retirée et enfoncée à côté de la première escarre à une distance suffisante pour que les cercles de destruction ne soient pas tangents; on fait ainsi autour de l'aiguille positive une couronne de piqûres négatives. L'aiguille positive est retirée, enfoncée au centre d'une nouvelle zone d'action et ainsi de suite. Les courants employés sont de 3 à 10 milliampères. Dans ces conditions, il n'y a pas de douleurs trop vives et pas de destructions trop considérables.

M. Brocq fait remarquer que Bergonié et Cros emploient des courants de 25, 40, 60 milliampères passant pendant cinq à dix minutes, mais que certainement il s'agit d'angiomes plus importants que les nævi plans en nappe.

Bergonié (Congrès de l'Association française pour

l'avancement des sciences, 1902) a déclaré récemment avoir guéri un nævus plan par l'électricité de haute fréquence.

Quant à la photothérapie, elle est recommandée dans le traitement du nævus plan par Finsen, Petersen; je l'ai employée moi-même. Après expérience faite, il me semble qu'elle peut donner des résultats parfaits dans les nævi petits ou d'étendue moyenne, peu colorés, où la vascularisation n'est certainement considérable qu'en surface; on aura soin de faire des séances très longues, et d'exercer sur la peau une pression extrêmement forte. Elle constitue donc une méthode thérapeutique importante puisqu'elle permet de guérir des lésions rebelles à tous les autres procédés, ou du moins qui ne peuvent guérir par ces procédés qu'à la condition de cicatrices disgracieuses.

Par malheur la photothérapie, avec les appareils dont nous disposons actuellement, ne permet pas de guérir les grands nævi en nappe très étendus, très foncés, qui constituent une difformité si visible.

Les effets de la radiothérapie dans ces lésions sont à peine connus. Un cas de guérison a été publié par Jutassy.

c. Dans les *nævi en tumeurs*, l'électrolyse constitue la méthode la plus fréquemment employée; on se sert en général du pôle positif, et d'intensités de 20 à 30 milliampères.

En dehors de l'électrolyse, les petits nævi peuvent être soignés par des caustiques : potasse, pâte de Vienne; on pourrait même essayer peut-être l'acide arsénieux suivant la méthode de Cerny. Le galvanocautère permet de guérir les formes les moins étendues sans cicatrice réellement gênante, à la condition de faire tomber les croûtes que détermine la cautérisation. Enfin, chez les enfants non vaccinés, on peut vacciner le nævus, en scarifiant très légèrement avec une lancette à la périphérie et au centre. Brocq recommande de laisser l'aiguille quelque temps dans l'incision pour que l'inoculation vaccinale ne soit pas empêchée par l'écoulement sanguin.

B. *Lymphangiomes.* — Le *lymphangiome circonscrit vésiculeux* s'observe au cou, à la racine des membres et aux régions génitales; il est formé par une masse néoplasique molle qui, à la surface, présente de petites vésicules rondes, ovales ou aplaties par pression réciproque, en général claires, parfois hémorrhagiques, autour des vésicules; à leur surface on constate des télangiectasies. Le liquide qui s'écoule par la piqûre ne contient guère que des lymphocytes.

Ces lésions, formant des masses gênantes par leur volume, relèvent de l'ablation chirurgicale. Celles qu'on observe parfois sur les muqueuses, à la langue, sur les lèvres, sont peut-être justiciables de l'électrolyse, mais jusqu'ici la technique thérapeutique n'est pas réglée.

Nævi symétriques de la face.

On peut comprendre sous ce nom une maladie d'origine congénitale, dont les lésions, objectives et microscopiques, sont variables, mais dont tous les exemples sont reliés par une série continue de faits intermédiaires[1].

Tantôt (*type Balzer et Ménétrier*, *adénome sébacé*) on constate sur les régions médianes de la face, de petites tumeurs lenticulaires isolées, sans coloration, dures, absolument symétriques.

Tantôt (*type Darier-Pringle*, *type vasculaire*) on constate sur les mêmes régions, avec la même symétrie, des papules de couleur rouge et molles.

Enfin, dans un dernier type (*type Hallopeau et Leredde*, *type scléreux*), on trouve des papules dures, peu saillantes, polygonales, des nodules isolés ou confluents.

La maladie apparaît dans l'enfance, s'aggrave à la puberté, elle paraît tendre à la régression vers la trentième année.

La présence de nombreux nævi sur le corps est de règle. La plupart des malades sont des dégénérés manifestes.

Le traitement varie suivant la forme à laquelle on a affaire. Dans le *type scléreux*, la guérison ne peut guère être obtenue que par le curettage; on enlèvera successivement à la petite curette tous les points malades. Dans le *type vasculaire*, on pourra pratiquer l'électrolyse suivant les règles qui viennent d'être indiquées pour les nævi vasculaires sanguins. Enfin le type *adénome sébacé* pourrait être guéri soit par des cures d'exfoliation très énergiques réitérées, soit par le curettage.

1. Hallopeau et Leredde, *Traité pratique de dermatologie*, Paris, J.-B. Baillière, 1901, p. 140.

Je dois dire que ces règles sont un peu théoriques, car je ne connais pas de cas de nævi symétriques de la face où un traitement local bien sérieux ait été fait.

Nævi épithéliaux kystiques[1].

Ce sont, comme les lésions précédentes, des lésions de la région médiane de la face, se développant souvent vers la puberté, mais il n'est pas rare de les voir s'étendre, ou même se limiter à diverses régions du tronc, et d'autre part apparaître à l'âge moyen de la vie. On trouve sur les régions atteintes de petites tumeurs, ayant tout au plus le volume d'un pois, résistantes au doigt, de couleur rosée, ou jaunâtre, ou café au lait, ou sans coloration propre, parfois translucides à leur sommet ou en totalité. Ces lésions sont dues au bourgeonnement de l'épithélium des glandes sudoripares, bourgeonnement bénin, limité (Unna, Darier), formant des kystes de place en place. Elles ont donc des caractères histologiques très précis.

Les nævi épithéliaux kystiques relèvent uniquement de la médication destructrice et caustique. On n'a pas essayé, à ma connaissance, l'électrolyse, qui serait peut-être utilisable. Le meilleur moyen de traitement paraît être aujourd'hui la galvano-cautérisation ; à la suite on fera tomber les croûtes par des pulvérisations réitérées avec pansements dans l'intervalle avec une pâte, de manière à réduire les cicatrices au strict nécessaire.

1. Idradénome éruptif de Darier-Jacquet. Épithéliome kystique bénin de Jacquet. Cystadénome épithélial bénin. Adénome sudoripare.

Nævi neurofibromateux et fibromateux[1].

Cette affection extrêmement remarquable et qui a été l'objet de nombreux travaux récents apparaît souvent peu après la naissance et se développe lentement. On constate, outre des fibromes, petits ou gros, rares ou très nombreux, cutanés et sous-cutanés, des taches pigmentaires de toutes les dimensions. Les malades sont habituellement des dégénérés physiques et mentaux. La maladie, comme la kératodermie palmaire et plantaire, comme le xeroderma pigmentosum, etc., est une maladie familiale de la peau.

Inutile d'insister sur le traitement; s'il y a peu de fibromes, on pourra conseiller aux malades l'extirpation au bistouri (Voir *Nævi molluscoïdes*, p. 245).

Hypertrichose.

L'hypertrichose se caractérise par le développement exagéré des poils de certaines régions où il n'y a habituellement que des follets légers. Il existe des formes congénitales. En général l'affection se développe à l'âge adulte. Les hommes peuvent présenter de l'hypertrichose sur les parties habituellement glabres du visage; le médecin sera surtout consulté dans des cas où l'hypertrichose envahit la région intersourcilière. Chez les femmes, l'hypertrichose se développe surtout au niveau de la lèvre supérieure et de toute la région

1. Molluscum généralisé. Neurofibromatose. Maladie de Reeklinghausen.

correspondant au maxillaire inférieur. Dans certains cas, l'hypertrichose occupe la poitrine, les bras et les gêne pour se décolleter.

Toute personne atteinte d'hypertrichose doit apprendre du médecin que l'épilation à la pince, l'emploi de dépilatoires quelconques, du rasoir, détermine l'aggravation, en transformant le duvet, à la longue, en poils volumineux. Le meilleur des dépilatoires me paraît le sulfure de calcium, qui peut être employé en pommades au 10e ou au 20e, en applications prudentes de 5, 10 minutes suivant les régions. Les préparations arsenicales, employées autrefois, peuvent donner des accidents.

Jusqu'au jour où l'usage de la radiothérapie est devenu pratique, le seul traitement réellement curatif de l'hypertrichose a consisté dans l'*électrolyse négative*. Cette méthode disparaîtra sans doute, s'il est prouvé que la radiothérapie bien employée n'a pas d'inconvénients durables et donne des guérisons définitives, mais jusqu'à nouvel ordre l'électrolyse doit être décrite dans les chapitres consacrés au traitement de l'hypertrichose.

L'*électrolyse* a trois inconvénients qui limitent son emploi : c'est un traitement douloureux, long et par conséquent dispendieux. Les femmes qui veulent se débarrasser d'une hypertrichose doivent être prévenues de ces inconvénients et les peser. Dans les formes où un duvet un peu abondant couvre des régions étendues, l'électrolyse doit être déconseillée formellement : elle exigerait un temps invraisemblable.

Le traitement ne laisse pas de cicatrices lorsqu'il est

bien fait; la pratique de l'électrolyse exige une assez grande habitude de la part du médecin qui la pratique.

Dans certains cas, le médecin peut conseiller à ses clientes de faire pratiquer l'électrolyse par une personne de leur entourage, et lui apprendre la technique de l'opération.

Tous les fabricants d'appareils d'électricité médicale fabriquent aujourd'hui des aiguilles et des porte-aiguilles convenant à l'électrolyse des poils.

Il est nécesaire de faire pénétrer l'aiguille dans l'axe du poil à électrolyser et de suivre exactement la direction de celui-ci. Lorsqu'on sent une résistance, on fait passer le courant et on pousse légèrement l'aiguille qui pénètre alors le bulbe pileux.

L'intensité du courant doit varier suivant le volume des poils à détruire. On peut adopter les chiffres donnés par Brocq, qui indique un à deux milliampères pour les duvets, deux à trois pour les poils moyens, quatre à cinq pour les poils très volumineux. On laissera l'aiguille en place pendant un temps variable suivant la grosseur du poil; à un moment donné, il se fait une aréole légèrement brune à l'implantation de celui-ci; il est alors temps de retirer l'aiguille. Brocq déclare que l'on peut détruire en 20 ou 25 minutes 30 ou 40 gros poils, 35 à 60 poils moyens, 50 à 100 duvets.

La *radiothérapie* est sans doute, je le répète, destinée à faire disparaître l'électrolyse du traitement de l'hypertrichose. On fera des séances très courtes, avec des ampoules demi-dures, à une assez grande distance de la peau; on s'arrêtera dès qu'on sera arrivé à la limite de l'érythème (Voir *Méthode sclérogène*, p. 121).

Ichthyose fœtale.

L'ichthyose fœtale est encore une maladie familiale qui se caractérise par un épaississement universel de la couche cornée, extrêmement sèche et dure, trop étroite pour les tissus sous-jacents, éclatant de place en place par fissures profondes. La peau, jaune à la naissance, devient rapidement noire par l'accumulation des poussières. Le facies est extrêmement remarquable, immobilisé par une sorte de carapace grisâtre, fissurée en tous sens, la bouche reste toujours ouverte. Cette déformation s'observe chez des mort-nés ou des enfants qui meurent dans le premier âge. Dans certaines formes atténuées, la survie est possible (Thibierge).

Il est rationnel de traiter les malades par l'application de graisses, et de temps en temps par l'emploi de kératolytiques.

Érythrodermie congénitale ichthyosiforme.

Sous ce nom, Brocq a décrit récemment une maladie congénitale et persistante de la peau, caractérisée par les symptômes suivants : rougeur généralisée, exagération des saillies papillaires surtout au cou, à la nuque, dans les grands plis articulaires, hyperkératose universelle, prédominant dans les plis au contraire de l'ichthyose vraie, avec épaississement corné excessif à la face tactile des mains et des pieds, sécrétion séborrhéique du cuir chevelu, croissance exagérée des poils et des ongles. Certains cas s'accompagnent de formations bulleuses, d'autres non.

Nous ignorons dans quelle mesure les lésions de cette maladie peuvent être améliorées par la méthode kératolytique.

Dermatose bulleuse congénitale [1].

Autre maladie familiale et congénitale. Dans la forme *bulleuse simple*, il s'agit de sujets chez lesquels les traumatismes et même les plis légers du tégument amènent la formation de bulles claires, hémorrhagiques, si la pression a été forte. On peut en observer sur la muqueuse buccale. Le prurit est inconstant; chez certains malades il est intense.

Dans la forme *bulleuse et dystrophique* d'Hallopeau on voit, à la suite des bulles, se former des cicatrices atrophiques et, aux extrémités, aux coudes et aux oreilles, des kystes blancs ou jaunâtres formés par un amas de cellules cornées. Les ongles s'hypertrophient ou tombent. Enfin il existe une forme *fruste* où les lésions bulleuses ne se produisent que pendant une partie de la vie et où il existe surtout des troubles dystrophiques.

Le traitement de cette affection comporte les mesures suivantes : protection des téguments contre les traumatismes par des vêtements épais, pansements aseptiques sur les bulles, de manière à éviter les infections secondaires. Les kystes pourraient, le cas échéant, être enlevés à la curette.

1. Épidermolyse bulleuse héréditaire. Pemphigus successif à kystes épidermiques. Dermatose bulleuse héréditaire et traumatique.

Ichthyose vraie.

L'ichthyose est une difformité de la peau dont les lésions fondamentales sont, d'une part, l'hyperkératose en nappe, signe clinique essentiel, d'autre part, l'atrophie du corps muqueux et de ses annexes épithéliales, glandes sébacées, glandes sudoripares et même poils. L'atrophie des glandes détermine la sécheresse du tégument.

Maladie considérée en France comme congénitale et héréditaire, l'ichthyose est pour Unna, Tommasoli, une maladie inflammatoire acquise. Cette conception, fondée ou non, mène à une thérapeutique particulière que nous exposerons; elle entraîne à croire à la curabilité de l'ichthyose, lorsque le traitement est fait d'une façon précoce, et, en effet, l'ichthyose paraît curable dans quelques cas au moins.

Le traitement de l'ichthyose doit être fait d'une manière extrêmement attentive dès qu'elle est reconnue, dans l'espoir de guérir une difformité qui peut devenir extrêmement gênante. Le problème consiste à faire disparaître l'hyperkératose et, d'autre part, à rendre à la peau un enduit gras dont elle est dépourvue et qui est nécessaire à son fonctionnement normal.

Les divers procédés de la méthode kératolytique peuvent être employés, lorsqu'il n'y a pas de complications d'eczéma ou d'impétigo. Bien entendu, la kératolyse sera faite d'une manière lente, et avec surveillance, car il s'agit de modifier le tégument sur son étendue totale. On peut employer les bains alcalins, les bains savonneux, précédés d'applications plus ou moins longues, de frictions plus ou moins énergiques au moyen de savon noir. Après les bains savonneux, le malade doit être placé dans un bain simple pour éviter le séjour de savon dans la peau. Si, sur des points limités, il existe des accumulations de squames, on agira par les emplâtres, la curette, les applications de flanelle, couverte de savon noir.

Après les bains, la peau est séchée entièrement, puis graissée, à la glycérine *neutre*, ou à la lanoline, ou à l'huile de foie de morue, ou à l'axonge fraîche, ou au cérat frais sans eau.

Une fois l'amélioration obtenue, le traitement sera réglé de façon à ne pas exagérer l'action kératolytique; les bains savonneux seront prescrits une fois ou deux par semaine seulement, suivant les cas, mais il sera utile chaque jour de graisser la peau.

S'il existe de l'eczéma, ce traitement sera cessé, bien entendu, et on traitera d'abord l'état eczématique.

Chez l'enfant jeune, il est nécessaire d'exagérer l'activité des glandes sudoripares; les bains de vapeur sont dangereux pour l'état général; j'ai essayé récemment dans un cas les bains de lumière, mais il s'agissait d'un enfant de douze ans, chez lequel l'atrophie des glandes était certainement définitive, et ces bains n'ont produit aucun résultat. De nouveaux essais peuvent donc être faits sur ce point. Unna fait porter aux enfants de la flanelle, saupoudrée tous les 4 ou 6 jours de fleur de soufre, une fois chauffée.

Le traitement qu'on emploie en Allemagne comprend des applications sur le tégument de pâtes soufrées ou soufrées et salicylées. On peut également employer, au lieu des pâtes, des glycérolés et des pommades actives, et y ajouter de l'ichthyol, du thiol ou du naphtol. Les auteurs français ne paraissent pas avoir une expérience suffisante de ces modes de traitement.

Au point de vue interne, on emploie d'une manière classique l'huile de foie de morue, l'arsenic. Les bons résultats des eaux de la Bourboule ne sont pas douteux, d'après Veyrières.

Kératose pilaire.

Le kératose pilaire (*xérodermie pilaire* de Besnier) est une malformation cutanée des plus communes, qui se développe presque toujours dans l'enfance ou l'adolescence au niveau de la face d'extension des membres, des fesses, respectant les régions du tronc et des membres où la peau est fine, s'étendant parfois à la face et au cuir chevelu. Tantôt elle ne s'acompagne d'aucun trouble vasculaire appréciable (*kératose blanche*), plus souvent au contraire d'un état congestif permanent de la peau et même de télangiectasies (*kératose rouge*). La malformation a son siège principal dans les appareils pilosébacés. On trouve sur les membres des saillies acuminées, sèches, souvent très nombreuses; la surface de la peau devient râpeuse; à un moment donné elles disparaissent et sont remplacées par une fine cicatricule. Ces saillies sont blanches, ou rouges, et dans ce cas la peau, dans l'intervalle, offre souvent une coloration rouge, plus ou moins violacée.

Sur la face, la kératose rouge est représentée par des plaques congestives symétriques (Brocq), que l'on trouve sur le front, au niveau du tiers externe des sourcils et devant les oreilles ; il existe parfois une plaque intersourcilière. Au niveau de ces plaques, outre la rougeur, on constate de très fines saillies péripilaires extrêmement nombreuses. Ces saillies, comme celles des membres, disparaissent en laissant des cicatrices imperceptibles.

Au niveau des régions pilaires (barbe, cuir chevelu), la kératose se manifeste par la diminution de nombre des poils, l'atrophie irrégulière d'un certain nombre d'entre eux. Au cuir chevelu, on peut constater des plaques alopéciques définitives. Ces lésions s'associent à de l'hyperkératose pityriasique.

Tœnzer a décrit, sur le cuir chevelu et la face, sous le nom d'*ulérythème ophryogène*, des lésions cicatricielles que l'on peut rattacher à la kératose pilaire.

Au point de vue thérapeutique, il faut agir, contre la kératose pilaire des membres, à peu près de la même manière que dans l'ichthyose, c'est-à-dire par les kératolytiques, et, d'autre part, graisser la peau, qui est naturellement sèche, et dont la sécheresse ne peut qu'être augmentée par la kératolyse.

Veyrières recommande d'appliquer, la nuit, de temps à autre, sur les parties malades, du savon mou de potasse, en teinture ou en pommade, étendue de vaseline ou d'axonge; on peut l'appliquer à l'état pur, pendant un temps plus limité (une demi-heure, une heure). Le pansement se fait, une fois le savon enlevé, avec une crême ou une pâte colorée.

Kaolin	2 grammes.
Oxyde de zinc	5 —
Ocre jaune	0 gr. 20
Bol d'Arménie	0 — 10
Cold-cream frais ou vaseline blonde	20 grammes.

(VEYRIÈRES.)

Cette pâte est destinée à calmer l'irritation produite par le savon noir; mais elle ne doit être appliquée que douze ou vingt-quatre heures, et on fera ensuite, comme dans l'ichthyose, des applications d'axonge fraîche, ou de vaseline blonde, ou de glycérine neutre.

On peut remplacer les applications de savon par des pommades à l'acide salicylique et à la résorcine.

Dans les formes légères (kératose blanche), il pourra suffire de savonner la peau au savon salicylé ou naphtolé, et de la graisser légèrement ensuite. L'emploi des savons surgras peut, d'autre part, suffire dans les formes les plus bénignes.

Ce traitement a surtout une importance chez les jeunes filles du monde; il devra être fait avec soin et persévérance au moment où la kératose apparaîtra, dans l'espoir d'en arrêter les progrès.

Les bains émollients (son, amidon, gélatine) peuvent être utiles dans les formes légères. On pourra aussi prescrire des bains alcalins, mais à la condition de graisser la peau à la suite.

Le traitement de la kératose pilaire rouge de la face est des plus difficiles; il n'est pas nécessaire, en principe, d'employer des kératolytiques; il faut empêcher la dessiccation de la peau et la décongestionner le plus possible. Les lotions d'eau chaude matin et soir, l'application de graisses dans l'intervalle peuvent avoir quelque utilité. L'électricité de haute fréquence pourrait être essayée, le cas échéant, sans qu'on ait à redouter des inconvénients de son emploi, et peut-être amènerait-elle les bons résultats qu'elle peut produire dans d'autres lésions congestives.

S'il existe des télangiectasies gênantes, il convient de les oblitérer par l'électrolyse négative.

Le traitement kératolytique, par les pommades salicylées, les savons, n'est indiqué que dans les régions pilaires où l'affection peut amener la raréfaction et l'atrophie des poils, et lorsque l'hyperkératose est apparente.

Au cuir chevelu, le traitement par les kératolytiques, les goudrons, ne peut donner de résultats qu'à la condition d'être fait de très bonne heure.

Porokératose.

La porokératose, observée jusqu'ici presque exclusivement en Italie, est une maladie qui atteint plusieurs membres d'une même famille sans être contagieuse et paraît devoir rentrer dans les malformations héréditaires de la peau. Cependant son étude est loin d'être encore complète.

Elle se présente sous forme de fines saillies cornées, de papules hyperkératosiques, de plaques arrondies ou à bords polycycliques ; le centre est d'aspect normal ou atrophique ; à la limite on constate un liséré hyperkératosique. On trouve dans la moitié des cas des lésions buccales sous forme de taches opalines à limite nette. L'affection n'est pas prurigineuse dans la grande majorité des faits. Elle débute à un âge variable de la vie, s'étend lentement et finit par envahir une grande partie des téguments.

Le traitement repose sur l'emploi des kératolytiques sous toutes leurs formes et, au niveau des régions les plus malades, d'emplâtres contenant des substances réductrices.

Dégénérescence colloïde[1].

Cette affection est caractérisée par la présence sur la face, particulièrement autour des yeux, d'un grand nombre de petites saillies assez dures, solides, mais transparentes, arrondies ou irrégulières, dont les dimensions sont en moyenne celles d'un grain de mil. Quelques-unes peuvent se rencontrer sur la conjonctive; on en trouve même parfois sur les mains. Ces tumeurs minuscules sont dues à la dégénérescence sur un type spécial des faisceaux conjonctifs du derme.

La maladie n'a d'importance qu'au point de vue esthétique; on pourra guérir en majeure partie les lésions par un curettage avec la petite curette de Vidal; on fera un pansement sec, par exemple avec du talc stérilisé, et chaque jour une pulvérisation tiède jusqu'à cicatrisation.

1. Colloïd milium. Colloïdome miliaire.

Idrocystome.

On désigne sous le nom d'idrocystome une affection de la face constituée par des saillies arrondies extrêmement dures, isolées ou confluentes, de couleur grise ou violacée, atteignant rarement le volume d'un pois, nombreuses surtout au voisinage des yeux et du nez. Ces saillies sont dues à des dilatations des conduits sudoripares (Darier), formant de petits kystes : ouvertes, elles laissent écouler un liquide transparent, de réaction acide ou neutre.

Cette affection rare s'observe chez les femmes surtout, et à l'âge adulte.

Les tumeurs paraissent pouvoir disparaître après une simple piqûre; on pourra essayer de les ouvrir avec un couteau de Græfe, après asepsie superficielle ; on pansera ensuite à la pâte de zinc. Mais souvent la guérison exige la pénétration des éléments par la pointe du galvanocautère.

Acanthosis nigricans.

Il s'agit d'une affection rare, qui se développe surtout, peut-être exclusivement, chez des malades atteints de cancers viscéraux. Les lésions s'observent sur le cou, aux aisselles, au niveau des seins et de l'ombilic, de la face interne des cuisses et du périnée. Leur couleur est foncée, quelquefois ces régions sont complètement noires. On observe un état papillomateux de la peau, épaisse, divisée par des sillons profonds, assez réguliers et le développement de nævi verruqueux, de papillomes isolés.

Ces lésions sont incurables.

Psorospermose folliculaire végétante.

Cette affection, connue aussi sous le nom de maladie de Darier, est rare. Les lésions élémentaires sont des papules pigmentées, peu saillantes, couvertes de croûtes sèches, adhérentes. Elles se forment surtout autour des follicules pilo-sébacés. Sur certaines régions du corps, on observe un état villeux. Les lésions peuvent couvrir certaines régions, surtout la face, les aisselles, les plis des coudes, l'ombilic, le périnée et les régions génitales, la face interne des cuisses, etc. La paume des mains et la plante des pieds présentent une hyperkératose intense.

Dans un cas que j'ai observé avec M. Brocq, des résultats extrêmement remarquables ont été obtenus par un traitement énergique, exfoliant et réducteur.

Il s'agissait d'un malade qui présentait des lésions confluentes du cuir chevelu, de la face, de la région dorsale des mains et des pieds, de leur face palmaire et plantaire, avec réaction hyperkératosique considérable, des papules disséminées à la face antérieure et postérieure du tronc, aux aisselles, à la ceinture, aux organes génitaux, à la face interne des genoux.

On obtint en deux séries de traitement, l'une de trois mois, l'autre de deux, espacées d'un an, une guérison presque absolue, au point que le diagnostic de l'origine des lésions était devenu impossible. Ce traitement consista en cures d'exfoliations réitérées par la pâte résorcinée de Unna et la lotion soufrée exfoliante de Darier, en décapages des mains et des pieds à leur face tactile, par le savon noir et le mélange :

Résorcine............................	} āā
Huile de cade.........................	

en bains savonneux après frictions au savon noir. Sur la face interne des genoux, des papules isolées furent détruites par le galvanocautère.

Le cas échéant, il conviendrait, je crois, de suivre une ligne de conduite analogue.

Régression sénile de la peau.

La transformation sénile de la peau s'accompagne d'une atrophie du derme, de l'épiderme et des annexes glandulaires. La peau est sèche : certains capillaires disparaissent tandis que d'autres se dilatent. La formation de rides résulte de l'atrophie simultanée des muscles peauciers et du tissu adipeux hypodermique.

La peau, au moment où elle se transforme par les progrès de l'âge, doit être graissée le plus possible par l'axonge, le cold-cream frais, l'adeps lanæ ; on évitera l'usage de savons dans la mesure possible.

Le traitement préventif des rides par le massage fait à la main (Voir *Traitement de l'acné*, p. 437), ou même le massage vibratoire semblent pouvoir donner d'excellents résultats.

Xanthomes.

Les xanthomes sont des tumeurs bénignes de la peau constituées par des amas d'une graisse spéciale contenue soit dans de grandes cellules fixes, soit dans les espaces lymphatiques.

Le type le plus commun du xanthome (*xanthome plan*) s'observe aux paupières, puis sur d'autres régions de la face, où l'on voit des taches arrondies ou allongées, de couleur *jaune*. Quelquefois elles forment une saillie; leur surface est lisse et douce au toucher.

Le *xanthome tubéreux* est constitué par des saillies convexes pouvant atteindre le volume d'un pois; dans le *xanthome en tumeurs*, elles peuvent atteindre celui d'une noisette.

En dehors de la face, ces lésions se rencontrent de préférence sur les épaules, les fesses, les faces d'extension des régions articulaires, les doigts, la paume des mains et la plante des pieds. On peut en trouver sur les muqueuses où elles ont les mêmes caractères que sur la peau.

L'affection peut se développer à tous les âges de la vie.

Chez les malades atteints de nombreux éléments de xanthome, on observe assez souvent des accidents nerveux, ainsi que des phénomènes hépatiques, tels que des coliques hépatiques, des poussées d'ictère; une cirrhose peut se développer.

Chez les diabétiques, on observe un type de xanthome qui se rapproche par sa structure du xanthome vulgaire. Au point de vue clinique, ce *xanthome diabétique* se différencie par l'existence de papules, de nodosités, de tumeurs, résistantes au doigt, isolées ou groupées, à sommet blanchâtre, de couleur rouge, sombre ou violacée dans le reste de leur étendue. Cependant, sur certains points, on peut observer la couleur habituelle du xanthome. Les lésions sont multiples, on peut en trouver jusque dans l'hypoderme. Elles occupent surtout les faces d'articulation des membres.

L'évolution se fait par poussées, les lésions disparaissent par résorption spontanée, quelquefois avec formation d'une cicatrice; elles reparaissent à plusieurs reprises.

Cette forme de xanthome s'observe chez des diabétiques d'un type spécial, à évolution irrégulière; les malades ont des poussées de glycosurie séparées par des périodes où l'urine est normale.

On décrit sous le nom de *xanthome élastique* (Balzer), une affection dans laquelle on observe des plaque de coloration violacée, où des éléments plus ou moins saillants sont disséminés ou groupés dans un réseau qui prend peu à peu des caractères cicatriciels.

Cette forme s'observe surtout dans les plis articulaires. On y trouve des altérations considérables du tissu élastique. Pour Darier il s'agit d'un pseudoxanthome.

Les éléments du xanthome ne peuvent guérir que par une thérapeutique locale, curettage, galvano-cautérisation superficielle. Ce traitement devra être fait de manière à ne pas déterminer de cicatrices gênantes : d'après Unna, le simple attouchement des éléments au xanthome par la pointe fine du galvanocautère peut amener leur guérison.

Bien entendu, chez tous les malades atteints de xanthome, l'étude des fonctions viscérales sera faite avec le plus grand soin et déterminera la direction du traitement interne.

Myomes cutanés.

Les myomes de la peau décrits par Besnier sont constitués par des taches et de petites tumeurs de consistance ferme ou dure, de couleur rosée ou rouge terne, douloureuses à la pression entre les doigts; quelquefois il existe des douleurs spontanées. Ces lésions se développent sur le tronc et les membres. Certaines disparaissent tandis que d'autres se développent. Le diagnostic dans les cas douteux se fera par une biopsie.

Les myomes de la peau doivent être enlevés au bistouri lorsqu'ils sont douloureux.

Les *myomes dartoïques* de Virchow, Besnier et Doyon sont des tumeurs volumineuses développées sur le scrotum, la grande lèvre, le pénis, la région mammaire, sessiles ou pédiculées, rétractiles par diverses excitations.

Névromes de la peau.

Les névromes de la peau sont des lésions très rares; on observe des saillies naissant au voisinage les unes des autres, puis devenant confluentes, de couleur rose ou violacée. La moindre pression est en général des plus douloureuses. Il existe des douleurs spontanées paroxystiques, extrêmement pénibles.

Le traitement ne peut être que chirurgical.

Sarcomes cutanés.

Les formes de la sarcomatose cutanée sont multiples. On peut les grouper en trois divisions principales.

1° *Sarcomatose systématisée, type Kaposi.* — La maladie se développe aux extrémités, mains et pieds, où on observe des taches rouges, puis violacées, d'abord petites et superficielles, puis devenant peu à peu plus volumineuses et dures; simultanément, on observe une infiltration générale de la région qui se tuméfie. Après une période assez longue, on voit des nodosités se développer sur les membres.

Les nodosités élémentaires sont toujours de couleur sombre, violacées, purpuriques; elles tendent la surface de la peau; leur forme est demi-sphérique, mais elles s'aplatissent en augmentant de dimensions. La confluence d'un certain nombre de nodosités forme des tumeurs assez volumineuses, qui peuvent se ramollir sans s'ulcérer et s'affaisser en leur centre. Il existe des tumeurs et des nodosités hypodermiques.

Dans une variété décrite par Hallopeau et Jeanselme, les tumeurs se développent en suivant exactement les lymphatiques et s'ulcèrent; certaines disparaissent ainsi. La maladie décrite par Kaposi amène la mort dans un laps de temps qui varie de trois à cinq ans (un an chez l'enfant).

2° *Sarcomatose à distribution irrégulière.* — Unna distingue cinq types cliniques. Dans quatre, le début se fait dans le derme. Dans un premier type (*fibrosarcome, sarcome fusocellulaire*) les tumeurs ont une couleur claire, une surface lisse, elles sont dures, elles ne s'ulcèrent jamais; certaines peuvent se résorber spontanément. Dans un deuxième type (*angiosarcome, type Piffard*) la couleur est foncée, on observe des télangiectasies multiples, des taches pigmentaires, les lésions sont moins dures. Le *sarcome globocellulaire* (*type Neumann*) est mou, forme des saillies volumineuses à large base. Il n'y a pas de pigmentation. Le *myxosarcome* (*type Funk Hyde*) est constitué par des tumeurs qui s'ulcèrent par suite d'un ramollissement central. Le *type Perrin* se développe dans l'hypoderme. Les tumeurs peuvent être suivies d'ulcération, par suite de la tension de la peau à leur surface. Il s'agit ici de sarcomes globocellulaires.

Il existe d'autres types cliniques, par exemple une forme constituée par des plaques aplaties, à peine saillantes, très dures, à surface légèrement rosée, avec périphérie violacée. Cette forme, que j'ai observée, a une structure globocellulaire.

3° *Sarcomes mélaniques primitifs.* — L'affection débute par une tumeur isolée, en général développée au niveau d'un nævus pigmentaire. Cette tumeur occupe en général le derme, quelquefois l'hypoderme et même ces deux régions. Elle s'accroît très lentement sans provoquer de troubles de sensibilité jusqu'à atteindre le volume d'une bille, ou même d'une noix. Les deux caractères objectifs essentiels sont la couleur absolument noire et la dureté excessive.

Dans une période ultérieure, tardive, la généralisation se produit. Quelquefois elle est uniquement ganglionnaire et viscérale, dans d'autres cas on voit des tumeurs mélaniques, ayant exactement les mêmes caractères que la tumeur initiale, se développer sur la peau. En général elles sont peu nombreuses, mais on en a vu plusieurs centaines. La mort est rapide à partir du moment où la généralisation s'est produite.

En présence de toute tumeur de la peau à évolution progressive, le devoir du médecin est de faire un diagnostic ferme, et lorsque les signes cliniques ne lui suffisent pas, de le faire par la biopsie. Dans ces conditions on peut diagnostiquer un sarcome à son début, le faire enlever largement et guérir le malade d'une affection mortelle.

La question du traitement du sarcome mélanique est à reprendre. Jusqu'ici toutes les ablations ont été suivies de récidive et de prolifération locale extrêmement active, de sorte qu'elles sont condamnées. Mais j'ai fait observer à la Société de Dermatologie que jusqu'ici les chirurgiens semblaient ne pas s'être préoccupés, dans l'ablation du sarcome mélanique, d'éviter toute inoculation par l'instrument tranchant, au niveau des plaies que détermine l'opération, comme on le fait maintenant dans les épithéliomes. Il est difficile de comprendre, si l'on admet que le sarcome mélanique primitif est pendant une certaine période simplement une lésion locale, que l'ablation complète ne puisse amener la guérison; sans doute l'amènerait-elle si on prenait les précautions que j'ai indiquées et si on enlevait non seulement le mal, mais avec lui la région ambiante.

Le sarcome de Kaposi est incurable.

L'évolution de cette maladie et des sarcomes non mélaniques est modifiée et ralentie parfois d'une manière considérable par l'emploi de l'arsenic. On l'emploiera sous forme inorganique ou organique; on essaiera de faire des injections de cacodylate de soude à doses progressives avec des périodes de repos de huit à dix jours chaque mois en surveillant le malade. On peut atteindre chaque jour, dans ces conditions, une dose de 0 gr. 50, 0 gr. 60, 0 gr. 80.

Xeroderma pigmentosum.

Le xeroderma pigmentosum est une maladie familiale de la peau qui apparaît dans la première enfance sur les régions découvertes de la peau, face et mains. Les rayons chimiques de la lumière jouent un rôle considérable dans son développement, elle n'atteint en effet que les régions qui y sont exposées.

Sur la figure on voit apparaître, après une exposition à la lumière du soleil, un érythème solaire typique, puis surviennent des taches pigmentaires nombreuses, foncées, la peau est sèche, dyskératosique, on observe des télangiectasies, plus tard des lésions complexes liées à une nutrition défectueuse de la peau, taches pigmentaires, cicatrices avec tension, rétraction de la peau, ulcérations même. Enfin, au bout de dix, quinze, vingt ans, apparaissent des tumeurs épithéliomateuses, habituellement multiples *et amenant la mort.*

La thérapeutique de cette maladie est difficile; il faut surtout chercher à protéger la peau contre les irritants extérieurs et en premier lieu les rayons chimiques. Chez les femmes on peut faire porter des voiles rouges. Mais le meilleur moyen de traitement paraît être de graisser la peau largement, tous les jours, avec une graisse telle que l'axonge fraîche — on sait que les graisses gênent la pénétration des rayons chimiques dans la peau. En outre, on diminuera ainsi la tendance de la peau à l'atrophie.

On pourrait additionner les graisses employées au pansement d'un peu de sulfate de quinine, qui est un agent d'arrêt des rayons chimiques extrêmement puissant, ceci sous la réserve d'une irritation de la peau due à son emploi.

Quant aux épithéliomes, on les traitera franchement au bistouri, et non par les caustiques; on pourra également faire le curettage franc, suivi d'une cautérisation thermique du fond (Voir *Traitement de l'épithélioma cutané*, p. 278).

Xeroderma pigmentosum tardif.

Cette affection, décrite par Unna sous le nom de *Carcinom der Seemannshaut*, s'observe chez les marins; elle s'accompagne d'une transformation sénile extrêmement marquée de la peau, avec formation de taches pigmentaires et de télangiectasies comme dans le xeroderma pigmentosum vrai; et secondairement se développent des épithéliomes comme dans l'*acné sébacée concrète*. Le traitement sera exposé au chapitre *Épithéliomes de la peau*; il exige l'emploi de méthodes simples, mais maniées énergiquement et à une profondeur suffisante pour enlever le mal en totalité.

Épithéliomes de la peau.

Il convient de réserver le nom d'épithéliomes cutanés à des proliférations épithéliales d'essence maligne, susceptibles d'une extension locale parfois indéfinie, et, dans certaines formes, de généralisation ganglionnaire et viscérale. Il faut cependant savoir, et c'est là une notion fondamentale au point de vue thérapeutique, *qu'à de rares exceptions près*, ces épithéliomes ont une évolution très lente pendant des mois et des années, que, dans tous les cas, le diagnostic en est possible, au moins par la biopsie et un examen microscopique des plus faciles, qu'ils sont essentiellement curables, et que dans les cas où ils arrivent à être au-dessus des ressources de la thérapeutique, la mauvaise direction, l'énergie insuffisante du traitement antérieur en sont presque toujours responsables. Le mot *noli me tangere* a causé la mort de nombreux malades, en empêchant beaucoup de médecins mal informés d'intervenir lorsque la guérison définitive peut être obtenue. J'accuserai en second lieu la multiplicité des méthodes proposées par les uns et par les autres; il importe de réduire la thérapeutique des épithéliomes de la peau à quelques procédés, que le médecin doit apprendre avant tout à manier correctement. Les meilleurs sont les plus simples parce qu'ils sont les plus faciles à appliquer.

L'épithéliome cutané atteint de préférence la face. Il se développe surtout chez des gens âgés, ou dont la peau présente des altérations séniles précoces; on l'observe plus souvent à la campagne chez des sujets dont la peau a été exposée d'une manière continue au vent, à la chaleur et à la lumière solaire. Le point de départ est souvent un nævus (on sait que Unna a démontré la présence d'inclusions épithéliales dans le derme au niveau de certains nævi), une verrue sénile, ou une cicatrice. L'épithéliome peut également être consécutif aux lupus tuberculeux et érythémateux anciens, sclérosés spontanément, ou par les cautérisations et les scarifications, au psoriasis lichénifié, aux hyperkératoses arsenicales, etc. Il est l'aboutissant naturel du xeroderma pigmentosum, décrit plus haut.

Les épithéliomes cutanés sont souvent multiples chez un malade déterminé.

Je laisserai de côté les épithéliomes secondaires de la peau, consécutifs au cancer du sein, ou à d'autres localisations cancéreuses, et qui sont incurables.

Les épithéliomes primitifs peuvent être divisés en formes initiales et formes adultes (Leredde)[1].

Formes initiales. — Darier distingue un *type papillaire*, un *type perlé*, un *type plan cicatriciel*, l'*épithéliome adénoïde bénin*, l'*ulcus rodens*, l'*épithéliomatose multiple sénile* et la *forme vulgaire*.

1. Leredde *in* Hallopeau et Leredde, *Épithéliomatose cutanée*, Traité pratique de dermatologie, p. 214.

Remaniant légèrement la division que j'ai admise dans le Traité Pratique de Dermatologie, j'étudierai successivement :

L'épithéliome verruqueux (*ou papillaire*),

Les cornes épithéliomateuses,

L'ulcus rodens,

L'épithéliome acnéiforme de la face (*épithéliomatose multiple sénile de Darier*),

L'épithéliome perlé (épithéliome plan cicatriciel de Darier),

L'épithéliome sudoripare, *l'épithéliome de Paget.*

La forme vulgaire de Darier répond à ce que j'ai appelé l'*épithéliome adulte.*

Épithéliome verruqueux ou papillaire. — Les lésions s'observent à la face; elles rappellent celles de la verrue sénile, à leur début : c'est-à-dire que l'on voit des masses saillantes aplaties, constituées par le groupement de petites végétations papillaires tassées les unes sur les autres, recouvertes d'une couche cornée épaisse, mollasse, graisseuse. L'état papillomateux augmente peu à peu, l'affection s'étend en surface et on constate de l'induration au niveau du derme superficiel. On peut du reste trouver de petites perles entre les végétations. Les diverses formes d'épithéliome ont, en effet, des connexions les unes avec les autres et leurs lésions peuvent s'associer.

Cornes épithéliomateuses. — Les lésions peuvent s'observer sur tous les points du corps : elles siègent de préférence au cuir chevelu et à la face ; leurs dimensions sont des plus variables, de quelques millimètres, dimensions habituelles, à 25 centimètres. Elles forment des masses allongées, dures, sèches, irrégulières de surface; le tissu est identique à celui des cornes des animaux. Quand on détache ces masses de tissus cornés, on constate à la base un état papillomateux des plus nets.

Tantôt les cornes cutanées persistent indéfiniment sur la peau, en augmentant avec une extrême lenteur, tantôt elles tombent et on observe à leur base un épithéliome adulte.

Épithéliomes perlés. — Les perles épithéliomateuses sont de petites sphères, d'un blanc nacré, parfois rosées, extrêmement dures, mais s'écrasant sous le doigt après énucléation, incluses dans les couches superficielles de la peau. L'épithéliome est constitué par l'agglutination de plusieurs perles semblables; au centre se forme ensuite une exulcération couverte d'une mince croûtelle très adhérente qui aboutit à une cicatrice plane blanche, tandis que de nouvelles perles apparaissent à la périphérie. A la limite de la cicatrice on trouve un ourlet mince et dur, sur lequel s'insèrent quelques perles isolées.

Ulcus rodens de Jacob. — Cette affection ne se rencontre qu'autour des paupières, à la limite antérieure du cuir chevelu, sur le nez (Darier). On constate une ulcération plane, sèche, à fond rouge vif ou jaunâtre, cicatrisée de place en place. Le bord est extrêmement net. L'affection progresse avec une excessive lenteur en surface, et beaucoup plus lentement encore en profondeur.

L'épithéliome sudoripare est une curiosité dermatologique; le diagnostic ne peut être fait que par la biopsie. Dans un cas de Besnier et de Thibault, on constatait des nodosités dures, douloureuses, incluses dans le derme. Leur nature fut démontrée par Darier.

Épithéliomes acnéiformes de la face (*Synonymie: Acné sébacée concrète*, *épithéliomatose multiple sénile*). — Il s'agit ici d'une maladie de la face, où les lésions d'épithéliomatose sont multiples et se rencontrent à tous les stades, et qui se développe chez des malades âgés dont la peau a été soumise à tous les irritants externes, aux intempéries en particulier. On trouve sur la peau de la face des îlots hyperkératosiques gras ou secs, adhérents; au-dessous d'eux la peau est finement papillomateuse, plus tard elles recouvrent une ulcération à bords nets, indiquant le début de l'épithéliome adulte : enfin on trouve des lésions limitées par un bourrelet, dur, d'épithéliome adulte. On peut observer d'autre part des cornes épithéliomateuses.

Épithéliomes de Paget. — La maladie de Paget est une affection du sein chez la femme; elle apparaît sur le mamelon : la rétraction de celui-ci est précoce. Au début existent des croûtes recouvrant une exulcération. Plus tard on constate une plaque arrondie ou ovalaire ayant le mamelon pour centre : les lésions ont un aspect brillant, une couleur rouge vermillon, la surface est grenue : on y voit des îlots épidermisés, des capillaires dilatés, des érosions plus ou moins superficielles et des croûtes; la sécrétion est nulle ou modérée. Le bord est très nettement marqué, il est formé de segments de cercle.

Ces lésions donnent au doigt une sensation d'induration superficielle. Les ganglions axillaires sont intéressés d'une manière précoce : l'affection aboutit à un cancer du sein.

Épithéliomes adultes. — L'épithéliome adulte de la peau peut être consécutif aux types verruqueux, perlé, aux cornes épithéliomateuses, aux épithéliomes acnéiformes de la face. Parfois, il a de très bonne heure des caractères fondamentaux, c'est-à-dire qu'on observe une masse saillante, à bords surélevés, limitant une ulcération plate. Cette ulcération est couverte d'une croûte très adhérente, les bords forment un bourrelet arrondi, mamelonné, extrêmement dur (signe essentiel pour le diagnostic), taillé à pic sur son bord interne. L'affection s'étend seulement en surface pendant une période assez longue; mais un jour ou l'autre l'extension profonde se fait, l'épithéliome atteint l'hypoderme et même le squelette.

Diagnostic. — Je n'étudierai pas ici le diagnostic différentiel de l'épithéliome cutané, ne croyant pas très utile de rassembler les caractères essentiels des affections que l'on peut confondre avec lui; le diagnostic, facile dans la plupart des cas, pour ceux qui ont l'éducation visuelle indispensable à la pratique dermatologique, l'est beaucoup moins pour le praticien, à la période initiale et dans les types un peu exceptionnels. Mais celui-ci doit se rappeler que, dans tous les cas où existe une affection localisée à tendance extensive graduelle, le *diagnostic doit être fait*, et, en ce qui concerne l'épithéliome, lorsque la clinique ne suffit pas, le microscope permet *toujours*, *avec la plus grande facilité*, de reconnaître la nature des lésions.

Il suffira d'enlever, avec un couteau de Græfe et des ciseaux fins, un petit fragment des tissus, à la limite des lésions, là où elles sont actives, là où l'induration est marquée, de le plonger pendant deux heures dans une solution aqueuse de sublimé à 40 p. 1000, puis dans l'eau. Le médecin qui n'est pas histologiste trouvera sans difficulté un confrère compétent.

Inutile d'insister sur les aspects histologiques : on trouve dans le derme des bourgeonnements épithéliaux, des masses, comprenant des globes épidermiques au centre, ou des amas de cellules sans dégénérescence, ou des boyaux allongés formés de cellules groupées comme dans des formations glandulaires, etc. La réaction conjonctive est plus ou moins marquée suivant les cas, suivant la gravité ou la bénignité des lésions.

Traitement. — Quel que soit le mode de traitement adopté pour un épithéliome cutané, il doit avoir pour but d'enlever intégralement le tissu malade, tant en profondeur qu'en surface. Toutes les fois qu'on interviendra par un procédé sanglant, qu'il s'agisse de curettage ou d'ablation au bistouri, on se rappellera qu'il convient d'éviter les inoculations épithéliomateuses, fréquentes dans ces conditions.

D'autre part, puisqu'il s'agit de lésions *apparentes, et de nature maligne*, il sera indispensable de tenir le malade en observation après le traitement, de surveiller la cicatrisation jusqu'à ce qu'elle soit terminée, d'intervenir de suite si, la cicatrisation faite, on observe un point malade ou simplement douteux et, dans la suite, de surveiller le malade tous les mois, puis tous les deux mois, pour voir ce qui ce passe.

Je classerai ainsi les divers procédés :

a) Ablation. Curettage. — *b*) Caustiques chimiques et Chaleur. — *c*) Photothérapie et Radiothérapie. — *d*) Méthodes mixtes.

a) *Ablation. Curettage.* — Aux membres et sur le tronc tout épithéliome est justiciable de l'ablation large.

Les incisions seront faites de manière à porter, en toute certitude, uniquement sur des tissus sains. Il est certaines formes d'épithéliome où il est nécessaire d'enlever les ganglions, il s'agit de formes tellement malignes que cette précaution sera insuffisante à amener la guérison radicale : ces formes sont du reste absolument exceptionnelles.

Dans la maladie de Paget du sein, dont le diagnostic *précoce* peut et *doit* être fait par l'examen histologique, l'ablation complète de l'organe avec curage de l'aisselle et ablation du grand pectoral s'impose.

A la face, où les considérations esthétiques reprennent leurs droits, il y a lieu d'employer en général d'autres méthodes, *à condition qu'elles seront curatives et maniées de manière à l'être*[1].

1. Dans une discussion qui a eu lieu à la Société de Dermatologie, en 1901 et 1902, sur l'emploi du permanganate de potasse dans le traitement du lupus, j'ai été conduit à réprouver dans cette maladie l'emploi de toutes les méthodes qui ne sont pour moi que des méthodes d'amélioration (Voir *Traitement de la tuberculose cutanée*), et d'autant plus qu'elles donnent des améliorations plus satisfaisantes. Il s'agit, je le répète, de guérir les malades et non de les traiter. Dans l'épithéliome cutané, les mêmes observations s'imposent, avec la nuance suivante : les procédés qui sont employés peuvent tous être curatifs à la condition d'être maniés avec l'énergie

A la face, l'ablation me semble indiquée dans les circonstances suivantes : 1° *Petits épithéliomes à base étroite.* L'ablation peut se faire aux ciseaux, mais il faut avoir soin de cautériser la base au galvanocautère, *à fond*; 2° *Cornes épithéliomateuses.* L'ablation sera faite à la base d'une manière large avec cautérisation de cette base; 3° Enfin, dans les épithéliomes adultes qui, par leur volume, leur étendue en surface et en profondeur, ne paraîtront pas curables par d'autres procédés et où, par suite, les résultats esthétiques ne devront plus entrer en ligne de compte. Toutes les fois que le médecin croira à la possibilité d'une récidive trop étendue pour céder au bistouri s'il emploie un autre procédé, l'ablation devra seule être utilisée.

Le curettage, fait d'une manière isolée, n'est pas une méthode curative, à moins d'être pratiqué avec une grande énergie, et de déborder non seulement les régions apparemment malades, mais encore celles qui sont atteintes histologiquement. Et, même dans ces conditions, il offre l'inconvénient de déterminer, avec la plus grande facilité, des réinoculations du néoplasme. Employé comme base de la méthode mixte, et combiné à la cautérisation, il offre au contraire des avantages considérables et nous reviendrons plus loin sur son emploi. Le curettage peut être suivi d'hémorrhagies qu'on arrête très simplement par la compression; au besoin on badigeonnera avec une solution

nécessaire, la notion de leur action, et de la profondeur à laquelle on agit. Sinon leur emploi ne conduit qu'à des améliorations extérieures qui ralentissent la progression des lésions en surface, et non en profondeur.

d'antipyrine à 1 p. 20. On ne traitera pas par le curettage des épithéliomes assez volumineux pour que des hémorrhagies artérielles puissent survenir à la suite de l'intervention. Ces épithéliomes relèvent de l'ablation au bistouri seule.

b) *Caustiques chimiques.* — Tous les procédés de la méthode caustique ont été employés dans le traitement des épithéliomes de la peau et je ne puis mieux faire que de renvoyer à l'énumération que j'ai donnée en parlant des procédés de cette méthode.

Darier recommande d'éviter les caustiques douloureux, tels que les acides, le chlorure de zinc, et utilise soit l'acide chromique à 1 p. 5 ou 1 p. 10, ou la pâte de Vienne.

Le *procédé de Cerny et Trunecek* a rencontré une grande faveur dans ces derniers temps. Je ne reviendrai pas sur sa technique (Voir *Méthode caustique*, p. 91). Les indications en sont-elles aussi fréquentes qu'on l'a dit? Méthode lente, assez douloureuse, la méthode de Cerny s'applique surtout à des épithéliomes d'évolution *très lente* et bénigne, *qui ont envahi déjà des régions profondes* et qu'on peut détruire lentement et couche par couche; les résultats remarquables qui ont été publiés auraient pu, je crois, être obtenus par d'autres méthodes pratiquées avec la même patience; en tout cas il n'y a pas lieu de généraliser l'emploi de la méthode de Cerny, comme on l'a fait; elle reste pour moi une méthode d'exception, la grande majorité des épithéliomes de la face guérissant plus facilement et plus rapidement par d'autres moyens. Je crois même dangereux de la préconiser sans faire remarquer qu'elle est loin de s'appliquer à la majorité des cas, et de lui attribuer une valeur presque spécifique.

Les caustiques faibles, le bleu de méthylène à 10 p. 100, le chlorate de potasse en poudre fine ne peuvent être employés utilement qu'après le curettage. J'en parlerai en étudiant les méthodes mixtes.

Bien maniés, les caustiques permettent d'obtenir la guérison; mais il y a, d'une part, inconvénient à employer des caustiques trop énergiques, qui détruisent les tissus sains d'une manière trop étendue, d'où des conséquences désagréables au point de vue esthétique. Presque toujours, le praticien redoutera ces inconvénients et n'osera, par suite, agir exactement comme il le faudrait; il est très difficile de mesurer l'action des caustiques forts, qui détruisent graduellement les tissus épithéliomateux; on s'arrêtera toujours trop tôt, les lésions semblant guéries. Or, il s'agira d'une guérison *macroscopique* : il restera très souvent en profondeur des nids cellulaires épithéliomateux, visibles à l'examen microscopique seul, et qui sont le point de départ de récidives.

Tout ceci restreint beaucoup pour moi l'emploi des caustiques chimiques : en fait, les épithéliomes devenus incurables que j'ai observés avaient été traités de cette manière, peut être tous, si mes souvenirs sur ce point sont exacts.

Cautérisation thermique. — Je n'insisterai pas sur la technique qui a été exposée au chapitre : *Méthode caustique.* Le galvano-cautère seul peut être employé d'une manière systématique dans le traitement de l'épithéliome facial, le thermo-cautère étant beaucoup trop brutal.

A l'emploi du galvano-cautère, on peut faire les mêmes objections qu'à celui des caustiques chimiques *faibles*. En maniant la pointe galvano-caustique, le médecin a beaucoup plus conscience de ce qu'il fait qu'en appliquant des caustiques forts; point par point, couche par couche, il détruit les lésions. Cependant il est difficile de savoir où s'arrêter et, souvent, on craindra d'avoir été trop loin, alors qu'on laissera des cellules épithéliomateuses comprises dans les tissus.

Le galvano-cautère constitue un excellent procédé, mais je crois qu'il vaut mieux combiner le curettage à la cautérisation comme méthode générale (Voir *Méthodes mixtes*).

c) *Photothérapie. Radiothérapie.* — Bie, Forchhammer au Lysinstitut de Finsen, ont montré que la photothérapie peut être employée comme méthode *curative* de l'épithéliome. Le nombre des séances nécessaires est beaucoup moindre que dans les lupus, ce qui tient du reste à l'étendue beaucoup moindre des lésions; celles-ci tombent en masse, en une ou plusieurs fois, à la suite du traitement. Sur 24 cas, Forchhammer a rapporté 11 guérisons au Congrès de Breslau. Ces guérisons concernent *toutes* des formes superficielles. Lorsque les lésions atteignent une trop grande épaisseur, il n'y a pas de résultat.

La photothérapie s'applique donc à des épithéliomes superficiels qui peuvent guérir par d'autres procédés. Désirant préciser et restreindre les indications de cette méthode, j'ai été conduit à déclarer qu'elle pouvait être abandonnée dans le traitement de cette affection. Cette opinion me paraît aujourd'hui un peu absolue, et je préférerais écrire : dans le traitement *régulier* de l'épithéliome de la face. Il existe, en effet, des épithéliomes plans, étendus, où elle peut être indiquée en raison de la multiplicité des lésions et de l'importance qu'il y a à obtenir une cicatrice parfaite. J'ai vu récemment deux cas de ce genre situés sur la paupière inférieure; la galvano-cautérisation et le curettage auraient produit dans cette région des destructions et amené ainsi une rétraction nuisible. Elle constituera, peut-être, une méthode précieuse dans le traitement de l'ulcus rodens. Mais, dès à présent, la radiothérapie paraît constituer une méthode préférable dans beaucoup de cas.

La *radiothérapie* a été beaucoup employée dans le traitement de l'épithéliome facial depuis un ou deux ans. Méthode non douloureuse et très active, sans danger quand elle est bien appliquée, ayant une action presque élective sur certains tissus épithéliomateux, elle offre de très grands avantages et constituera, lorsque ses indications précises seront déterminées le traitement de choix de certaines formes, et dans les cas où les malades refusent soit la cautérisation, soit le curettage.

Il importe, quand on traite un épithéliome par la radiothérapie, de procéder énergiquement, pour détruire entièrement le tissu malade.

d) Méthodes mixtes. — Les procédés que j'ai indiqués peuvent être combinés les uns aux autres. On peut, par exemple, après curettage, appliquer, sur la surface, du chlorate de potasse en poudre impalpable, qu'on renouvelle tous les deux ou trois jours, on peut également faire des badigeonnages quotidiens avec une solution de bleu de méthylène.

Bleu............................	10 grammes.
Alcool.......................... }	ãã 45 —
Glycérine....................... }	

Parmi les méthodes mixtes, celle que j'emploie d'habitude et qui me paraît convenir dans le plus grand nombre des épithéliomes de la face, est constituée par l'association du curettage et de la galvano-cautérisation.

La région est aseptisée à l'alcool. Après anesthésie au chlorure d'éthyle, on fait un curettage avec la curette de Vidal ou celle de Volkmann, suivant la dimension de l'épithéliome. La congélation transforme la tumeur en une masse dure qui vient souvent en un seul coup de curette. On peut alors, si le malade est peu ou médiocrement courageux, faire l'anesthésie à la cocaïne après avoir eu soin d'arrêter le sang au moyen d'un peu de coton hydrophile. Puis on cautérise régulièrement le fond et les bords au moyen de la pointe unique du galvano-cautère, et on panse au coton sec ou avec un peu de gaze aseptique. Les jours suivants, on fait tomber les parties cautérisées, par des pulvérisations ou des pansements humides appliqués pendant une ou deux heures; dans l'intervalle on fait des pansements avec une pâte de zinc aseptique. Il n'existe pas, à ma connaissance, de méthode plus simple de traitement de l'épithéliome facial, ni de plus rapide ou de plus sûre.

Elle paraît préférable à toutes les autres, pour toutes

ces raisons. En fait, l'épithéliome est une de ces maladies où on peut perdre son temps à chercher des procédés nouveaux, parce qu'il convient surtout d'employer bien des procédés déjà connus.

Après ce traitement, il y aura souvent avantage à employer la radiothérapie, pour diminuer encore les chances de récidive.

Traitement des diverses formes. — Les indications thérapeutiques dépendent surtout du volume, du siège de l'épithéliome et non de sa variété. J'ai indiqué plus haut, comment il fallait traiter les cornes épithéliomateuses, j'ai dit que l'ulcus rodens était, peut-être, plus que d'autres formes, justiciable de la photothérapie ou de la radiothérapie. Les épithéliomes acnéiformes de la face (*épithéliomatose multiple sénile*) exigent un traitement extrêmement minutieux, le curettage avec galvano-cautérisation partout où les lésions ont le caractère épithéliomateux bien marqué; sur les autres un traitement exfoliant et kératolytique énergique par la pâte résorcinée de Unna, ou le savon noir, etc., suivi également de galvano-cautérisations. Il importe surtout d'exercer la plus grande surveillance sur le malade, après le traitement; en surveillant les récidives, ou les arrêtant dès qu'elles se produisent, on peut amener la guérison complète.

CHAPITRE III

DERMATOSES TRAUMATIQUES

Érythème paratrime.

On désigne sous ce nom l'érythème qui se développe au niveau des fesses, de la région sacrée, des trochanters, du talon chez des individus atteints d'apoplexie, d'hémiplégie, de paraplégie. Cet érythème est le point de départ des plaies et des escarres extrêmement graves que l'on observe souvent.

L'affection doit être soignée par des applications de poudres inertes, réitérées et en très grande abondance. Les zones soumises à la pression, et qui peuvent être le point de départ de l'érythème paratrime, reposeront sur des coussins de caoutchouc.

Cor.

Je ne décrirai pas les caractères du cor, que tout le monde connaît. Pour guérir un cor, on pourra faire des grattages superficiels après un bain de pieds chaud, suivis de l'application d'agents kératolytiques forts, en particulier de collodion salicylé, à 1 p. 10, d'emplâtre salicylé, de savon noir. Ces applications sont réitérées chaque jour; de temps en temps, on gratte la couche cornée ramollie. Avec de la patience, on arrive ainsi à guérir complètement l'affection. Bien entendu, on portera des chaussures bien faites, ne serrant pas trop le pied et n'étant pas trop larges d'autre part.

Engelures.

Les engelures se produisent chez l'enfant et de préférence chez ceux qui offrent une tendance au refroidissement et à l'asphyxie des extrémités; on les observe surtout aux mains, mais quelquefois aux orteils, sur les oreilles et le nez. La question de leurs rapports avec les autres affections rattachées à la diathèse scrofuleuse et les tuberculides en particulier est une des plus intéressantes de la pathologie cutanée. Elles sont rares chez l'adulte, exceptionnelles chez le vieillard. Chez certains enfants, des engelures s'observent tous les hivers, pendant des années.

Inutile d'insister ici sur les caractères cliniques des engelures, la présence de plaques rouges ou rouge violacé, le gonflement qui les accompagne, les sensations de tension et d'engourdissement. On peut observer des bulles, des érosions et des ulcérations.

Les engelures persistantes des extrémités et du nez ont les rapports les plus intimes avec le lupus érythémateux et le lupus pernio (Voir *Tuberculoses de la peau*, p. 000).

Je rappellerai que le froid, outre des engelures, peut provoquer de véritables escarres de la peau.

Le nombre des topiques proposés contre les engelures est innombrable ; c'est dire qu'aucun n'est très satisfaisant. Dans les cas communs, lorsqu'il n'y a pas d'ulcérations, le mieux sera, comme le recommande Besnier, de faire des lavages prolongés à l'eau très chaude et à la décoction chaude de feuilles de noyer, suivis de frictions à l'alcool camphré; on saupoudre enfin avec une poudre inerte ou additionnée de bismuth :

Amidon	90 grammes.
Salicylate de bismuth	10 —

S'il existe le soir un prurit marqué, Besnier recommande les frictions avec le mélange :

Glycérine	āā 80 grammes.
Eau de roses	
Tannin	0 gr. 10

Après ces frictions, on fait des applications de poudres.

Les engelures ulcérées doivent être pansées avec soin, de préférence au moyen de pâtes simples, ou de décoctions astringentes, alun, feuilles de noyer, etc.

Pour prévenir les engelures, il est utile de graisser la peau avant l'exposition au froid avec de l'axonge ou avec un mélange de lanoline et de vaseline, ou avec de la glycérine neutre.

Lorsque la tendance au refroidissement des extrémités sera marquée et persistante, l'hydrothérapie froide, les frictions sèches seront indiquées. L'enfant prendra régulièrement de l'huile de foie de morue en hiver, et fera en été un traitement arsenical; les succédanés de l'huile de foie de morue, le sirop d'iodure de fer, le sirop antiscorbutique, le sirop iodotannique seront utilisés quand l'huile de foie de morue ne sera pas digérée.

Éphélides.

Les éphélides sont des taches pigmentaires, plus ou moins foncées, tantôt claires, tantôt sombres, qui se développent sur les régions découvertes du corps, sous l'influence des rayons solaires. Certains sujets, surtout du sexe féminin, y sont prédisposés. Le nombre des taches varie suivant les cas; quelquefois il est extrêmement élevé.

Le traitement prophylactique consiste à protéger la peau contre la lumière solaire, par de grands chapeaux, des voilettes épaisses, des gants. On prendra surtout des précautions au printemps, époque où les rayons chimiques de la lumière sont plus nocifs pour la peau.

Le traitement curatif consiste dans l'exfoliation de la surface, tantôt douce, tantôt énergique. On peut employer la pâte résorcinée de Unna, les autres préparations exfoliantes fortes. On peut, d'autre part, employer des préparations soufrées, résorcinées, naphtolées fortes additionnées de 2 à 5 p. 100 d'acide salicylique (Voir *Méthode réductrice,* p. 464). L'effet de tous ces traitements sera surveillé par le médecin; il appliquera lui-même les préparations exfoliantes fortes.

Le sublimé est très fréquemment employé, ici comme dans toutes les pigmentations. On peut faire des lotions quotidiennes au moyen de solutions aqueuses ou hydroalcoliques à 1 p. 200, 1 p. 100, des badigeonnages avec les mêmes solutions, des applications de compresses imbibées de solutions aqueuses de sublimé à 1 p. 500 et même 1 p. 250 pendant deux, trois, quatre heures chaque jour. On peut ajouter au sublimé une quantité égale de chlorhydrate d'ammoniaque. Enfin on peut se servir, avec prudence, de pommades à 1 p. 300, 1 p. 200.

L'emplâtre de Vigo, appliqué la nuit, constitue un traitement commode.

Hydroa vacciniforme.

Cette maladie rare se développe au printemps sur les régions découvertes, face et mains, chez de jeunes enfants. On observe, après une exposition à la lumière du soleil, un érythème, semblable à celui du coup de soleil vulgaire, puis surviennent des vésicules et des bulles, qui tantôt aboutissent à des croûtes passagères, guérissant sans cicatrices (type vésiculo-bulleux), et tantôt à de petites escarres, qui laisseront une cicatrice profonde (type vacciniforme). L'affection est essentiellement récidivante ; dans le type vacciniforme elle défigure la face qui est criblée de cicatrices.

Mœller a récemment établi que l'hydroa vacciniforme est l'effet des rayons chimiques de la lumière et non d'autres causes externes.

Parfois la guérison se fait à la puberté.

Au moment des poussées, le malade restera à la chambre : on fera tomber les croûtes par des cataplasmes de fécule, des pulvérisations. Au printemps, en été, le malade devra couvrir la peau d'axonge; dans les cas graves, il ne pourra sortir que voilé.

Dermatites artificielles.

Sous le nom de dermatites artificielles, on comprend les dermatoses traumatiques dues à l'action d'agents chimiques sur la peau.

En général, une dermatite artificielle n'a pas de caractères cliniques qui permettent d'en spécifier exactement la cause. On constate, dans les formes les plus simples, de la rougeur de la peau; mais souvent les réactions sont plus vives, elles se rapprochent de l'eczéma par la vésiculation, le suintement, la formation de squames; l'œdème est d'autant plus marqué que les réactions sont plus aiguës; souvent, la surface de la peau devenue humide est le siège d'infections secondaires : impétigo, folliculites, etc. Dans d'autres types, on trouve des lésions folliculaires, des pustules isolées les unes des autres. Quelquefois on voit des ulcérations, des plaies dues à l'emploi d'agents caustiques.

Dans certains cas, les caractères se précisent, et permettent au dermatologiste ou au médecin exercé de remonter à la cause. Il en est ainsi dans les dermatites artificielles dues au mercure, à l'iodoforme, à l'huile de croton, à l'huile de cade, etc.

Les dermatites artificielles s'observent surtout sur les mains. On connaît celles des chirurgiens, des blanchisseuses, de diverses catégories d'ouvriers. L'eczématisation associée est extrêmement commune.

Dans les formes érythémateuses, le traitement se fait simplement par l'application de poudres inertes. Dans toutes les autres, il faudra d'abord mettre la peau en état de propreté : nettoyer les croûtes, enlever les produits de sécrétion. On suivra les règles indiquées à l'occasion des méthodes *aseptique* et *antiphlogistique*. La guérison se fera aisément. S'il reste, à la suite, de l'eczéma, on agira suivant les règles indiquées au sujet de cette maladie (Voir en particulier *Eczéma des mains*, p. 384). Les folliculites seront traitées par l'application de pansements humides et de pâtes (Voir *Folliculites*, p. 418).

La guérison des dermatites artificielles n'est pas difficile pour le médecin qui apporte un peu de méthode à leur traitement. La seule difficulté consiste à les reconnaître, il faut donc y penser. Dans toutes les lésions aiguës des mains, on recherchera la cause externe. Dans toute lésion du corps, occupant une surface limitée, de forme géométrique surtout, on soupçonnera des causes externes, une application irritante sur la peau. La notion de la cause conduit à la prophylaxie des accidents.

CHAPITRE IV

DERMATOSES PARASITAIRES ET MICROBIENNES

Phthiriases.

Phthiriase du cuir chevelu. — La phthiriase du cuir chevelu, non compliquée par des infections superficielles telles que l'impétigo ou une dermite, guérit aisément, même sans couper les cheveux, par des peignages réitérés au peigne fin imprégné de vinaigre chaud. S'il existe des croûtes sèches, sans suppuration intense, on les ramollira par l'application d'un bonnet de caoutchouc; il sera ensuite facile de les enlever au peigne.

Lorsque les croûtes sont humides, lorsqu'il existe des complications inflammatoires en activité, on devra intervenir par des pulvérisations répétées, des lotions tièdes, enlever toutes les croûtes et les produits dus à l'infection, puis on pansera au moyen de pâtes qui seront nettoyées chaque jour à l'huile d'amandes douces stérilisée. Le traitement de la phthiriase elle-même se fait dans la suite. Parfois il existe chez des enfants mal tenus de véritables plaies; les cheveux seront coupés courts tout autour, on pourra badigeonner au nitrate d'argent avant d'appliquer des pansements demi-humides ; on étendra des pâtes sur les régions non ulcérées, on couvrira les plaies elles-mêmes le plus tôt possible de pâtes desséchantes.

Phthiriase du corps. — La phthiriase du corps est caractérisée par la présence de lésions de grattage au niveau des points de pression des vêtements, en particulier à la nuque et à la partie supérieure et postérieure du tronc et à la ceinture. Les lésions de grattage se compliquent souvent d'infections secondaires, ecthyma, folliculite, que l'on traitera par les moyens que nous indiquerons plus loin. Chez les vieux phthiriasiques on peut voir se développer une *mélanodermie*.

Le pou du corps se réfugie dans les vêtements dès qu'on les enlève.

Pour guérir la phthiriase du corps il suffit de donner quelques bains d'amidon, avec poudrage général à la suite ; l'essentiel est de faire pratiquer une désinfection complète de la literie et des vêtements.

Phthiriase du pubis. — La présence de morpions sur les régions pubiennes, dans les aisselles et sur d'autres régions velues du corps amène des démangeaisons et détermine la formation assez fréquente de « taches bleues ».

Le traitement se fait par les frictions d'onguent mercuriel dédoublé, ou mieux par le vinaigre additionné de sublimé.

Après les frictions mercurielles, qui seront légères et courtes, on laissera la pommade en place pendant une heure, puis on savonnera et on poudrera au talc (Hallopeau). On se rappellera que les frictions d'onguent mercuriel, dans des régions pilaires, exposent à des accidents d'érythème mercuriel locaux et à une stomatite rapide.

Les frictions de vinaigre sublimé :

Vinaigre	300 à 500 grammes.
Sublimé	1 —

seront faites une fois par jour, on peignera avec un peigne largement imbibé de la même solution chaude. Cette précaution est indispensable pour obtenir la guérison, les lentes restant adhérentes aux poils et n'étant pas détruites par les frictions elles-mêmes. La désinfection des vêtements est indispensable, et même celle de la literie dans les cas anciens.

Dermatozoaires [1].

La *punaise* peut provoquer sur les parties découvertes, les avant-bras, les bras, le cou, de volumineuses saillies, parfois douloureuses; au centre on trouve la trace d'une piqûre sous forme d'une petite tache noire. L'origine de ces éruptions est souvent méconnue.

On fera des lotions antiprurigineuses; la peau sera poudrée, la literie sera désinfectée.

L'*ixode* est un acare qui se rencontre parfois en Europe. La femelle s'attache à la peau, la pique sans déterminer de douleur et suce le sang pendant plu-

1. Dubreuilh, *La Pratique dermatologique*, t. I, p. 842.

sieurs jours; elle finit par acquérir un volume considérable par rapport au volume normal; on en trouve en général une seule insérée sur la peau.

L'*argas* est également un acare et peut également s'observer en Europe où il vit dans les colombiers. Il reste peu sur la peau; la piqûre provoque une réaction érythémateuse et œdémateuse, quelquefois très étendue, parfois même de l'urticaire généralisée.

Les ixodes et les argas doivent être tués quand on les rencontre sur la peau, par le chloroforme, le pétrole, la benzine. A la suite on poudre au talc. S'il existe du prurit on fera des lotions vinaigrées ou mentholées.

Le *rouget* est un autre acarien qui vit dans les prairies; les larves piquent en grand nombre la peau au niveau des jambes et provoquent un prurit intense en se fixant à la base des poils. On fera quelques lotions à l'essence de térébenthine pour tuer le parasite, puis on poudrera la peau.

Les piqûres de *moustiques* peuvent être très désagréables, provoquer une réaction inflammatoire très vive chez des sujets sensibles. Il est souvent utile d'appliquer un peu d'ammoniaque ou d'eau phéniquée forte au niveau de la piqûre; on peut faire des lotions antiprurigineuses. Nous ferons les mêmes remarques pour les piqûres de *puces*.

La *chique* s'observe en Afrique et dans l'Amérique du Sud. La femelle pénètre dans la peau après sa fécondation, surtout au niveau du pied; elle provoque souvent par sa pénétration et son séjour des phlegmons, des lymphangites, des accidents locaux graves.

On peut enlever la chique au moyen de pointes

émoussées (échiquage); lorsqu'un abcès se formera, on l'ouvrira franchement, et on pansera.

La *larve du ver du Cayor*, qui s'observe au Sénégal, au Soudan et au Cap, pénètre la peau et se développe sous elle et détermine une saillie rouge, d'abord dure et limitée, très douloureuse, qui s'ouvre au centre pour la laisser sortir. — Nous n'insisterons pas davantage sur les lésions causées par les larves de divers aunelés et qu'on observe en Amérique, beaucoup plus rarement en Europe; ces larves pénètrent également la peau et provoquent des tumeurs inflammatoires douloureuses d'où elles sortent à maturité.

La *filaire de Médine* détermine l'*Eléphantiasis des pays chauds*, sur le traitement duquel je n'insisterai pas. Dans les formes aiguës, le malade doit garder le lit, on peut faire des pulvérisations réitérées, des mouchetures de la peau; dans les formes chroniques, le massage, la compression par une bande élastique, le repos sont les seuls moyens efficaces d'amélioration.

La *ladrerie* est une affection de la peau, ou plutôt de l'hypoderme, due au développement de l'embryon du tœnia solium. On trouve à la surface du corps des saillies arrondies extrêmement dures, indolentes, sans aucune coloration; il est facile de se rendre compte de leur siège sous-cutané, la peau glissant facilement à leur surface. Quelques-unes ne s'observent qu'au palper. Elles sont parfois extrêmement nombreuses.

La difficulté du diagnostic résulte de la rareté relative de l'affection; par suite le médecin qui la rencontre n'y pense pas. Pour le faire d'une manière positive il suffit d'enlever une tumeur et de l'ouvrir;

on trouve à l'intérieur la tête du tœnia et un liquide clair.

Pour guérir ces tumeurs, on peut, soit les enlever au bistouri, soit y faire des injections de sublimé à à 1 p. 1000.

Gale.

Cette maladie fréquente donne lieu à des erreurs de diagnostic extrêmement communes de la part des médecins; en outre son traitement est difficile. Il est nécessaire de rappeler ses symptômes essentiels, et d'exposer en détail les règles thérapeutiques qui devront être suivies.

La gale engendre un prurit qui a son maximum pendant la nuit.

Elle détermine la formation de sillons, dans lesquels la femelle pond ses œufs, et de vésicules. Ces sillons et ces vésicules occupent des lieux d'élection où il faut les chercher. *Ces lieux d'élection sont les suivants* :

1° Les espaces interdigitaux des mains;

2° Les poignets, surtout à leur face antérieure et sur le bord cubital;

3° La région postérieure du coude;

4° La face antérieure de l'aisselle;

5° Le mamelon chez la femme;

6° Le bas-ventre et les deux tiers supérieurs de la cuisse;

7° Les fesses;

8° La verge chez l'homme.

La face est respectée.

En dehors des sillons, des vésicules, on rencontre

dans les régions d'élection des lésions de grattage, d'impétigo, phlycténulaire en général, d'eczéma, parfois absolument typique.

Chez tout prurigineux de date assez récente, l'idée de la gale doit immédiatement se poser au médecin; il n'y aura aucun doute s'il existe des faits de contagion autour du malade et si les régions que nous avons énumérées sont atteintes, même en l'absence de sillons certains, même si l'on ne peut y trouver l'acare. Le diagnostic n'est réellement difficile que dans les gales très frustes, chez des sujets très soigneux de leur personne; il est chez eux parfois impossible de trouver des lésions de la peau que l'on puisse rattacher certainement à la gale; il convient alors de conseiller au malade de prendre moins de soins d'hygiène cutanée, de laisser développer la maladie. Lorsque la gale est très intense, compliquée d'une eczématisation très étendue, les zones d'élection sont plus atteintes que les autres, ce qui doit suffire à éveiller l'idée de la maladie.

Le traitement se fait par des agents antiseptiques, soufre, naphtol, etc., susceptibles de tuer les parasites. Il faut les faire pénétrer dans les sillons, après avoir ouvert ceux-ci; c'est le traitement de la « frotte »; ou bien on se sert d'antiseptiques dégageant des vapeurs tels que le baume du Pérou ou le pétrole.

La gale peut être traitée énergiquement dans la plupart des cas, quelles que soient les complications; la seule contre-indication formelle est la présence d'une lymphangite. Si la peau est extrêmement irritée, on peut cependant appliquer une pâte pendant deux ou trois jours et de la poudre avant de frotter la peau.

La frotte de la gale doit être faite par le médecin ou par un infirmier dressé à la faire, et sachant sur quels points du corps l'application doit être faite avec plus de vigueur.

Pour ouvrir les sillons, on frictionne la peau, et surtout dans les lieux d'élection, pendant un temps qui varie de 15 à 30 minutes, avec du savon de potasse, savon vert ou savon noir. Au niveau des mains, j'ai l'habitude de faire en outre frictionner avec de la poudre de pierre ponce toutes les régions où existent des sillons.

Cette première opération kératolytique terminée, le malade est mis dans un bain et on continue à le frotter pendant une demi-heure au savon noir sur les régions d'élection.

Les pommades qu'on applique à la sortie du bain, par *massage*, surtout sur les régions d'élection, sont les suivantes :

Soufre sublimé lavé	2 grammes.
Carbonate de potasse	1 —
Huile d'amandes douces	1 —
Eau	1 —
Axonge	7 —

(HARDY.)

ou :

Fleur de soufre	2 grammes.
Carbonate de potasse	1 —
Axonge	12 —

(BESNIER.)

le sulfure de calcium liquide :

Soufre sublimé	250 grammes.
Chaux vive	250 —
Eau	2 500 —

Faire bouillir jusqu'à réduction à 1 500 grammes.

Les pommades soufrées seront enlevées au bout d'une heure, mais laissées vingt-quatre heures sur les régions que nous avons énumérées. Le corps sera poudré largement au talc et à l'oxyde de zinc.

En dehors du soufre on peut employer le naphtol (Kaposi).

Naphtol B	3 grammes.
Craie	2 —
Savon noir	10 —
Axonge	20 —

Le traitement par le baume du Pérou comporte une friction du corps entier (sauf la face) avec ce baume pur ou étendu de moitié d'huile (huile de lin, huile d'amandes douces, peu importe). Cette friction est faite le soir. On peut au préalable frictionner au savon noir les régions où la peau est épaisse et où existent des sillons, les mains, la face postérieure des coudes, les fesses. Puis le malade couche dans un peignoir qui s'imprègne de baume et y reste toute la nuit. Il est utile de faire un pansement sur les mains et même les pieds pour que le baume y séjourne. Le baume comme les autres traitements peut provoquer de l'irritation de la peau, et son application doit être suivie des mêmes précautions que celle des autres agents anti-acariens.

Chez l'enfant jeune et la femme enceinte le traitement de la gale exige des précautions spéciales et doit se faire lentement. M. Hallopeau recommande les frictions légères au pétrole additionné d'une partie d'huile d'amandes douces; on peut se servir de la pommade au naphtol, indiquée plus haut (le naphtol est toxique chez les très jeunes enfants), de styrax sous la forme suivante :

Onguent styrax.............	1 gramme.
Alcool..................................	1 —
Huile d'amandes douces................	1 —

Tous les traitements rapides de la gale, la frotte soufrée, le baume du Pérou, peuvent provoquer des accidents cutanés sérieux : la frotte sera faite plus ou moins énergiquement suivant la sensibilité de la peau du malade, légèrement chez la femme; il vaudra mieux parfois la renouveler à deux jours d'intervalle. Tout traitement rapide *exige* la surveillance du médecin, les jours qui suivent l'application.

L'irritation qui suit ces traitements, surtout la frotte soufrée, peut être vive. Les règles que je suis pour le pansement du corps sont les suivantes :

Application de pâte à l'oxyde de zinc de Lassar sur toutes les régions irritées, tous les jours.

Vaseline............	āā
Lanoline...............................	
Oxyde de zinc.	
Amidon..................................	

Applications de poudre de talc sur tout le corps, soir et matin.

Bains d'amidon courts, peu chauds, rares.

Si, à la suite du traitement, des complications

cutanées persistent, on les soignera par les procédés que nous indiquerons pour chacune; en général, l'infection acarienne disparue, les complications guérissent très aisément.

Il faut rappeler enfin que les vêtements portés par le malade depuis le début de la gale doivent être désinfectés, les gants brûlés, le linge de lit et de corps blanchis. Tous les parents qui présentent du prurit, toutes les personnes qui ont couché dans le lit du galeux doivent être traités en même temps que lui. La désinfection de la literie, des tapis, etc., peut devenir nécessaire lorsque la gale date de quatre ou cinq mois.

Le prurit post-acarien persistant est d'origine névropathique et doit être traité par l'hygiène externe la plus minutieuse, les douches tièdes, l'électricité statique.

Les gales animales, dues au cheval, au chien, au chat, au porc, la gale norvégienne dont il a été observé un cas en France, doivent être traitées comme la gale humaine.

Pityriasis versicolor.

Le pityriasis versicolor est une affection due à un champignon, le *Microsporon furfur*, développé dans la couche cornée, où il forme des filaments cloisonnés régulièrement, contenant des spores isolées, inégales, et des spores libres groupées en amas. On trouve sur le tronc de petites taches isolées, des nappes étendues, parfois couvrant une grande partie du thorax, de couleur jaune, café au lait ou brune; le grattage à l'ongle permet de détacher une squame cornée mince (signe du coup d'ongle). Il existe des formes érythémato-squameuses où le diagnostic ne peut être fait que par l'examen microscopique.

La maladie est curable par des applications d'agents antiseptiques et réducteurs; il est nécessaire de faire pénétrer ceux-ci par friction, de réitérer les applications et, d'autre part, de surveiller assez le traitement dans les formes étendues pour éviter les réactions traumatiques de la peau. On peut employer la teinture d'iode, les frictions au savon noir et les applications de solutions résorcinées et pyrogalliques. Lorsque l'affection récidive, il devient nécessaire de désinfecter les vêtements.

Érythrasma.

L'érythrasma est également une infection de la couche cornée, due au *Microsporon minutissimum*; elle s'observe dans le pli inguinoscrotal et plus rarement dans les aisselles. On constate une surface de couleur rouge orangé ou jaunâtre, limitée par des bords nets parfois polycycliques, plus ou moins squameuse suivant l'humidité de la région. Ces lésions sont rarement prurigineuses; en général elles ne s'accompagnent pas de troubles subjectifs et on ne cherche guère à se débarrasser de l'érythrasma. Cependant il peut se compliquer d'intertrigo et il convient de le faire disparaître pour éviter les ennuis que celui-ci peut déterminer.

Le traitement peut être fait par tous les antiseptiques en solutions alcooliques, ou éthéro-alcooliques pour éviter la gêne déterminée par les applications de pommades : teinture d'iode, solutions pyrogalliques, chrysophaniques, etc. Dans l'intervalle des applications, on poudrera avec une poudre fine, et, s'il y a de l'irritation, on la calmera par une pâte simple.

Pityriasis rosé.

Le pityriasis rosé est une dermatose superficielle érythémateuse et squameuse qui s'observe surtout chez l'enfant, l'adolescent ou l'adulte jeune. Les lésions caractéristiques sont représentées sur le tronc par des disques arrondis de la dimension d'une pièce de cinquante centimes à celle d'une pièce de deux francs, parfois plus, de couleur rose clair ou rose jaunâtre. Souvent cette coloration n'existe qu'à la périphérie; au centre, la peau est finement squameuse et de couleur normale. En dehors de ces éléments on trouve de petites taches rosées, finement squameuses (stade initial). L'affection s'étend sur le tronc, le cou, la racine des membres, quelquefois la face. Elle peut être prurigineuse. Elle guérit spontanément en deux ou trois mois au plus. La peau des malades atteints de pityriasis rosé est souvent une peau irritable.

Brocq a indiqué l'évolution de la maladie en deux temps. Chez un grand nombre de malades on voit une plaque initiale qui atteint peu à peu de grandes dimensions et reste isolée; puis, au bout de quelques jours, se fait une poussée éruptive étendue.

Les parasites qui engendrent cette affection sont inconnus. Il s'agit du reste peut être d'une affection toxique (Sabouraud).

Au début, et pendant presque toute la durée de la maladie chez des individus jeunes, à peau fine, hyperidrosique surtout, on s'abstiendra de tout traitement actif réel. Le malade prendra quelques bains d'amidon, ou boratés sodiques ; à la suite le corps sera très largement poudré. Les applications de poudres seront renouvelées le matin et le soir.

S'il existe du prurit, on le combattra par des poudres, des lotions coaltarées, mentholées faibles (1 p. 200), vinaigrées

Acide acétique	1 à 2	grammes.
Eau	100	—

suivies d'applications de poudres.

Sur les plaques un peu étendues, on peut faire des applications de réducteurs, mais en solution, de manière à ne pas irriter la peau saine, par exemple des solutions de thiol (10 p. 100), pyrogalliques et chrysophaniques (10 p. 100).

A la suite de ces badigeonnages, on poudrera la peau, et, si elle s'irrite, on cessera toute application irritante.

Caratés.

Les caratés sont des aspergilloses de la peau qu'on observe dans les régions équatoriales des Andes (Équateur, Colombie, Pérou, Bolivie).

On constate sur la peau des lésions érythémateuses,

par taches isolées ou formant de grandes nappes, qui se couvrent de squames, parfois en abondance extraordinaire, surtout au niveau des mains et des pieds. Chez certains malades, la couleur n'est pas rouge, mais brune, bleue, violette, marbrée, etc. La maladie peut guérir en totalité ou en partie en laissant des taches achromiques.

Tous les caractères cliniques de ces infections de la peau ne sont pas encore déterminés, mais le diagnostic microscopique suffit à les faire reconnaître et est toujours nécessaire.

On trouve dans les squames des filaments mycéliens extrêmement longs s'anastomosant en réseau, de place en place on voit s'insérer sur ces filaments des filaments plus gros terminés par une tête renflée d'où partent des files de spores. La coloration des parasites est facile et peut se faire par toutes les couleurs basiques, après action de la potasse sur les squames. La culture se fait dans tous les milieux usuels de laboratoire à la température de celui-ci.

Il faut noter l'association habituelle de gale aux caratés; on trouve dans les squames des acares un peu plus gros que ceux de notre pays.

Le traitement des caratés doit être fait d'une manière extrêmement énergique; il est en effet des cas, et j'en ai vu un avec Darier, où l'affection s'étend à tout le tégument, où la végétation parasitaire et les réactions épidermiques sont telles que la maladie devient incurable.

On traitera les lésions initiales comme des lésions de trichophytie cutanée par des *frictions* de teinture d'iode. Si les plaques s'étendent, on aura recours soit aux applications de pommades mercurielles, soit aux préparations chrysophaniques. L'onguent citrin, qui a pour formule :

Axonge	400	grammes.
Huile d'olives	400	—
Mercure	40	—
Acide nitrique à 1,42	80	—

peut être employé sur des surfaces très étendues à condition de surveiller l'état des dents. Quant à l'acide chrysophanique on l'emploiera en pommades ou en bâtons de pommades, ou en solutions alcooliques qui permettront de le faire pénétrer dans la peau par friction, le tout avec les réserves et les précautions qu'on doit prendre habituellement chez les malades soumis à un traitement chrysophanique énergique et sur de grandes étendues de tégument (Voir *Traitement du psoriasis*, p. 000).

Trichophyties et Favus de la peau.

L'immense majorité des lésions trichophytiques de la peau glabre est d'origine animale ; les trichophytons qui les déterminent viennent du cheval, du chien, du chat, de différents oiseaux.

Le diagnostic de la trichophytie cutanée est assez facile, grâce à la régularité, quelquefois géométrique, des lésions. Il existe des types *superficiels*, où l'on trouve des surfaces arrondies ou polycycliques, de couleur rosée, guérissant au centre, s'étendant à la périphérie ; au niveau de celle-ci on trouve les réactions les plus intenses, squameuses à leur surface, vésiculeuses dans certains types cliniques, — et d'autre part des types *profonds*. Le plus caractéristique est constitué par une forme de trichophytie équine qui forme des saillies volumineuses aplaties à la surface de la peau, pâteuses au toucher, couvertes de croûtes ; à la pression, on fait sortir du pus par un grand nombre d'orifices.

Dans la barbe, le développement du trichophyton est assez commun (*sycosis trichophytique*). On trouve des folliculites disséminées, sous forme de nodules pâteux au toucher, parfois offrant une pustule à leur centre. Les poils sont gros, courts, friables à la pince, et contiennent des spores trichophytiques.

Il existe du reste au niveau de la barbe des cas de trichophytie cutanée n'envahissant pas les follicules en profondeur.

Le traitement des trichophyties superficielles de la peau se fera par des badigeonnages de teinture d'iode, répétés une fois ou deux par semaine. Il faut avoir soin de faire pénétrer l'iode en frictionnant les surfaces malades aussi vigoureusement que possible, par exemple au moyen d'une pince et d'ouate trempée dans la teinture[1]. J'ai vu des cas ne pas guérir parce que ces frictions avaient été négligées. Peut-être l'acétone iodée permettrait-elle une pénétration plus profonde que la teinture d'iode. On pourrait l'employer aux doses de 1 p. 20 ou 1 p. 30.

1. Pour Sabouraud, la teinture d'iode diluée, étendue de trois fois son volume d'alcool, permet d'amener la guérison aussi vite que la teinture d'iode ordinaire, et n'a pas ses effets irritants.

Dans un cas récent, j'ai dû remplacer les badigeonnages de teinture d'iode qui n'amenaient pas la guérison, par des frictions avec une pommade chrysophanique à 10 p. 100.

Dans les trichophyties suppurées, on enlèvera les croûtes au moyen de cataplasmes, de pulvérisations. Sabouraud insiste sur la nécessité de ne pas agir autrement que par les procédés d'asepsie, qui suffisent à amener la guérison; on peut faire de temps à autre des badigeonnages à la teinture d'iode diluée.

Dans les trichophyties de la barbe on agira avec d'autant plus de prudence que les lésions sont plus aiguës et plus inflammatoires. Dans les formes torpides, froides, on pourra faire intervenir une médication active, badigeonnages à la teinture d'iode, applications — prudentes — d'huile de croton (Voir *Trichophyties du cuir chevelu*, p. 585), applications, la nuit, de pâtes à l'acide chrysophanique à 10 p. 100. L'épilation est utile dans tous les cas.

Le *favus* de la peau est assez rare. Quelquefois il affecte un type érythémateux dont les caractères cliniques sont ceux des trichophyties superficielles; en général il existe des godets plus ou moins nombreux, de couleur jaune, extrêmement secs (Voir *Favus du cuir chevelu*, p. 591).

On guérit aisément le favus cutané en faisant tomber les croûtes par des bains, des applications humides, puis en faisant des badigeonnages iodés. Bodin insiste sur la nécessité d'épiler les follets qui se trouvent au niveau des régions infectées par le favus.

Séborrhée grasse.

La séborrhée grasse est une affection constituée simplement par l'*augmentation du diamètre des pores sébacés* et la *surproduction du sébum normal*, qui rend luisante et grasse la peau de la région malade (Sabouraud). Elle prédomine au visage, sur les parties supérieures du tronc et peut s'étendre plus ou moins sur le corps. Au cuir chevelu elle s'accompagne fréquemment de dépilation; pour Sabouraud la calvitie vulgaire est une complication de la séborrhée grasse (Voir *Maladies du cuir chevelu*, p. 584). La lésion élémentaire est constituée par la présence, dans l'utricule pilo-sébacé largement dilaté, d'un « cocon » où l'on trouve des amas de substance cornée, de la matière sébacée et des amas innombrables d'un bacille extrêmement fin (microbacille séborrhéique). La glande sébacée annexe s'hypertrophie et le follicule pileux s'atrophie.

L'importance de la séborrhée grasse est due à ce qu'elle constitue le terrain sur lequel se développent les lésions des acnés et d'une série d'infections staphylococciques, furonculose, sycosis, etc.

Les conditions qui engendrent la séborrhée grasse sont inconnues. Elle se développe à la puberté et tend à diminuer à l'âge adulte.

La séborrhée grasse de la face et du tronc doit être traitée lorsqu'elle est assez intense pour être gênante, et lorsqu'elle se complique d'acné ou d'une autre dermatose. Celles-ci guéries, la séborrhée devra être soignée pour empêcher les récidives.

La séborrhée grasse peut être traitée par une série de réducteurs, en première ligne le soufre, puis les sulfureux, les mercuriaux, l'ichthyol et le thiol. On peut également employer la médication kératolytique, enfin on peut combiner l'emploi des kératolytiques à celui des réducteurs.

Ceux-ci peuvent être considérés comme ayant une action antiseptique si l'on admet que la séborrhée grasse est une affection microbienne.

Traitement par le soufre précipité. — Le soufre précipité est un agent souvent indispensable du traitement antiacnéique, assez difficile à manier. Il est peu irritant sous forme de pâtes soufrées, plus irritant sous forme de lotions, dangereux sous forme de pommades.

Avant d'appliquer des préparations contenant du soufre, la peau peut être dégraissée, de manière à faciliter la pénétration de cet agent. Ce dégraissage peut se faire par l'alcool, l'éther, la liqueur d'Hofmann, l'acétone, la benzine, les alcalins forts, par exemple la solution suivante :

Soude caustique	1 gramme.
Eau	300 à 500 —

les savons (nous verrons cependant que l'abus de savons peut être nuisible chez les acnéiques).

Tous ces agents, destinés à dégraisser la peau, rendent l'effet du soufre plus énergique, mais aussi la peau plus irritable.

Pâtes soufrées. — J'ai employé fréquemment la pâte soufrée suivante :

Axonge benzoïnée	28	grammes.
Oxyde de zinc	4	—
Ceyssatite	2	—
Soufre précipité	6	—

(UNNA.)

Elle n'amène pas, sauf exception, d'irritation de la peau.

Une pâte telle que la suivante (Besnier) est susceptible de provoquer des réactions sur des peaux même peu sensibles, grâce à la quantité élevée de soufre qu'elle contient; on ne l'appliquera qu'une heure sur la figure.

Huile d'amandes douces	ãa
Soufre précipité	

Lotions soufrées. — Les lotions soufrées ont pour formule moyenne :

Soufre précipité	5 à 15	grammes.
Alcool à 90 degrés	25 à 100	—
Eau	50 à 150	—

Peu importe du reste la formule exacte, car il s'agit de déposer par dessiccation une couche légère et régulière de soufre à la surface de la peau.

On aura soin de graisser le bord des paupières avec un peu de vaseline pour éviter l'action irritante du soufre sur les yeux lorsque cette lésion est appliquée à la face.

On peut ajouter aux lotions soufrées avec avantage de l'alcool camphré au lieu d'alcool à 90 degrés, 10 p. 100 de glycérine qui facilite l'adhérence du soufre à la peau, ou du mucilage de gomme 10-20 p. 100 (Veiel), 10 p. 100 de carbonate de potasse ou de soude qui facilite la pénétration.

On appliquera avec un pinceau, après ou sans dégraissage préalable, la lotion sur les régions séborrhéiques. Le matin on nettoiera à l'eau tiède, ou à l'eau légèrement alcaline.

Il est utile à mon avis de graisser légèrement la peau le jour, de manière à prévenir les effets irritants du soufre, soit avec un peu d'axonge, soit avec un peu de la pommade :

Lanoline	10 grammes.
Vaseline	15 —

soit avec une crème.

Pommades soufrées. — La pommade soufrée la plus simple :

Soufre précipité	2 à 5 grammes
Vaseline	100 —

est une préparation dangereuse; on doit y ajouter une légère quantité d'oxyde de zinc pour en diminuer l'action irritante. L'action est également moins nocive sous forme de crème :

Lanoline	10 grammes.
Eau	15 —
Oxyde de zinc	5 —
Soufre précipité	1 à 3 —

Traitement par les sulfureux. — L'action des sulfureux est moins énergique que celle du soufre, mais ils sont précieux dans la séborrhée du tronc sous forme de bains.

Ceux-ci doivent contenir de 50 à 100 grammes de sel marin; on évite l'irritation de la peau en versant dans le bain de l'eau chaude où on a fait dissoudre 200 grammes de gélatine.

On peut savonner au préalable la peau au savon noir de potasse, chez l'homme, quand elle est tolérante. Après les bains, la peau sera toujours poudrée, au talc par exemple.

Traitement par les mercuriaux. — Les composés mercuriels ont été autrefois employés dans le traitement de l'acné; ils sont maintenant d'un usage plus restreint; Brocq indique la lotion suivante qu'on applique après savonnage :

Bichlorure de Hg	1	gramme.
Eau	150	—
Alcool à 90 degrés	100	—

On l'emploie d'abord diluée d'eau, puis peu à peu on l'emploie pure. Le sublimé peut être associé au chlorhydrate d'ammoniaque :

Bichlorure de Hg	1	gramme.
Chlorhydrate d'AzH^3	1	—
Eau	500	—

Étendre également d'eau lors des premières applications.

Les composés mercuriels peuvent être employés en pâte :

Oxyde de zinc	10	grammes.
Ceyssatite	2	—
Axonge benzoïnée	28	—
Sublimé	0 gr. 06 à 0 gr. 10	
Résorcine	1	— 25

(LEISTIKOW.)

On ne peut les associer au soufre que sous forme de sulfure de mercure (cinabre) :

Vaseline	10	grammes.
Lanoline	10	—
Amidon	15	—
Soufre précipité	3	—
Sulfure rouge de mercure	2	—

Traitement par l'ichthyol. — L'utilité de l'ichthyol dans le traitement de la séborrhée grasse est très variable suivant les cas; on l'emploie sous forme de lotions, après savonnage, en frictionnant légèrement.

Ichthyol	10	grammes.
Alcool à 90°	50	—
Éther	50	—

ou de glycérolés à 10 p. 100.

Parfois l'ichthyol donnera de très bons résultats et pourra même suffire, comme nous l'avons vu, dans les acnés d'intensité légère.

Kératolytiques. Association aux agents antiséborrhéiques. — Les savonnages, les lotions chaudes suffisent à faire pénétrer les agents antiséborrhéiques; il n'est pas indiqué, sauf exception, d'employer les kératolytiques forts, à l'état isolé, mais on peut les adjoindre au soufre, aux composés mercuriels, en particulier la résorcine et l'acide salicylique. Une pâte telle que la suivante sera, par exemple, active, sans être irritante d'une manière exagérée et pourra être appliquée toute la nuit.

Vaseline	25	grammes.
Amidon	10	—
Oxyde de zinc	10	—
Soufre précipité	5	—
Acide salicylique	2	—
Résorcine	2	—

Le matin, nettoyer à la vaseline, poudrer au talc.

On peut alterner l'application des différents agents, par exemple faire une fois ou deux par semaine des applications de pommades salicylées et résorcinées, et dans l'intervalle le traitement par les préparations soufrées.

Dans les séborrhées très intenses, surtout au tronc, on pourra appliquer des pâtes beaucoup plus énergiques par leur action kératolytique et leur teneur en soufre :

Savon mou de potasse	ãã
Soufre	

(Brocq.)

Savon mou de potasse	
Huile de cade	ãã
Soufre	

(Lailler.)

On les appliquera en moyenne une heure, lorsque la peau sera résistante. A la suite, on nettoie à l'huile tiède et on applique soit de la poudre de talc, soit une crème, soit, s'il se produit de l'irritation, une pâte de zinc :

Huile de lin	
Eau de chaux	ãã
Oxyde de zinc	
Amidon	

Impétigo.

Le mot impétigo n'a pas encore un sens unique pour tous les dermatologistes : Unna fait de l'impétigo un groupe où il comprend la plupart des infections les plus superficielles, vésiculeuses, bulleuses et pustuleuses de la peau.

Sabouraud, se fondant sur les caractères anatomo-cliniques indiqués par Tilbury Fox et admis généralement en France, décrit l'impétigo comme une infection à réaction séreuse initiale, due au streptocoque; pour lui l'impétigo staphylococcique de Bockhart est une « porofolliculite ». S'il est exact que toutes les infections classées par Unna dans le groupe impétigo sont liées uniquement au streptocoque et au staphylocoque, on peut, comme nous allons le faire, admettre la manière de voir de Sabouraud.

Impétigo aigu. — Nous appellerons donc impétigo une dermatose superficielle, auto-inoculable, susceptible de persister sur les téguments par l'apparition de foyers successifs, souvent récidivante, se révélant par des vésicules et des phlyctènes plates à progression excentrique, qui aboutissent rapidement à la formation de croûtes sérofibrineuses. Cette dermatose se développe de préférence sur des peaux fines; elle s'observe surtout chez l'enfant et surtout à la face. Ainsi défini, l'impétigo est dû à la germination du streptocoque : souvent l'infection staphylococcique des cavités séreuses amène la formation de pus et modifie l'aspect clinique, surtout dans les régions pilaires (cuir chevelu). L'affection est contagieuse et parfois même épidémique. Les éruptions, à leur début, s'accompagnent souvent de quelques troubles généraux, d'un peu de fièvre, et, pendant leur cours, on voit se développer des adénopathies qui persistent parfois après l'impétigo.

L'*élément anatomique* essentiel de l'impétigo est

donc une vésicule, une phlyctène aplatie. A son début, elle est constituée par de petits lacs séreux, situés au contact les uns des autres, développés dans les parties superficielles du corps muqueux. Soulevant la couche cornée, les formations cavitaires se confondent et forment une cavité unique en forme de coupole abaissée, couverte d'une couche cornée très mince, contenant un liquide sérofibrineux, très peu de leucocytes (polynucléaires); le fond est formé par le corps muqueux. La croûte qui se forme ultérieurement est due à la coagulation du liquide contenu dans la cavité.

Les complications de l'impétigo sont dues parfois à la pénétration du streptocoque en profondeur, mais surtout à la végétation staphylococcique secondaire, facilitée par la persistance des sécrétions à la surface de la peau. Le traitement devra avoir pour but essentiel de supprimer ces sécrétions en les absorbant ou en les desséchant.

1° *Traitement des vésicules et des phlyctènes.* — Suivant les règles de la méthode aseptique, on peut se contenter d'ouvrir les vésicules et les phlyctènes aux ciseaux et d'abraser largement la couche cornée qui forme leur toit. La cavité séchée au coton, on applique une pâte épaisse; dans les cas très aigus, on fera un pansement demi-humide, aseptique, avec larges applications de pâte autour des régions lésées. Chaque jour, ou deux fois par jour, on doit nettoyer, enlever la pâte par de l'huile ou de la vaseline, *essuyer de suite*, appliquer à nouveau de la pâte [1]. Dans des formes très

1. L'application de poudres sur les lésions d'impétigo, comme sur les folliculites superficielles, peut être dangereuse et amener la

aiguës, avec érosions profondes j'ai employé le glycérolé d'amidon avec un tiers d'oxyde de zinc, qui permet les nettoyages faciles à l'eau tiède. Les pommades, les graisses molles, sont, je le répète une dernière fois, dangereuses, à cette période.

Ce traitement fondamental ne suffit pas; dans les formes extensives il est utile d'appliquer un traitement antiseptique et de faire, *dans l'intervalle des applications de pâtes ou de pansements*, des badigeonnages actifs sur les érosions.

De tous les agents, le meilleur est, d'après mon expérience personnelle, le nitrate d'argent à 1 p. 10 ou à 1 p. 20. On frotte les érosions artificielles consécutives à l'ouverture des formations cavitaires avec une pince armée de coton trempé dans la solution; on couvre d'une pâte. Quelques attouchements répétés chaque jour amènent une guérison rapide.

J'ai employé également l'acide picrique à 1 p. 200, l'eau d'Alibour forte.

Sulfate de zinc.................... ..	7 grammes.
Sulfate de cuivre....................	2 —
Camphre...........................	*à saturation.*
Eau..................................	200 grammes.

(*Filtrer avant de se servir de cette solution.*)

2° *Traitement des croûtes.* — Les croûtes seront enlevées par des pulvérisations, de préférence à tout autre moyen; si celles-ci sont impossibles, on appli-

multiplication des foyers. On peut expliquer ce fait en admettant qu'elles produisent une dessiccation superficielle trop énergique et que la couche cornée, humide d'abord, devenant imperméable par coagulation du sérum qui l'imprègne, la végétation microbienne se fait d'une manière plus intense.

quera pour les ramollir des cataplasmes de fécule ou des ouataplasmes, puis on touchera les érosions sous-jacentes avec du nitrate d'argent. Dans les cas sérieux, on prescrit cinq, six fois par jour des lotions prolongées avec de l'eau d'Alibour tiède, au tiers.

Sulfate de zinc	7 grammes.
Sulfate de cuivre	2 —
Camphre	*à saturation.*
Eau	200 grammes.
Filtrer, ajouter eau	400 —

Autour des éléments, on appliquera une pâte en permanence, et sur les lésions débarrassées de croûtes des pansements demi-humides aseptiques.

S'il existe une infection secondaire, s'il se forme du pus, on pourra faire des lotions antiseptiques faibles, par exemple de sublimé à 1 p. 5000.

Impétigo chronique et dermite post-impétigineuse. — La poussée aiguë terminée, il reste quelquefois des foyers inflammatoires rouges, parfois même végétants, surtout dans les régions de contact. Le nitrate d'argent en solution à 1 p. 50, 1 p. 20 convient aux formes végétantes, mais lorsqu'il existe surtout de la rougeur, sans saillies, on est conduit à faire un traitement réducteur, à employer en particulier l'oxyde jaune de mercure et l'huile de cade : on fait, par exemple, appliquer matin et soir une couche de la pommade :

Oxyde jaune de mercure	5 grammes.
Huile de cade	10 —
Vaseline jaune	85 —

Ou une pâte au soufre et au cinabre :

Soufre précipité......................	2 grammes.
Sulfure rouge de mercure............	1 —
Oxyde blanc de zinc..................	6 —
Vaseline jaune.......................	10 —

Dans les plis où il s'est développé, l'impétigo peut donner lieu à des *érosions* et à des *fissures* persistantes; on les badigeonnera au nitrate d'argent, à l'huile de cade pure, puis on appliquera une pâte pour dessécher, avec poudrage consécutif.

L'*impétigo des mains* se rapproche déjà de l'ecthyma; il se présente sous forme de phlyctènes isolées, et n'a en général ni l'acuité, ni la facilité d'extension de l'impétigo facial. Les formes aiguës et extensives constituent un type que j'ai décrit avec M. Hallopeau sous le nom de *phlycténose sterptogène*[1]. Elles sont souvent confondues avec l'érythème polymorphe; j'ai vu l'erreur commise par des dermatologistes de profession. Je rappelle qu'on ne trouve pas simultanément de lésions du cou, de la bouche et que les éléments évoluent successivement, non simultanément. Dans ces types cliniques, on se bornera à ouvrir les phlyctènes, à cautériser au nitrate d'argent, et il suffira d'oblitérer chaque élément avec une rondelle d'emplâtre, soit simple, soit rouge, soit à l'oxyde de zinc. S'il se forme du pus, pulvérisations, badigeonnages à l'alcool phéniqué à 10 p. 100, application de pâtes.

L'*impétigo disséminé du cuir chevelu* est surtout lié à la phthiriase. Des croûtes épaisses s'accumulent dans la tête; on les fait tomber par des pulvérisations, ou même, s'il n'y a pas de pus en abondance, par

1. Hallopeau et Leredde, *Traité pratique de Dermatologie*, p. 336.

l'application d'un bonnet de caoutchouc, deux ou trois heures. Lotionner ensuite à l'eau bouillie, à l'eau d'Alibour étendue, à l'eau résorcinée à 1 p. 100. On appliquera des pâtes lorsque les cheveux sont courts. Chez la femme, on fera des lotions répétées, avec dessiccation exacte des surfaces dans l'intervalle.

L'*impétigo du corps* est presque toujours dû à la gale. Dans les cas légers et moyens, on frottera le malade malgré l'impétigo, et la frotte suffira à amener la guérison. Dans les cas très intenses, on traitera d'abord l'impétigo, suivant les cas, par des pulvérisations, ou des lotions, même des bains dans les formes étendues, avec applications de pâtes entre les lésions, et on touchera les lésions sous-jacentes aux croûtes au nitrate d'argent (1 p. 10), à l'acide picrique (1 p. 200), à l'eau d'Alibour étendue.

L'*impétigo pemphigoïde des enfants ou pemphigus aigu des enfants* se développe chez des nouveau-nés, de la première à la deuxième semaine, sous forme de bulles claires, souvent extrêmement nombreuses. Elles peuvent au bout de quelques jours devenir purulentes, parfois le liquide devient hémorrhagique, ou bien elles se dessèchent et forment des croûtes épaisses. L'affection est contagieuse, épidémique, et s'observe surtout dans les maternités. Parfois elle est grave, il existe des signes d'infection générale, des troubles gastro-intestinaux, de la broncho-pneumonie, et la mort en est la suite.

En l'absence de documents définitifs sur la bactériologie de cette affection, nous pensons qu'elle se rapproche de l'impétigo streptogène, qu'elle est due aux mêmes parasites, et, le cas échéant, nous conseillerons de la traiter comme celui-ci dans ses formes étendues.

Traitement général. — Les enfants atteints d'impétigo récidivant présentent souvent les attributs du tempérament lymphatique, les chairs molles, blanches et épaisses. On imposera la vie au grand air, des promenades prolongées, des exercices physiques, l'aération nocturne, le séjour au bord de la mer, sur les plages du Nord, ou bien à La Bourboule, à Uriage, les frictions alcooliques quotidiennes. Si l'huile de foie de morue est bien supportée, elle pourra être prescrite à la dose de une à trois cuillerées à bouche par jour. L'iodure de fer peut servir de succédané.

Impétigos secondaires.

Les lésions d'impétigo secondaire (*impétiginisation*) se développent à la surface des lésions cutanées de tout ordre, suintantes (dermatites artificielles, eczémas, surtout à la face) ou prurigineuses (prurigo surtout).

Elles se caractérisent par la présence de formations croûteuses, molles, souvent épaisses, dans les dermatoses suintantes, parfois sèches, dures dans le prurigo de Hebra. Nous n'entrerons pas dans une description minutieuse, ni dans les discussions théoriques auxquelles peut donner lieu l'impétiginisation. Elle a une grande importance au point de vue pratique. Mais il n'est pas nécessaire de s'étendre longuement sur le traitement, après toutes les généralités que nous avons écrites sur les infections de la peau. Ce traitement doit être des plus simples, mais fait avec le plus grand soin : le succès dépend de l'observation minutieuse de tous les détails, dans les nettoyages et les pansements. Avant de traiter une dermatite artificielle, un eczéma aigu, un prurigo présentant des croûtes, il faut *toujours* faire l'asepsie superficielle de la peau. Les pulvérisations, les pansements demi-humides à l'eau bouillie, suffisent à limiter l'infection secondaire; il n'y aura pas d'inconvénient, en dehors de l'eczéma aigu récent, à appliquer de suite des pâtes. Au bout de deux ou trois jours de ce traitement, on peut considérer que l'asepsie est suffisante et ne plus se préoccuper de l'impétiginisation dans la thérapeutique locale.

Si le corps est envahi d'une manière étendue, on donne au malade des bains quotidiens, en ayant soin d'appliquer une pâte sur les régions non malades. Sabouraud prescrit des bains contenant de 1 à 7 gr. de sulfate de cuivre par litre, dans les prurigos de Hebra étendus avec impétiginisation.

Perlèche.

La perlèche est une affection parasitaire contagieuse due à un streptocoque (Lemaistre) qui se développe chez des enfants, quelquefois chez l'adulte, au niveau des commissures buccales. Après une période initiale où la couche cornée est détachée du corps muqueux, celui-ci se dénude; le tissu est rouge, enflammé, fissuré. Les lésions couvrent souvent des croûtes et peuvent être modifiées par des infections secondaires.

Cette affection est bénigne; on obtiendra facilement

la guérison en suivant les règles de la méthode aseptique, et en faisant des badigeonnages au nitrate d'argent à 1 p. 50 ou 1 p. 20 au niveau des fissures. Le traitement est en somme celui de l'impétigo. L'application de pâte de zinc comme pansement permanent aura l'avantage d'empêcher le contact de la salive qui est la cause principale de la durée des lésions.

Pemphigus aigu.

Parmi les dermatoses bulleuses autrefois connues sous le nom commun de pemphigus, il en est de microbiennes, par exemple l'impétigo pemphigoïde des nouveau-nés (Voir p. 330). La plupart des cas compris autrefois dans le pemphigus sont aujourd'hui rattachés à la dermatose de Duhring, dermatite polymorphe douloureuse de Brocq.

Le mot pemphigus n'est plus appliqué par les dermatologistes, en France, qu'à des cas rares. Il existe un type aigu et un type chronique qui constituent sans doute deux affections différentes. Le pemphigus chronique sera décrit parmi les maladies toxiques (*pemphigus vrai*).

Sous le nom de pemphigus aigu, Besnier, Brocq, décrivent une maladie fébrile, évidemment infectieuse, durant deux ou trois semaines, qui s'observe presque exclusivement chez des individus qui manient des animaux morts (bouchers, charcutiers, etc.). La peau se couvre de bulles, assez souvent hémorrhagiques, accompagnées de douleurs et de prurit. Les symptômes généraux sont ceux d'une grande infection. La mort est presque constante.

Le traitement local qui me paraît le meilleur consiste à ouvrir les bulles, à dessécher les surfaces dénudées par de la pâte de zinc. On se guidera du reste sur l'état local; s'il y a de l'infection cutanée secondaire, des pansements demi-humides peuvent être nécessaires. Le traitement général sera celui de toutes les grandes infections.

Ecthyma.

L'ecthyma est une lésion streptococcique de la peau qui se développe sur les régions déclives du corps chez des individus dont la nutrition est généralement mauvaise, et qui, commençant par une phlyctène identique à celle de l'impétigo streptogène, aboutit à une ulcération épidermodermique, irrégulière, entourée d'une aréole lymphangitique inflammatoire. Cette ulcération irrégulière est couverte de croûtes, et remplie d'un liquide séro-purulent. Elle guérit en laissant une cicatrice indélébile. Les lésions d'ecthyma sont presque toujours multiples : l'*auto-inoculabilité est évidente* et les pansements devront avoir, en particulier, pour but d'empêcher la multiplication des éléments par l'isolement de ceux qui existent.

Nous n'insisterons pas sur les caractères anatomiques essentiels, car ils sont identiques à ceux que nous avons indiqués pour l'impétigo ; l'ecthyma est un impétigo à tendance ulcéreuse, lié aux conditions anatomiques et biologiques des régions où il se développe, déterminé par l'infection streptococcique, mais également par les infections secondaires.

Le traitement de la période phlycténulaire est exactement celui qui a été indiqué pour l'impétigo.

Les ulcérations d'ecthyma occupant presque exclusivement *les membres inférieurs avec ou sans état variqueux*, on imposera au malade, dès le début, la position horizontale au lit ou sur une chaise longue.

Dans les cas les plus bénins, on enlèvera les croûtes par la curette ou par une pulvérisation. Toutes les phlyctènes claires seront ouvertes, cautérisées au nitrate d'argent à 1 p. 20 et pansées avec une pâte simple. On nettoiera les ulcérations par les solutions que nous indiquerons plus loin et on couvrira d'un emplâtre simple ou d'un emplâtre à l'oxyde de zinc. Ce moyen suffit à empêcher les inoculations, mais les emplâtres constituent un très mauvais procédé de pansement de l'ulcération ecthymateuse, et si celle-ci tend à ne pas guérir, à cause du pansement incorrect, on sera obligé de changer le traitement. Je préfère, pour ma part, après nettoyage des ulcérations, les panser et les couvrir de gaze aseptique maintenue autour de l'ulcération par une colle de zinc.

Lorsque les lésions sont très nombreuses, on peut faire, pour enlever les croûtes et nettoyer les ulcérations, des pansements humides avec application de pâte sur la peau saine (Voir *Méthode aseptique*).

Dans les cas aigus et sérieux, non seulement par la multiplicité des éléments, mais surtout par la tendance extensive et térébrante de chacun d'eux, on appliquera la technique suivante :

Les croûtes enlevées, on fera des lavages des plaies à l'eau bouillie, à l'eau bicarbonatée, à l'eau boriquée :

on pourra essayer les badigeonnages au nitrate d'argent ou à l'eau d'Alibour, puis on pansera, avec une poudre absorbante porphyrisée, par exemple, un mélange de talc, de terre fossile, d'oxyde de zinc :

Talc	10 grammes.
Oxyde de zinc	5 —
Terre fossile	3 —

On appliquera de la pâte autour des ulcérations et on pansera à la gaze maintenue par une colle de zinc.

Dans les formes persistantes où les ulcérations ne s'étendent pas, mais tardent à guérir, il faudra modifier le derme ; on fera des lotions à l'eau chloralée (1 p. 100), à l'eau phéniquée (2 p. 100), au sublimé (1 p. 200) et même à l'eau oxygénée au quart, à la liqueur de Labarraque pure ou étendue, au vin aromatique, à l'alcool camphré. Le pansement sera fait au moyen de poudre de bicarbonate de soude, de ratanhia, de quinquina, toujours maintenue par une gaze *très légère* et de la colle de zinc.

L'ecthyma s'observe assez souvent chez des galeux; à moins d'une intensité anormale, on fera d'abord la frotte, puis on traitera l'ecthyma.

On devra toujours s'occuper de l'état général du malade, le suralimenter, relever ses forces par tous les moyens possibles.

Le traitement régulier de l'ecthyma constitue le principe fondamental de la prophylaxie des ulcères variqueux et nous aurons à en reparler lorsque nous étudierons ceux-ci.

Chancre simple.

Le chancre simple ou *chancre mou* est une affection vénérienne due au bacille de Ducrey. Ce bacille est colorable par les couleurs d'aniline basiques, et non par la méthode de Gram ; c'est un bacille fin, groupé surtout en chaînettes (streptobacilles) ; fréquemment on voit plusieurs chaînettes parallèles les unes aux autres. Pour obtenir des préparations, il est nécessaire de déterger le chancre et d'en râcler légèrement le fond.

Les éléments caractéristiques du chancre mou sont :

La forme arrondie, ovalaire, fissuraire dans les plis, — le bord, vertical à sa face interne, rouge avec un étroit liseré jaune, légèrement décollé, — le fond mamelonné caché par un pus sanieux, parfois une croûte, — l'absence d'induration (à moins d'un état inflammatoire qui provoque une induration diffuse moins bien limitée que celle du chancre syphilitique), — la douleur à la palpation. Le chancre simple est auto-inoculable. Il guérit en laissant une cicatrice indélébile. Assez fréquemment, on constate une adénopathie suppurée (bubon), qui peut être le point de départ d'un chancre préganglionnaire. Le chancre mou peut s'étendre largement en surface et l'extension progressive est des plus difficiles à arrêter (chancre phagédénique) ; il peut s'étendre en profondeur, ulcérer le filet, le gland, ouvrir l'urèthre. Enfin il provoque parfois des réactions inflammatoires érysipélatoïdes du voisinage et, par exemple, s'il siège au gland, du phimosis, même une inflammation gangréneuse[1].

Tout chancre simple doit être mis à nu le plus tôt possible. S'il existe du phimosis on fera, plusieurs fois par jour, des lavages et, après nettoyage du pus, des injections antiseptiques faibles en solution aqueuse, entre le prépuce et le gland : sublimé à 1 p. 10000, acide borique à 3 p. 100, acide phénique à 1 p. 100, ou en solutions hydro-alcooliques :

Acide borique	3 grammes.
Alcool à 60°	66 —
Eau	30 —

(HALLOPEAU et LEREDDE.)

Après le lavage, on exprimera le liquide. On peut au besoin sécher les plis glando-préputiaux au moyen d'une poire de Pollitzer, puis on injectera de l'huile de vaseline iodoformée.

Iodoforme	*à saturation.*
Huile de vaseline	20 grammes.

ou bien on injectera la solution suivante :

Nitrate d'argent	5 grammes.
Eau distillée	100 —

Le phimosis ne sera jamais réduit brutalement; chaque jour on essaiera de découvrir le gland un peu plus que la veille, mais sans effort.

Les chancres découverts ou mis à nu seront nettoyés doucement au coton imbibé d'eau bouillie; on séchera le fond et on pansera à la poudre d'iodoforme. En raison de la mauvaise odeur, on peut, dans les

1. Hallopeau et Leredde, *Traité pratique de dermatologie*, p. 413. Berdal, *Traité des maladies vénériennes.*

chancres qui ne présentent pas de gravité locale considérable, essayer de panser avec de l'europhène, de l'iodol, du dermatol, ou même une poudre absorbante, sauf à en arriver à l'iodoforme si l'amélioration ne se produit pas. On couvre de coton sec et d'une bande de tarlatane.

Je ne sais si jusqu'ici les pâtes ont été employées systématiquement dans le traitement des chancres découverts; je n'ai pas eu encore l'occasion de m'en servir, mais je crois qu'elles auraient une grande utilité.

On peut combiner la méthode caustique à la méthode antiseptique, et toucher le fond du chancre, une fois par jour, légèrement, à l'alcool phéniqué à 1 p. 10 ou au chlorure de zinc à 1 p. 10.

Chlorure de zinc	1	gramme.
Eau	10	—

ou avec la solution suivante :

Sulfate de cuivre	5	grammes.
Eau distillée	15	—

Le malade touche, toutes les deux heures pendant une après-midi, le chancre avec du coton trempé dans cette solution, puis la nuit garde un pansement au moyen de coton trempé dans la même solution. Le matin existe une escarre bleue qu'il suffit ensuite de panser aseptiquement[1].

Enfin on peut détruire le chancre par une application, pendant vingt-quatre heures, de la pâte suivante :

1. Finger, cité par Berdal, *Traité des maladies vénériennes*.

Chlorure de zinc	1 gramme.
Oxyde de zinc	10 —
Eau, q. s. pour une pâte.	

(BALZER.)

Les chancres du méat seront touchés pendant trois ou quatre jours au chlorure de zinc à 1 p. 10, après anesthésie à la cocaïne. Trois fois par jour on introduit dans l'urèthre la pommade suivante :

Iodoforme	5 grammes.
Lanoline	5 —
Vaseline	5 —

(BERDAL.)

ou des crayons iodoformés.

Dans les *chancres phagédéniques*, je conseillerai de suivre les indications données par Berdal, pour lequel la galvanocautérisation ou la thermocautérisation sont les moyens de choix. Cette cautérisation doit être faite minutieusement, porter sur toute la surface malade point par point, puis sur les bords et dans toutes les anfractuosités sous-jacentes. A la suite, on fera des pansements humides et dès que le fond de l'ulcération sera détergé, des pansements à la poudre d'iodoforme. On cautérisera à nouveau tous les points où l'extension phagédénique paraîtra recommencer.

Les irrigations continues à l'eau très chaude (45°-50°) modifient et atténuent la virulence des chancres dans une proportion considérable. Elles exigent un matériel compliqué et ne constituent pas un moyen pratique pour le traitement du chancre simple, mais on peut les utiliser avec grand avantage dans celui du chancre phagédénique.

Quant aux produits chimiques qui ont été proposés

et dont le grand nombre suffit presque à démontrer l'insuffisance, on sera en droit d'en essayer l'emploi sur des chancres simples en voie d'accroissement, de phagédénisme tout à fait initial, mais on y renoncera dès qu'on verra l'extension continuer. Citons le camphre en poudre, le tartrate ferrico-potassique, la teinture d'iode, les sels de bismuth, etc. Le permanganate de potasse en poudre donnerait peut-être de meilleurs résultats, employé comme on le fait dans les lupus végétants, en applications de dix minutes, suivies de lavages.

Ulcères variqueux.

Chez les personnes atteintes de varices des membres inférieurs, on observe souvent des ulcérations qui s'étendent en surface et en profondeur et deviennent rebelles grâce à la gêne de circulation locale, à la nutrition insuffisante de la peau, aux lésions du système nerveux. Ces ulcérations sont vraisemblablement de cause parasitaire et me paraissent dues dans la grande majorité des cas au streptocoque[1].

Dans beaucoup de cas les caractères cliniques ne permettent pas de les distinguer d'ulcérations syphilitiques, qui, du reste, se développent surtout sur des jambes variqueuses, et le diagnostic ne peut se faire que par le traitement d'épreuve.

Les signes cliniques essentiels sont les suivants :

L'ulcère variqueux siège surtout à la partie interne

1. Leredde, Le rôle du système nerveux dans les dermatoses, *Arch. gén. de médecine*, avril 1899.

et inférieure de la jambe. Sa forme est allongée dans le sens vertical, ses bords, minces dans les ulcères récents, sont saillants, hypertrophiques, indurés dans les ulcères anciens. Le fond est en général de couleur pâle, peu humide, irrégulier, ou rouge sombre et sec, mais souvent il est le siège d'infections secondaires, et présente des bourgeons végétants, une sécrétion puriforme, d'odeur fétide. Quand l'ulcère se répare, on observe des bourgeons rouge vif saignant facilement, sans sécrétion purulente.

L'ulcère occupe en général le centre d'une région atteinte de dermite, la peau y est rouge foncé, épaisse, la température est élevée; à la dermite s'associe fréquemment un état eczématique (*eczéma variqueux*).

Dans les ulcères anciens, on observe assez souvent une dermite, atrophique ou végétante, celle-ci toujours grave, car elle peut marquer le début d'un éléphantiasis.

L'ulcère variqueux est souvent consécutif à une vésicule d'ecthyma, et se complique fréquemment de lymphangite aiguë, et d'adénopathie inguinale persistante.

Le traitement doit être surtout un traitement prophylactique. Les malades atteints de varices doivent être prévenus que chez eux *toute plaie des membres inférieurs est sérieuse*, *doit être soignée de suite et d'abord par le repos*, *la jambe élevée sur un plan horizontal.* La peau des jambes sera constamment poudrée au talc. S'il existe de l'eczéma, on imposera également le repos, on appliquera systématiquement des pâtes simples, puis, avec précaution, le traitement réducteur lorsqu'on aura obtenu la dessiccation.

La thérapeutique des ulcères variqueux en activité est exposée de la manière la plus confuse dans tous les livres, et le nombre des topiques s'est multiplié et se multiplie tous les jours sans que les malades en retirent un bénéfice réel, car il importe avant tout d'étudier les bords et la surface de l'ulcère et de régler le traitement d'après l'aspect qu'ils présentent. C'est là la difficulté réelle, et non de trouver au hasard l'agent qui guérira les lésions. Si la surface est infectée, il faut la désinfecter; si la surface est atone, il faut exciter la formation de bourgeons, irriter le derme, provoquer une vascularisation plus intense.

Les bords sont-ils épais, hypertrophiques, scléreux, il convient parfois de les curetter, lorsque le fond de l'ulcère a pris un aspect bourgeonnant sans suppuration, qui indique la tendance à la guérison prochaine. *Dans tous les cas le repos continu du membre inférieur sur un plan horizontal est indispensable.*

Dans les ulcères infectés, on fera des badigeonnages avec des solutions antiseptiques : solution phéniquée à 2 p. 100; permanganate de potasse à 1 p. 1000; sulfate de cuivre à 1 p. 100; liqueur de Labarraque; et des pansements à l'eau bouillie dans l'intervalle. Parfois il faudra faire des applications antiseptiques continuelles, mais on ne se servira pas d'antiseptiques à doses très fortes, et on cessera de les appliquer dès que l'état du fond aura été modifié.

La peau autour de l'ulcère sera couverte de pâte de zinc pour éviter la macération due aux pansements humides.

Dans les ulcères atones, le pansement pourra être fait au moyen de poudres ou de solutions. Parmi les poudres, citons le quinquina, le ratanhia, l'europhène, le dermatol. On peut pratiquer des pansements humides avec du vin aromatique.

Pour ma part je me suis servi parfois avec succès de solutions concentrées de sel marin, 3 à 6 p. 100. Hallopeau, dans certains cas, a fait des cautérisations du fond de l'ulcère avec le chlorure de zinc ou le galvanocautère.

Quant aux greffes, elles peuvent être faites suivant la méthode de Thiersch lorsque l'ulcère est transformé en une plaie couverte de bourgeons vivaces, lorsque l'épidermisation tend à se faire sur les bords et lorsqu'il n'y a aucune suppuration; on peut ainsi abréger la durée nécessaire à la guérison, mais seulement dans une légère mesure. Un avantage plus appréciable est que la cicatrice consécutive est toujours moins rétractile et moins fragile.

Dermites infantiles.

Sous le nom de dermites infantiles, on comprend des infections de la peau qui se développent chez l'enfant au niveau des fesses, des régions inguinales et périnéales et s'étendent plus ou moins sur la région lombaire, l'abdomen, les cuisses. Parfois la dermite est précédée par un intertrigo, d'étiologie complexe : souvent elle s'explique par des soins de propreté insuffisants, ou par la nature irritante de matières diarrhéiques; elle se rattache surtout à l'humidité persistante de la région, déterminée par des produits organiques.

Jacquet[1] distingue quatre formes : *dermite érythémateuse* : la peau est rouge, chaude, tuméfiée, la surface tendue, brillante; la guérison s'accompagne parfois de desquamation; *dermite érythémato-vésiculeuse* : ici on trouve sur les lésions précédentes des vésicules, séreuses à l'origine, parfois suppurées plus tard, qui s'ouvrent en laissant des érosions; des vésicules semblables peuvent apparaître à distance, par auto-inoculation; *dermite papuleuse* : au lieu de se séparer, les érosions bourgeonnent, végètent, on observe des saillies aplaties, franchement rouges au début, rouge foncé plus tard, parfois entourées d'une collerette cornée. Les saillies s'observent surtout sur le sommet des fesses, les cuisses, le mollet; on les a longtemps prises pour des lésions syphilitiques; *dermite ulcéreuse* : ici on trouve des ulcérations, superficielles ou profondes, dermiques et même hypodermiques au niveau des régions de pression.

Le traitement des dermites infantiles repose sur l'emploi minutieux des règles que nous avons posées en étudiant les méthodes aseptique et antiphlogistique. On évitera *absolument* l'emploi de toutes les graisses et des pommades; on ne prescrira de bains que pour nettoyer des régions ulcérées; mieux vaut, quand il est possible, les remplacer par des pulvérisations ou des lotions tièdes. A la suite de toute application humide,

1. Jacquet, *Traité des maladies de l'enfance*, de Grancher, Comby, Marfan, t. V, 1898.

la peau sera séchée au coton, ou mieux encore avec un insufflateur. Il faut éviter toute macération, tout séjour d'humidité.

Le pansement permanent doit être fait avec des pâtes simples ou avec des poudres. Les poudres conviennent mieux dans les formes superficielles, les pâtes dans les formes profondes ou ulcéreuses; elles ont du reste l'avantage de tenir mieux à la peau; les poudres doivent être appliquées souvent, si l'on veut que le fond des plis reste sec.

On s'occupera toujours, dans le cas de dermite infantile, de l'état de santé général de l'enfant, en particulier de celui du tube digestif. La prophylaxie de la dermite comprend les lavages répétés des régions souillées par les matières fécales et l'urine, et l'application *réitérée* de poudres absorbantes, de talc, par exemple, additionné d'un cinquième d'oxyde de zinc et d'un dixième de sous-nitrate de bismuth.

Eczémas.

Quoique j'aie jusqu'ici étudié sommairement les causes et les aspects des dermatoses, je m'étendrai plus longuement sur l'étiologie et les caractères des eczémas. Les questions si importantes qui concernent l'« eczéma », ne peuvent être condensées en quelques lignes. L'étude pathogénique que je ferai d'abord a du reste une portée pratique et conduit directement à l'étude du traitement interne.

La définition de l'eczéma varie suivant les auteurs : pour ma part, c'est un syndrome anatomo-clinique, caractérisé par des lésions inflammatoires les unes d'origine dermique : rougeur, œdème, les autres d'origine épidermique dues soit à l'œdème actif du corps muqueux : vésiculation, suintement, formation de croûtes séreuses, — soit à des troubles d'évolution de la couche cornée : desquamation.

Ces lésions se présentent à l'observateur sous une forme aiguë ou sous une forme chronique.

Étiologie. — L'étude des conditions étiologiques est difficile, car l'eczématisation de la peau reconnaît un grand nombre de causes, et il est possible qu'elle corresponde à des lésions profondes qui sont des maladies distinctes.

L'eczéma est du reste très souvent secondaire et précédé par des altérations évidentes de la peau : dermatite artificielle aiguë ou chronique, gale, séborrhéide, intertrigo, prurigos de tout ordre, aigus et chroniques, de l'enfant, de l'adulte, du vieillard. Cette notion est fondamentale dans la conception de l'eczéma ; nous y reviendrons plus loin. Si l'eczéma peut se développer sans lésion antérieure de la peau, encore faut-il remarquer qu'il s'agit souvent d'un enfant en bas âge ou d'un sujet ayant dépassé l'âge adulte ; la peau est alors beaucoup plus sensible à toutes les influences externes — que quelquefois des causes traumatiques, d'apparence insignifiante, ont pu altérer le tégument — que souvent il existe du prurit antérieurement à l'éruption ; on peut croire que la peau est altérée, avant que l'eczéma se développe, mais sans lésions apparentes.

Ceci dit, on peut diviser les causes de l'eczéma en causes externes et causes internes.

Le type de l'*eczéma de cause externe* s'observe aux mains chez des femmes un peu âgées qui exercent depuis longtemps la profession de laveuses. Chez elles, en toute évidence, l'évolution régressive de la peau, due à l'âge, l'existence de lésions latentes (*dermatite artificielle latente*), dues aux irritants de tout ordre : eau chaude, graisses irritantes, eau de Javel, savons, favorisent le développement de l'eczéma.

Un type analogue s'observe chez un grand nombre d'ouvriers, les maçons, les ébénistes, les ouvriers occupés dans des fabriques de produits chimiques, les photographes, les chirurgiens, etc. Nous ne saurions énumérer ici, vu leur nombre, toutes les professions dans lesquelles l'eczéma des mains s'observe avec fréquence à la suite d'irritations traumatiques. Il peut se combiner et succéder non seulement à une dermatite artificielle chronique latente, mais aussi à une dermatite artificielle aiguë.

Cet eczéma, à début manuel, peut s'étendre aux avant-bras, aux bras (chez les blanchisseuses, il est souvent limité par la hauteur à laquelle sont relevées les manches). Il peut atteindre la face et s'y limiter. Seule l'auto-inoculation paraît expliquer cette association éruptive extrêmement commune (Leredde[1]).

L'eczéma se développe souvent dans les plis, chez des sujets gras ou chez des individus dont la nutrition générale est altérée. Il y est ou non précédé d'une épidermodermite qui appartient au groupe des séborrhéides ou peut y être comprise, l'intertrigo. Cet

1. Leredde, *L'eczéma, maladie parasitaire*, Paris, Masson. 1898.

eczéma des plis peut encore être interprété comme ayant une origine externe et dû aux traumatismes locaux, au frottement, à l'irritation produite par le séjour d'une sueur altérée, un état humide persistant, etc.

La gale se complique fréquemment d'eczéma, qui se développe au niveau des foyers d'élection de l'acare. Cet eczéma offre au complet les caractères de l'affection et est assez commun pour qu'on ne puisse l'expliquer par une prédisposition générale, mais simplement par la prédisposition locale due à l'infection acarienne du tégument.

Dans d'autres cas, fort nombreux, l'*eczéma est d'origine interne*. Chez l'enfant du premier âge, l'eczéma est fréquent; on accuse souvent les troubles dentaires, mais il est plus exact d'incriminer dans le plus grand nombre des cas les troubles gastro-intestinaux. Ceux-ci sont assez communs chez les eczémateux adultes; la dyspepsie de fermentation peut du reste être latente chez eux (A. Robin et Leredde). Le rôle des altérations rénales n'est pas encore déterminé d'une manière certaine : elles peuvent intervenir dans des eczémas liés à la présence dans l'organisme de produits toxiques en amenant la rétention plus ou moins complète de ces produits. Nous ne sommes pas fixés sur l'importance exacte des troubles utéro-ovariens ni sur la manière dont ils peuvent agir sur la peau.

Certains eczémateux sont, comme les malades atteints de prurigo diathésique, sujets à des accès de dyspnée, d'asthme vrai ou faux, avec ou sans réaction bronchique, plus tard à l'emphysème et à la bronchite chronique. Ces troubles pulmonaires peuvent alterner avec les manifestations eczématiques. Les eczémas avec manifestations pulmonaires me paraissent rentrer dans le groupe des prurigos avec eczématisation; on les observe chez des individus prurigineux de fond, d'une manière persistante ou du moins pendant de longues périodes de temps coupées par des intervalles d'accalmie[1].

Ceci nous conduit à mentionner l'existence commune chez les eczémateux de troubles de la nutrition générale, diabète, goutte, obésité, accidents lithiasiques, etc. Les parents des malades ont présenté parfois des troubles du même ordre; la plupart des médecins, surtout en France, admettent chez les eczémateux l'existence d'un état « diathésique » qu'ils appellent arthritisme, mais admettre un terrain sensible aux causes qui produisent l'eczéma ne suffit pas à expliquer celui-ci.

La question de la fréquence de troubles « nerveux » chez les eczémateux est incertaine, tel médecin qualifiant de nerveux un symptôme qu'un autre désignera d'une autre manière. On relevait autrefois très souvent des troubles nerveux chez les eczémateux, à l'époque où la plupart des maladies de la peau étaient considérées comme des trophonévroses ou des dermatonévroses. Leloir, Török ont fait de l'eczéma une maladie nerveuse. Il existe du reste un certain nombre d'observations où les lésions cutanées apparaissent après un ébranlement nerveux violent, d'autre part elles peuvent se développer sur un territoire nerveux limité.

1. Voir Besnier, *La question du Prurigo*, Congrès de Dermatologie de Londres, 1896.

Mais ces faits ne suffisent pas à donner à la théorie nerveuse une base solide. Aujourd'hui l'eczéma paraît être soit une maladie toxique, soit une maladie parasitaire. Une maladie toxique est une maladie dont les lésions nécessaires sont dues à la présence locale d'un agent toxique; une maladie parasitaire est une maladie dont les lésions nécessaires sont dues au développement d'un parasite dans les tissus.

Or, si on prend *dans leur ensemble* les lésions qui ont été décrites sous le nom d'eczéma, il paraît certain à tous les dermatologistes que les unes sont toxiques et les autres parasitaires; le problème change de face et prend la forme suivante : A quelles lésions devons-nous appliquer le nom d'eczéma?

La question du rôle du parasitisme dans l'eczéma a été agitée au Congrès de Dermatologie de 1900 et non résolue, en particulier parce que certains auteurs ont eu en vue exclusivement l'eczéma aigu et d'autres l'eczéma chronique.

Le rôle du parasitisme dans la genèse des lésions de celui-ci s'appuie sur l'auto-inoculabilité (Leredde), la présence constante de microorganismes (Unna).

Les lésions constantes, nécessaires, de l'eczéma chronique paraissent donc d'origine parasitaire. Elles sont, du reste, souvent associées à des altérations antérieures ou concomitantes, fissures, ouvertures de la peau qui peuvent rendre le sol cutané plus apte à la germination parasitaire, indéniables dans la gale, le prurigo de Hebra, etc. (Leredde[1]).

1. Leredde, Réponse à Török, L'origine parasitaire de l'eczéma, *Ann. de derm.*, 1899.

La question de l'eczéma aigu est infiniment plus délicate. Elle n'est pas résolue par l'absence constatée de microbes dans les vésicules que Sabouraud considère comme les vésicules initiales[1] : car il est des lésions microbiennes dont nous ne pouvons mettre les agents en évidence, et l'absence des parasites colorables dans les pustules du psoriasis n'empêche pas de le considérer comme une affection parasitaire; du reste il n'est pas démontré que dans tout eczéma aigu, la vésiculation se fasse sur un même type.

Il est fort possible que sous le nom d'eczéma aigu nous confondions divers processus. Le phénomène anatomo-clinique le plus frappant, celui que tout médecin considère à première vue comme caractéristique de cet eczéma, le suintement séreux diffus, en nappe, appartient cependant à quelques autres affections; or les unes, les dermatites artificielles aiguës, sont d'origine externe, les autres d'origine toxique. Ce suintement n'est pas un phénomène absolument nécessaire; j'ai vu tous les dermatologistes appeler eczéma aigu des lésions formant des plaques plus ou moins étendues, érythémateuses et hyperœdémateuses, éphémères, guérissant après une période de desquamation, et que l'on peut rattacher je crois à l'érythème scarlatiniforme (type localisé). Le suintement se produit quelquefois et relie ces types cliniques aux types eczématiques plus francs.

Bref je croirais volontiers que sous le nom d'eczéma aigu nous comprenons surtout des lésions toxiques

1. Sabouraud, *Congrès de dermatologie*, Paris, 1900.

dont certaines se rapprochent de l'érythème scarlatiniforme, d'autres du prurigo (eczéma aigu du nouveau-né en particulier)[1]. Ces lésions sont susceptibles de se compliquer d'infections superficielles, qui provoquent des réactions inflammatoires identiques à celles que l'on observe dans les eczémas chroniques; ce sont ces réactions, *communes à toutes les formes*, auxquelles nous devons donner le nom d'eczéma[2], sous peine de diviser celui-ci en une infinité de maladies, que nous ne pouvons différencier exactement, et de méconnaître l'unité, si importante au point de vue clinique et thérapeutique, des complications microbiennes qui en sont la conséquence.

A l'origine de l'eczéma ainsi compris et constituant des lésions associées aux lésions eczématiques, existent tantôt des lésions parasitaires (gale), tantôt des lésions traumatiques aiguës et chroniques (dermatites artificielles), tantôt des lésions toxiques (prurigos, typiques ou atypiques — l'eczéma aigu amicrobien y rentrant peut-être — érythèmes scarlatiniformes localisés), ou d'autres lésions microbiennes (séborrhéides, intertrigo)[3].

1. Cette analogie des lésions de l'eczéma aigu et du prurigo est reconnue par Sabouraud lui-même (Voir Sabouraud, *Prat. derm.*, p. 908, t. II, en note).

2. Leredde, Congrès de Dermatologie, 1900.

3. En dernière analyse il s'agit toujours des lésions d'origine toxique, et l'on considère que les microbes agissent sur les lésions par des toxines. Mais toutes les maladies microbiennes de la peau sont dans ce cas.

Eczémas aigus.

L'eczéma aigu, précédé souvent dans ses formes intenses par quelques phénomènes généraux, un peu de fièvre, des troubles gastro-intestinaux et nerveux, localement par du prurit, apparaît sous forme d'une rougeur vive de la peau, sans limites précises, accompagnée d'œdème. Sur certains points, on peut voir des saillies papuleuses, elles se transforment en petites vésicules; quelquefois celles-ci sont en quantité innombrable. Très superficielles au moment où on peut les voir, ces vésicules se rompent en laissant des érosions à peine perceptibles; dans certains cas où elles sont moins nombreuses et où la couche cornée résiste, les vésicules sont volumineuses; elles peuvent atteindre et dépasser les dimensions d'un grain de mil.

La rupture des vésicules est suivie d'un suintement jaune clair qui se coagule et forme des croûtes molles.

Au moment du suintement, l'eczéma aigu a atteint sa période la plus intense; la guérison peut se faire ensuite rapidement, mais souvent, aux membres inférieurs surtout, on observe un stade où les lésions ont un aspect très particulier; la peau est tendue et lisse, la rougeur est marquée, la couche cornée est amincie et même transparente. Parfois ce stade se prolonge (*eczéma rubrum*).

On arrive enfin à une période où l'œdème diminue, où la rougeur s'éteint, où la peau se dessèche; la couche cornée s'épaissit alors; on observe des squames irrégulières, superposées, qui tombent successivement.

Nous n'insisterons pas sur les formes de l'eczéma aigu, dont nous dirons quelques mots en étudiant les formes régionales.

Les conditions locales déterminent des modifications importantes dans le processus eczématique, et au point de vue thérapeutique conduisent à des règles différentes suivant les régions où l'affection se développe.

J'exposerai seulement d'une manière générale le traitement des formes aiguës; j'étudierai plus tard celui des diverses localisations eczématiques.

Une seule question se pose en présence de tout eczéma : dans quelle mesure peut-on agir sur les lésions cutanées, et amener leur régression par les moyens externes? C'est ici que l'expérience clinique et thérapeutique, le tact du dermatologiste doit intervenir, et aucun problème de dermatologie pratique n'est plus délicat. Ne rien faire en dehors de l'asepsie superficielle, de l'emploi des agents antiphlogistiques, c'est se résigner quelquefois à voir l'eczéma durer indéfiniment dans un grand nombre de cas; *il faut agir, mais ne pas agir hors de propos.*

On arrivera à des résultats thérapeutiques excellents en suivant toujours une voie progressive, qui exige une surveillance très grande du malade; les grands eczémateux ne peuvent guère être traités qu'à l'hôpital, dans une maison de santé, ou chez eux avec l'examen fréquent du médecin et la présence d'un infirmier propre et expérimenté. En présence d'un eczéma aigu, on fera l'asepsie superficielle; avant la période du suintement, on n'appliquera que des poudres, à la période du suintement, des pulvérisations, des cataplasmes de fécule, des pansements demi-humides, des lotions, et, le plus tôt possible, on passera aux pâtes ou aux glycérolés. Ces préparations supportées, lorsque l'œdème, qui est à mon sens le signe essentiel de l'acuité et de la sensibilité aux agents thérapeutiques, sera en résolution franche, on pourra incorporer peu à peu des réducteurs à doses croissantes.

Un malade est atteint d'eczéma aigu; l'extension modérée de cet eczéma, l'absence de troubles viscéraux importants nous permettent de demander, pour obtenir la guérison rapide, à la thérapeutique externe tout ce qu'elle peut donner. Que faut-il faire?

Tant que les lésions n'ont pas atteint leur acmé, c'est-à-dire le suintement et la formation de croûtes, sur les points où on constate de la rougeur, de l'œdème et de la vésiculation, on ne doit faire aucun traitement actif.

On appliquera uniquement des poudres, amidon, talc, oxyde de zinc, etc. — Ces poudres seront maintenues par une légère couche de gaze ou de lint. — On pourra au besoin faire quelques lotions tièdes, émollientes (eau de sureau, eau de son) pour calmer le prurit; en fait, la thérapeutique externe ne peut que chercher à soulager le malade. *On ne donnera surtout aucun bain*, de quelque nature qu'il soit. Ici il n'y a pas à faire d'asepsie, la peau n'étant pas encore ouverte. *Toute application de pommade est dangereuse en principe;* certains auteurs emploient cependant l'axonge fraîche : je n'ai jamais eu l'occasion de m'en servir.

Le suintement et la formation de croûtes établis, on fera l'asepsie de la surface : pulvérisations à l'eau bouillie, au sérum physiologique ou applications de cataplasmes de fécule de pommes de terre.

Toutes les croûtes seront enlevées au coton hydrophile propre.

Si les croûtes ne se reforment pas rapidement en très grande abondance, ce qui nécessite des pulvérisations destinées à les faire tomber, on fera simplement des lotions qu'on répétera au moins deux fois en vingt-quatre heures. Peu à peu il deviendra possible d'incorporer à ces lotions des substances actives; on les rendra de plus en plus fréquentes et on arrivera ainsi progressivement à un traitement externe efficace des lésions.

Les lotions seront d'abord faites avec les substances émollientes que nous avons énumérées, plus tard seulement avec les substances astringentes. On emploiera la liqueur de Bürow :

Alun	5	grammes.
Acétate de plomb	25	—
Eau	300	—

étendue de cinq à dix fois son volume d'eau bouillie, les solutions boratées et bicarbonatées sodiques (1 p. 100), le mélange d'acide borique, acide salicylique et borate de soude suivant la formule de Hallopeau :

Acide borique	10	grammes.
Acide salicylique	5	—
Borate de soude	11	—
Eau	1 000	—

Le pansement sera fait, soit au moyen de compresses trempées dans l'eau bouillie ou le sérum physiologique, demi-humides, soit au moyen de cataplasmes de fécule de pommes de terre. Tout autour, dans une zone étroite, on appliquera une légère couche de pâte simple.

Le plus tôt possible on cherchera à supprimer le pansement humide, et on pourra essayer d'abord le glycérolé d'amidon à la glycérine neutre, additionné de poudre, qui peut être enlevé à l'eau bouillie tiède, ou des pâtes. Celles-ci doivent être nettoyées à la vaseline ou à l'huile d'amandes douces, ce qui a toujours des inconvénients ; quand le suintement est assez prononcé, leur adhérence est faible, et il n'est pas difficile de nettoyer au moment du pansement.

Les pâtes molles, aqueuses, sont les moins irritantes; il semble, en effet, qu'il y ait, au point de vue local, inconvénient à dessécher trop rapidement une surface en réaction eczématique aiguë: peu à peu seulement on pourra couvrir les pâtes de poudres, et enfin employer des pâtes plus fermes.

Ainsi au début on pourra se servir de la formule suivante :

Oxyde de zinc	10	grammes.
Terre fossile	5	—
Adeps lanæ	5	—
Huile d'olives	10	—
Eau distillée	20	—

pour arriver enfin à la pâte de Malcolm Morris :

Oxyde de zinc	5	grammes.
Kaolin	15	—
Vaseline	30 à 40	—

Dès qu'il y aura une amélioration marquée, l'œdème disparu, le suintement modéré, on arrivera au traitement réducteur. Bien entendu on l'emploiera seulement à la période de régression franche.

Le caoutchouc me paraît indiqué dans les cas seulement où le suintement ne se modère pas, et où toute préparation active provoque des réactions. On peut alors appliquer le caoutchouc pendant quelques jours; mais à le continuer longtemps, *on risque de prolonger la durée de l'eczéma*, parfois indéfiniment, alors que celui-ci guérit beaucoup plus rapidement par d'autres méthodes.

Les règles du traitement réducteur dans l'eczéma aigu me paraissent pouvoir être indiquées ainsi qu'il suit :

On emploiera d'abord, après sédation des phénomènes inflammatoires, des réducteurs faibles; l'ichthyol convient très bien à cet effet; on pourra tâter d'abord la sensibilité de la peau au moyen de badigeonnages avec une solution aqueuse à 5 ou 10 p. 100, puis on appliquera un glycérolé d'amidon à l'ichthyol pendant plusieurs jours.

Les badigeonnages à l'acide picrique en solution à 1 p. 200, 1 p. 500 sont plus actifs, mais aussi plus dangereux; ils réussissent surtout dans les eczémas liés à des dermatites artificielles aiguës ou dans des séborrhéides eczématisées.

Il est inutile ou dangereux de les répéter plus de quelques fois.

Dans l'intervalle des badigeonnages, on peut appliquer des pâtes.

Depuis quelque temps, on se sert beaucoup en Allemagne de préparations qui portent le nom de sapolan et de naftalan et qui peuvent donner de très bons résultats à cette période du traitement de l'eczéma où on cherche à intervenir activement, mais où les réducteurs énergiques sont dangereux.

La guérison peut survenir alors, sans exiger une intervention plus active. Mais si les lésions résistent, on pourra arriver aux réducteurs les plus énergiques, à l'huile de cade, à l'huile de bouleau (3-5 p. 100), au lénigallol (3-5 p. 100), à l'acide pyrogallique même, aux mêmes doses. Les pommades seront additionnées d'un cinquième d'oxyde de zinc pour atténuer l'effet irritant, de 1 à 2 p. 100 d'acide salicylique pour faciliter la pénétration.

On emploiera, par exemple, les formules suivantes :

Huile de cade	10 grammes.
Extrait de panama	Q. S.
Glycérolé d'amidon à la glycérine neutre.	10 grammes.

Acide pyrogallique	2 grammes.
Acide salicylique	1 —
Oxyde de zinc	10 —
Vaseline blonde	40 —

Si on utilise des réducteurs tels que l'acide pyrogallique, on pourra faire varier la durée des applications et ne les prolonger d'abord qu'une demi-heure ou une heure chaque jour, puis élever graduellement cette durée. Dans l'intervalle de ces applications, on peut couvrir d'une pâte simple.

Les agents antiprurigineux usuels ont des inconvénients qui sont surtout évidents dans les eczémas, lorsque le médecin, préoccupé du prurit, cherche avant tout à le calmer. J'ai vu un certain nombre d'eczémas se prolonger grâce à l'emploi du menthol ou de tel autre anesthésique et guérir, ainsi que le prurit, par l'emploi des réducteurs. Dans les cas de ce genre, il existe toujours, outre l'affection eczématique elle-même, une réaction supplémentaire de la peau due aux agents antiprugineux, et on n'emploiera les réducteurs qu'après avoir calmé cette réaction par des poudres ou des pâtes.

Eczémas chroniques.

Dans ses formes typiques, l'eczéma chronique est constitué par des plaques d'étendue et de nombre extrêmement variables; parfois cependant on trouve des éléments disséminés entre lesquels la peau est ou paraît saine. Les lésions sont de couleur rosée ou rouge, la peau est souvent épaissie; on trouve sur quelques points des croûtes, sur d'autres des squames sèches. Sous les croûtes, sous les squames, on peut voir des érosions extrêmement petites et superficielles, analogues à celles de l'eczéma aigu; leur surface est humide, collante au doigt; parfois on y voit des vésicules discrètes, peu nombreuses. De temps en temps, pour une cause ou une autre, peuvent survenir des poussées aiguës, partielles ou générales : les lésions se tuméfient, on observe alors du suintement et des croûtes plus épaisses.

L'eczéma cannelé (Brocq) est assez fréquent, surtout aux mains; on voit à la loupe, à la limite des plaques, de fines cannelures concentriques; cette forme est intéressante à connaître parce qu'on peut, lorsqu'elle n'est pas compliquée, la traiter énergiquement de suite par le nitrate d'argent, les goudrons, l'acide pyrogallique.

L'eczéma trichophytoïde, *l'eczéma nummulaire* sont des formes à limites nettes, où parfois les lésions des bords sont très marquées, alors que celles du centre sont en régression, ou presque nulles. Il s'agit aussi en général de formes anatomo-cliniques tolérantes, et susceptibles d'être traitées activement d'emblée.

L'*eczéma lichénifié* est une forme où la réaction dermique aboutit à une véritable sclérose. Par suite, la peau est épaisse, résistante; la surface devient de plus en plus en plus sèche; le prurit par contre s'aggrave et devient très prononcé, parfois excessif. L'association de la lichénification à l'eczéma est commune, on l'observe fréquemment dans les prurigos, surtout dans le type Hebra.

Le traitement des *eczémas chroniques* comporte l'emploi de réducteurs, *après asepsie superficielle*, et, si l'on craint quelque réaction inflammatoire, d'une pâte pendant quelques jours. Dans les formes étendues, on peut tâter la sensibilité de la peau sur une région limitée, avant d'appliquer un agent sur toutes les surfaces malades. Il sera souvent prudent d'autre part de ne pas faire des applications de réducteurs pendant toute la journée, mais seulement pendant une partie de celle-ci. Pour ma part, j'applique de préférence des réducteurs une partie de la nuit ou toute la nuit et une pâte simple le jour, lorsque je ne puis surveiller le malade d'une manière suffisante. Parmi les réducteurs que nous avons indiqués plus haut l'huile de cade, l'huile de bouleau peuvent être appliquées à la dose de 10 et même 20 p. 100, l'acide pyrogallique à celle de 5 à 10 p. 100.

Le nitrate d'argent convient à des eczémas chroniques, anciens. On peut, comme je l'ai fait, guérir rapidement des eczémas chroniques des mains, toujours à la condition de l'asepsie superficielle préalable, par des badigeonnages faits au moyen d'une solution saturée de nitrate, suivis d'une friction avec un crayon de zinc métallique.

Les emplâtres (emplâtre rouge, emplâtre au calomel) ne conviennent qu'à la condition de ne pas amener de suppurations, dans des formes non suintantes et surtout en voie de lichénification.

Dans des formes chroniques superficielles, on peut varier le traitement en faisant des badigeonnages avec des réducteurs forts, en solutions aqueuses ou alcooliques, et en couvrant de colle de zinc. De cette manière, le traitement dure plus longtemps, mais est beaucoup moins gênant pour le malade.

On emploiera, par exemple, les solutions suivantes :

Acide pyrogallique................	5 à 10 grammes.
Alcool..........................	ãã 50 —
Eau............................	

Goudron de houille...............	10 grammes.
Benzol..........................	20 —
Alcool..........................	70 —
	(Fischl.)

Les eczémas lichénifiés seront, après asepsie superficielle, traités comme le lichen simplex circonscrit

(Voir p. 562). La cure d'exfoliation m'a donné d'excellents résultats.

Traitement interne des eczémas.

La question du traitement interne de l'eczéma est extrêmement difficile. L'eczéma se présente quelquefois comme une affection locale, d'origine externe, qui guérit sans difficulté par les topiques et aucun traitement interne n'est utile; dans d'autres cas, comme l'expression d'un trouble général de l'organisme, qu'il s'agisse d'un eczéma récidivant sans cesse, au même point ou en des points différents, d'un eczéma aigu, suintant, continuant à suinter malgré les pansements humides, les pulvérisations, les lotions, les pâtes, d'un eczéma s'étendant peu à peu, même traité correctement, ou enfin des cas où le prurit tourmente le malade et ne peut être apaisé par aucune application.

Dans tous ces cas, le médecin doit procéder à un examen complet de l'état viscéral, de la nutrition, avant d'arriver à régler le traitement : en fait, il n'y a pas de traitement interne de l'eczéma, mais seulement des eczémateux, et ce traitement varie suivant les conditions individuelles, infiniment variables.

Chez l'enfant en bas âge, le traitement interne de l'eczéma se confond à peu près avec celui des troubles gastriques et intestinaux, latents ou non, qui en sont la cause principale. Chez l'enfant plus âgé, chez l'adulte, le vieillard, on devra tenir compte d'un nombre considérable d'éléments, non seulement des troubles gastriques, intestinaux, mais aussi des troubles hépatiques, génitaux, de l'état diathésique, de l'état des fonctions rénales, du système nerveux, etc.

Traitement interne de l'eczéma chez des enfants en bas âge. — La qualité du lait et sa quantité doivent être surveillées par le médecin, bien entendu[1].

La quantité journalière de l'alimentation a une

1. Beaucoup d'enfants sont suralimentés, comme Barbier vient encore de l'établir. Suivant cet auteur, l'enfant doit prendre, pendant les six premiers mois, 125 grammes de lait de femme par jour et par kilogramme. Du sixième au douzième, 115 et, après le douzième, 105 à 108 seulement. (Barbier, La ration alimentaire du nourrisson, *Bull. gén. de Thérap.*, nov. 1903.)

L'enfant ne doit pas, sauf des cas de force majeure, être nourri au lait de vache avant le sixième mois. Comme ce lait est beaucoup plus riche en albumine que le lait de femme, il faudra, jusqu'au sixième mois, l'étendre de moitié d'eau additionnée de 1 p. 6 de sucre. L'enfant prendra 125 grammes de ce mélange par jour et par kilogramme de poids. Après six mois, il faut diminuer la quantité relative de lait de vache. De six à douze mois, Barbier prescrit par kilogramme et par jour :

Lait	40	grammes.
Eau	72	—
Sucre	12	—

et après douze mois :

Lait	32
Eau	78
Sucre	12,50

La quantité de sucre étant peut-être trop considérable, on peut diminuer l'eau et remplacer une partie du sucre par un jaune d'œuf et un peu de crème.

Par exemple, un enfant de huit mois pesant 8 kg. 200 peut être nourri (Barbier) avec :

Lait de vache	300	grammes.
Eau	400	—
Un jaune d'œuf.		
Crème	50	—
Sucre	50	—

Bien entendu, l'enfant doit être entraîné à supporter peu à peu cette alimentation qui n'est pas physiologique, la seule étant le lait maternel.

extrême importance. Quant à la qualité, elle dépend en grande partie de l'alimentation de la mère ou de la nourrice. Si l'enfant est soumis à l'allaitement artificiel, la nourriture, que prennent les vaches productrices de lait, a également de l'importance.

L'enfant ne prendra de lait que toutes les deux heures et demie ou toutes les trois heures. On pourra le purger avec du calomel, de la magnésie s'il y a de la constipation. Le traitement médicamenteux sera réduit au minimum. Le seul antiprurigineux actif qui convienne aux enfants est le bromure de potassium.

Traitement interne de l'eczéma en dehors de la première enfance. — On règlera d'abord le régime alimentaire. Dans les poussées aiguës il y a presque toujours avantage à soumettre le malade au régime lacté intégral pendant quelques jours. Puis on passera à un régime mixte, lacto-végétarien. Si l'eczéma s'apaise, l'usage de la viande peut être repris, mais seulement en petite quantité ; bien entendu on évitera l'usage des aliments irritants pour la peau, du vin, du café, du thé, des liqueurs.

Même dans les cas où il existe des selles régulières et quotidiennes, il peut être souvent utile de purger le malade, soit par des purgatifs salins, soit même par des drastiques, lorsque la poussée est très intense. Il est nécessaire également de chercher à augmenter la quantité des urines, même si elle n'est pas diminuée. Je renvoie aux chapitres où j'ai étudié le traitement interne dans les maladies de la peau.

La belladone est recommandée par de nombreux auteurs, en particulier par Besnier, dans les cas où le suintement est exagéré et persistant. On se servira soit de teinture de belladone (2 à 10 gouttes par jour), soit d'extrait aqueux (0,01 à 0,05 centigrammes).

Le malade devra du reste être surveillé de près et l'usage de ce traitement ne sera poursuivi que peu de jours. Besnier recommande, en cas de contre-indication ou dans les formes prolongées, les succédanés : tannin, agaric, phosphate de chaux.

Le quinine, l'ergotine, peuvent être prescrites dans les formes inflammatoires, celles où la congestion et l'œdème sont marqués et étendus.

Enfin on aura souvent à s'occuper du prurit; en général, l'établissement d'une hygiène alimentaire convenable, de pansements aseptiques et antiphlogistiques suffisent. Parmi les médicaments que l'on peut prescrire, certains n'ont pas de danger pour les eczémateux : valériane, musc, asa fœtida, sulfonal, trional; d'autres, le bromure de potassium, surtout le chloral et l'opium ne doivent être maniés qu'avec une très grande circonspection[1].

J'ai indiqué, dans le chapitre consacré au traitement hydrominéral, les sources qui conviennent au traitement des eczémateux (Voir en particulier Saint-Gervais, Bagnères, la Bourboule). Bien entendu, chez les eczémateux, plus encore que chez tous les autres malades atteints de dermatoses, l'état de la nutrition peut conduire à prescrire des cures destinées à agir sur celle-ci et le malade pourra être envoyé à Vichy, Vals, Royat, Plombières, Vittel, Martigny, Évian, Néris, etc.

1. Besnier, Eczéma, *Pratique dermatologique*, t. II, p. 166 et sq.

Formes régionales de l'eczéma.

Eczéma du cuir chevelu. — Le type le plus parfait des *séborrhéides eczématisées* se présente au cuir chevelu. L'eczéma s'y développe chez des sujets qui offrent un état pityriasique habituel ou de la rougeur, soit en îlots, soit en nappe, s'étendant sur le front (*couronne séborrhéique*). Sans cause connue en général, on voit survenir une tuméfaction diffuse, une rougeur marquée, un suintement très souvent abondant et profus, qui se coagule en croûtes épaisses adhérentes aux cheveux. Parfois ceux-ci tombent. On observe assez souvent des complications infectieuses, impétiginisation diffuse, folliculites suppurées.

Il faut d'abord ramollir les croûtes par des pulvérisations, des lotions tièdes prolongées, enlever la plus grande quantité possible des produits de sécrétion. On coupe ensuite les cheveux ras chez l'homme et chez l'enfant.

Le moyen le plus simple pour le nettoyage est de faire des onctions avec de l'huile tiède salicylée à 2 ou 3 p. 100, mais, lorsque les produits de sécrétion sont très épais et très humides, il faut s'y prendre autrement.

Besnier applique chez l'homme un bonnet de caoutchouc qui est nettoyé toutes les quatre heures; matin et soir il fait pratiquer une pulvérisation avec nettoyage complet du cuir chevelu au coton hydrophile. La seule contre-indication est pour lui l'existence assez fréquente de folliculites. Chez l'enfant jeune le bonnet de caoutchouc doit être remplacé par de la toile caoutchoutée fine. Leistikow recommande l'application de compresses trempées dans la liqueur de Bürow étendue à 1 p. 20 ou 1 p. 10, la solution d'ichthyol à 2 p. 100 en pansements sans occlusion (fomentations) qu'on renouvelle toutes les deux ou trois heures.

Chez la femme on ne peut couper les cheveux, d'où une plus grande difficulté, cependant on doit, même alors, suivre les mêmes principes de traitement et appliquer un bonnet de caoutchouc. Ces bonnets ne doivent pas comprendre les oreilles, qui sont isolées par du coton hydrophile ou du lint aseptique.

Les croûtes enlevées, je fais de préférence appliquer régulièrement une pâte de zinc qui est nettoyée matin et soir; à ce moment on pratique une pulvérisation tiède, courte ou longue suivant la quantité des produits de sécrétion accumulés. Chez la femme, on pourra employer de préférence les pâtes au glycérolé d'amidon, d'un nettoyage plus facile :

Glycérolé d'amidon.................	100 grammes.
Kaolin............................ }	ãã 10 —
Carbonate de magnésie............ }	

qui peuvent être enlevées aisément à l'eau tiède deux fois par jour, avant la pulvérisation.

S'il existe quelques furoncles, on les oblitère par un peu de colle, de manière à éviter les auto-inoculations multiples; lorsqu'ils sont assez volumineux, et ne tendent pas à s'ouvrir spontanément, il faut les ouvrir au moyen d'un scarificateur ou du galvanocautère. Ils seront soumis au nettoyage général qui sera fait le matin et le soir.

On peut employer, lorsque l'inflammation est modérée, des crèmes telles que la suivante (Leistikow) :

Adeps lanæ..	5 grammes.
Vaseline	10 —
Eau d'amandes amères	10 —
Eau de chaux	10 —
Ichthyol	1 à 2 —
Ou Thiol	2 à 3 —

Peu à peu, on peut employer les réducteurs faibles à doses fortes et, lorsqu'il y a du prurit, on peut se servir du mélange suivant (Leistikow) :

Coaltar	10 grammes.
Huile camphrée	100 —

Parmi les réducteurs faibles qui sont indiqués dans ces eczémas, je citerai le thiol, le tuménol, le sapolan, l'oxyde jaune de mercure, le calomel. Souvent le glycérolé cadique à 10 p. 100 permet d'obtenir une régression rapide. Le traitement devient dès lors celui d'une séborrhéide rouge du cuir chevelu.

Chez l'enfant, le traitement doit être fait avec plus de prudence que chez l'adulte, en raison de la sensibilité locale. Les croûtes tombées, on fait des lotions avec la solution d'Hallopeau ou une solution d'ichthyol à 1 p. 100; dans l'intervalle, des applications de glycérolé d'amidon à l'oxyde de zinc.

Glycérolé d'amidon à la glycérine neutre.	100 grammes.
Oxyde de zinc	20 —

Plus tard on appliquera des crèmes et des pâtes molles. Les pommades sont dangereuses.

Lorsque l'eczéma du cuir chevelu aura été guéri, il restera à éviter l'apparition de nouvelles poussées, et par suite à traiter l'état pityriasique et séborrhéique persistant (Voir *Séborrhéides*, p. 396).

L'*eczéma des oreilles* est souvent limité au pli rétro-auriculaire, où il se localise pendant des mois et des années, se révélant par de la rougeur et une fissuration fréquente du pli; c'est à vrai dire un intertrigo. De là il peut s'étendre vers le cuir chevelu, et souvent vers l'oreille, qui devient rouge, chaude, volumineuse, suintante. L'eczéma du pavillon et du lobule constitue chez beaucoup de sujets une affection rebelle, persistante, et qui exige d'être traitée d'une manière soigneuse et correcte : même alors elle guérit assez lentement.

L'*eczéma rétro-auriculaire* sera traité par des applications de pâtes; s'il n'est pas en période aiguë, on fera, au bout d'un jour ou deux, des badigeonnages quotidiens de nitrate d'argent à 1 p. 20; s'il existe un état aigu, on attendra qu'il soit tout à fait calmé pour commencer les badigeonnages. Les pommades et les pâtes pyrogalliques conviennent aux cas rebelles, on peut également employer le lénigallol :

Vaseline	12	grammes.
Oxyde de zinc	7	—
Amidon	3	—
Lénigallol	2	—

ou des préparations au baume du Pérou :

Baume du Pérou	2	grammes.
Oxyde de zinc	4	—
Lanoline	10	—
Vaseline	15	—

Un pansement de gaze fine ou de lint sera toujours appliqué au fond des plis.

L'*eczéma du lobule et du pavillon* sera traité également par des applications de pâtes de zinc et, seulement si l'inflammation est très marquée et si les pâtes sont mal tolérées, par des pansements humides. Les badigeonnages de nitrate d'argent sont contre-indiqués d'une manière générale. Sous l'influence des pâtes, la tuméfaction diminue en général, et on peut alors appliquer soit du glycérolé cadique d'abord très faible (3 p. 100 la nuit avec pâtes le jour, soit une pâte pyrogallique faible : 2 p. 100). Assez rapidement on peut se contenter d'appliquer des poudres le jour et ne faire le traitement que la nuit, ce qui permet au malade de reprendre une vie régulière.

L'*eczéma du conduit auditif* est une affection fréquente, tantôt sous forme aiguë, tantôt sous forme chronique, et rebelle par ses récidives ou sa persistance. Il s'accompagne souvent de furoncles. Pour enlever les croûtes on fera usage de ouate trempée dans du sérum physiologique, qu'on laissera au besoin quelque temps dans le conduit, mais il importe essentiellement de ne pas laisser d'humidité, et pour ma part j'ai l'habitude de sécher au moyen d'insufflations légères avec une poire de Pollitzer. Puis on fait des applications de pommade à l'oxyde de zinc à 1 p. 5 qu'on enlève chaque jour avec du coton imprégné d'huile d'amandes douces tiède ou d'huile salicylée à 1 p. 50. Enfin, le plus tôt possible, on lui substitue des pommades contenant de l'oxyde jaune de mercure, du calomel (1 p. 40), d'ichthyol (1 p. 10). Les premiers jours on les laisse en place pendant quelques heures seulement. On peut aussi faire des badigeonnages à la teinture de goudron.

Le nitrate d'argent permet de guérir très souvent les cas rebelles, en particulier ceux où le suintement se prolonge, mais son emploi exige quelques précautions. Le procédé habituel consiste à introduire des mèches imbibées de nitrate d'argent à 1 p. 40 ou 1 p. 20 qu'on laisse en place pendant vingt-quatre heures; on renouvelle de temps en temps ces applications jusqu'à ce que les lésions se soient desséchées. Les régions non malades sont graissées pour éviter l'action du nitrate sur la peau saine.

On peut agir, comme le conseille Lermoyez, avec plus d'énergie en introduisant dans le conduit malade une solution aqueuse de nitrate à 1 p. 10 qu'on laisse trois minutes. Le malade doit incliner la tête du côté sain. Au bout de ce temps on fait écouler le liquide et on introduit de l'eau salée dans le conduit. Enfin on sèche au coton hydrophile.

Le suintement disparu, on peut se servir de nouveau, au bout de quelques jours, de pommades contenant des réducteurs. Après guérison, on maintiendra le conduit auditif toujours sec au moyen de coton hydrophile.

L'*eczéma de la face* est souvent consécutif, *chez l'adulte*, à une séborrhéide ou à une acné. Le traitement antiphlogistique et les réducteurs faibles en ont aisément raison. Notons ici que, dans les séborrhéides et les acnés eczématisables, le soufre doit être employé avec une grande prudence. Il existe d'autre part des eczémas aigus érysipéloïdes de la face, se développant par poussées, accompagnées de rougeur et d'œdèmes intenses. Les lésions sont très irritables et récidivantes

Enfin il existe un eczéma lichénifié de l'adulte, dont la thérapeutique est des plus difficiles; elle se confond avec celle des lichénifications diffuses (Voir p. 568).

Chez l'*enfant du premier âge* l'eczéma du visage est fréquent; il constitue une des plus grandes difficultés de la dermothérapie. Souvent la guérison est longue à obtenir et paraît résulter de l'évolution naturelle plus que de la thérapeutique externe. Mais dans tous les cas on doit maintenir la propreté absolue des surfaces et éviter ainsi toutes les complications dues aux infections secondaires, d'autre part chercher à soulager le prurit, qui peut troubler profondément la tranquillité de l'enfant. Le traitement interne a, du reste, dans tous les cas, une importance majeure.

Unna, Besnier, distinguent trois formes.

L'*eczéma de dentition* paraît se rattacher souvent à des troubles intestinaux. C'est la forme la plus grave, la plus prurigineuse; les réactions inflammatoires sont prononcées, l'œdème intense, le suintement abondant. Les plis, les régions voisines des yeux, du nez, de la bouche sont régulièrement respectés. Des relations intimes existent entre cette affection et le prurigo : je crois qu'on doit la considérer simplement comme un prurigo eczématisé de la face. L'existence de prurigo sur le corps est commune.

L'*eczéma tuberculeux* de Unna est un eczéma impétigineux qui occupe surtout les plis et les régions voisines et qui est remarquable par son début fréquent à la suite d'une blépharite, d'une conjonctivite, d'un coryza, d'une otite; les surfaces eczémateuses rouges sont couvertes de croûtes épaisses. Des adénopathies volumineuses existent en général. Il s'agit d'eczéma impétiginisé ou d'impétigo avec dermite secondaire. Cette forme est peu prurigineuse et la plus curable de toutes.

L'*eczéma séborrhéique* de l'enfant atteint aussi les plis; il se développe, il s'étend sur le cuir chevelu, le front, les oreilles, les paupières, en somme les régions supérieures de la face. On voit de la rougeur, des croûtes molles et succulentes d'apparence grasse. Cette forme tend à s'étendre sur le corps.

Les règles du traitement externe de l'eczéma de la face sont des plus simples. Au début, dans les formes où il n'y a ni suintement ni croûtes, on fera des applications de poudres inertes; quelques lotions émollientes et astringentes suffisent plus tard; il convient dans toutes les formes de faire l'asepsie de la surface, puis de diminuer l'inflammation en suivant les règles de la méthode antiphlogistique.

L'ablation réitérée des croûtes suffit à assurer l'asepsie superficielle : on la combine aux pansements humides lorsque l'inflammation est très intense, à l'application de glycérolés ou de pâtes lorsque l'inflammation est modérée. Plus tard, on essaiera d'appliquer les agents réducteurs; mais la plupart des eczémas de la face étant très irritables, l'application de méthodes actives ne devra se faire que sous surveillance médicale.

Dans les eczémas érysipéloïdes de l'adulte, l'emploi des poudres et des lotions est souvent suffisant; une fois les phénomènes aigus apaisés, la guérison se fait d'une manière naturelle.

Il y a lieu à l'avenir de rechercher, dans tous les cas, l'influence que peut avoir la lumière, par son action photochimique, dans la production des poussées eczématiques.

Chez l'enfant l'eczéma impétigineux (*tuberculeux de Unna*) cède, après asepsie, aux applications de réducteurs doux, tels ceux que j'ai indiqués pour l'impétigo en général. Les surfaces rouges débarrassées des croûtes seront pansées avec des pommades à l'oxyde jaune, au calomel, au turbith (1 p. 40, 1 p. 25); si l'on craint une réaction inflammatoire, on emploiera de préférence des crèmes, par exemple :

Oxyde jaune de mercure	1	gramme.
Vaseline	10	grammes.
Lanoline	15	—
Eau de chaux	10	—

ou des glycérolés. S'il persiste de la dermite on fera des cautérisations au nitrate d'argent à 1 p. 40.

L'eczéma séborrhéique de l'enfant est déjà d'une thérapeutique plus difficile et plus tenace; les agents qui conviennent le mieux à son traitement régulier sont l'ichthyol, le thiol, le sapolan. Je répète encore que l'action devra être surveillée de très près. On pourra même essayer des pommades au goudron, contenant un peu d'acide pyrogallique (Leistikow) :

Goudron de houille	2	grammes.
Acide pyrogallique	0	gr. 60
Oxyde de zinc	5	—
Axonge benzoïnée	20	—

Dans la forme prurigineuse, qui est extrêmement tenace, la plus grande propreté est de rigueur.

Toutes les croûtes seront enlevées, tant qu'il s'en formera, par des pulvérisations ou des pansements *humides*; si elles sont peu épaisses, l'huile tiède peut suffire, le pansement sera fait avec du glycérolé d'amidon à l'oxyde de zinc, qui permet un lavage facile, ou avec des pâtes molles, comme celle de Unna :

Craie préparée	ãã 5 grammes.
Amidon	
Huile de lin	
Eau de chaux	

Au moment des poussées inflammatoires, on pourra recouvrir la peau de cataplasmes de fécule de pommes de terre.

L'application de réducteurs très doux a souvent l'avantage de diminuer le prurit dans une certaine mesure; le mieux est de faire des lotions ou même des pansements humides pendant quelques heures. Le thiol à 5 ou 10 p. 100 est tout à fait recommandable.

On pourra entreprendre une thérapeutique plus active sous forme de crèmes ou de glycérolés à l'ichthyol, mais la guérison dépend surtout, sinon uniquement, du traitement interne.

Eczéma des paupières. — Cette localisation est très souvent aiguë. Elle s'accompagne d'un œdème et d'un prurit marqués; on trouve souvent des fissures au niveau des commissures.

L'état de la conjonctive et de la cornée sera toujours surveillé de près, en particulier chez l'enfant.

Des lotions réitérées avec de l'eau tiède additionnée

de substances émollientes, l'application de poudres inertes, sont les meilleurs moyens de sédation.

Trousseau recommande, pour éviter la pénétration des poudres sur la conjonctive, de les appliquer le soir sur les paupières au moment du coucher, en interposant entre elles une bandelette de coton hydrophile. Les érosions, les fissures seront touchées au nitrate d'argent à 1 p. 100 ou 1 p. 50.

Dans les cas très aigus, les cataplasmes de fécule de pommes de terre sont indiqués. A la fin de l'eczéma, Darier emploie le glycérolé cadique (4 à 10 p. 100).

Deux formes d'allure habituellement chronique méritent une mention spéciale.

L'*eczéma conjonctivo-palpébral* s'associe souvent à l'eczéma séborrhéique du cuir chevelu et d'autres régions du corps.

A la période aiguë, on fera des lavages prolongés avec une solution de sublimé dans du sérum physiologique à 1 p. 1000 ou une solution aqueuse de cyanure de mercure à la même dose. Sur les paupières on applique (Besnier) des compresses trempées dans les mêmes solutions pendant un quart d'heure le matin et le soir.

La période aiguë passée, on essaie l'application de pommades à l'oxyde jaune à 1 p. 100 ou 1 p. 50. Besnier emploie également la pommade :

Huile de cade	0 gr. 10 à 0 gr. 20
Vaseline	ãã 5 grammes.
Lanoline	

Il sera bon de surveiller avec le plus grand soin les récidives, et de reprendre au premier signe d'eczéma les applications de compresses trempées dans les solutions mercurielles. Trousseau insiste sur la nécessité de tenir libres, au besoin par cathétérisme, les voies lacrymales.

L'*eczéma ciliaire* est associé fréquemment à la rhinite chronique, à l'eczéma des régions pilaires de la face. On peut faire des badigeonnages avec un pinceau très légèrement imbibé de nitrate d'argent (1 p. 50), ou appliquer une pommade à l'oxyde jaune à 1 p. 20 (Darier).

Eczéma intranarinaire. — Cet eczéma s'observe surtout chez des malades atteints de coryza persistant, ou à la suite de coryza prolongé. C'est un eczéma persistant, mais irritable, accompagné très souvent de troubles nerveux (Besnier). La peau est épaissie et souvent fissurée.

On enlèvera les croûtes en introduisant une pince armée de coton imprégné d'huile salicylée ou de vaseline salicylée à 2 p. 100; puis on appliquera une pommade à l'oxyde jaune à 1 p. 20, au calomel, à l'ichthyol; pour ma part, je préfère les glycérolés. Mieux vaut peut-être, comme règle générale, faire des badigeonnages au nitrate d'argent à 1 p. 20 s'il y a des fissures, à la teinture de goudron ou avec des solutions concentrées d'ichthyol, et, dans l'intervalle, appliquer une crème ou un glycérolé à l'oxyde de zinc.

Les cavités nasales seront soumises à des irrigations tièdes, soit au moyen de la solution neutre de Hallopeau, soit à l'eau boriquée, etc.

Eczéma des lèvres. — Les trois formes admises par Besnier sont l'eczéma orbiculaire, l'eczéma hypertrophiant et l'eczéma de la partie rouge ou semi-muqueuse.

L'*eczéma orbiculaire* est un eczéma péribuccal, persistant, rebelle, sec le plus souvent, avec plis et fissures, plus ou moins profonds, perpendiculaires à l'orifice. Dans les commissures labiales on peut observer de véritables ulcérations allongées. Cet eczéma est souvent dû à l'usage de dentifrices irritants, en particulier du salol. Souvent il s'installe à la suite d'une poussée aiguë.

Le traitement doit être fait avec quelque énergie, mais avec prudence, pour éviter les réactions inflammatoires. S'il y a des croûtes on les fera tomber. On appliquera dès le début des pâtes, auxquelles on pourra presque de suite ajouter 1 ou 2 p. 100 d'acide salicylique. Puis on fera des applications de réducteurs forts, en pommades à doses fortes, pendant une courte partie de la journée, suivies d'applications de pâtes.

Leistikow recommande en particulier l'acide chrysophanique à 5 p. 100; si on laisse la pommade peu de temps sur la peau, on peut arriver à 10 p. 100 et même plus.

Les fissures profondes doivent être badigeonnées au nitrate d'argent et pansées avec une pâte.

L'*eczéma hypertrophiant* ne me paraît être qu'une lymphangite chronique avec eczématisation superficielle, habituellement consécutive à des lésions sécrétantes, suintantes, eczématiques ou non, du nez. La cause première devra être découverte, traitée et guérie; d'autre part, on fera la compression de la lèvre au moyen d'une bandelette de caoutchouc, munie de liens passant au-dessus des oreilles. L'électricité de haute fréquence m'a rendu de grands services dans un cas récent.

Besnier désigne sous le nom d'*eczéma de la semi-muqueuse* une dermatose hyperkératosique de la partie rouge des lèvres, avec formation continue de squames épaisses, périodes de gonflement et de rougeur, et souvent formation de fissures douloureuses, entretenues par le contact de la salive. Elle s'observe surtout chez des sujets atteints de séborrhée ou de séborrhéides.

Au moment des poussées, on pourra faire des pansements avec de l'eau additionnée de 2 à 5 p. 100 de résorcine ou la solution de Hallopeau. Entre les poussées, on peut essayer de faire agir alternativement les kératolytiques, savons de potasse, pommades salicylées, et les réducteurs, huile de cade, baume du Pérou, solutions d'acide pyrogallique.

Dans l'intervalle des applications actives, on essaiera d'empêcher l'action de la salive par un pansement avec une pâte de zinc simple. Dans les formes rebelles, des scarifications très serrées, très régulières, portant sur toute la surface malade, réitérées tous les huit jours, avec persévérance, peuvent amener la guérison.

Eczéma des régions pilaires de la face. Lèvre supérieure. Barbe. Sourcils. Régions ciliaires. — L'eczéma, quand il se limite à une de ces régions, pénètre au niveau des follicules pileux, et exige, quand il n'est pas en poussée aiguë, un traitement actif. Lors des poussées aiguës l'infection secondaire est fréquente, il faut d'abord faire tomber les croûtes; puis les pulvérisations, les pansements demi-humides, les applications de pâtes sont indiquées. A leur suite on appliquera des pâtes contenant des réducteurs : ichthyol, sels de mercure, acide pyrogallique, lénigallol, et même dans les formes rebelles des emplâtres (Vigo, emplâtre rouge, etc.), à condition qu'ils ne déterminent pas d'infection secondaire. Les poils seront coupés ras, aux ciseaux.

Dans l'eczéma de la base des cils, Besnier fait laver le matin, après nettoyage au coton sec, les bords ciliaires avec de l'eau bouillie additionnée de quelques gouttes de glycérine boratée à 1 p. 25, puis avec une solution de sublimé ou de cyanure de mercure à 1 p. 10 000. Au niveau des érosions et des ulcérations on touche légèrement avec une solution de nitrate d'argent à 1 p. 100, on enlève les cils à la pince. Dans les formes aiguës on applique la nuit des cataplasmes de fécule, et le jour, à deux reprises, pendant dix ou vingt minutes, des compresses trempées dans les solutions mercurielles qui viennent d'être indiquées. Au moment où l'inflammation est atténuée, on continue les lotions d'eau additionnée de glycérine boratée, on applique, le jour, un peu de pommade à l'oxyde de zinc, la nuit une pommade à l'oxyde jaune de mercure à 1 p. 200 et 1 p. 100.

L'*eczéma du cou*, limité, est une forme en général prurigineuse et tendant à la lichénification; dans plusieurs cas j'ai obtenu la guérison par le traitement exfoliant (Voir *lichen circonscrit,* p. 562), fait avec beaucoup de prudence, étant donnée la finesse de la peau de la région. La peau sera pansée avec une toile fine, protégée contre les cols de laine, de coton, de toile empesée, etc.

Eczéma des mains. — A la face dorsale des mains et des phalanges, l'eczématisation est des plus communes, en raison des conditions étiologiques qui ont déjà été indiquées. On y rencontre toutes les variétés aiguës et surtout chroniques. Les lésions peuvent être diffuses, mais souvent elles prennent une forme figurée, nummulaire, à petits ou à grands placards.

Je signale en passant quelques variétés telles que l'eczéma cannelé de Brocq. La lichénification n'est pas rare. On peut voir des fissures, surtout quand l'eczéma pénètre entre les doigts.

Les eczémas aigus, avec œdème, suintement, formation de croûtes qui enlevées se reforment rapidement, seront traités comme il a été indiqué à la méthode antiphlogistique; je ne reviendrai ni sur l'emploi des pansements humides dans les formes très aiguës, ni sur les indications des pâtes. En fait, celles-ci conviennent dans la très gande majorité des cas.

Le caoutchouc est employé d'une manière banale, surtout pour les eczémas des doigts. Sans dire qu'il ne puisse jamais être indiqué (Voir *Méthode antiphlogistique*), je constate que, presque toujours, les eczémas des mains traités par le caoutchouc persistent pendant un temps extrêmement long. En fait, l'eczématisation aiguë est rare aux mains, les eczémas irritables ne sont pas fréquents, et il y a intérêt, dans la grande majorité des cas, à intervenir d'une manière active : si le caoutchouc a des indications, elles ne sont jamais que passagères.

Dans les formes chroniques, persistantes, les réducteurs qui sont le plus souvent indiqués sont, à mon avis, d'une part le goudron, de l'autre le nitrate d'argent. Je me sers de ce dernier d'une manière normale dans les eczémas professionnels; les régions eczémateuses sont traitées tous les deux ou trois jours avec une solution saturée de nitrate, puis on passe le crayon de zinc. La guérison est presque toujours des plus rapides. Dans l'intervalle des cautérisations au nitrate d'argent, le malade applique de la pâte de zinc, ou une colle.

Les goudrons sous toutes leurs formes, glycérolés, pâtes, même sous forme d'applications d'huile de cade pure, d'huile de bouleau, conviennent aux eczémas dans lesquels la peau présente une certaine infiltration, le nitrate d'argent aux eczémas superficiels. On peut, du reste, commencer le traitement par le nitrate d'argent et le terminer par le goudron. Les badigeonnages de teinture de goudron sont très pratiques, mais leur action est un peu superficielle.

De nombreuses préparations sont encore indiquées par les auteurs classiques; je mentionnerai seulement que je n'ai presque jamais eu besoin de m'en servir, sauf dans quelques cas rares, des préparations à l'acide pyrogallique, de préférence des pâtes à 5 ou 10 p. 100.

On peut lui substituer parfois le lénigallol associé à 1 ou 2 p. 100 d'acide salicylique.

Lorsque les lésions sont lichénifiées, il peut être utile, comme dans les eczémas d'autres régions du corps, de faire l'exfoliation à la pâte résorcinée.

Eczéma palmaire. — Le traitement de l'eczéma palmaire est beaucoup plus difficile que celui de l'eczéma de la face dorsale des mains; le premier est plus rare, mais aussi plus rebelle.

Les formes aiguës n'offrent aucune symptomatologie particulière. Leur traitement doit obéir aux règles générales du traitement des eczémas aigus.

Les formes chroniques d'eczéma palmaire sont presque toujours des formes sèches, avec hyperkératose. La fissuration profonde, au niveau des plis, est un accident dû à la gêne des mouvements des mains. On peut observer la lichénification post-eczématique comme sur les autres régions du corps.

Ces eczémas sont souvent confondus par les médecins non spécialistes avec le psoriasis et les syphilides palmaires.

La première indication du traitement local est de faire disparaître l'hyperkératose. Les procédés à employer dépendent de l'épaisseur de celle-ci et de la condensation de la couche cornée hypertrophique. Lorsque l'épaisseur est très marquée, et lorsque les lésions seront de date ancienne, on ramollira la couche cornée par des pansements humides à l'eau résorcinée à 1 p. 100 et on grattera le tissu ramolli. En général, il suffit d'appliquer des pommades résorcinées à 5 p. 100 et salicylées à 2 p. 100. Lorsque l'eczéma est « décapé », on arrive aux réducteurs, huile de cade, huile de bouleau, préparations pyrogalliques. Parfois les emplâtres au goudron, à l'acide pyrogallique, à l'acide chrysophanique, parfois même l'emplâtre de Vigo conviennent dans des cas où l'eczéma n'est absolument pas irritable et surtout s'il y a lichénification.

Prophylaxie de l'eczéma professionnel des mains. — Les eczémas professionnels sont dus à l'action de causes irritantes sur des tissus qui se défendent mal;

il faut protéger ceux-ci le plus possible et avant tout empêcher le dégraissage de la peau et la destruction plus ou moins complète de la couche cornée. Chez les malades sujets à l'eczéma des mains, les savons de tout ordre sont dangereux, précisément parce qu'ils nettoient le tégument en enlevant la graisse superficielle et en détruisant la surface de la couche cornée. En outre, le savonnage fait pénétrer jusqu'au corps muqueux des produits alcalins irritants, qui restent dans les tissus, même si le rinçage consécutif au savonnage est bien fait, ce qui est exceptionnel. Le seul savon qui puisse être employé est le savon surgras, qui a une action kératolytique mais non dégraissante, encore laisse-t-il pénétrer comme les autres des produits irritants dans la profondeur de l'épiderme. C'est un savon cher, qui ne convient pas aux ouvriers. Par suite il est souvent indiqué de nettoyer les mains avec d'autres agents que le savon : vaseline, pâte d'amandes; Besnier recommande souvent la mie de pain. J'ai obtenu de bons résultat en conseillant le nettoyage à l'eau alcoolisée. Lorsqu'il n'existe pas d'eczéma des ongles, le malade peut nettoyer ceux-ci à la brosse et au savon.

Lorsque l'emploi du savon est indispensable, on aura surtout soin de faire rincer à fond la peau à l'eau pure tiède. Dans tous les cas, la peau doit être graissée après qu'elle a été séchée. Comme Unna, je conseille de faire les nettoyages le soir, et de laisser une graisse appliquée toute la nuit. L'axonge fraîche, un mélange de vaseline et de lanoline conviennent à cet effet. Lorsqu'il y a un peu d'inflammation persistante de la peau, on peut ajouter aux graisses employées la nuit un dixième de goudron; les préparations de l'ordre du sapolan étendues d'axonge conviennent également dans ce cas.

Le matin, les mains sont encore graissées et essuyées. Chez les laveuses, Unna recommande en particulier de graisser les mains avant de les mettre dans l'eau chaude.

Il est cependant des cas où toutes ces précautions ne suffisent pas et où l'eczémateux doit changer de profession. Il en est ainsi en particulier chez les laveuses déjà âgées. D'autre part, certaines personnes ont une sensibilité de la peau vis-à-vis de certaines substances qui les obligent à renoncer à les employer; c'est le cas par exemple de chirurgiens qui ne peuvent mettre les mains dans des solutions de sublimé ni d'acide phénique sans présenter de l'eczéma.

Eczéma périunguéal et unguéal. — Chez des malades atteints d'eczéma la présence d'eczématisation périunguéale n'est pas rare; l'eczéma s'étend souvent sous l'ongle même. Le suintement est commun; les lésions sont sujettes à des poussées aiguës. Le traitement se fera par les pâtes simples suivies d'applications de réducteurs de plus en plus énergiques et à doses croissantes. Ces réducteurs, en particulier les goudrons, peuvent être appliqués sur les ongles même quand ils sont altérés.

L'*eczéma aigu des régions génitales* de la femme est le type des eczémas secondaires des plis et des régions de frottement. Dans tous les cas, les pulvérisations, les lotions, les lavages après la miction, le pansement avec les pâtes de zinc, l'isolement et la séparation des surfaces malades par du lint ou de la tarlatane secs suffisent à apaiser l'état aigu; on trouve alors soit une séborrhéide chronique, soit un intertrigo, soit un état lichénifié, toutes lésions que l'on peut traiter activement par les réducteurs, soufre, goudron, acide pygrogallique, après avoir tâté la sensibilité de la peau par les réducteurs faibles. (Voir *Traitements de l'intertrigo, des séborrhéides, des lichénifications.*)

L'eczéma génital de la femme est souvent des plus prurigineux; je rappelle encore que les anesthésiques sont d'un emploi dangereux et qu'on doit surtout compter, pour calmer le prurit, sur la sédation de l'état inflammatoire. L'électrothérapie de haute fréquence peut rendre des services considérables.

Il faudra, bien entendu, rechercher si des causes locales n'ont pas déterminé les lésions chroniques et les poussées d'eczématisation, s'il n'y a pas eu ou s'il n'y a pas de troubles urinaires, vulvaires, vaginaux, utérins, si la malade n'a pas fait usage, pour la toilette locale, de substances irritantes.

Chez l'*homme*, l'eczéma, aigu ou chronique, peut atteindre la verge entière ou le scrotum, ou se limiter à une de ces régions, ou même à une partie d'entre elles. Le traitement, dans la forme aiguë, se fait par les moyens habituels adaptés à la région, pulvérisations et applications de poudres s'il n'y a pas de suintement, pulvérisations et applications de pâtes maintenues par des pansements légers s'il existe des sécrétions eczématiques. Besnier emploie fréquemment la toile caoutchoutée dans le traitement des eczémas du scrotum; je recommanderai de ne pas l'appliquer trop longtemps et de chercher à lui substituer des réducteurs après emploi des pâtes simples pendant quelques jours. On choisira les réducteurs faibles et de préférence les solutions aqueuses d'ichthyol, de tuménol, de thiol, en badigeonnages deux fois par jour avec pâtes simples dans l'intervalle.

Le glycérolé cadique faible trouve des indications dans quelques eczémas limités plus rebelles.

Bien entendu, on ne laissera jamais le gland et le prépuce en contact dans les eczémas de la verge; ils seront séparés par de la tarlatane fine et molle. Les bourses eczématisées seront relevées par un suspensoir léger en toile.

L'*eczéma de l'anus* est en général secondaire à un prurit de la région; on le traitera par des pâtes, puis par des réducteurs; on combattra la constipation; le malade devra graisser la région avant d'aller à la selle, et faire une toilette exacte, à l'eau tiède, à la suite. Ici encore l'électricité de haute fréquence est très souvent indiquée (Voir *Méthode antiprurigineuse*).

Eczéma des membres. — Le traitement des eczémas du membre supérieur et du membre inférieur n'exige guère de détails après ce que nous avons dit du traitement de l'eczéma en général. Même au niveau des faces de flexion la peau y est souvent tolérante; le suintement eczématique établi, on pourra appliquer des pâtes et souvent passer d'assez bonne heure aux réducteurs. Il est utile d'indiquer que les poussées d'eczéma aigu des membres inférieurs exigent, sauf dans les cas où les lésions sont absolument limitées et ne s'étendent pas, le repos du membre étendu sur un plan horizontal. Il en est surtout ainsi dans l'eczéma des jambes qui s'accompagne de tuméfaction, d'œdème, d'une rougeur sombre, et qui reste irritable tant que par un repos prolongé la décongestion ne s'est pas produite.

Les *eczémas aigus du tronc et de l'abdomen* sont presque toujours consécutifs à des séborrhéides ou à des lésions d'intertrigo. L'eczématisation sera calmée par les moyens que nous connaissons : poudres d'abord, puis lotions, pulvérisations, pâtes...... Puis on soignera les lésions qui ont été le point de départ de l'eczématisation.

Ici se présente une observation que je n'ai pas eu encore l'occasion de faire et qui est d'une extrême importance pratique. Elle concerne le traitement des lésions inflammatoires dans les plis. Nous avons mis en relief l'utilité qu'il y a à mettre les lésions enflammées dans des conditions physiques favorables; nous pourrions insister sur le danger qu'il y a à les laisser dans des conditions physiques défectueuses. Or, au fond des plis naturels, l'humidité persistant par suite de défaut d'évaporation, l'élévation de température, due à la même cause, tendent toujours à aggraver les inflammations actives, cette aggravation va jusqu'à amener, lorsque les soins nécessaires ne sont pas donnés, des ulcérations profondes.

Toutes les fois qu'il y aura une inflammation active dans un pli naturel, les surfaces malades seront isolées par un pansement permanent, et toutes les fois qu'il n'y aura pas une indication expresse de l'emploi d'un pansement humide on fera un pansement sec, de manière à absorber les sécrétions et à faciliter l'évaporation. Les pâtes conviennent admirablement à cet effet. Il est bien rare que le pansement par une pâte simple, avec application de poudres, puis de deux ou trois doubles de lint destiné à maintenir l'écartement des plis ne suffise pas à amener la guérison d'un état inflammatoire, produit au début par des conditions physiques défavorables, aggravé plus tard par ces mêmes conditions.....

Ces règles devront être appliquées par exemple dans l'eczéma sous-mammaire chez la femme, dans l'eczéma des régions inguinales chez les obèses.....

Dysidrose.

La dysidrose dans ses formes les plus typiques s'observe en été chez des sujets adultes. Elle se développe à la face palmaire des mains et plantaire des pieds sous forme de vésicules, dont certaines restent très petites, alors que d'autres atteignent les dimensions d'un pois. Sur certains points, elles sont tellement nombreuses qu'elles deviennent confluentes. Elles soulèvent la couche cornée de la paume des mains et de la plante des pieds, qui s'épaissit; par suite elles sont dures, tendues, et s'ouvrent très lentement; leur contenu est filant, mais clair, à moins d'infection secondaire. Un grand nombre se dessèchent et on observe à la suite une desquamation plus ou moins étendue, suivant l'importance du processus vésiculeux. A la face interne des doigts, elles s'ouvrent de bonne heure, en laissant des érosions de couleur rouge; l'aspect rappelle celui de l'eczéma.

Les lésions de la dysidrose peuvent s'eczématiser; les rapports de cette affection et de l'eczéma vrai constituent du reste une des questions les plus obscures de la dermatologie.

L'affection, en général indolente, peut s'accompagner de prurit.

La maladie est essentiellement récidivante.

Les lésions n'ont aucun rapport avec les glandes sudoripares; cependant on les observe souvent chez des sujets hyperidrosiques, et dont l'état de nutrition général n'est pas régulier (arthritiques).

Unna a vu dans la couche cornée, à la surface, des bacilles colorables par la méthode de Gram.

Le traitement de la dysidrose doit se faire suivant les règles suivantes :

On ouvrira toutes les vésicules apparentes, avec des ciseaux flambés; on lavera les érosions ainsi déterminées avec du borate, ou du bicarbonate de soude en solutions aqueuses (1 à 5 p. 100).

J'ai employé avec succès les badigeonnages avec une solution aqueuse faible d'ichthyol (3 p. 100).

A la suite, le pansement est fait soit avec une poudre inerte, talc, oxyde de zinc, soit avec un mélange de poudres inertes et astringentes :

Talc	20	grammes.
Oxyde de zinc	10	—
Dermatol	3-6	—

ou bien avec des pâtes molles. Celles-ci ont l'avantage

d'éviter plus complètement les infections secondaires.

Chaque jour ou deux fois par jour, on nettoie la poudre ou la pâte, on lave ou on badigeonne les érosions et on ouvre les nouvelles vésicules.

Lorsque l'affection est arrivée à la période terminale, on peut employer des kératolytiques faibles, par exemple des pommades salicylées, résorcinées, ou même faire des badigeonnages avec des solutions alcalines telles que :

Potasse caustique.................	1 gramme.
Eau............................	500 —

en ayant soin de rincer à fond ensuite.

La peau des malades atteints de dysidrose est souvent irritable; on n'emploiera pas de savon au moment des poussées; entre les poussées, le malade nettoiera les mains au savon surgras; il sera souvent utile de poudrer les mains et les pieds. J'ai plusieurs fois réussi à arrêter des poussées de dysidrose, à leur début, par des applications réitérées de teinture d'iode.

Le traitement interne de la dysidrose, au moment des poussées, est assez difficile à régler; j'ai obtenu de bons résultats, dans des poussées intenses, en mettant les malades au régime lacté complet ou partiel, et en prescrivant des paquets de nitrate de potasse (1-2 gr.) et de lactose (20-50 gr.) par jour, de manière à augmenter la quantité des urines.

Entre les poussées, l'alimentation devra être sobre; on diminuera surtout l'alimentation carnée. Les cures d'Évian, de Vittel, la cure de Vichy, lorsqu'il existera une tare hépatique, peuvent être recommandées avec avantage.

Balanites.

Les inflammations communes du gland ne se développent guère que chez des sujets dont le prépuce est long, et qui, par absence de propreté, ou à la suite de soins de propreté mal compris laissent persister de l'humidité dans le pli intermédiaire. Cette notion simple est fondamentale dans la prophylaxie des balanites; elle domine également leur thérapeutique.

La balanite vulgaire se caractérise par une tuméfaction du prépuce, parfois telle que le malade ne peut plus décalotter. A la limite du gland et du prépuce, on voit sourdre du pus épais. Les lésions sont des plus douloureuses. Le prépuce rabattu, le pus enlevé avec du coton, on constate de la rougeur, des érosions, même des ulcérations. Parfois la verge offre une lymphangite évidente avec adénite inguinale. La balanite peut même se compliquer de gangrène.

Si le malade peut décalotter, on lavera à fond, dans les cas simples, la face interne du prépuce et le gland à l'eau bouillie, ou à l'eau additionnée de sublimé à 1 p. 10 000, de permanganate de potasse à 1 p. 2 000, d'eau oxygénée à 1 p. 20. Le nettoyage *complètement fait*, on *sèche*, on poudre au talc, ou à l'oxyde de zinc, ou avec :

Dermatol	2	grammes.
Oxyde de zinc	10	—

et on entoure le gland d'un peu de coton hydrophile, ou de gaze aseptique. Puis on fait recalotter le malade; si c'est impossible on entoure le gland de gaze sèche.

Les pansements sont recommencés plusieurs fois par jour dans les cas sérieux.

Si le malade ne peut décalotter, il est indispensable de faire des lavages fréquents au moyen d'une grosse seringue armée d'un tuyau fin de caoutchouc qu'on glisse entre le prépuce et le gland. Le lavage est fait assez longtemps pour que le liquide qui sort de l'orifice glando-préputial n'entraîne plus de pus. Les lavages se font à l'eau, étendue de 1 p. 10 ou 1 p. 20 d'eau blanche, ou à l'eau additionnée de 1 p. 1 000 ou 1 p. 2 000 de permanganate de potasse. Peu à peu on cherchera à faire décalotter le malade.

Si l'inflammation balanique est très intense et qu'on craigne la gangrène, on fera, deux fois par jour, des injections avec la solution suivante :

Acide phénique	1 gramme.
Alcool	10 —

suivies d'injections avec :

Résorcine	3 grammes.
Eau	100 —

Si l'état s'aggrave malgré ce traitement, il sera nécessaire d'inciser.

La *balanoposthite érosive circinée* de Berdal et Bataille est une maladie vénérienne; on voit sur le gland des érosions élémentaires superficielles, rondes, ou des érosions étendues polycycliques. Le fond est rouge, le bord net, de couleur blanchâtre. Les lésions sont dissimulées par une couche plus ou moins épaisse de pus.

Le traitement est des plus simples et comporte des lavages répétés deux fois par jour, à l'eau bouillie chaude, suivis d'attouchements limités aux érosions avec du nitrate d'argent à 1 p. 20. A la suite on sèche, on applique de la gaze ou du coton.

La *balanite pustulo-ulcéreuse* de Du Castel est également une affection vénérienne ; on constate des vésico-pustules acuminées, à fond granuleux, auxquelles font suite des ulcérations à fond pultacé, limitées par un liséré rouge vif. La suppuration est modérée.

Du Castel recommande de toucher simplement les ulcérations à l'alcool phéniqué à 1 p. 10. A la suite, sécher, poudrer, envelopper de coton hydrophile ou de gaze.

La *balanite diabétique* est une forme d'intertrigo qu'on traitera par les badigeonnages au nitrate d'argent à 1 p. 20, à l'huile de bouleau, à l'ichthyol, suivis de pansements secs, lorsque les lésions auront été desséchées (Voir *Intertrigo*).

Séborrhéides.

Sous le nom « d'eczéma séborrhéique », Unna a classé une série d'affections de la peau d'observation fréquente, vues avant lui, mais non reliées entre elles.

Classer ces lésions dans l'eczéma, c'est étendre le domaine de cette maladie déjà trop étendue. Pour Unna, elles peuvent appartenir à l'eczéma parce qu'il admet la définition de celui-ci donnée par Rayer, qui en fait une dermatose chronique et non nécessairement vésiculeuse. Unna ajoute qu'il s'agit d'une dermatose microbienne. Les auteurs français récents, Audry, Brocq font de l'eczéma une affection vésiculeuse, et séparent la dermatose d'Unna sous le nom de séborrhéïde; pour ma part, je me rallie à cette manière de voir, convaincu de son utilité au point de vue pratique.

Les malades atteints de séborrhéides sont souvent atteints antérieurement de séborrhée grasse.

Les localisations principales des séborrhéides sont le cuir chevelu, la face, la région sternale et interscapulaire, les plis de la peau.

Au cuir chevelu, il n'existe souvent aucune rougeur, mais chez des sujets atteints de séborrhéides de la peau glabre, on trouve normalement un *état pityriasique* très marqué qui se rattache au même processus pathologique; il précède du reste souvent le développement d'une séborrhéide typique. Tantôt l'état pityriasique est universel, tantôt il se développe sous forme de petits îlots indépendants. Parfois son développement est aigu et s'accompagne d'une alopécie curable [1].

Parfois, au cuir chevelu, on observe des lésions érythémateuses figurées ou une rougeur diffuse s'étendant graduellement de haut en bas sur le front (couronne séborrhéique) et les oreilles, surtout dans le pli rétro-auriculaire. Elles sont associées à l'état pityriasique que je viens de décrire.

Les lésions les plus typiques des séborrhéides s'observent surtout sur le tronc, au niveau du sternum et entre les omoplates. On y trouve des disques arrondis, rouges, avec une bordure nettement marquée, couronnée d'une fine croûtelle (*type circonscrit* de Unna),

1. Sabouraud sépare complètement les pityriasis du cuir chevelu de la séborrhée grasse, quoique l'association soit commune. L'alopécie vulgaire, séborrhéique, est une complication de la séborrhée grasse et non des pityriasis.

des taches rouge jaunâtre et des papules couvertes de croûtes grasses ou humides (*type pétaloïde*). Les taches, les disques, les papules peuvent s'étendre et atteindre de larges dimensions en formant de larges surfaces rouges.

Mais, outre ces lésions typiques, il faut classer dans les séborrhéides des lésions qui ont en général eu au début les caractères que je viens d'indiquer et se rapprochent soit de l'eczéma vulgaire, soit du psoriasis. Dans les premiers cas, on voit d'abord, sous les croûtes grasses, un état pointillé fin, un suintement séreux; si les lésions s'aggravent, les croûtes tombent, et on observe, avec une rougeur intense, un suintement identique à celui d'une eczématisation commune. On peut alors parler de séborrhéide eczématisée. Dans le second cas, on trouve des lésions identiques exactement à celles du psoriasis, au point de vue clinique, à ce point que le diagnostic peut être impossible. La présence de lésions typiques dans les lieux d'élection (région sternale et interscapulaire), la prédominance des lésions au cuir chevelu, et, dans les formes eczématiques, l'aspect figuré des plaques permettent de porter un diagnostic dans un grand nombre de cas.

Pour compléter cette énumération des séborrhéides, il reste à mentionner des lésions qui d'après Unna précèdent le développement des autres : des *taches jaunes*, grasses ou non, au niveau du sternum, de la région interscapulaire et sur la face, des *taches hypérémiques*, surtout fréquentes au visage, des *taches squameuses*, qui peuvent s'observer en dehors du cuir chevelu, sur la peau glabre.

Les séborrhéides peuvent être compliquées par l'impétigo, des folliculites; d'autre part, comme dans l'eczéma, le psoriasis, on peut voir l'éruption se généraliser sous forme d'une érythrodermie chronique, parfois mortelle.

Les lésions des séborrhéides ne sont pas en général prurigineuses; toutefois on observe du prurit dans les formes aiguës et en voie d'extension. D'autre part, il existe des formes chroniques lichénifiées, également prurigineuses (Voir *Lichénifications secondaires*, p. 568).

Le traitement des séborrhéides peut être exposé assez brièvement; il dépend essentiellement de l'état anatomique sous lequel elles se présentent. Dans les formes aiguës, eczématisées, suintantes, prurigineuses, le traitement initial est le même que celui des eczémas aigus et irritables; dans les formes ordinaires, dans les séborrhéides psoriasiformes, on emploiera des réducteurs pour obtenir la guérison. Dans les formes lichénifiées, après asepsie de la surface, on pourra appliquer la méthode exfoliante.

A. *Séborrhéides eczématisées. Formes aiguës.* — Le traitement des séborrhéides aiguës eczématisées est assez difficile : d'une part elles sont sujettes à des exacerbations faciles, d'autre part, l'état inflammatoire peut persister pendant un long temps et, fait assez paradoxal, ne céder qu'à des applications réductrices, c'est-à-dire qu'il faudra souvent faire un traitement actif, mais en surveiller de près le résultat.

On commencera le traitement — après avoir fait tomber les croûtes et les produits de sécrétion — par l'application de pâtes simples, d'abord de pâtes molles, puis de pâtes dures avec poudrage superficiel. Dans la plupart des cas, l'acuité n'est pas telle qu'il soit nécessaire de couvrir la peau de pansements humides.

Dès que l'œdème diminue, on peut essayer les badigeonnages au thiol, à l'ichthyol, les glycérolés à l'ichthyol ou au thiol, le sapolan. Par prudence on peut ne faire les premières applications actives que quelques heures chaque jour. Enfin, vient un moment où l'état inflammatoire est calmé et dès lors on peut se servir de pâtes soufrées, faibles (2-5 p. 100), pyrogalliques, au goudron, à l'oxyde jaune de mercure ou au calomel. Il y a souvent avantage à y incorporer 1 ou 2 p. 100 d'acide salicylique et de résorcine.

Lorsque l'inflammation n'est pas calmée par les pâtes, on peut essayer de la réduire par le bleu de méthylène (Brocq), en badigeonnages quotidiens à 1 p. 1000, 1 p. 500, 1 p. 250; après dessiccation, on applique une pommade à l'oxyde de zinc. Dans les séborrhéides suintantes des plis en particulier, l'action est remarquable; l'effet produit doit être surveillé de très près. L'acide picrique en badigeonnages quotidiens à 1 p. 500, 1 p. 200 est moins utile dans ces formes que le bleu; on devra cependant y recourir dans certains cas.

B. *Séborrhéides chroniques communes.* — Le soufre est l'agent de choix du traitement. On l'emploiera de préférence sous forme de pâtes, où on fera varier la quantité de soufre, additionnées d'acide salicylique et de résorcine, si l'on veut augmenter la pénétration, même d'un peu de savon noir dans les formes rebelles, anciennes et tolérantes. On emploiera par exemple cette formule :

Soufre précipité	5	grammes.
Savon noir	5	—
Acide salicylique	1	—
Oxyde de zinc	15	—
Vaseline	25	—

Dans les formes rebelles, le goudron, la chrysarobine et l'acide pyrogallique peuvent être maniés comme dans le psoriasis.

Les lésions sont essentiellement récidivantes. Lorsque l'éruption est guérie, je conseille aux malades de prendre pendant un certain temps et à plusieurs reprises des bains sulfureux, de manière à modifier l'état gras de la peau. Il me semble qu'on peut espérer ainsi éloigner les récidives.

C. *Séborrhéides psoriasiformes.* — Le traitement est exactement le même que celui du psoriasis et doit se faire, après une cure kératolytique préalable, par la chrysarobine, par le goudron, dans les formes très étendues, par l'acide pyrogallique dans les formes très limitées. Tous ces agents ont des inconvénients respectifs (Voir *Traitement du psoriasis*, p. 404) ; dans les formes où les éléments sont superficiels, on peut arriver à d'excellents résultats par le soufre et l'acide salicylique en pâtes, en ayant soin d'augmenter la pénétration par un véritable massage de la peau au moment où on applique la préparation.

Intertrigo.

On désigne sous le nom d'intertrigo un état inflammatoire qui se développe dans les plis de contact de la peau, plis rétro-auriculaires, aisselle, région sous-mammaire chez la femme, plis inguinaux et périnéal, plis interdigitaux du pied, plis abdominaux chez les obèses, et, chez l'enfant, dans les plis du cou. L'affection, extrêmement commune, se caractérise par de la rougeur et un léger épaississement du tégument. Après une période plus ou moins longue, cet état se complique ; on observe du suintement en nappe, l'eczématisation parfois, puis assez souvent une hyperkératose avec macération de la couche cornée et une odeur fétide. D'autre part le prurit est fréquent, parfois intolérable. La lichénification, c'est-à-dire l'épaississement de la peau avec formation d'un quadrillage par les plis superficiels, est commune. Enfin la peau se fissure parfois profondément : on observe des pustules et même un état végétant du derme.

Le traitement peut dans tous les cas amener la guérison, quand il est bien fait. On ne s'occupera pas du prurit, qui disparaît avec les lésions.

Celles-ci sont-elles humides, il faut, avant tout, amener la dessiccation des régions où elles existent par des poudres ou par des pâtes avec application de poudres à la surface. Dans l'intertrigo sous-mammaire, on relèvera les seins par des bandes de toile. Dans l'intertrigo du périnée et des plis inguinaux, il pourra être nécessaire de laisser le malade quelques jours au repos.

Lorsqu'il existe un suintement abondant, avec odeur fétide, des lotions astringentes au tannin, à l'alun, à la liqueur de Bürow seront faites chaque jour. Dans l'intervalle on appliquera des pâtes simples avec poudrage au-dessus. Les érosions peuvent être traitées au nitrate d'argent en solution aqueuse à saturation; les furoncles seront ouverts.

En quelques jours on obtient ainsi la disparition des infections annexes et la dessiccation de l'intertrigo.

A ce moment on commencera le traitement par les réducteurs forts, à doses progressives.

Pour ma part, j'emploie surtout l'acide pyrogallique sous forme de pâtes, appliquées successivement une, trois, cinq heures par jour, puis toute la nuit, avec application de pâtes de zinc dans l'intervalle. Leistikow recommande la pâte de zinc soufrée.

Axonge benzoïnée	28	grammes.
Ceyssatite	2	—
Soufre précipité	4	—
Oxyde de zinc	6	—

On peut faire des badigeonnages quotidiens avec une solution alcoolique d'acide chrysophanique ou éthéro-alcoolique de goudron, suivis d'applications de pâtes de zinc. Les emplâtres sont d'un emploi plus pratique pour les malades, mais leur action peut être moins surveillée; ils exposent aux infections secondaires et nous ne recommandons pas leur emploi lorsqu'on ne peut observer le patient de près.

Dans les lichénifications consécutives à l'intertrigo, j'ai utilisé avec succès la méthode exfoliante. Bien entendu les applications de préparations exfoliantes seront courtes; leur effet sera surveillé de près.

Chez les enfants atteints d'intertrigo, on ne peut employer de moyens aussi énergiques; il suffit de panser à la pâte de zinc au fond des plis, et, si les lésions résistent, de faire chaque jour des badigeonnages avec une solution hydro-alcoolique de thiol ou d'ichthyol à 10 p. 100. S'il existe du suintement et des fissures, on badigeonnera avec une solution faible de nitrate d'argent à 1 ou 2 p. 100.

Chez les personnes qui ont eu de l'intertrigo, une récidive est toujours possible, surtout en été, au moment des chaleurs. Les plis exposés à l'intertrigo seront nettoyés tous les jours à l'alcool, poudrés matin et soir au talc porphyrisé ou à l'oxyde de zinc, additionnés de 7 p. 100 de bismuth. Les vêtements de laine ou de coton, appliqués directement sur la peau, seront interdits. On évitera toutes les causes qui peuvent provoquer une sudation intense, exercices violents, boissons abondantes.

Le régime devra être surveillé de près, on évitera l'abus des graisses et l'usage de boissons en trop grande quantité. Quelquefois on devra instituer le traitement de la dyspepsie de fermentation. S'il s'agit d'obèses il pourra être nécessaire de faire une cure d'amaigrissement. Enfin on recherchera dans tous les cas si le patient n'est pas diabétique.

Le traitement hydrominéral peut être indiqué, en particulier les eaux sulfureuses, comme pour les séborrhéides.

Psoriasis.

Le psoriasis est le type des dermatoses, en quelque sorte constitutionnelles, essentiellement tenaces et récidivantes. Quelquefois, la maladie persiste une partie de la vie, quelque traitement que l'on fasse. Le cas est rare, heureusement. En général, elle évolue par poussées, séparées les unes des autres par des intervalles plus ou moins longs. Le rôle de la thérapeutique externe est de blanchir les malades, de faire en somme la toilette de la peau. En trois ou quatre semaines, dans la plupart des cas, cette toilette peut être faite, chez les psoriasiques traités énergiquement et surveillés. Et il semble à beaucoup d'auteurs que les récidives sont alors beaucoup plus éloignées, lorsque le traitement a été fait à fond et poussé au delà de la disparition superficielle. Quant à la disparition du psoriasis, qui n'est pas rare, elle paraît résulter simplement de l'évolution naturelle ; elle se produit sans cause connue.

La lésion élémentaire du psoriasis est une petite saillie sèche, hyperkératosique, blanc nacré à son sommet, surtout quand on frotte la surface, rosée dans le reste de son étendue. La couche cornée est stratifiée et non cohérente comme dans d'autres hyperkératoses.

L'extension excentrique des lésions, la confluence des foyers élémentaires, donnent lieu à des lésions souvent extrêmement étendues. Dans le psoriasis guttata, les lésions ont un demi-centimètre de diamètre ; assez souvent, on observe de véritables nappes psoriasiques. Ce sont des plaques offrant souvent des bords nets, sèches, couvertes de squames blanches plus ou moins épaisses, formant parfois des amas considérables. Ces squames peuvent s'enlever : au-dessous, on trouve le corps muqueux rouge franc, un peu humide, saignant au moindre contact. A la limite des plaques, les squames sont peu épaisses ou disparaissent, et on constate une zone rosée ou rouge, d'étendue variable, suivant les cas.

Dans certains types, l'hyperkératose est très modérée et les lésions sont de couleur rosée. Dans les plis de contact, sur le gland, les squames tombent, la couleur est rouge.

Au cuir chevelu, le psoriasis peut se présenter sous forme de plaques montagneuses avec une énorme accumulation de squames, mais en général on trouve seulement un état pityriasique diffus, parfois très marqué, parfois avec rougeur à la limite de la région, sur le front.

A la face, le psoriasis est rouge, peu squameux, difficile à séparer des séborrhéides. A la paume des mains, à la plante des pieds, les caractères sont peu nets, le diagnostic est souvent ambigu quand il n'y a pas simultanément de psoriasis sur le corps : il se fait par les caractères des squames, la bilatéralité habituelle, la régularité des éléments moindre que dans la syphilis.

Le psoriasis est rarement prurigineux ; cependant il l'est parfois, surtout chez les alcooliques, qui présentent en outre des psoriasis graves et étendus. On peut observer des plaques prurigineuses où le prurit s'accompagne de lichénification.

La maladie évolue par poussées irrégulières séparées par des intervalles de calme, qui peuvent durer des mois et des années. Au début de ces poussées, le psoriasis est peu curable; à la fin, on doit intervenir et on peut débarrasser rapidement le malade de lésions qui, en général, ne guérissent pas d'elles-mêmes, et, épaississant peu à peu, deviennent incurables avec le temps. Parfois on observe des psoriasis aigus, avec érythrodermie scarlatiniforme, desquamation, accompagnée dans certains cas de fièvre et de leucocytose (Leredde). Dans d'autres cas, le psoriasis s'étend peu à peu, envahit une grande partie de la peau et constitue une érythrodermie chronique à peu près incurable. L'hyperkératose s'atténue, le tégument est rouge, à peine squameux.

Dans tous ces types, cette affection, dont l'étiologie et la pathogénie sont absolument inconnues, s'accompagne fréquemment d'arthralgies et d'arthropathies (Besnier). Parfois celles-ci constituent un véritable rhumatisme déformant universel, avec soudure de presque toutes les articulations.

Munro, Kopytowski ont montré que la tache élémentaire du psoriasis était accompagnée d'une diapédèse de leucocytes polynucléaires dans la couche cornée.

Signalons encore, pour compléter cette description sommaire, l'existence de lésions sanguines (Leredde et M. Sée).

Traitement local. — Les plaques psoriasiques doivent être traitées d'abord par les procédés kératolytiques, de manière à mettre le corps muqueux à nu. Les procédés les plus recommandables sont : les applications de vaseline suivies de bains alcalins avec frictions au savon noir et les bains de vapeur (système Berthe) dans les formes étendues ; dans les formes limitées les applications de savon noir, additionné ou non d'acide salicylique. Enfin, on obtient une action kératolytique rapide par l'emploi du sulfure de calcium, comme je l'ai déjà indiqué (Voir *Méthode kératolytique*).

La médication kératolytique doit être faite très énergiquement et très rapidement quand il ne s'agit pas de formes irritables ; on peut juger dans une certaine mesure de l'irritabilité du psoriasis quand on commence à le soigner par l'épaisseur de la couche cornée, toujours plus marquée dans les formes tolérantes. Ici, comme dans l'eczéma, l'œdème révèle toujours une sensibilité plus grande.

Le corps muqueux étant à nu, on commence le traitement réducteur. Il repose essentiellement sur l'emploi de deux agents : l'acide chrysophanique (ou la chrysarobine) et l'huile de cade. L'acide pyrogallique est, à mon avis, un médicament moins maniable, moins actif peut-être, et qu'on peut employer seulement lorsque la chrysarobine n'a pas réussi, pour une raison ou une autre, dans des psoriasis limités.

L'acide chrysophanique convient aux formes limitées et aux formes d'étendue moyenne. Il n'y a pas d'inconvénient à l'employer dans des formes assez étendues, car il n'amène d'intoxication générale que longtemps après avoir produit des réactions locales et on peut toujours arrêter les applications à temps lorsque celles-ci se produisent. On ne peut l'employer à la face que sous forme d'emplâtres, sur le cuir chevelu qu'à la condition d'appliquer un pansement, et sur le reste du corps qu'à la condition d'interdire aux malades de porter les mains à la figure. Toutes ces précautions ont pour but de protéger les yeux contre la conjonctivite chrysophanique, accident extrêmement pénible et qu'il faut éviter à tout prix.

L'acide chrysophanique s'emploie surtout en solution (éthérée, alcoolique, chloroformique, etc.). On badigeonne les plaques, on laisse sécher, ou recouvre de traumaticine ou de colle de zinc.

On peut le mélanger à la traumaticine.

Acide chrysophanique	10 grammes.
Gutta percha	10 —
Chloroforme	90 —

Les applications seront renouvelées tous les deux ou trois jours, les plaques psoriasiques étant nettoyées doucement au chloroforme ou à l'éther.

Les pommades conviennent dans des formes assez limitées où on veut avoir une action rapide. On peut faire pénétrer plus profondément l'acide en massant les régions psoriasiques au moyen d'une pince armée de coton, chargée de la pommade, et faire ainsi des traitements énergiques.

Les bâtons de pommade sont très pratiques.

Chrysarobine	30 grammes.
Cire	20 —
Adeps lanæ	50 —

(LEISTIKOW.)

La formule d'Audry est moins active.

Chrysarobine	10 grammes.
Beurre de cacao	75 —
Paraffine	10 —
Huile d'olive	5 —

Enfin les emplâtres sont très précieux pour le traitement des formes limitées; on nettoie chaque jour à l'huile d'amandes douces.

Pendant le traitement chrysophanique, le malade ne doit pas savonner les lésions traitées, ni prendre de bains alcalins, qui amènent des réactions inflammatoires anticipées. Il sera de préférence vêtu de toile sur le corps pour éviter le séjour de la sueur.

On pousse le traitement jusqu'à l'apparition de la réaction chrysophanique. Autour des plaques, on voit survenir une rougeur ardente, dans une zone parfois fort étendue. Les plaques pâlissent, se décolorent, prennent un aspect blanc. J'ai pour principe de continuer le traitement pendant deux ou trois jours à ce moment, qui est celui où l'action sur les plaques est le plus intense, mais on ne peut agir ainsi sans une surveillance quotidienne; sinon il faudra cesser les applications d'acide chrysophanique dès l'apparition de l'érythème. On poudre alors le corps : si la réaction est très vive, on peut appliquer une pâte de zinc. On recommence les applications d'acide chrysophanique aussitôt qu'il est possible.

Une série d'agents réducteurs peuvent être substitués à l'acide chrysophanique ou lui être associés, et il peut être utile de les connaître.

Je n'ai pas d'expérience personnelle de l'*anthrarobine* qui est, de l'avis général, moins active que l'acide chrysophanique, et qui s'emploie en pommade (10 à 20 p. 100), ou en solution alcoolique à 10 p. 100, ni de l'*aristol*, qui est à peu près abandonné, ni de l'*eurobine*, ni du *gallanol*, qui est recommandé par Bayet, surtout parce qu'il ne tache pas le linge et peut s'employer tant à la face qu'au cuir chevelu, ni de l'*hydroquinone* que Sabouraud indique comme pouvant remplacer l'acide pyrogallique, ni même du *naphtol*, employé isolément. Les pommades au *calomel* et à l'*oxyde jaune* (1 p. 40, 1 p. 20) conviennent aux lésions de la face, et, d'une manière générale, à celles des régions où la peau est fine, où le psoriasis n'a pas d'épaisseur.

Les formes limitées peuvent être traitées avec succès par des applications d'*emplâtre de Vigo* de bonne qualité. Ce procédé constitue un mode de traitement des plus pratiques pour les malades.

J'ai maintenant une expérience personnelle assez longue du *lénigallol*, qui me paraît devoir entrer dans la thérapeutique régulière du psoriasis.

Cet agent, encore peu connu en France, est un triacétate de pyrogallol, qui a la propriété de ne pas se transformer en pyrogallol sur la peau normale, et est peu irritant par suite, qui se décompose au contraire au niveau de la peau enflammée; il est légèrement caustique au niveau des régions où le derme est dénudé. Le lénigallol n'aurait pas les dangers de l'acide pyrogallique : toutefois, comme il agit en se décomposant et en formant du pyrogallol, je crois prudent de surveiller les urines lorsqu'on l'emploie sur des surfaces étendues.

Voici une formule de pâte au lénigallol (Kromayer) :

Lénigallol		20 grammes.
Oxyde de zinc	ãã	20 —
Amidon		
Vaseline		40 —

on peut lui associer l'huile de cade :

Lénigallol	10 grammes.
Huile de cade	5 —
Pâte de zinc	85 —

Quant à l'*acide pyrogallique* ou *pyrogallol*, j'ai déjà dit qu'il convient seulement au traitement des surfaces psoriasiques peu étendues, et que souvent la chrysarobine lui est même supérieure dans ce cas. Cependant, il est des malades chez lesquels la chrysarobine détermine trop facilement de l'érythème ou n'a pas d'action suffisante.

Voici une formule de pâte pyrogallique :

Ceyssatite		3 grammes.
Amidon		9 —
Vaseline	} ãã	14 —
Lanoline		
Pyrogallol	0 gr. 50 à	2 gr. 50
Jus de citron frais		V à X gouttes.

(Leistikow.)

Sur la face, le pyrogallol détermine une coloration noire très marquée et assez tenace des tissus. D'après Leistikow, on peut cependant l'employer sur cette région en le dissolvant dans du filmogène (2 à 5 p. 100). Le filmogène est une solution de celloïdine dans l'acétone avec addition d'un peu d'huile. On peut le remplacer par un collodion à l'acétone (Darier).

On applique la solution le soir, le matin on l'enlève par frictions, sans savonner la peau.

L'action de tous ces agents peut être augmentée en ajoutant aux pâtes et aux pommades 1 à 2 p. 100 d'acide salicylique ou de résorcine.

L'*huile de cade* est un agent dont l'emploi est parfois nécessaire chez les psoriasiques, mais on ne doit l'employer que lorsqu'on ne peut faire autrement, à cause de son odeur, des désagréments et de la perte de temps que cause l'apparition des folliculites cadiques (acné cadique).

Celles-ci se développent surtout aux membres inférieurs, sous forme de petits nodules avec pustulette centrale ; elles sont très tenaces et obligent à suspendre le traitement.

L'huile de cade convient aux formes très étendues, aux formes où par expérience acquise le malade sait que l'acide chrysophanique échoue. Il est vrai qu'on peut souvent se demander si celui-ci a été bien manié et chercher à recommencer l'expérience.

L'huile de cade s'emploie surtout en glycérolés :

Glycérolé d'amidon à la glycérine neutre.	100	grammes.
Savon noir	5	—
Ou Extrait de Panama	Q. S.	
Huile de cade pure	20 à 100	—

Mais on peut l'employer pure, en pommades, etc.

Les bains à l'huile de cade qui ont été récemment proposés par Balzer sont évidemment moins actifs que les applications nocturnes de préparations à l'huile de cade, il faut également en surveiller l'effet et éviter les irritations cutanées auxquelles ils peuvent donner lieu chez certains sujets. On peut, je crois, s'en servir en cas de psoriasis étendu lorsque le malade n'est pas pressé d'atteindre à la guérison et cherche surtout à suivre un traitement aussi commode que possible.

On prescrit pour un bain :

Huile de cade	100	grammes.
Décoction de quillaya	30	—
Jaune d'œuf	N° 1.	
Eau distillée ... Q. S. pour faire	250	—

(SABOURAUD.)

Mélanger l'huile de cade et la décoction de quillaya. Celle-ci doit être très concentrée (un kilogr. par litre d'eau), on ajoute peu à peu le mélange au jaune d'œuf dans un mortier, enfin on ajoute l'eau.

Dans quelle mesure le goudron minéral (coaltar), l'huile de bouleau peuvent-ils suppléer l'huile de cade? La question est assez difficile à trancher : en France, l'usage de l'huile de cade est classique et sa supériorité paraît hors de discussion.

J'ai obtenu de très bons résultats avec l'huile de bouleau dans des psoriasis du cuir chevelu, où les lésions étaient récentes, et sans trop d'épaisseur. Son odeur est supportable, et c'est là, au point de vue pratique, un facteur important à considérer.

On peut, après Veiel, employer la préparation suivante dans les formes limitées :

Onguent de goudron	} āā.
Savon noir	

Blaschko a remis en honneur une préparation iodo-mercurielle due à Rochard; elle a pour formule :

Iode pur	0 gr. 60
Calomel	1 — 80
Vaseline	Q. S. pour 100 —

Ajouter un peu d'alcool ordinaire.

Cette préparation réussit assez fréquemment dans des cas où l'acide chrysophanique est devenu inactif.

Le prurit, au niveau des plaques psoriasiques, peut être associé à une lichénification; on le traitera par l'exfoliation de préférence à d'autres moyens (Voir *Traitement du lichen circonscrit*, p. 562). Il est en général amélioré rapidement par le traitement chrysophanique ou pyrogallique, ou les goudrons.

Le traitement interne chez les psoriasiques est loin d'être déterminé, de même que le régime. L'emploi de l'arsenic, comme dans beaucoup de maladies de peau, repose sur la routine. A très hautes doses, il fait disparaître le psoriasis, mais cette disparition est liée à l'intoxication arsenicale, et, le traitement cessé, l'éruption reparaît. D'autres intoxications peuvent agir de même. Danlos a cependant obtenu de grandes améliorations et des guérisons au moyen d'injections de cacodylate de soude à hautes doses, 0 gr. 40, 0 gr. 60, par jour et même plus. Ce traitement n'est pas dangereux lorsque les malades sont surveillés. S'il n'est pas généralement adopté, c'est peut-être que trop de médecins ont peur de ces doses élevées et ont pris l'habitude de manier le cacodylate de soude aux doses faibles qui sont employées chez les tuberculeux (0 gr. 10 en moyenne). Burlureaux a employé avec succès le cacodylate de magnésie. Je n'ai pas encore d'opinion personnelle sur la question ; je me contente, chez les psoriasiques, de tirer du traitement externe tout ce qu'il peut donner et je n'ai pas encore, depuis deux ou trois ans, rencontré de cas rebelles à ce traitement, dans lesquels j'aurais considéré comme nécessaire d'employer le cacodylate aux doses élevées compatibles avec la résistance intégrale de l'organisme. L'utilité et les indications exactes de l'arrhénal sont à déterminer.

Les succès certains qu'on obtient chez les psoriasiques aux eaux arsenicales, telles que la Bourboule, paraissent dus à l'action externe des bains et à la thérapeutique locale qui est faite en même temps que la balnéation. Les cures sulfureuses peuvent être également utiles, mais surtout à la condition de combiner le traitement externe.

En désespoir de cause, on a essayé chez des psoriasiques rebelles l'opothérapie thyroïdienne et testiculaire, et les résultats ont été négatifs.

Bien entendu, l'état viscéral sera étudié chez tout psoriasique et on traitera les troubles gastro-intestinaux, rénaux ou autres qui peuvent exister, les troubles de nutrition que pourra révéler l'étude analytique des urines.

M. Besnier a obtenu chez certains malades la guérison de poussées rebelles en les soumettant au régime végétarien.

Pityriasis rubra pilaire.

Le pityriasis rubra pilaire est une dermatose erythémateuse et hyperkératosique, dont les lésions les plus caractéristiques siègent au niveau des orifices pilosébacés. On y trouve des saillies coniques, sèches, dures, blanchâtres, parfois ombiliquées, isolées en certains points; en d'autres, elle se groupent au voisinage les unes des autres et forment des plaques et des nappes, souvent de couleur rouge, plus ou moins masquée par une hyperkératose diffuse, avec desquamation plus ou moins abondante, parfois, en certaines régions, considérable. L'hyperkératose diffuse, la desquamation sont surtout prononcées au cuir chevelu et à la face, où les cônes pilosébacés sont à peine appréciables le plus souvent. Sur le visage, les lésions prédominent autour des yeux, sur le front et le menton; sur le tronc, dans la région interscapulaire et présternale. Signalons encore les localisations au niveau des aisselles, des coudes, des genoux, sur le dos des premières phalanges de la main, où l'on trouve les cônes cornés les mieux caractérisés, enfin à la face palmaire des mains et plantaire des pieds. Sur ces dernières régions, on constate une hyperkératose, marquée surtout dans les plis de flexion, pouvant donner lieu à une desquamation considérable et à une rougeur diffuse. Les ongles sont atteints presque toujours; ils sont épais, striés, irréguliers, opaques en totalité ou en partie.

Le traitement du pityriasis rubra pilaire est exactement celui du psoriasis. Lorsqu'il existe une poussée aiguë, lorsque l'affection s'étend sur une grande partie du corps avec une rougeur marquée, on doit, en premier lieu, calmer les phénomènes inflammatoires, par des onctions grasses, des bains émollients. On suivra les règles que nous avons posées au sujet du pansement simple en dermatologie (Voir *Méthode antiphlogistique*). Mais presque toujours on pourra attaquer, d'une manière active, les lésions qui occupent d'une manière fixe des régions plus ou moins étendues, et peu irritables. On fera d'abord pendant quelque temps un traitement kératolytique, par des bains alcalins et savonneux, des applications salicylées ou de savon noir; le bain Berthe pourra rendre de très grands services pour faire tomber les squames; au cuir chevelu on se servira d'un bonnet de caoutchouc, on fera de larges lavages savonneux ou au bois de Panama (Voir *Méthode kératolytique*).

La kératolyse une fois achevée, on emploiera les mêmes réducteurs que dans le psoriasis, l'acide pyrogallique dans les formes peu étendues, la chrysarobine dans celles d'étendue moyenne (respecter le voisinage des yeux!), le goudron dans les formes qui occupent une grande partie de la surface du corps. On peut employer, comme Brocq l'a fait, des pommades à l'oxyde jaune et au calomel, et lorsqu'on a affaire à des plaques bien limitées, des emplâtres, chrysophanique, pyrogallique, l'emplâtre de Vigo.

Le traitement interne est des plus banals; il n'y a pas d'inconvénient à employer l'arsenic ou ses composés organiques, tels que le cacodylate de soude. Encore faut-il se méfier des lésions hyperkératosiques qu'il peut engendrer. Les malades peuvent être envoyés aux eaux de la Bourboule ou dans une station sulfureuse.

Folliculites superficielles.

L'infection staphylococcique aiguë des orifices pilo-sébacés se traduit par la formation de *pustulettes miliaires*, isolées les unes des autres, *centrées par le poil* et qui sont parfois le point de départ d'infections plus profondes, du sycosis et du furoncle, parfois d'abcès dermiques aigus chez les enfants. Le type de ces « porofolliculites » se trouve dans les folliculites artificielles que provoquent l'emplâtre de thapsia, les autres emplâtres plus rarement, des antiseptiques irritants, par exemple l'iodoforme et le salol. On les observe chez les blanchisseuses, à la face dorsale des mains, après une épilation, sur la lèvre supérieure chez l'homme, à la suite d'un coryza prolongé, sur les grandes lèvres et la région cutanée adjacente à la suite d'une vulvite chronique.

Il est à peu près impossible dans ces folliculites d'ouvrir les pustules lorsqu'elles siègent sur les régions glabres, vu leur nombre; d'autre part, il est impossible de nettoyer complètement les cavités. Dans les cas bénins et par exemple dans les pustulations médicamenteuses, on appliquera une couche de pâte de Lassar :

Vaseline..................... ...	
Lanoline.........................	ãã 10 grammes.
Oxyde de zinc...................	
Amidon..........................	

recouverte d'une grande quantité de poudre; puis, au bout d'un jour ou deux, dès qu'il y aura de l'amélioration, une pâte contenant de l'acide salicylique, de la résorcine, du calomel :

Acide salicylique.................	1 gr. 50
Résorcine........................	0 — 50 à 2 gr.
Calomel ou oxyde jaune de mercure.	0 — 50 à 1 — 50
Amidon..........................	ãã 12 grammes.
Oxyde de zinc....................	
Vaseline.........................	25 —

ou une pâte soufrée dont on surveillera l'effet :

Soufre précipité......................	4 grammes.
Oxyde de zinc.........................	6 —
Terre fossile..........................	2 —
Axonge benzoïnée.....................	28 —

Dans les cas aigus, où les pustules se multiplient rapidement, on appliquera des pansements demi-humides d'eau bouillie ou de sérum physiologique, ou de la solution suivante (Hallopeau) :

Acide borique	10	grammes.
Acide salicylique	5	—
Borate de soude	11	—
Eau	1 000	—

de la pâte autour des éléments, et entre eux s'il est possible.

On pourra faire des lotions répétées, tièdes, avec de l'eau d'Alibour au 1/3.

Les pustules consécutives aux épilations seront traitées par des lotions d'alcool boriqué à saturation et des applications de pâtes simples.

Dans les pustulations qui se développent sur des lésions d'intertrigo, sans eczématisation associée, Sabouraud fait d'emblée des frictions avec du coton hydrophile imprégné du mélange :

Teinture de benjoin	10	grammes.
Teinture d'iode	10	—
Alcoolat de lavande	20	—

Furoncle.

Le furoncle est une inflammation nodulaire, due au staphylocoque doré, développée dans le follicule pileux et autour de lui, aboutissant d'une manière normale à la mortification purulente du tissu dermique, qui constitue le *bourbillon*.

Il convient d'insister sur l'étiologie de cette affection : si le furoncle n'est pas en lui-même un accident bien sérieux, il peut être gênant par les douleurs vives qu'il provoque parfois, mais surtout ses lésions sont auto-inoculables et essentiellement récidivantes; il importe de connaître leurs causes pour prendre les mesures prophylactiques propres à prévenir la *furonculose*.

Nous avons énuméré les conditions étiologiques des folliculites : toutes les folliculites peuvent être le point de départ de furoncles.

Ceux-ci s'observent surtout à la nuque, près de la limite du cuir chevelu, au niveau où le col empesé frotte sur la peau. L'état séborrhéique et hyperidrosique du tégument favorise leur développement d'une manière certaine. On rencontre souvent des furoncles à la suite de la gale, et chez des malades atteints d'affections prurigineuses persistantes.

Parmi les causes générales de la furonculose, il faut signaler : l'état de fermentation habituel des voies digestives, estomac et intestin, la congestion hépatique persistante, l'azoturie et le diabète. Les furoncles s'observent souvent dans la convalescence de la fièvre typhoïde et sont parfois le départ d'accidents cutanés graves, tels que des escarres.

Au début du furoncle, on nettoiera, on dégraissera la région malade par des frictions alcooliques quotidiennes, ou par des savonnages suivis de nettoyages à l'éther, puis on fera des badigeonnages réitérés à la teinture d'iode pure, limités à la saillie inflammatoire; on peut souvent amener de cette manière l'avortement du furoncle. On peut également faire pénétrer, dès cette période, une pointe de galvanocautère, assez profonde. C'est, à mon avis, le meilleur moyen d'empêcher le développement de la furonculose. La région sera enfin recouverte d'une couche de pâte, renouvelée matin et soir, après nettoyage à la vaseline.

Lorsque les lésions s'accroissent, le traitement à adopter dépend de l'acuité de l'inflammation. Celle-ci est-elle très intense, le furoncle se développe-t-il rapidement et est-il douloureux, on fera des pulvérisations, plusieurs fois par jour, avec de l'eau phéniquée à 1 ou 2 p. 100 Sur les furoncles de la face, on ne peut employer que l'eau boriquée. Dès que la saillie est nettement marquée, on a intérêt à inciser au bistouri, après anesthésie au chlorure d'éthyle, ou à la cocaïne. L'incision doit comprendre toute la surface occupée par le furoncle et pénétrer aussi profondément que les lésions inflammatoires. Dans les furoncles volumineux, on fera une incision cruciale. Puis on continuera les pulvérisations phéniquées; dans l'intervalle on appliquera des pansements à l'eau bouillie, ou boratée, ou boriquée avec pâte autour du furoncle. Avant l'ouverture et après, les ouataplasmes constituent encore le moyen le plus pratique et le plus efficace de pansement, tant que dure la période inflammatoire.

A. Robin recommande d'introduire dans la cavité des furoncles, lorsque la régression n'est pas rapide, une couche de la pâte suivante :

Soufre sublimé....................	} āā 10 grammes.
Camphre pulvérisé.................	}
Glycérine.........................	Q. S.

pour une pâte demi-liquide.

Dès que la tension des téguments aura disparu, dès que le pus sera évacué et qu'il n'y aura plus de croûtes, les pansements humides n'auront plus d'avantages, et on les remplacera par des pâtes.

Dans les furoncles à développement lent, peu ou

point douloureux, la ponction centrale, *profonde*, au galvanocautère, est préférable; elle ne laisse qu'une cicatrice insignifiante. A la suite, pansements demi-humides permanents, ou pulvérisations avec applications de pâtes dans l'intervalle.

Ici, comme dans l'ecthyma, les emplâtres constituent un mauvais pansement, même dans les petits furoncles qui tendent spontanément à la guérison, où il n'est pas nécessaire de faire des pulvérisations et des pansements humides trop gênants pour les malades. On emploiera de préférence de petites rondelles de gaze aseptique, maintenues par un peu de colle de zinc sur les bords, renouvelées chaque jour. Cependant, il est des cas tellement bénins que les emplâtres eux-mêmes n'ont pas d'inconvénients. On se servira simplement d'emplâtres à l'oxyde de zinc, avec nettoyages à l'alcool le matin et le soir, en changeant l'emplâtre.

Traitement général. — Chez les furonculeux, on devra d'abord régler l'hygiène digestive. Le traitement de la dyspepsie de fermentation gastro-intestinale, qui est si commune, à l'état latent ou non, chez les malades atteints de dermatoses a été déjà exposé; pour le moment, notons seulement que, dans le régime, il convient surtout d'éliminer les graisses, sous toutes les formes, de réduire la quantité de pain prise aux repas, de faciliter les évacuations intestinales. Si le malade est un obèse, gros mangeur habituel, dont le foie est développé, le meilleur purgatif paraît être le sel de Carlsbad, à la dose moyenne de cinq grammes le matin, pris deux ou trois fois par semaine. Les grands lavements froids de l'intestin trouvent souvent une indication.

Le traitement par la levûre de bière est devenu classique depuis les publications de Brocq. Elle ne donne pas de succès constants, mais il n'y a jamais d'inconvénients sérieux à l'essayer. Les résultats sont souvent remarquables, surtout dans les formes aiguës. Il faut se servir soit de levûre de bière fraîche, soit de l'extrait sec qui porte le nom de levurine. La levûre de bière sera prise de préférence chez les brasseurs; la dose journalière est d'une à trois cuillerées à soupe pour un adulte; on la prend au commencement du repas, dans de l'eau pure, de l'eau de Vichy ou de Vals.

Le soufre a été employé bien avant la levûre de bière et peut être utile dans un certain nombre de cas; on peut employer les eaux sulfureuses, ou des cachets de soufre sublimé :

Soufre sublimé	0 gr. 10
Camphre pulvérisé	0 — 02

pour un cachet : trois par jour.

(A. Robin.)

ou de soufre iodure à la dose de 0 gr. 10 après le repas, ou du sulfure de lithium.

Enfin, l'état de la peau sera surveillé. Nous avons dit que les furonculeux étaient souvent des séborrhéiques : ceci conduit à prescrire soit des bains alcalins, soit des bains sulfureux, deux fois par semaine, par exemple, dans la furonculose du corps. A la nuque, siège de prédilection des furoncles, on fera faire des frictions quotidiennes avec une solution alcoolique telle que la suivante :

Cyanure d'hydrargyre................	1 gramme.
Alcool à 70°.........................	500 grammes.

dans quelque cas même, on prescrira le traitement de la séborrhée grasse, tel que nous l'avons indiqué plus haut.

J'ai obtenu récemment, chez des malades atteints de furonculose récidivante de la nuque, la disparition de tous les accidents pendant une longue période de temps, par l'application à deux ou trois reprises de pâtes exfoliantes.

Les malades atteints de furonculose peuvent tirer un bénéfice d'une cure hydrominérale, soit aux stations sulfureuses, Uriage, Luchon, soit aux stations où l'on soigne les dyspeptiques gastriques et intestinaux, Vichy, Plombières, Châtelguyon.

Sycosis.

Employé seul, le mot *sycosis* s'applique aujourd'hui à l'infection staphylococcique des follicules pileux de la barbe et de la moustache; cette infection, tantôt superficielle, tantôt superficielle et profonde à la fois, se révèle par de la rougeur, l'épaississement inflammatoire de la peau, souvent des nodules, isolés ou agglomérés; la suppuration est un accident fréquent, tantôt sous forme de pustules péripilaires, tantôt de foyers intra et périfolliculaires identiques à ceux du furoncle, et dont l'évacuation superficielle est souvent très longue à se produire.

Les lésions, franchement inflammatoires au début, en général, et parfois douloureuses, ont une durée longue, du fait des réinoculations qui se font de proche en proche, de la non-évacuation des foyers inflammatoires et souvent des difficultés et des incertitudes de la thérapeutique. Elles peuvent passer à l'état chronique; il se fait alors une infiltration diffuse de la peau, d'un rouge sombre, extrêmement rebelle.

Le sycosis reconnaît des causes locales; infection de la muqueuse nasale dans le sycosis de la lèvre supérieure, infections superficielles de la peau classées sous le nom d'eczémas pilaires, et des causes générales : celles-ci paraissent être à peu près les mêmes que dans la furonculose; la dyspepsie de fermentation en particulier est commune.

Le nombre considérable d'agents et de procédés employés pour le traitement du sycosis démontre combien celui-ci est délicat. Pour mettre de l'ordre dans la question, je distinguerai plusieurs phases dans l'évolution de la maladie; le traitement est tout à fait différent suivant les périodes.

1° *Période initiale et poussées aiguës.* — A la période initiale et lors des poussées aiguës, on suivra les règles de la méthode aseptique ainsi que celles de la méthode antiphlogistique et on commencera le traitement par l'application de pansements demi-humides, de ouataplasmes, de pulvérisations, de lotions émollientes ou astringentes. L'emploi de poudres est nuisible, d'après mon expérience, quand il y a des pustules en activité. Bien entendu, les surfaces seront au préalable débarrassées des croûtes. On coupera les poils courts aux ciseaux. L'épilation n'est indiquée qu'une fois la période inflammatoire aiguë passée et lorsqu'il existe des lésions déjà profondes tendant à devenir chroniques, ainsi qu'à la périphérie des lésions pour éviter leur extension graduelle; faite trop tôt, au niveau des lésions, elle peut provoquer des réactions locales; par contre on peut la pratiquer de bonne heure à la périphérie.

Les pustules peuvent être ouvertes à l'aide d'un scarificateur; on fait ensuite des pulvérisations; enfin on peut sécher au coton et toucher le fond des pustules avec de l'alcool boriqué à saturation. On peut d'autre part essayer des lotions tièdes, des badigeonnages, soit avec de l'eau d'Alibour à 1 p. 10, soit avec une solution aqueuse d'ichthyol à 2 p. 100, soit avec une solution de résorcine dans l'eau à 2 p. 100.

Le plus tôt possible, et dès que l'état inflammatoire est un peu calmé et reste stationnaire, on appliquera des pâtes molles, par exemple du type suivant :

Huile d'olives	10	grammes.
Eau distillée	20	—
Terre fossile	5	—
Adeps lanæ	5	—
Oxyde de zinc	5	—

(LEISTIKOW.)

Plus tard on passe aux pâtes plus absorbantes, celles de Lassar ou de Besnier, couvertes de poudre.

2° *Période tolérante.* — La guérison peut se faire alors, peu à peu, et même complètement, mais on arrive parfois à une période torpide où il faut agir autrement, sous peine de voir les lésions s'éterniser. La thérapeutique du sycosis exige alors la surveillance extrême du médecin, l'emploi d'agents actifs, mais leur suppression dès qu'une irritation se produit, l'apaisement de cette irritation avant la reprise du traitement actif : souvent il faut essayer plusieurs procédés avant d'arriver à la guérison. Le doigté du dermatologiste joue donc un rôle considérable dans celle-ci. Il n'est pas nécessaire d'employer un très grand nombre de moyens, mais chacun doit être employé d'une manière correcte, sous la forme physique nécessaire et aux doses nécessaires.

On peut se servir de préparations soufrées, goudronneuses, mercurielles, chrysophaniques et pyrogalliques.

Le soufre sera manié de préférence sous forme de pâtes appliquées la nuit, qu'on pourra alterner avec des pâtes de zinc simples le jour. On ajoutera un peu de carmin à celles-ci pour les colorer. On peut associer au soufre le naphtol B, ou bien la résorcine et l'acide salicylique : voici une formule due à Jessner :

Acide salicylique	4	grammes.
Résorcine	4	—
Soufre précipité	4	—
Oxyde de zinc	4	—
Amidon	4	—
Vaseline	20	—

Leistikow emploie le goudron sous forme de pommade savonneuse :

Coaltar	2	grammes.
Ichthyol	1	—
Pommade savonneuse	7	—

Les sels de mercure, sous forme de pommades au calomel ou à l'oxyde jaune à 1 p. 20 n'ont en général qu'une action trop superficielle ; mais on peut utiliser dans les sycosis rebelles, qui ne sont pas trop anciens, et qu'on craint de voir passer à l'état chronique, l'emplâtre de Vigo ou l'emplâtre rouge. Pour augmenter l'action des emplâtres en profondeur, les auteurs allemands les couvrent parfois de cataplasmes chauds.

Enfin les réducteurs les plus forts, acide pyrogallique et chrysophanique, conviennent également à cette période. On peut les utiliser en pommades, en bâtons de pommades, et en emplâtres. Brocq fait faire quelquefois des applications d'onguent styrax étendu de deux parties d'huile d'amandes douces, deux fois par semaine, ou même de glycérine ou de vaseline iodée.

Le caoutchouc est très employé en France, en particulier dans les sycosis de la moustache ; on coupe les poils aux ciseaux et on épile : on applique, la nuit, ou jour et nuit, une bandelette de caoutchouc maintenue par de fins rubans au-dessus des oreilles. Ce traitement est malheureusement des plus longs, d'après ce que j'ai vu.

Au cours de cette période ou plus tard, on peut voir des nodules fluctuants, dus à des abcès profonds ; il est nécessaire de les ouvrir au galvano-cautère, on fera des pansements demi-humides jusqu'à ce qu'ils aient disparu.

3° *Période chronique.* — Enfin lorsque le sycosis date de plusieurs mois il peut arriver, au lieu de guérir, à un stade où l'infiltration du derme est régulière, où l'infection cutanée est chronique ; de temps en temps on observe des poussées aiguës qu'il faut calmer par les moyens que nous connaissons déjà. Dans l'intervalle, on fera un traitement sclérogène, les lésions seront *scarifiées*; les scarifications seront réitérées chaque semaine jusqu'à guérison.

La profondeur des incisions doit dépendre de l'épaississement de la peau; en principe elles doivent aller jusqu'à la limite des tissus sains.

Ce traitement peut échouer, d'autre part il est long et douloureux. Il est possible, d'après ce que j'ai vu, que la *photothérapie* donne des résultats plus rapides et plus sûrs; on ne l'emploiera jamais dans les périodes aiguës du sycosis. Les auteurs américains ont employé la *radiothérapie* et en ont obtenu d'excellents effets.

Je n'ai pas encore eu l'occasion d'essayer la cure d'exfoliation; il me semble qu'elle pourrait avoir des effets précieux[1].

Le traitement interne et hydrominéral sera fondé sur les mêmes règles que dans la furonculose.

1. Nous devons dire quelques mots du traitement des lésions nasales et conjonctivales qui accompagnent souvent le sycosis. L'épilation des fosses nasales est souvent nécessaire, on fera deux fois par jour de grandes irrigations avec une solution astringente un peu chaude, solution de borate de soude à 25 p. 1 000, de sulfate de zinc à 1 p. 1 000 (Sabouraud), décoction de racines d'aunée, de têtes de camomille (Voir *Méth. aseptique*). On séchera au coton et on appliquera des pommades réductrices faibles, telles que :

Oxyde jaune d'hydrargyre	1 gramme.
Vaseline	50 grammes.

ou

Ichthyol	1 gramme.
Vaseline	25 grammes.

Les lésions conjonctivales seront traitées par des applications de pommades à l'oxyde jaune ou au calomel à 1 p. 100 sur le bord des paupières; on essaiera de toucher la conjonctive palpébrale avec une solution de nitrate d'argent (1 p. 50-1 p. 100) ou la solution suivante :

Tannin	1 gramme.
Glycérine	20 grammes.

Acné vulgaire.

Avant de rappeler les symptômes de l'acné vulgaire, que tous les médecins connaissent, je rappellerai seulement que l'acné vulgaire est une affection microbienne de la peau, c'est-à-dire que les lésions par lesquelles elle se révèle sont dues à la prolifération locale des microorganismes, soit dans les utricules pileux, et plus ou moins profondément dans les follicules et les glandes sébacées, soit surtout autour de ces follicules et de ces glandes. Cette définition préliminaire permet de comprendre le rôle de la thérapeutique locale : quelles que soient les conditions générales de l'acné, — l'état de nutrition souvent anormal des acnéiques, qui se révèle par le refroidissement habituel des extrémités, — le rôle étiologique des troubles gastro-intestinaux, de la fermentation digestive qui est constante (A. Robin et Leredde), — les lésions de la peau pourront disparaître par un traitement externe bien fait et ne pas reparaître, au moins sous une forme gênante, à la condition d'une hygiène locale rigoureuse; celle-ci devra être continuée tant que, grâce à la persistance des troubles digestifs, de l'état anormal de la nutrition générale, des parasites tendront à proliférer et à provoquer des réactions de la peau.

Il est admis aujourd'hui que l'acné vulgaire se développe comme complication d'un état séborrhéique, c'est-à-dire sur la peau imprégnée d'une quantité exagérée de matières grasses formées par les glandes sébacées. La séborrhée elle-même est liée dans son origine, sans le moindre doute, à des conditions générales, mais, suivant Sabouraud, l'élément matériel qui la caractérise, le flux graisseux superficiel, résulte de la germination surabondante d'un microbacille dans les lamelles cornées qui normalement recouvrent l'orifice pilo-sébacé, et forment en s'accumulant un véritable cocon : l'hypertrophie des glandes sébacées en serait la conséquence.

Quoi qu'il en soit, le traitement préventif de l'acné est un traitement antiséborrhéique. Ce traitement devra être encore poursuivi après guérison de l'acné elle-même, l'état séborrhéique pouvant être largement atténué par le traitement local, mais étant, au sens strict, incurable par les moyens externes.

Sur le fond séborrhéique, on constate les lésions de l'acné vulgaire qui se présente sous deux formes : l'une *ponctuée*, caractérisée par la présence de *comédons* et d'une *hyperkératose* diffuse; l'autre *inflammatoire*, où paraissent en outre des nodules de volume variable, évoluant plus ou moins rapidement, en totalité ou en partie, en surface ou en profondeur, vers la suppuration, et qui ont pour centre les appareils pilo-sébacés. Les pustules, les croûtes qu'on observe à la surface de la peau sont le résultat de cette évolution, qui paraît déterminée dans ses détails et dans ses variétés par les qualités du tégument propres à chaque malade; elles peuvent d'autre part être engendrées par des infections secondaires.

Tels sont les élements anatomo-cliniques que le traitement devra modifier. Nous étudierons d'abord celui-ci d'une manière générale, sans tenir compte des réactions particulières de la peau, qui varient suivant chaque malade et constituent une des grandes difficultés du traitement des acnés, parce que parfois elles interdisent des applications trop actives, beaucoup plus souvent parce qu'elles font craindre au médecin peu habitué à manier le traitement dermatologique d'une manière active, l'emploi des seuls agents et des doses suffisantes qui permettent de modifier le tégument et de guérir le malade. A la fin de ce chapitre, nous dirons en quelques mots comment on doit régler le traitement d'après la sensibilité individuelle aux agents chimiques.

Nous nous occuperons d'abord du traitement de l'acné de la face, le plus difficile et le plus important; il sera facile ensuite de comprendre les règles du traitement de l'acné du tronc.

Dans les cas les plus légers, et surtout chez les jeunes filles et les jeunes femmes, les moyens les plus simples peuvent suffire à améliorer l'acné, dans tous ses éléments, d'une manière considérable. L'eau chaude est souvent utile chez les acnéiques, peut-être parce qu'elle facilite le nettoyage des graisses accumulées à la surface de la peau, peut-être parce qu'elle excite une circulation souvent ralentie, peut-être pour les deux raisons. On lavera la figure le matin et le soir avec de l'ouate hydrophile, et de l'eau aussi chaude qu'elle peut la supporter. Mais presque toujours, il faut compliquer un peu plus le traitement local. On peut recommander les lotions boratées ou bicarbonatées sodiques chaudes (3 p. 100 en moyenne), répétées le matin et le soir, les lotions alcooliques additionnées d'acide salicylique (2-4 p. 100), de résorcine (2 p. 100), ou même de sublimé ou de cyanure de mercure.

Eau de Cologne ou alcool à 90 degrés.	1 000	grammes.
Sublimé........................	1 à 2	—

Après ces lotions, il sera utile de graisser très légèrement la peau avec une crème telle que la suivante :

Lanoline anhydre....................	10	grammes.
Eau................................	20	—
Eau de roses.........................	5	—

Recommandons encore les badigeonnages avec une solution d'ichthyol ou de thiol, aqueuse (5-10 p. 100), ou hydro-alcoolique (ces badigeonnages devront être précédés d'un dégraissage superficiel par l'alcool).

Tous ces moyens peuvent être employés chez les acnéiques, sans inconvénients. Si la peau est très mince et se dessèche d'une manière exagérée sous leur influence, il est absolument nécessaire de la graisser à l'axonge fraîche, au coldcream frais à la suite des lotions et des badigeonnages. L'emploi des savons médicamenteux, savon salicylé, savon à l'ichthyol, savon au naphtol, est déjà plus dangereux ; souvent ils ne suffisent pas à modifier la peau, parfois ils l'irritent par la persistance de produits alcalins dans la peau et leur action sur les cellules cornées.

Tous les procédés que nous venons d'indiquer sont extrêmement pratiques ; on peut les utiliser pendant quelque temps au début de l'acné, sauf à augmenter l'intensité du traitement s'ils ne suffisent pas. On prescrira d'autre part une hygiène régulière, une alimentation dans laquelle on interdira tous les aliments gras, irritants, et où on réduira la quantité des féculents, surtout du pain ; on recommandera des exercices physiques quotidiens, en plein air, et même, comme j'ai pris l'habitude de le faire chez les acnéiques, à moins d'impossibilité formelle, l'aération continue nocturne. Dans ces conditions l'état acnéique pourra ne pas se développer d'une manière gênante pendant les premières années de la puberté, époque habituelle de son apparition, et s'atténuera comme il le fait d'une manière normale avec les progrès de l'âge.

S'il en est autrement, le traitement externe devra être plus rigoureux et fait d'une manière méthodique. Nous avons déjà étudié le traitement de la séborrhée grasse, il nous reste à décrire celui de l'acné ponctuée et de l'acné inflammatoire.

Traitement de l'acné ponctuée. — Dans l'acné ponctuée, le traitement kératolytique est nécessaire, à cause de l'hyperkératose diffuse : il est en outre utile pour faciliter l'élimination des comédons.

On obtient une action kératolytique par tous les procédés que nous avons indiqués au sujet de la séborrhée grasse : lotions alcalines, lotions savonneuses avec un savon salicylé ou un savon de potasse, le savon de Mielck à l'axonge. Il peut être utile de laisser sur la peau, pendant quelque temps, de la mousse de savon, au lieu de faire un simple savonnage à l'eau chaude, ou même du savon noir.

Il y a souvent indication de ne pas faire usage de savons et à appliquer le traitement kératolytique en se servant d'acide salicylique et de résorcine, par exemple sous la forme suivante :

Vaseline	25	grammes.
Oxyde de zinc	12	—
Amidon	12	—
Acide salicylique	1 à 2	—
Résorcine	0 gr. 50 à 1	gramme.

Ces applications seront faites le soir, pendant plusieurs jours, avant de procéder à l'extraction des comédons. Le matin, la peau sera graissée à l'axonge ou poudrée suivant les cas.

Si la peau est résistante, on pourra faire un traitement plus énergique et par exemple appliquer trois soirs de suite la lotion suivante qui a une action exfoliante :

Teinture de savon de potasse à 1 p. 5	40	grammes.
Résorcine	10	—
Soufre précipité	10	—

Le matin, on appliquera une crème :

Lanoline	āā
Eau de chaux	āā

Unna se sert d'acide acétique sous forme de lotions (acide acétique étendu d'eau) ou de pâtes telles que la suivante, qu'on applique matin et soir :

Kaolin	4	grammes.
Glycérine	3	—
Acide acétique	2	—

L'acide acétique peut être associé à la résorcine, à la dose de 2 à 3 p. 100.

Pour enlever les comédons, une fois la kératolyse

achevée, on peut se servir d'une clef de montre, mais il est préférable d'avoir recours à un instrument spéciale qu'on appelle le Komedonenquetscher et qui permet d'exercer sur la peau des pressions obliques.

Les comédons enlevés, on fera un traitement antiséborrhéique, en ayant soin d'enlever chaque jour les comédons qui deviennent visibles et d'employer de temps à autre les kératolytiques.

Le massage de la peau est particulièrement utile dans ces acnés ponctuées où l'élimination des sécrétions cutanées se fait d'une manière incomplète, et combat avec avantage la tendance au refroidissement cutané, commune chez les acnéiques. Leistikow indique la technique suivante :

Le malade le pratique lui-même au moyen des doigts imprégnés de vaseline. Sur le front, il doit aller de la ligne médiane vers les tempes; au-dessous de l'œil, de la ligne médiane vers l'oreille, sur la face de l'os malaire vers le nez, du pli naso-labial vers la commissure buccale, de l'angle des mâchoires vers le menton. Les séances durent de dix à vingt minutes.

Traitement de l'acné inflammatoire. — I. Acnés superficielles. — Il existe des formes d'acné inflammatoire avec pustulation péri-utriculaire, formation de croûtes et où l'état inflammatoire reste très superficiel; parfois l'état de la peau se rapproche de celui de certains impétigos, parfois il y a association de séborrhéides, et même eczématisation secondaire. Le prurit y est assez commun. Dans ces cas, on négligera le traitement de l'acné tant qu'on n'aura pas supprimé les affections annexes de la peau. Des pulvérisations destinées à faire tomber les croûtes, suivies de l'ouverture des pustules, des lotions émollientes; dans l'intervalle, des applications de pâtes permettront d'éteindre les foyers parasitaires. Les préparations d'ichthyol ou de thiol peuvent être employées dès que l'infection diffuse de la peau s'est atténuée; quand l'amélioration se prononce, on peut essayer enfin les pâtes au soufre et au cinabre. Dans ces formes, assez difficiles à traiter, il convient de procéder progressivement; leur guérison exige une certaine habitude de la thérapeutique dermatologique, comme toutes les fois qu'on doit agir réellement sur des lésions un peu irritables.

II. Acnés profondes. — Lorsque l'acné est compliquée de papules, de pustules et de nodules profonds, le médecin doit *toujours* essayer de faire un traitement énergique. J'ai été souvent surpris de voir de grands acnéiques défigurés depuis plusieurs années qui n'avaient jamais été soignés d'une manière correcte, c'est-à-dire active; la thérapeutique la plus brutale est la meilleure, quand elle peut être supportée, *ce qui est la règle*, et elle donne des succès remarquables dans des cas qui paraissent rebelles lorsqu'on ne sait pas la manier.

Cette thérapeutique brutale repose sur l'emploi du traitement exfoliant (Voir *Méthode exfoliante*).

On peut se servir dans ce but de pâtes et de lotions dont nous avons déjà donné les formules :

Axonge benzoïnée	28	grammes.
Oxyde de zinc	10	—
Ceyssatite	2	—
Résorcine	40	—

(Unna.)

Vaseline	25 grammes.
Savon noir	25 —
Soufre précipité	50 —
Naphtol β	10 —
	(LASSAR.)

Vaseline	25 grammes.
Savon noir	25 —
Amidon	25 —
Soufre	25 —
Résorcine	5 —
Acide salicylique	5 —
Naphtol β	5 —
	(BESNIER.)

Teinture de savon de potasse à 1 p. 5	40 grammes.
Résorcine	10 —
Soufre précipité	10 —
	(DARIER.)

Les résultats du traitement sont des plus actifs, et les médecins qui ne les connaissent pas ne peuvent avoir une idée de l'amélioration qu'on peut produire chez les grands acnéiques, de la véritable transformation cutanée qui en est la suite. Pour ma part, j'ai déjà vu souvent des malades qui, pendant un temps fort long, avaient soigné leur acné sans résultat appréciable, presque guéris après cinq ou six applications exfoliantes. Une fois le nettoyage principal terminé, on peut revenir à une thérapeutique douce, mais je crois qu'il vaut mieux espacer les séances d'exfoliation ; chez beaucoup d'acnéiques, il suffit d'en faire une tous les deux ou trois mois pour maintenir la peau dans un état parfait au point de vue esthétique.

J'ai à peu près renoncé aux autres méthodes de traitement de l'acné inflammatoire dans les cas où les lésions sont profondes.

On se contente souvent de faire un traitement soufré plus ou moins énergique et d'ouvrir les pustules. Le soufre a une action trop superficielle pour guérir les acnés trop profondes. Si l'on veut obtenir une amélioration sérieuse, il faut le combiner à un traitement kératolytique dont nous avons indiqué les moyens plus haut. Même de cette manière, on n'atteindrait que rarement la guérison, qui résultera au bout de plusieurs années de l'évolution spontanée de la maladie, mais le malade aura été obligé de se soigner d'une manière presque continue pendant un temps fort long.

Le traitement par les mercuriaux, quand il est pratiqué avec énergie, a une action plus profonde que le traitement soufré et peut être employé dans l'acné pustuleuse. On emploiera les emplâtres, qui sont le meilleur moyen quand on recherche une action profonde sur la peau; l'emplâtre de Vigo en particulier, à condition qu'il soit d'une excellente qualité. En Allemagne, on augmente quelquefois l'effet des emplâtres en les couvrant de cataplasmes chauds.

Quant à l'ouverture des pustules au galvano-cautère ou au scarificateur, qui doit être suivie d'une expression douce destinée à les vider, il peut arriver qu'elle soit nécessaire. Mais l'important chez les acnéiques est d'empêcher les pustules de se reproduire et d'éviter ainsi non seulement la présence de lésions désagréables d'aspect, mais de cicatrices ultérieures définitives. L'exfoliation permet d'obtenir ce résultat; quant à l'ouverture des pustules, elle ne constitue qu'un moyen palliatif, c'est le traitement d'un accident, *mais non le traitement de l'acné*.

Résumé du traitement de l'acné de la face. Règles pratiques. — J'ai cherché dans ce qui précède à faire un exposé assez méthodique pour que le lecteur puisse bien comprendre pourquoi il doit employer une préparation déterminée et l'effet qu'il peut en attendre. Au point de vue pratique, on peut distinguer entre les acnés superficielles, et les acnés profondes. Dans les premières, le traitement devra être combiné de manière à gêner peu le malade; à cet effet les lotions biquotidiennes sont extrêmement utiles. Si la peau du malade est tolérante, on pourra faire, une fois par semaine, une application énergique, par exemple un badigeonnage avec la lotion soufrée additionnée d'alcool camphré ou de carbonate de potasse.

Toutes les fois qu'on aura affaire à une acné profonde, on devra déclarer au malade qu'il ne peut guérir sans un traitement énergique. Plus celui-ci sera énergique, plus la guérison sera rapide, et, pour la plupart des malades, il vaudra mieux avoir recours au traitement le plus brutal, c'est-à-dire à l'exfoliation. Ses dangers sont nuls lorsque le traitement est surveillé.

Les cas les plus difficiles à traiter ne sont pas ceux d'acné profonde, car celle-ci ne s'observe guère que chez des malades dont la peau est résistante et peut parfaitement supporter le traitement le plus énergique, mais des cas d'acné de moyenne intensité, étendue, chez des sujets dont la peau est fine, chez lesquels l'état séborrhéique est modéré, presque toujours des jeunes filles ou des jeunes femmes.

Dans ce cas, l'expérience du médecin jouera un rôle essentiel, il devra souvent faire, s'il veut réellement guérir le malade, un traitement assez actif, par le soufre et les kératolytiques, mais de préférence des applications assez éloignées les unes des autres pour que l'irritation produite un jour ne s'ajoute pas à celle de la veille. Dans l'intervalle des applications, on fera usage de tous les agents destinés à décongestionner la peau, des poudres (talc, lycopode, amidon), des pâtes de zinc lorsque l'irritation sera apparente. Nous avons déjà donné la formule d'une pâte de zinc molle qui convient parfaitement dans ces cas (Unna) :

Craie préparée	ãã
Amidon	
Huile de lin	
Eau de chaux	

On pourra aussi faire des applications de préparations plus fortes pendant quelques heures seulement; mais chercher la guérison au moyen de préparations qui n'agissent qu'en surface, c'est imposer aux malades une peine inutile et un travail illusoire.

Acné du tronc. — L'acné du tronc est d'un traitement facile parce qu'on n'a pas à compter, sauf exception des plus rares, avec des réactions de la peau. La séborrhée sera attaquée par les bains sulfureux, précédés au besoin de frictions au savon noir, suivis d'applications de poudres, — par les pâtes soufrées fortes dont nous avons donné des exemples, associées à l'acide salicylique :

Huile d'amandes douces	15	grammes.
Soufre précipité	13	—
Acide salicylique	3	—

S'il existe des pustules et des nodules profonds, on

fera systématiquement l'exfoliation. Les nodules persistants pourront être scarifiés; si les foyers de suppuration ne s'ouvrent pas, on emploiera le galvanocautère pour les vider.

Acné nécrotique.

Cette affection a eu des noms multiples : *acné pilaire*, Bazin; *rodens*, Leloir et Vidal; *acné à cicatrices déprimées*, Besnier et Doyon; elle est constituée par une inflammation occupant l'épiderme et ayant pour centre l'insertion des follicules pileux, aboutissant à la formation d'une escarre, qui laisse elle-même une cicatrice déprimée définitive[1]. On l'observe surtout au front; mais elle peut s'étendre au cuir chevelu, aux autres régions de la face et même au tronc.

La lésion élémentaire forme une tache saillante d'un rouge sombre, dont la partie centrale est occupée par une croûte jaune, molle; cette croûte épaisse est difficile à enlever; elle forme le toit d'une dépression cupuliforme. La croûte se dessèche rapidement et devient dure, son élimination est très lente, très difficile et laisse une cicatrice irrégulière, blanche, varioliforme.

L'affection évolue irrégulièrement par poussées.

Sabouraud a démontré que les lésions sont dues à une infection locale par le staphylocoque doré, sur la peau infectée chroniquement par le microbacille de la séborrhée.

1. Sabouraud, *Ann. de derm. et de syph.*, 1899, p. 841.

Le traitement doit être fait avec énergie au moment des poussées et dans l'intervalle, pour éviter la multiplication des lésions actuelles, ou le développement de lésions nouvelles.

Sur les lésions en activité on fera des applications de pommades, de lotions ou de pâtes soufrées, suivant l'irritabilité des tissus. Dans un cas récent, j'ai employé des pulvérisations, destinées à ramollir les croûtes, suivies de curettage, pour enlever celles-ci, sans empiéter sur la bordure; les foyers nécrotiques ouverts étaient pansés avec la pâte suivante :

Amidon	6	grammes.
Soufre précipité	3	—
Cinabre	1	—
Vaseline	10	—

Il n'y a que des avantages à faire le curettage, car on diminue ainsi le temps nécessaire à la cicatrisation; celle-ci se fait régulièrement, l'escarre étant enlevée.

Au traitement soufré on peut substituer le traitement par les préparations à l'oxyde jaune de mercure (1 p. 40-1 p. 20), au calomel, au turbith (même doses).

Dans les formes à extension rapide, on peut, comme le fait Besnier, cautériser chaque élément *naissant* au galvanocautère. Les cautérisations seront suivies de pulvérisations destinées à faire tomber rapidement les croûtes.

Dans l'intervalle des poussées, il convient de faire un traitement antiséborrhéique, par le soufre, l'ichthyol, les mercuriaux; au besoin, de faire exfolier la peau par la pâte résorcinée d'Unna. Le traitement interne doit être dirigé surtout contre les troubles digestifs, fréquents chez les malades atteints d'acné nécrotique, sous forme de fermentations gastro-intestinales.

Acné rosée.

Sous le nom d'*acné rosée*, on confond des processus distincts qui ont comme caractère commun la couleur rouge des lésions siégeant à la face, en particulier sur le nez et les joues, et leur évolution chronique. Chez certains sujets, on voit des pustules et des nodules identiques à ceux de l'acné vulgaire mais présentant une couleur rouge ardente. Chez d'autres, on constate une rougeur diffuse, ayant son maximum à l'extrémité du nez; des télangiectasies s'y associent en général. Chez d'autres les lésions se rapprochent beaucoup de celles des séborrhéides, on voit des plaques rouges, isolées ou confluentes, à contours assez bien marqués. Pour être complet, il faudrait signaler des formes qui se rencontrent en général chez des malades ayant de l'asphyxie des extrémités : le nez est froid, violacé. Les diverses formes s'associent souvent les unes aux autres. Le nom de *couperose* est surtout réservé aux formes à lésions diffuses avec télangiectasies. L'existence de séborrhée grasse est habituelle surtout dans les formes de développement récent.

Chez tout malade atteint d'acné rosée on s'occupera de l'état du tube digestif. Il existe habituellement des fermentations gastro-intestinales. D'autre part on étudiera l'état de la muqueuse nasale; souvent le malade est atteint de rhinite persistante et l'infection de la peau paraît se faire par voie muqueuse.

Cette affection est grave par sa ténacité extrême; elle peut se compliquer d'hypertrophie du nez (*rhinophyma*).

Avant de commencer le traitement d'une acné rosée on étudiera de près les caractères des lésions cutanées et leur profondeur. Les formes où il existe des plaques rouges, voisines des séborrhéides, sont les plus curables de toutes. Sur les joues, l'acné rosée reste souvent superficielle et peut guérir par l'emploi des réducteurs. A l'extrémité du nez, les lésions sont profondes normalement et exigent l'emploi de la méthode sclérogène, en particulier de la photothérapie.

Le traitement de l'affection doit toujours être suivi de près et mené avec une énergie suffisante; à cette seule condition la maladie ne se prolonge pas pendant de longues années et n'oblige pas les malades à des soins constants. La notion de la durée aura également la plus grande importance dans la direction du traitement. Dans les formes très superficielles, à leur début, on peut se contenter pendant un temps très court de lotions chaudes au moyen d'une eau alcalinisée, — contenant par exemple 1 p. 500 de soude, — de dégraissages à l'alcool résorciné à 2, 3 ou 4 p. 100, à l'alcool camphré. On pourra faire de temps à autre, la nuit, des badigeonnages avec de l'alcool additionné de 1 p. 10 d'ichthyol ou de pyrogallol; celui-ci laisse une teinte sale et ne doit pas être appliqué tous les jours.

Mais pour peu que les lésions persistent, on aura

soin de recourir sans plus tarder aux pâtes contenant des agents réducteurs. Le soufre est surtout utile dans les formes séborrhéiques et pustuleuses; dans les autres types on emploiera le lénigallol, la résorcine, les goudrons, le naphtol, additionnés au besoin de savon noir (5 à 10 p. 100), et d'acide salicylique (1 à 2 p. 100) pour augmenter la pénétration. Si ces préparations provoquent de l'irritation cutanée, on interrompra les applications de temps à autre.

Je crois que dans beaucoup de cas on peut employer avec avantage la cure d'exfoliation, sans même attendre que les lésions soient anciennes et déjà profondes. Elle m'a donné de très bons résultats; elle exige sans doute la surveillance attentive du médecin, mais il en est de même en thérapeutique dermatologique toutes les fois qu'on veut agir énergiquement, cela au bénéfice habituel du malade.

Il existe malheureusement à l'heure actuelle trop de malades atteints d'acné rosée chez lesquels le traitement par les agents chimiques n'a pas été fait avec cette énergie nécessaire et chez qui les lésions sont devenues profondes, d'autre part certaines formes sont rebelles d'emblée, enfin à l'extrémité du nez les lésions atteignent comme je l'ai déjà dit souvent une grande profondeur dès leur début, et il faut employer les méthodes sclérogènes.

Les scarifications sont encore aujourd'hui très en honneur, mais elles exigent pour guérir une acné rosée un temps extrêmement long, même en se servant de scarificateurs à lames multiples, et sont douloureuses. J'ai proposé récemment de leur substituer la photothérapie qui m'a donné des résultats excellents et durables dans des cas aujourd'hui nombreux[1]. Le nombre des séances nécessaire est en général peu considérable. Après la guérison, la séborrhée grasse devra être combattue par l'eau chaude, l'alcool résorciné, les savonnages à l'eau chaude et au savon noir.

Les télangiectasies exigent souvent un traitement propre, de préférence par l'électrolyse. La galvanocautérisation laisse des cicatrices passagères ; bien maniée, et à la condition d'enlever les escarres avec de la vaseline, elle donne également de très bons résultats. Les cautérisations doivent être extrêmement superficielles.

Miliaires sudorales.

La *miliaire sudorale rouge* est constituée par l'apparition de fines vésicules survenant au cours de sueurs profuses provoquées par la chaleur ; les lésions s'observent surtout sur le tronc et les membres supérieurs.

Les vésicules sont transparentes ; elles sont entourées d'une aréole rosée. Lorsqu'elles sont très nombreuses et l'état inflammatoire marqué, on voit de larges nappes rosées sur lesquelles font saillie les vésicules. Celles-ci se rompent rapidement ; une fine desquamation en est la suite, quelques-unes peuvent devenir pustuleuses.

On fera porter au malade directement sur la peau de la toile fine et cela même après la guérison. Pour favoriser celle-ci, qui est toujours rapide, il suffit de poudrer largement le corps avec une poudre telle que celle-ci :

1. Leredde, Le traitement de l'acné rosée par la Photothérapie, *Acad. de Méd.*, mars 1903.

Dermatol........................	4 grammes.
Oxyde de zinc..................	20 —
Amidon..........................	40 —

Sur les points les plus malades, on pourrait, à la rigueur, appliquer de la pâte de zinc et poudrer.

La *miliaire cristalline* est constituée par des vésicules plus volumineuses que celles de la miliaire rouge, sans aréole inflammatoire, qu'on observe par exemple dans la fièvre typhoïde, après l'apparition de sueurs profuses.

Les *pyodermites sudorales* décrites par L. Perrin se développent surtout sur le tronc, chez les enfants, sous forme de nodosités de volume variable, souvent fort nombreuses; quelques-unes sont hypodermiques, elles s'ouvrent à la surface, après un stade fréquent de pustulation. Ces lésions sont dues au staphylocoque doré. D'après Pilliet, il ne s'agit pas, comme on pourrait le croire, de folliculites, mais de lésions suppurées se développant au niveau des glandes sudoripares.

Le traitement sera des plus simples; on appliquera des pâtes et on couvrira de poudres; si certaines lésions s'aggravent, on les traitera comme des furoncles.

Acrodermatites continues.

Sous le nom d'*acrodermatites continues*, M. Hallopeau a décrit des affections, persistantes et rebelles, des mains et des pieds. Il s'agit certainement d'infections dont la nature n'est pas déterminée, peut-être dues à des parasites banaux. La dénomination proposée par Hallopeau a l'avantage d'attirer l'attention sur des faits qu'il importe d'étudier de près, non seulement dans leurs symptômes, mais aussi dans leur pathogénie.

Il existe une *forme vésiculeuse* qui n'a été observée qu'aux mains : les vésicules sont isolées, elles se terminent par formation de croûtes ou de squames.

Les lésions commencent en général par un doigt et s'étendent très lentement aux autres, quelquefois elles atteignent la paume de la main. Les ongles sont malades, plissés, sillonnés.

Le meilleur traitement consiste dans l'ablation des croûtes et des squames, l'ouverture des vésicules, et des badigeonnages avec une solution concentrée de nitrate d'argent.

La *forme suppurée* se caractérise par la formation de phlyctènes plates contenant un liquide séro-purulent peu abondant; elles laissent à leur suite des surfaces rouges, souvent de dessin polycyclique. L'éruption se fait par poussées qui se reproduisent pendant des années. Les altérations des ongles sont considérables.

Quelquefois, dans cette forme, on observe, après un certain temps, des lésions érythémateuses ou suppuratives du corps, pouvant rappeler l'impétigo herpétiforme (Voir p. 547); elles amènent, dans ce cas, la mort.

M. Hallopeau croît que le meilleur traitement consiste dans des applications d'eau phéniquée à 1 p. 200 ou d'une solution de *lauréno*l à 3 p. 100. Le laurénol est une solution d'antiseptiques multiples : sulfate de cuivre, chlorure de zinc, alun, chlorate de potasse, chlorure de sodium, acide picrique, acide borique et acide chlorhydrique.

Verrues vulgaires.

La verrue vulgaire est un papillome contagieux, inoculable, qui s'observe surtout sur les mains, quelquefois à la face, au cuir chevelu, au pied.

Tout le monde connaît les verrues, et il est inutile de les décrire longuement. Leur surface est grisâtre, villeuse, quelquefois divisée par des sillons; elles forment des masses dures et indolentes. A la paume des mains, à la plante des pieds, elles n'acquièrent que peu d'épaiseur et sont serties d'un anneau hyperkératosique qui les recouvre plus ou moins.

Le traitement des verrues peut se faire par le curettage, qui est à peu près nécessaire si l'on veut aller vite et si on a affaire à des lésions très volumineuses. L'anesthésie au chlorure d'éthyle permet d'enlever d'un seul coup des fragments importants. Dans d'autres cas, on peut faire la cautérisation rapide par le galvano ou le thermo-cautère, ou les caustiques chimiques, acide phénique, acide chromique, acide lactique, en solutions concentrées. L'acide nitrique fumant, déposé au moyen d'une allumette, en ayant soin de ne pas déborder la surface occupée par la verrue, tous les deux ou trois jours, est peut-être le meilleur de tous ces caustiques.

Les applications de collodions salicylés à 1 p. 5, de savon noir conviennent au cas où les verrues sont multiples et couvrent de grandes surfaces. Les emplâtres, salicylé, chrysophanique, de Vigo, sont commodes et peuvent amener la guérison.

Verrues planes.

Les verrues planes sont souvent méconnues par les médecins non dermatologistes; ce sont de petites papules à peine saillantes, sans couleur, ou grisâtres, ou rose foncé, souvent extrêmement nombreuses, qu'on observe à la face dorsale des mains et à la face chez des jeunes gens de préférence. On peut du reste en trouver sur d'autres régions; elles s'auto-inoculent avec une grande facilité; on les voit souvent se disposer en stries linéaires à la suite du grattage de la peau. Les verrues planes ne peuvent guère être confondues qu'avec les papules de lichen plan, encore celles-ci n'occupent-elles pas les mêmes sièges, sont plus fermes, polygonales, brillantes, presque toujours prurigineuses.

La guérison des verrues planes est souvent extrêmement difficile à cause de leur nombre et du siège qui empêche d'attaquer profondément les lésions. Elles peuvent disparaître dans quelques cas à la suite de séances d'électricité de haute fréquence; si celle-ci échoue, il faut recourir à l'emploi de procédés chimiques. On peut faire des applications de savon noir, ou pratiquer l'exfoliation au moyen de la pâte résorcinée d'Unna ou de la pâte soufrée de Lassar, puis toucher, *très légèrement*, les éléments avec la pointe d'une allumette trempée soit dans la teinture d'iode, soit dans l'acide acétique pur, soit dans l'acide phénique à 25 p. 100.

Verrues séniles.

On observe, à la fin de l'âge adulte et chez les vieillards, sur le tronc de préférence, des saillies assez volumineuses pouvant dépasser les dimensions d'un haricot, aplaties, irrégulières et grenues à leur surface, grises, noires ou jaunâtres. Ce sont des papillomes qui, dans quelques cas, peuvent s'ulcérer et se transformer en épithéliomes.

Dès qu'une verrue sénile deviendra plus dure, augmentera de dimensions, s'ulcèrera, on devra la traiter comme un épithéliome, par le curettage et la cautérisation du fond, ou l'ablation large, ou la radiothérapie. Mais en général les verrues séniles persistent indéfiniment sur place sans provoquer de complications et on n'a à les traiter que sur la demande du malade; dans ce cas il faut agir franchement comme en présence d'épithéliomes véritables et ne pas faire un traitement incomplet qui ne peut qu'irriter les lésions.

Papillomes génitaux bénins.

Les végétations des organes génitaux et de la région anale sont connues de tous les médecins ; il importe du reste de savoir que dans ces régions beaucoup de lésions sont végétantes, qui ne sont ni bénignes, ni même vénériennes (épithéliomes, lésions tuberculeuses, etc.). Les végétations simples, en général peu importantes, prennent quelquefois des dimensions considérables, amènent des destructions du fourreau chez l'homme, peuvent s'ulcérer, s'enflammer, suppurer en partie. Chez la femme enceinte les végétations forment quelquefois des masses énormes.

Le traitement peut être fait par les caustiques chimiques ou l'ablation chirurgicale.

Les caustiques ne conviennent que lorsqu'on a affaire à des lésions peu étendues ; ils ont l'inconvénient d'exiger un temps assez long pour la guérison. On peut employer la solution :

Acide chromique........................	1 gramme
Eau....................................	6 grammes,

l'acide acétique pur, l'acide phénique, l'acide trichloracétique, l'acide nitrique en renouvelant les applications tous les deux ou trois jours. A la suite des applications on laisse sécher, on poudre ou on applique une pâte de zinc. On peut également appliquer chaque jour une couche de résorcine en poudre ou badigeonner avec de l'alcool résorciné à 10 p. 100.

La méthode chirurgicale offre l'avantage d'aller vite et de permettre de guérir toutes les lésions, quel que soit leur volume; on nettoiera d'abord à l'alcool, à fond. L'anesthésie peut se faire soit avec le chlorure d'éthyle, soit avec la cocaïne. On injecte un centimètre cube d'une solution aqueuse à 1 p. 100 ou 1 p. 50 au niveau du pédicule, puis, l'anesthésie faite, on sectionne celui-ci franchement avec des ciseaux courbes. Le sang s'arrête par une compression légère; on cautérise ensuite le derme mis à nu par le galvanocautère ou le thermocautère au rouge sombre. Toutes ces opérations sont assez douloureuses malgré l'anesthésie initiale.

Le pansement consécutif doit être fait *à sec* avec une poudre absorbante, du coton ou de la gaze aseptiques.

Le dermatol, l'aristol, le sous-nitrate de bismuth, plus ou moins étendus de talc ou d'oxyde de zinc, peuvent servir au pansement.

Molluscum contagiosum.

Le molluscum contagiosum de Bateman est une affection constituée par de petites tumeurs isolées, dures, vaguement translucides, faisant saillie à la surface de la peau, hémisphériques, légèrement aplaties à leur sommet, ombiliquées à leur centre. Leur contenu est constitué par une masse d'un blanc laiteux, masse formée elle-même de cellules du corps muqueux, altérées, dégénérées, contenant des corps ovoïdes qui ont été pris pendant quelque temps pour des coccidies.

Les lésions du molluscum contagiosum se groupent sur certaines régions, de préférence la face et le cou, parfois l'affection se généralise. La maladie est contagieuse, inoculable d'homme à homme et auto-inoculable.

Dans certains cas rares, on voit des tumeurs de molluscum atteindre les dimensions d'une noix ou d'une orange.

Le meilleur traitement consiste à enlever les lésions à la curette, d'un coup sec, avec ou sans anesthésie au chlorure d'éthyle, puis à toucher le lieu d'insertion à la teinture d'iode ou au crayon de nitrate d'argent.

Besnier recommande, dans les formes où il existe de très petites tumeurs au voisinage les unes des autres, de faire des applications de savon noir pendant un quart d'heure, puis d'essuyer et de poudrer.

Chéloïdes.

Les chéloïdes sont des productions saillantes, constituées par un tissu fibreux hypertrophique, qui se développent de préférence sur des cicatrices, cicatrices scrofulo-tuberculeuses syphilitiques, cicatrices d'acné. Au niveau de la nuque, il est une forme de folliculite staphylococcique récidivante, qui a pour conséquence la formation de tissu chéloïdien en nappe (*acné chéloïdienne de la nuque*). On admet, à côté de *chéloïdes secondaires*, l'existence de *chéloïdes spontanées ou primitives*; celles-ci se développent de préférence sur le tronc, sans lésion antérieure connue.

Les chéloïdes se forment avec une extrême facilité chez certains individus, et très fréquemment on observe des chéloïdes multiples, surtout dans le type spontané.

Les saillies chéloïdiennes ont une couleur rosée, parfois violacée. Leur forme est irrégulière, très souvent elles constituent des saillies allongées, dont les bords envoient des prolongements digitiformes dans divers sens. Sur certains points, on trouve des arborisations vasculaires. Les lésions sont dures, résistantes au doigt, élastiques.

Un type commun se voit sur le thorax, sous forme d'une bande transversale située au milieu de la région sternale. A ses deux extrémités, elle s'élargit et s'étale.

En dehors de leurs inconvénients esthétiques, qui peuvent être considérables, les chéloïdes sont souvent gênantes par les douleurs qui les accompagnent, parfois violentes.

Beaucoup de chéloïdes guérissent spontanément au bout de quelques années.

Le traitement des chéloïdes est des plus difficiles. La première idée du médecin qui ne connaît pas leur histoire est de les enlever au bistouri. Mais les chéloïdes récidivent, et presque toujours les lésions nouvelles sont plus considérables que les lésions anciennes. Les cas les plus graves de chéloïdes s'observent chez des malades qui ont été opérés à plusieurs reprises.

En deuxième lieu, les chéloïdes sont des lésions irritables. Parmi les méthodes que l'on a recommandées contre elles, certaines peuvent les aggraver, augmenter leur épaisseur et même leur étendue en surface. De sorte que, lorsqu'on fera une médication quelconque, on devra en surveiller les effets. J'ai vu, par exemple, pour ma part, des chéloïdes s'aggraver par la simple application d'emplâtres.

Lorsqu'on ne voudra pas soumettre le malade à une médication active, on pourra cependant employer les emplâtres de préférence à d'autres moyens. Tous les emplâtres, rouge, à l'oxyde de zinc, diachylon, emplâtre de Vigo, emplâtre chrysophanique, peuvent être utilisés.

Les scarifications quadrillées sont préconisées par un grand nombre d'auteurs. Elles doivent être faites de manière à intéresser le tissu chéloïdien dans toute son épaisseur et par suite porter profondément dans le derme; on aura soin de respecter complètement la peau saine. Brocq recommande de les écarter les unes des autres de 2 millimètres.

On les rapproche davantage lorsque la chéloïde s'atténue.

Les scarifications rendent les plus grands services dans les chéloïdes douloureuses et permettent généralement de faire disparaître les douleurs en quelques séances.

Hardaway et Brocq ont employé avec succès l'électrolyse. On ne peut guère dépasser une intensité de 5 à 6 milliampères, à cause de la douleur.

Brocq affirme que l'électrolyse pratiquée à propos détermine presque toujours un arrêt dans le développement progressif des tumeurs chéloïdiennes, puis assez souvent leur affaissement et une diminution sensible de leur volume. On fera de préférence les piqûres au moyen d'une seule aiguille, munie d'un arrêt en cire que l'on place au moment de l'opération, de façon à ne pas dépasser l'épaisseur du tissu chéloïdien. On la laisse dans les tissus jusqu'à ce qu'on sente qu'elle y joue librement.

On peut combiner dans la plupart des cas ces divers procédés thérapeutiques : électrolyse, scarification, application d'emplâtres. Mais on voit que le traitement des chéloïdes est difficile et toujours long. Je me suis demandé, et c'est l'avis d'autres dermatologistes, si on ne pouvait pas faire mieux. La récidive régulière des chéloïdes après opération s'explique fort bien, si l'on admet qu'elles sont de nature parasitaire; il est possible que presque toujours les chirurgiens déterminent les récidives en laissant le bistouri en contact avec le tissu chéloïdien. J'ai donc proposé d'enlever les chéloïdes comme des tumeurs malignes, en opérant dans la peau saine. Les résultats de cette méthode sont à l'étude. Dès aujourd'hui on est autorisé à l'essayer, dans les cas où la chéloïde est de peu d'étendue, ou placée sur une région couverte du corps. On ne recommencera pas l'opération, bien entendu, s'il y a récidive.

Gangrènes infectieuses.

Les affections ulcéreuses de la peau peuvent quelquefois prendre un caractère gangréneux[1]. Dans la plupart des cas, il s'agit de lésions dues à l'infection streptococcique. Parmi les lésions susceptibles de devenir gangréneuses, citons l'impétigo pemphigoïde des nouveau-nés, l'ecthyma, l'érythème polymorphe (type érythème noueux), le purpura. Des gangrènes disséminées, souvent consécutives à des formations bulleuses, s'observent chez des enfants atteints de fièvre éruptive ou profondément cachectisés pour une raison quelconque. Dans les cas où ces gangrènes sont multiples, le pronostic est toujours grave, il existe des signes d'infection et la mort est de règle.

On observe chez des enfants une forme de gangrène

1. Hallopeau, *in* Hallopeau et Leredde, *Traité pratique de dermatologie*, p. 432.

disséminée, décrite par Simon, Hutinel, Demme, dans laquelle les lésions de la peau rappellent à leur origine celles de l'érythème polymorphe ; c'est-à-dire que l'on trouve des taches, des nodosités, des lésions purpuriques, des bulles au niveau desquelles se forment des escarres. La maladie procède par poussées successives, elle s'accompagne de phénomènes infectieux et est souvent mortelle.

La streptocoque est sans doute la cause de la *gangrène foudroyante de la verge* décrite par Fournier. A la suite d'ulcérations d'apparence banale, survient une tuméfaction considérable, la peau prend une couleur rouge sombre, et apparaissent des taches noires. Les escarres se détachent plus tard en laissant des ulcérations extrêmement profondes, suivies de cicatrices irrégulières. La mort a été observée dans plusieurs cas, elle est due à l'infection générale.

Je mentionne en passant les formes décrites par Hallopeau, Janovsky, Rotter, dans lesquelles on constate sur la peau des nodosités, parfois pustuleuses à leur centre, suivies d'ulcérations profondes. Certaines s'accompagnent de la formation d'escarres noires.

Le traitement général dans les gangrènes de la peau est lié à l'existence de signes d'infection. Au point de vue local, on prendra pour principe de détacher, de faire tomber les escarres aussi rapidement qu'il est possible, et, dans certains cas, de les circonscrire au thermo ou au galvanocautère. Les pansements peuvent être faits à l'alcool camphré, ou avec des poudres astringentes, telles que le ratanhia, la poudre d'alun, etc.

Pustule maligne.

La *pustule maligne* est une lésion d'évolution aiguë, plus commune dans les pays où on fait l'élevage du bétail sur une grande échelle. On observe d'abord une tache rouge surmontée d'une vésicule éphémère, puis apparaît une petite escarre centrale et se forment des vésicules nouvelles à la périphérie.

A la période d'état, au bout de deux, trois, quatre jours, on voit une tumeur formant un gâteau aplati et arrondi, extrêmement dur, non douloureux. La région centrale est noirâtre, à sa limite on trouve des vésicules, plus loin le bord, rouge foncé. Les régions où siège la pustule se tuméfient peu à peu, puis survient de la lymphangite et peuvent apparaître les signes d'infection générale.

Il faut se rappeler que la pustule maligne n'est pas nécessairement toujours unique.

L'*œdème malin* est une lésion locale due également à l'inoculation de la bactéridie charbonneuse, dans laquelle on observe un œdème intense, des vésicules sans escarre. Ce type se rencontre surtout aux paupières, puis au cou et au tronc.

Les tissus de la pustule et de l'œdème contiennent en nombre considérable des bactéries; les vésicules n'en contiennent que d'une manière inconstante.

La pustule maligne n'est pas toujours suivie d'une infection générale, mais comme aucun signe ne permet de déterminer *a priori* si cette infection ne surviendra pas, le traitement local devra toujours être énergique,

Au début, lorsque le volume le permet, on peut l'enlever au thermocautère.

On peut également déborder au fer rouge la tumeur dans tous les sens.

Les caustiques chimiques sont à peu près abandonnés aujourd'hui. Mais on emploie maintenant fréquemment les injections antiseptiques fortes, en particulier celles du liquide iodo-ioduré :

Iode	1	gramme
Iodure de potassium	2	—
Eau	100	—

ou d'acide phénique à 1 p. 100.

Les piqûres doivent être faites au niveau du bord et au dehors, deux fois par jour. Verneuil (cité par M. Sée, *Pratique dermatologique)* détruisait l'escarre centrale au thermocautère, puis faisait des pointes de feu profondes dans la zone indurée, et enfin des injections de solution iodo-iodurée dans la zone œdémateuse.

Morve.

La *morve aiguë* est une infection générale consécutive, le plus souvent, à une plaie d'origine équine, accompagnée d'une lymphangite avec adénopathie. On observe, au milieu de symptômes généraux des plus graves, des lésions érysipélatoïdes de la face avec vésicules, phlyctènes et escarres et sur le corps une éruption pustuleuse généralisée. En même temps survient un coryza purulent, des phénomènes pulmonaires se développent, la mort survient en une ou trois semaines.

Le *farcin aigu* est caractérisé par des abcès cutanés

suivis de phénomènes gangréneux, des lésions de lymphangite, puis survient une éruption identique à celle de la morve aiguë. La terminaison mortelle est un peu plus tardive que dans celle-ci.

La *morve chronique* s'accompagne de phénomènes du côté des muqueuses supérieures, analogues à ceux de la morve aiguë mais d'évolution torpide. Elle succède en général au farcin chronique.

Le *farcin chronique* est constitué par des abcès des membres et de la face, survenant quelquefois à la suite de symptômes de morve aiguë. Ces abcès ont une évolution froide et sont suivis de fistules. Souvent on observe des phénomènes de lymphangite cutanée. La maladie dure plusieurs années, s'accompagne de troubles digestifs, testiculaires, articulaires, le malade meurt dans la cachexie.

Contre les accidents de la morve aiguë, du farcin aigu, de la morve chronique, nous sommes à peu près désarmés. Il est indiqué, bien entendu, de soutenir les forces du malade, d'aider sa résistance à l'infection par tous les moyens. Les abcès du farcin aigu exigent des pansements destinés non seulement à faciliter l'élimination de pus, quand ils sont ouverts, spontanément ou chirurgicalement, mais aussi à empêcher la contagion de la morve.

Besnier, Hallopeau ont décrit une *farcinose chronique mutilante du centre de la face*, avec infiltration des tissus, aboutissant à la fonte et à la destruction. Les lésions commencent par la muqueuse. Les ulcérations ont des bords irréguliers, décollés, un fond inégal, anfractueux : elles suppurent abondamment. Le diagnostic, comme dans les autres formes de morve, peut s'établir scientifiquement par l'inoculation au cobaye mâle.

Les ulcérations pourront être modifiés par le thermocautère; on peut également curetter et traiter au chlorure de zinc à 1 p. 10. Besnier a employé le naphtol camphré, Rémy des lotions d'eau iodurée à 1 p. 5000.

Bodin insiste sur l'emploi de l'iode avec doses de 2 à 20 gouttes par jour et de l'iodure de potassium. On peut également employer soit le traitement mercuriel, soit le soufre et les sulfureux.

Ulcère phagédénique des pays chauds.

Cette affection, fréquente dans les colonies françaises (*ulcère annamite, ulcère de Madagascar*), se caractérise par des ulcérations à extension rapide qui se recouvrent d'un enduit grisâtre diphthéroïde (Jeanselme). Elles commencent par une bulle à contenu séro-sanguinolent, puis se forme une plaie, couverte de fausses membranes donnant une sécrétion fétide, abondante. Il existe souvent des signes généraux. L'extension peut se faire en surface (*forme serpigineuse* de Jeenselme), guérissant sur un point, s'étendant sur un autre, ou en profondeur (*forme térébrante*); l'ulcère amène alors des pertes de substance étendue, des fusées purulentes, de l'infection à distance, l'ouverture des vaisseaux dans quelques cas.

L'existence des formes chroniques est mal connue; beaucoup de cas doivent être rattachés, du reste, à la syphilis.

L'affection est rare chez les Européens, sauf quand ils sont débilités depuis longtemps, surtout par le paludisme.

Le traitement, dans toutes les formes, comprend d'abord le nettoyage des fausses membranes, des produits modifiés et putréfiés, puis la cautérisation en *nappe* des surfaces malades au thermo-cautère, enfin des pansements aseptiques ou *faiblement* antiseptiques (Voir *Méthodes aseptique et antiseptique*). Le malade gardera le repos, et on remontera l'état général par tous les moyens possibles.

Le traitement des plaies de jambe exige, dans tous les cas, aux colonies, une surveillance minutieuse.

Verruga.

Il s'agit d'une maladie qui se développe dans le Pérou et les pays équatoriaux voisins, maladie infectieuse due à un bacille ayant la forme et les réactions colorantes du bacille de la tuberculose. Elle débute par des symptômes infectieux généraux dont la mort peut être la conséquence, sinon surviennent des lésions cutanées, tantôt *miliaires*, tantôt *nodulaires*. Dans la forme miliaire on voit, sur les membres et sur la face, se développer, à la suite de taches hémorrhagiques, des vésicules, des pustules, des saillies rouges, sessiles ou pédiculées. Dans la forme *nodulaire*, ce sont des tumeurs volumineuses, atteignant parfois le volume d'une orange, peu nombreuses, occupant la face et les membres.

Toutes ces lésions guérissent graduellement; il n'y a d'autres accidents que ceux dus à l'infection secondaire des tumeurs lorsqu'elles s'ulcèrent. Le traitement aura donc pour but simplement de maintenir la propreté absolue du tégument; dans certaines conditions, il pourrait être indiqué d'enlever des tumeurs persistantes, volumineuses si elles sont en petit nombre.

La première infection confère l'immunité.

Rhinosclérome.

Le rhinosclérome est une maladie infectieuse atteignant les muqueuses aériennes et digestives supérieures, déterminant des lésions néoplasiques qui s'étendent secondairement à la face cutanée du nez et de la lèvre supérieure. C'est une affection de l'Europe centrale et orientale, qui est d'observation très rare en France et n'y a été vue que chez des étrangers.

Les premiers symptômes sont ceux d'un coryza purulent avec odeur fétide; dans le nez on constate des végétations dures, élastiques, avec des ulcérations superficielles. Des taches, des végétations, des exulcérations s'observent sur le palais, la voûte et dans le pharynx.

Plus tard on voit paraître des saillies plates, dures à l'orifice nasal. Le nez grossit, devient extrêmement dur, la lèvre s'infiltre, les dents tombent. Enfin toute la région est envahie par des végétations au contact les unes des autres, ayant une surface unie, non ulcérées ou présentant des ulcérations superficielles. Les ganglions lymphatiques sont en général indemnes.

Dans le pharynx on trouve des lésions de sclérose; puis se développent des lésions laryngées et trachéales du même ordre, qui sont la cause habituelle de la mort. La maladie dure dix ou vingt années.

On trouve dans les tissus un bacille, encapsulé, non colorable par la méthode de Gram, voisin du pneumobacille de Friedlænder, ou identique.

Le traitement du rhinosclérome ne peut être que palliatif. Les végétations peuvent être traitées par les caustiques, chimiques ou thermiques, encore faut-il éviter avec soin de laisser survenir après les cautérisations des accidents d'infection secondaire qui n'appartiennent pas à l'évolution habituelle de la maladie.

Bouton des pays chauds.

Le bouton d'Orient (*clou de Biskra, d'Alep*, etc.) s'observe dans l'Afrique du Nord, l'Asie méridionale et occidentale, en Crète et en Chypre, peut-être en Grèce.

La lésion initiale est une saillie dure, rosée ou rouge terne, qui s'accroît lentement et devient squameuse. Des saillies semblables se développent autour d'elle, à peu de distance; on trouve en outre des pustulettes jaunes ou blanchâtres à la périphérie. En peu de temps, on voit, au niveau de chaque saillie, se former une ulcération superficielle; enfin une ulcération étendue se développe sur toute la région envahie, où se confondent les ulcérations élémentaires.

L'ulcère est indolent; il est couvert de croûtes

dures, adhérentes. Quand on les enlève, on constate que le fond est le plus souvent grenu, que les bords sont taillés à pic, on y trouve de petites nodosités dures et des pustulettes blanchâtres. Parfois ils deviennent papillomateux. L'ulcération sécrète un liquide clair, transparent; mais elle peut s'infecter secondairement, former du pus, les croûtes changent alors de caractères ainsi que l'ulcération.

L'affection guérit spontanément; le bouton apparaît dans la seconde moitié de l'année et guérit dans la première; il laisse une cicatrice définitive.

Au début, le bouton peut-être détruit par des caustiques, l'acide nitrique, la pâte de Vienne, les applications de permanganate de potasse, s'il n'occupe pas la face. On pourra également le cautériser au thermocautère après curettage. La destruction devra être totale pour éviter les réinoculations. Certains auteurs ont employé les pansements de sublimé à 1 p. 1000 et réussi à faire avorter l'affection.

Plus tard, on peut respecter les lésions, se contenter de les protéger par une pâte ou une colle de zinc. Mais si les croûtes tombent, s'il y a de l'infection secondaire, il faut empêcher les complications qui pourraient en être la suite, appliquer des pansements humides à l'eau bouillie avec badigeonnages à l'eau phéniquée ou au sublimé à 1 p. 1000, plus tard panser à l'iodoforme, à l'iodol, à l'aristol. Les emplâtres sont d'un emploi commode, mais il faut renoncer à leur emploi dès qu'il se produit de la suppuration au-dessous d'eux.

Mycétome.

Le mycétome (*pied de Madura*) est une affection parasitaire siégeant habituellement au pied, qui n'a pas été encore observée en France, mais a été vue en Italie. Son domaine de prédilection se trouve dans le Nord de l'Afrique et l'Asie méridionale.

Les lésions sont constituées par des nodules, voisins les uns des autres, de couleur sombre, d'abord durs, puis fluctuants. L'ouverture donne lieu à l'issue d'un liquide séreux et séropurulent, contenant des grumeaux constitués par des parasites de l'ordre des streptothricées (*streptothrix maduræ*). Elle est suivie de la formation de fistules plus ou moins profondes : puis peu à peu les os peuvent être atteints. Les lésions sont parfois extrêmement sensibles à la pression, mais il n'y a pas de douleur spontanée.

Le diagnostic doit être fait par l'examen histologique et bactériologique.

Le traitement doit être dirigé d'après les principes qui règlent celui de la tuberculose des membres; on fera donc de préférence le curettage, suivi de galvano ou de thermocautérisation. Mais si le diagnostic n'a pas été fait à temps, les tissus profonds et le périoste étant envahis, l'amputation du pied devient nécessaire.

Il existe quelques cas de mycétome de la main et de la face.

Actinomycose.

L'actinomycose est une maladie assez fréquente que tout médecin en France peut rencontrer et dont on doit par conséquent connaître les caractères essentiels. Les lésions peuvent être confondues avec celles de la tuberculose, de la syphilis et du sarcome, *mais le diagnostic peut toujours être fait par l'examen histologique des tissus et bactériologique du pus.*

L'actinomycose s'observe surtout à la campagne, le parasite vit normalement sur certaines graminées et l'infection est assez souvent due au séjour d'un épi de blé ou d'orge dans une dent cariée.

Les lésions de la peau sont en général secondaires à des lésions des dents ou du maxillaire; celui-ci peut atteindre un volume considérable; on voit apparaître des nodosités, d'abord hypodermiques, puis superficielles, dures, qui se ramollissent au centre. La surface prend une coloration rouge foncé, rouge violacé. Lorsque les nodosités sont nombreuses, on constate des masses arrondies ou aplaties, inégales au contact, séparées par des sillons. Le centre, mou, contient peu de pus. Les ulcérations consécutives sont peu étendues en surface, mais pénètrent à une profondeur considérable; ce sont des trajets fistuleux qui peuvent communiquer les uns avec les autres; ils s'étendent même parfois dans le maxillaire.

Il n'y a pas de douleurs en général, et le système lymphatique est normalement respecté.

Il existe des exemples d'actinomycose cutanée sans actinomycose osseuse : la localisation cervico-faciale ayant son point de départ dans le maxillaire inférieur est de beaucoup la plus commune, mais on peut observer l'actinomycose partout ailleurs, au niveau de la peau, de la langue (forme bénigne, curable) et des viscères thoraciques et abdominaux.

Le parasite, qui est un streptothrix, se trouve dans le pus (quelquefois la culture est nécessaire). On voit de très petits grains jaunes constitués par un amas central de filaments irréguliers et à la périphérie par des masses ovalaires, au contact les unes des autres, dirigées comme des rayons vers le centre de la masse. Parfois on ne trouve que des filaments mycéliens, minces.

La coloration se fait par la méthode de Gram.

La maladie est toujours grave; *elle guérit quand elle est reconnue de bonne heure* et n'a pas encore envahi profondément les os ou les viscères. Le traitement iodo-potassique *peut amener* la guérison des lésions. On donnera l'iodure aux doses de 4 et 6 grammes par jour, pendant plusieurs mois, avec quelques périodes de repos. L'iodure produit pendant quelques jours la tuméfaction et la congestion des lésions, l'accroissement de la suppuration, puis les lésions s'améliorent.

Les lésions susceptibles d'ablation totale devront être enlevées. Celles qui ne peuvent être enlevées en totalité seront curettées après ouverture au bistouri; on fera des injections de chlorure de zinc lorsque l'iodure ne donne pas de résultats curatifs.

Blastomycoses.

Les blastomycètes, dont le type le plus connu est la levûre de bière, sont des parasites volumineux se reproduisant par bourgeonnement; on a décrit en Amérique des lésions cutanées dues à des parasites de cet ordre. Ces lésions se rapprochent de très près des lésions tuberculeuses, soit du lupus vulgaire, soit de la tuberculose du type Riehl et Paltauf. Mais, à l'examen histologique, on trouve des blastomycètes au milieu de lésions inflammatoires chroniques, différant encore de la tuberculose par leur tendance à former des abcès miliaires. Les blastomycètes peuvent être cultivés.

Les lésions blastomycétiques de la peau sont curables par l'ablation ou le curettage que l'on fera suivre de cautérisation thermique ou d'une application de caustiques chimiques. Peut-être des caustiques d'énergie modérée, tels que le permanganate de potasse, pourraient-ils amener la guérison. Bevan l'a obtenue chez un malade en ordonnant des doses élevées d'iodure de potassium.

La photothérapie et la radiothérapie pourraient être essayées dans la blastomycose cutanée.

Tuberculoses cutanées.

Le domaine de la tuberculose cutanée est aujourd'hui très étendu; elle se rapproche de la syphilis par la polymorphie de ses manifestations, si l'on y fait rentrer, comme nous allons le faire, les affections dénommées *tuberculides* par Darier, auxquelles j'ai donné depuis le nom d'*angiodermites tuberculeuses*. La tuberculose de la peau est fréquente, presque toujours grave et rebelle; les cas vraiment épouvantables que les dermatologistes observent seraient cependant d'observation rare si les diverses formes étaient reconnues à leur début, et traitées avec l'énergie nécessaire, ce qui exigerait une éducation dermatologique que possèdent trop peu de médecins, et le choix, parmi les moyens de traitement, *de ceux-là seuls qui peuvent agir à la profondeur des lésions*, *l'élimination de tous les autres*[1].

Nous distinguerons les formes suivantes de tuberculose cutanée :

1° *Tuberculose aiguë;*

2° *Tuberculose chronique;*

3° *Angiodermites tuberculeuses.*

Tuberculose aiguë. — Les caractères fondamentaux de la tuberculose aiguë de la peau sont : le siège habituel à la région buccale ou à l'anus, presque toujours chez des phtisiques avancés, le développement d'une ulcération étendue, à bords coupés nettement, sans induration, sans saillie, de couleur livide. Le fond des ulcérations est couvert d'une sécrétion séro-purulente ; on peut y trouver des granulations tuberculeuses, sous forme de taches jaunâtres ; des ulcérations miliaires se voient souvent presque au contact de l'ulcération principale, sur le point de se confondre avec elle. La sensibilité au toucher est extrêmement vive. Les produits

1. Toutes les fois qu'il existe des lésions de la peau, *de caractère extensif*, et surtout si elles siègent au visage, un diagnostic positif doit être porté, par les moyens cliniques, *histologiques* et *bactériologiques* ; j'ai été souvent surpris de voir des malades atteints d'affections sérieuses datant d'assez longtemps, et chez lesquels aucun diagnostic n'avait été fait, ou, ce qui revient au même, chez lesquels plusieurs hypothèses avaient été soulevées *sans qu'on fît le nécessaire pour décider entre elles*. Le médecin *ne doit pas* rester dans le doute et son devoir est d'avoir recours à tous les moyens pour avoir un diagnostic ferme.

de sécrétion contiennent des bacilles *faciles à mettre en évidence*; une biopsie permet du reste *toujours* le diagnostic.

On ne peut guère espérer guérir ces lésions, sauf dans des cas exceptionnels où le diagnostic serait fait dès le début et où l'état général du malade permettrait une ablation complète. On devra en règle générale se contenter d'attouchements à l'acide lactique, de pansements à l'iodoforme. L'emploi du permanganate de potasse, en solution concentrée à 40 p. 100, ou en poudre impalpable, est tout à fait rationnel dans ces lésions (Voir *Traitement de la tuberculose chronique*).

Tuberculose chronique. — Le mot *lupus tuberculeux* n'a pas aujourd'hui de sens très précis; nous distinguerons, dans cette étude sommaire, les formes suivantes de tuberculose chronique de la peau :

- *Tuberculose lupique*
  - 1° *Formes initiales.*
    - forme plane.
    - forme ulcérée.
    - forme végétante.
  - 2° *Formes terminales :* formes scléreuses.

Tuberculose gommeuse.
Tuberculose papillomateuse.
Tuberculose miliaire.

Tuberculose lupique. — 1° *Forme plane.* — Le *lupus plan* peut débuter par une infiltration de couleur sombre; on observe par exemple au nez une lymphangite tuberculeuse diffuse où on ne trouve aucun lupome (Leredde et Pautrier), mais en général, dès le début, on constate la présence de ceux-ci. Isolés, ce sont de petites saillies convexes, très molles, ou des taches, de couleur jaune sucre d'orge, surtout apparentes par la pression à travers une lame de verre, ou après que la peau a été graissée à la vaseline. En général on trouve des lupomes plus ou moins nombreux dans un tissu de coloration foncée, parfois livide, violacée.

La surface est parfois finement squameuse. Que l'on introduise une aiguille ou un scarificateur dans les lupomes et on verra que le tissu est extrêmement mou. C'est là un caractère fondamental; signalons enfin la sensibilité légère à la pression, qui n'est pas constante.

2° *Forme ulcérée.* — L'ulcération est parfois extrêmement précoce; elle résulte d'une évolution particulière des lupomes; à leur sommet on observe une croûte; sous cette croûte, une petite ulcération à fond extrêmement mou, un peu irrégulière, arrondie, à bords taillés en pente douce, de couleur livide ou jaunâtre.

Ce type d'ulcération est lié à une virulence particulière du bacille de Koch, plus élevée certainement que dans les formes planes; dans quelques types de lupus, la virulence devient considérable, les lupomes ulcéreux se multiplient, les lésions prolifèrent rapidement, des ulcérations étendues se développent; ces formes s'observent à la face où elles amènent en peu de temps des destructions étendues : *lupus vorax, lupus phagédénique.* Elles se rapprochent ainsi de la tuberculose aiguë dont nous avons parlé plus haut.

A côté de ces *formes ulcéreuses primitives* il existe des *formes ulcéreuses secondaires*, qu'on observe surtout au niveau des orifices de la face, et qui occupent une grande étendue des régions lupiques, ulcérations irrégulières, à fond mollasse, paraissant liées surtout à l'infection superficielle; sur les régions qu'elles n'ont pas envahies on trouve les caractères du lupus qui ont été indiqués plus haut.

3° *Formes végétantes.* — Le type de ces formes s'observe à l'extrémité du nez où l'on trouve des bourgeons arrondis, au contact les uns des autres, extrêmement mous. Après une période plus ou moins longue, ces lésions végétantes aboutissent à l'ulcération et à la destruction.

4° *Formes scléreuses.* — Le tubercule, à la face comme ailleurs, est une lésion fibro-caséeuse; tantôt la caséification et le processus destructif sont prédominants, tantôt la sclérose est plus importante. Mais dans le premier cas même, aux ulcérations, aux destructions, on voit succéder des phénomènes de cicatrisation, au moins partiels, lorsque le tissu lupique a été largement éliminé. Le lupus, dans toutes ses formes, a donc une tendance vers la sclérose. Tantôt elle s'associe au lupus plan; on trouve alors des lupomes isolés au milieu d'un tissu cicatriciel plus ou moins régulier; c'est un type fréquent aux membres; il existe même des cas de guérison presque spontanée, où, dans le tissu scléreux, les lupomes disparaissent graduellement. Tantôt la sclérose est consécutive au lupus végétant; tout médecin a pu voir des lupiques présentant des brides cicatricielles sur la face, l'atrésie de la bouche et des orifices nasaux; ces lésions ne sont pas, chez certains lupiques, d'origine thérapeutique, mais bien l'effet d'un processus de réparation.

Après cette description sommaire où je n'ai voulu mettre en relief que les faits essentiels, j'insisterai peu sur les complications du lupus vulgaire, l'érysipèle, qui est souvent récidivant et peut conduire à un état éléphantiasique [1] — l'épithéliome qui se développe assez souvent sur des lupus anciens, traités pendant de longues années — les autres lésions tuberculeuses, pulmonaires, ganglionnaires, viscérales, osseuses, etc.

Tuberculose gommeuse. — Dermiques ou hypodermiques, les *gommes tuberculeuses* forment d'abord des indurations : à leur sommet, la peau prend une couleur livide, puis les tissus se ramollissent, on peut percevoir de la fluctuation, enfin une ulcération se produit par laquelle s'écoule un pus mal lié, jaunâtre, parfois filant. L'ulcération est irrégulière, limitée par des bords mous, livides, déchiquetés. Elle est parfois profonde, se prolonge par des décollements multiples. La guérison spontanée est des plus lentes; la cicatrisation est irrégulière, on voit se former des brides, souvent chéloïdiennes.

Tuberculose papillomateuse. — Les types de cette forme sont représentés par le *tubercule anatomique* et la *tuberculose de Riehl et Paltauf.*

Le *tubercule anatomique* s'observe de préférence à la face dorsale des doigts et de la main et est dû à une inoculation locale; on voit se former à la suite d'une

1. L'éléphantiasis qu'on observe dans le lupus de la face, des membres, mais surtout des membres inférieurs, paraît pouvoir être le résultat de l'infection tuberculeuse seule.

plaie, qui n'a d'autre caractère que sa persistance prolongée, une saillie, constituée par des villosités agminées dures, couverte de croûtes ou de squames cornées épaisses, et lorsqu'on les enlève on remarque la couleur rouge sombre. Les lésions sont un peu sensibles à la pression ; on peut constater, après un temps généralement long, une adénopathie épitrochléenne, point de départ possible d'une infection tuberculeuse générale.

La *tuberculose de Riehl et Paltauf* est une lésion du même ordre ; au lieu d'une saillie limitée, on observe une plaque plus ou moins étendue, occupant en général le dos des mains ou le poignet. Cette plaque est formée de végétations papillomateuses agglomérées, qui se recouvrent de croûtes, de substance cornée. On peut voir, çà et là, des pustules ; à la pression, on peut faire sourdre de petites gouttelettes de pus — résultat d'une infection secondaire. Les lésions ont une couleur sombre. Elles s'étendent excentriquement ; souvent on les voit simultanément s'affaisser et se scléroser en leur centre.

La tuberculose papillomateuse peut s'observer en dehors des mains, aux pieds, aux membres, à l'anus.

Tuberculose miliaire. — Le tubercule anatomique et la tuberculose de Riehl et Paltauf sont les types de la tuberculose par inoculation directe ; d'autres formes de tuberculose cutanée sont dues à une infection de la peau par voie lymphatique : le lupus de la face est lié surtout à une infection de la muqueuse nasale. Mais il existe des formes de tuberculose chronique d'origine hématogène. Sans parler de certains cas de lupus vulgaire qui reconnaissent, à mon avis, cette étiologie, on voit chez certains malades, tuberculeux de toute évidence ou tuberculeux latents, assez souvent à la suite d'une infection aiguë, rougeole, grippe,... se développer sur le corps des lésions de tuberculose miliaire qui ont une évolution rapide. Tantôt il s'agit de lupomes vulgaires, tantôt de lésions spontanément curables, auxquelles on donne le nom de *lichen scrofulosorum*, tantôt de lésions suppuratives auxquelles on peut donner le nom de *tuberculoses pustuleuses disséminées*.

Le *lichen scrofulosorum* se développe presque exclusivement sur le torse, sous forme de petites papules aplaties ou coniques, d'un rouge sombre ou jaunâtre; ces papules isolées forment des groupes et se disposent avec une certaine régularité. Elles sont couvertes d'une squame, parfois elles sont pustuleuses, constituant ainsi un type de transition avec le type suivant.

Les *tuberculoses pustuleuses disséminées* ont été décrites en Allemagne sous le nom d'*acné cachecticorum*, en Angleterre sous le nom d'*acné scrofulosorum*, en France, par Hallopeau, sous le nom de *tuberculides* ou *toxituberculides suppuratives disséminées* [1].

Les lésions sont en général caractérisées par des nodosités de la grosseur d'une lentille ou d'un petit pois, avec une saillie papuleuse rose pâle; ces nodosités augmentent très peu de volume, puis leur centre prend rapidement une coloration blanchâtre; et, en les piquant, il s'en écoule une sérosité trouble. Si les

1. M. Hallopeau a décrit également un type agminé à évolution aiguë où des pustulettes se développaient sur des plaques infiltrées, avec bourrelet périphérique.

lésions siègent au visage, elles peuvent, à un examen superficiel, en imposer pour des pustulettes d'acné. Si l'on presse un des éléments entre les doigts, on s'aperçoit que la lésion n'est pas superficielle, mais qu'elle occupe toute l'épaisseur du derme dans lequel on la sent, résistante comme un grain de plomb. Plus tard, il se forme au centre de chaque nodosité une croûte sèche, adhérente, vert jaunâtre, qui recouvre une petite ulcération, plate, à bords nets, à fond lisse et brillant; la croûte tombe ensuite et l'ulcération se comble, mais en laissant une petite cicatrice varioliforme.

La description de la *tuberculose et du lupus de la muqueuse nasale* peut être intéressante pour le dermatologiste, parce qu'elle survient souvent à titre de complication d'une tuberculose cutanée ou qu'inversement elle en représente le stade initial et l'origine.

La tuberculose de la muqueuse nasale présente une forme végétante et une forme ulcéreuse. La *forme végétante* est représentée par un polype plus ou moins volumineux, laissant suinter une sanie purulente, de forme irrégulière, papillomateuse, s'insérant le plus souvent sur la cloison.

La *forme ulcéreuse* est représentée par une ou plusieurs pertes de substance, à bords taillés à pic, à fond grisâtre, irrégulier, purulent : la muqueuse du pourtour de l'ulcération est rouge et œdématiée et contient parfois un semis de petites granulations jaunâtres, analogues aux grains jaunes de Trélat, que l'on rencontre autour des ulcérations tuberculeuses de la langue. Ces lésions siègent le plus souvent sur la cloison. Elles se révèlent par une légère douleur, quelques épistaxis peu importantes et la formation de croûtes.

Dans le lupus, l'affection débute presque toujours à la partie inférieure de la cloison. Elle consiste en petites fongosités rougeâtres, parfois agglomérées en petites tumeurs polypiformes, aboutissant presque toujours à une perforation de la cloison, perforation qui, à l'inverse de la perforation syphilitique, respecte toujours le tissu osseux, et dont les bords sont épais, irréguliers.

Angiodermites tuberculeuses. — Dans toutes les formes de tuberculose chronique que nous avons énumérées jusqu'ici, la structure des lésions est exactement celle de la tuberculose classique; elles réagissent à la tuberculine; l'inoculation au cobaye est presque toujours positive, sauf dans le lichen scrofulosorum qui représente une forme extrêmement atténuée. Rarement on peut colorer des bacilles, sauf dans la tuberculose de Riehl ou dans le tubercule anatomique.

Sous le nom d'*angiodermites tuberculeuses*, il convient de grouper des affections tantôt en plaques, tantôt nodulaires, tantôt télangiectasiques, où la structure diffère de celle de lésions tuberculeuses, et où l'on observe surtout des lésions des vaisseaux sanguins hypodermiques et dermiques, pouvant aller jusqu'à la thrombose, et des réactions inflammatoires, parfois nécrotiques. Entre ces lésions et les lésions tuberculeuses typiques existent des transitions; on trouve dans certains cas des follicules tuberculeux plus ou moins complètement développés et même des bacilles (érythème induré de Bazin [1]).

Le *lupus érythémateux* s'observe surtout à la face et au cuir chevelu, parfois aux mains, plus rarement sur le reste du corps. C'est une dermatose, constituée au début par des lésions érythémateuses, et évoluant, d'une manière tantôt rapide, tantôt lente, vers la régression spontanée ou vers la sclérose atrophique, d'où la distinction d'un type *congestif* et d'un type *atrophique*, celui-ci le plus commun. Le type congestif présente lui-même des variétés : tantôt les lésions sont aberrantes, tantôt elles sont fixes. Les variétés du type atrophique sont déterminées par des caractères anatomiques accessoires, surtout par les caractères des lésions de la couche cornée.

Il existe un *type aigu*, fort rare, où on voit apparaître sur la face, et sur une étendue plus ou moins grande du corps, de larges plaques érythémateuses, rouge vif ou rouge sombre. L'œdème peut être considérable : l'aspect rappelle alors celui d'un érysipèle, les lésions s'accompagnent de fièvre, de phénomènes pseudo-rhumatismaux, de douleurs musculaires, de signes généraux. La mort est fréquente et due, en général, à une affection pulmonaire dont on a souvent reconnu la nature tuberculeuse. La guérison est possible et, sur certains points, on voit apparaître les lésions atrophiques du lupus érythémateux vulgaire.

1. Voir Leredde, Les Tuberculides, *Semaine médicale*, 3 janvier 1900; Les notions nouvelles sur les tuberculoses de la peau et les angiodermites tuberculeuses, *Revue pratique des maladies cutanées, syphilitiques et vénériennes*, 1er décembre 1902.

Dans la *forme chronique* on voit se développer au centre de la face, sur le nez et la partie voisine des joues, le plus souvent, et en général d'une manière symétrique, des taches rouges plus ou moins foncées et des plaques érythémateuses à extension excentrique, parfois saillantes, au niveau desquelles existe souvent un épaississement de la couche cornée. Ce type *congestif* peut guérir spontanément d'une manière complète. Dans le type *atrophique*, les phénomènes de régression se produisent au centre, la périphérie représente la zone d'extension et garde les caractères des lésions initiales; on y observe souvent des télangiectasies. Outre la sclérose qui est d'origine dermique on observe des altérations superficielles dues aux lésions de l'épiderme et des glandes, des squames épaisses, dures, adhérentes, des masses cornées répondant aux orifices sébacés dilatés (*lupus acnéique, crétacé, psoriasiforme*).

Tels sont les caractères cliniques essentiels du lupus érythémateux. Les malades qui en sont atteints présentent très fréquemment de l'asphyxie des extrémités. Souvent il existe de la tuberculose familiale ou bien eux-mêmes sont atteints de tuberculose ganglionnaire, osseuse, pulmonaire, etc.

L'*acnitis* décrite par Barthélemy se caractérise par des nodules durs, sous-cutanés à leur origine, qui deviennent adhérents au derme, puis font une saillie de couleur rouge, suivie d'une ulcération d'où s'écoule un liquide puriforme. Les lésions guérissent au bout de quelques semaines en laissant une cicatrice définitive. L'affection se prolonge par l'apparition de nouveaux éléments.

Elle atteint surtout la face et le membre supérieur.

La *folliclis* de Barthélemy (*toxituberculide papulo-nécrotique* d'Hallopeau) est une affection du même ordre, plus superficielle : les nodosités sont d'abord intradermiques; leur surface rougit, puis apparaît une pustule centrale, suivie de la formation d'une croûte et d'une cicatrice pigmentaire.

Les lésions s'observent surtout sur les membres, et en particulier au niveau des sommets articulaires.

L'*érythème induré* de Bazin est formé de nodosités plus volumineuses qui s'observent au niveau des membres inférieurs; elles sont également dures et évoluent de la profondeur vers la surface; d'abord sous-dermiques, elles sont ensuite intradermiques; elles s'ulcèrent en général, l'ulcération reste superficielle. La guérison se fait par cicatrice. On observe souvent de l'œdème et des plaques rouges mal limitées des jambes.

L'*angiokératome* de Mibelli, dont l'origine tuberculeuse me paraît vraisemblable, est une affection de l'âge jeune qui se développe chez des sujets atteints d'acroasphyxie et d'engelures hivernales. Elle atteint surtout les mains, où l'on voit des saillies verruqueuses; sous la couche cornée épaisse on trouve des vaisseaux dilatés, au contact les uns des autres. En outre, on trouve de petites taches formées de même, mais sans réaction hyperkératosique encore marquée. Des taches, sans hyperkératose ou avec hyperkératose légère, peuvent s'observer sur le corps : il existe même des faits d'angiokératome généralisé.

Traitement du lupus tuberculeux. — Le lupus tuberculeux (*lupus de Willan*) est, dans tous les cas, une maladie grave. En premier lieu, la présence à l'état permanent de foyers bacillaires en activité peut constituer un réel danger pour l'organisme. Mais la gravité de la maladie est due surtout à d'autres causes : l'affection s'observe en général à la face, défigure le patient, le soustrait peu à peu à la vie sociale, peut en faire, pour tous, un objet de répulsion. Elle n'a pas de tendance à la régression spontanée, et en dehors de quelques formes *rares*, s'étend peu à peu ; quoique sa marche soit très lente dans les formes communes, le lupus tuberculeux atteint parfois des dimensions considérables. En outre, il faut tenir compte de son extension non seulement en surface, mais en profondeur, qui le rend de moins en moins curable. Affection tuberculeuse, le lupus est une maladie rebelle, difficile à guérir. Le nombre considérable de méthodes qui ont été employées dans son traitement suffit à le démontrer.

Le nombre de ces méthodes est tel que le médecin ne sait entre lesquelles choisir, et c'est là une raison de plus pour que les malades soient mal soignés. La plupart n'ont d'autre résultat que de leur faire perdre du temps, et s'il est un chapitre de la thérapeutique dermatologique où l'élimination large de nombreux procédés soit indispensable, c'est bien celui du traitement du lupus.

L'opinion que j'émets sur la gravité du lupus est en opposition avec celle de divers dermatologistes, par exemple M. Brocq [1], pour lequel « le lupus n'est pas, en

1. Brocq, *Traitement des dermatoses par la petite chirurgie*, p. 71, Paris, C. Naud, éditeur.

somme, une maladie très dangereuse, parce qu'il n'entraîne la mort que dans des cas exceptionnels, parce qu'il est presque toujours susceptible de guérir quand on le soumet à temps à un traitement approprié, parce qu'il n'est pas très douloureux, et que, en réalité, sauf l'éventualité toujours menaçante d'une infection viscérale, toute sa gravité résulte de l'aspect hideux de ses lésions et de la répulsion qu'inspirent autour d'eux les malades qui en sont atteints ».

Je ne serai pas d'accord avec le dermatologiste éminent qui a écrit ces lignes, même s'il est entendu que, maladie non dangereuse, le lupus est cependant une maladie grave. Même soumis à temps à un traitement, le lupus guérit difficilement.

Il est impossible d'établir le caractère rebelle du lupus tuberculeux par des statistiques, parce que ces statistiques n'existent pas. Mais il suffisait, il y a quelque temps, de suivre pendant une ou deux années un service de dermatologie pour s'apercevoir que les mêmes malades revenaient toujours à peu près dans le même état. Les hôpitaux spéciaux sont encore pleins de lupiques incurables, même quand ils se plient à tous les traitements qu'on leur fait subir.

En présence d'un lupus tuberculeux, il faut chercher à amener LE PLUS TÔT POSSIBLE la guérison *complète* et *définitive* des lésions cutanées, et ne plus se contenter de méthodes qui peuvent être seulement considérées comme des méthodes d'amélioration passagère. A son début le lupus est curable, assez facilement, par les procédés actifs, plus tard il devient de moins en moins curable, même par les procédés les meilleurs. En outre les méthodes curatives doivent être employées de façon à ne pas produire seulement des améliorations; sous peine de faire un traitement inutile, on doit agir à la profondeur du mal, toujours considérable.

Le traitement du lupus tuberculeux, sous ses diverses formes, varie suivant que l'on a affaire à un lupus de la face ou à un lupus du tronc ou des membres. A la face, entre les diverses méthodes curatives régulières, *mais entre celles-là seules*, on doit choisir celles qui permettent de respecter l'aspect extérieur et l'esthétique normale de la région. Aux membres et au tronc, on choisira celles qui sont le plus rapidement curatives.

Tuberculose lupique de la face. — Les procédés thérapeutiques peuvent être classés en trois groupes : ablation chirurgicale, méthode caustique, méthode sclérogène.

A. *Ablation chirurgicale.* — L'ablation chirurgicale (méthode de Lang) est la plus rapide de toutes les méthodes et une des plus précieuses. La technique en a été réglée par Lang, qui s'est consacré à l'étude de cette question.

Il peut être utile, avant de faire l'ablation, de faire une injection de tuberculine pour se rendre un compte exact de la surface réellement infectée[1].

Lorsque le lupus sera ulcéré, on pourra, avant l'opération, désinfecter sa surface par des applications d'antiseptiques faibles, puis de pâtes, quelquefois par

1. Neisser, Buschke, cités par Lenglet, *Pratique dermatologique*, t. III, art. LUPUS.

des attouchements de teinture d'iode ou d'une solution concentrée de permanganate de potasse.

Pour enlever un lupus on fait, après anesthésie locale ou générale, une incision excentrique, à sa limite, distante de près d'un centimètre, incision *profonde*, et on dissèque à l'union du derme et de l'hypoderme, en relevant le tissu lupique au moyen d'une pince, de manière à éviter les inoculations secondaires dans le tissu cruenté. Le lupus enlevé, on arrête le sang par un tamponnement prolongé au coton, enfin on suture les bords, s'il est possible, sinon on fait des greffes par autoplastie, suivant la méthode de Thiersch. Le pansement doit être fait seulement au moyen de sérum physiologique et de compresses aseptiques.

Quels sont les résultats donnés par l'ablation du lupus? Une statistique due à Lang, l'auteur de la méthode, permet d'en juger. Sur 76 cas, il y eut 52 p. 100 de guérisons définitives. Plus qu'aucun autre, ce fait démontre combien le lupus est une maladie rebelle, et quelle profondeur il atteint, les récidives étant dues nécessairement à la présence de lupomes, en plein hypoderme. Les résultats esthétiques sont parfaits lorsque la réunion par première intention a pu être faite. Lorsqu'on a fait des greffes, l'aspect extérieur est toujours peu satisfaisant, surtout si elles occupent le nez; le malade porte toujours les marques, nettement visibles, de l'opération.

Ceci dit, on peut assez facilement, il me semble, déterminer d'une manière générale les indications et les contre-indications de la méthode.

Toutes les fois qu'un lupus tuberculeux est assez peu

étendu pour qu'on puisse obtenir la réunion par première intention, sans déformation du masque, il y a lieu de l'enlever chirurgicalement[1].

Ce cas se présente surtout dans les lupus des joues et du front. Les lupus du nez et des orifices se prêtent peu à l'ablation et les considérations esthétiques interviennent là plus que partout ailleurs.

Je considère, d'autre part, l'ablation comme pouvant être pratiquée dans les cas où le lupus est étendu, chez des malades adultes, et lorsque les conditions sociales sont telles que la présence de greffes sur la figure n'ait pas une réelle gravité. S'il en est ainsi, chez l'homme surtout, ouvrier ou paysan, l'ablation s'impose, en raison de l'économie considérable qu'elle permet de réaliser sur le temps nécessaire à la guérison.

Le *curettage* est également une méthode d'ablation. *Ce n'est pas une méthode curative régulière*; les succès définitifs sont des plus rares : pour ma part, j'y ai renoncé dans le traitement de la tuberculose lupique de la face et je ne saurais la conseiller. M. Nélaton qui, *pendant des années*, a fait le curettage des lupus, avec cautérisation consécutive, a toujours eu des récidives, sauf dans quelques cas de lupus des membres.

B. *Méthodes caustiques.* — Tous les caustiques

1. Cependant, chez des jeunes filles surtout, appartenant à une classe sociale moyenne ou élevée, la photothérapie pourra être préférable. Tout malade peut se trouver du reste dans des conditions qui exigent le tact et l'expérience du médecin avant que celui-ci prenne une résolution thérapeutique et il est impossible de tracer des règles absolues.

Je dois dire que Finsen considère la photothérapie comme préférable à l'ablation, même dans les cas où le lupus est à son début.

chimiques ont été employés dans le traitement du lupus. Un grand nombre n'agissent qu'en surface et ne peuvent avoir qu'une action adjuvante, à moins qu'il ne s'agisse de formes extrêmement bénignes, superficielles, formes tout à fait rares.

Le type de ces agents est le permanganate de potasse (Kaczanowski, Butte), qui peut s'employer de préférence en applications sous forme de solutions aqueuses à 20 ou 40 p. 1000 appliquées pendant une demi-heure, une heure, ou un peu plus. A la suite, on peut enlever l'excès avec du bisulfite de soude étendu d'eau. Le permanganate en poudre est dangereux, si cette poudre n'est pas très impalpable; même sous cette forme il n'est indiqué que s'il y a un très gros travail à faire; on le laisse alors seulement en place 5 ou 10 minutes.

On produit souvent par le permanganate ainsi employé une cicatrisation superficielle, laquelle donne l'impression d'une guérison. Mais *a priori* la guérison réelle paraît impossible; elle n'a jamais été démontrée par une biopsie révélant la destruction du tissu tuberculeux profond; d'autre part on ne connaît pas de cas de guérison apparente s'étant maintenu assez longtemps pour qu'on puisse croire à une guérison réelle.

Les mêmes objections peuvent être faites à d'autres caustiques, tels que la résorcine, la créosote, l'acide salicylique, l'acide arsénieux (méthode de Cerny Trunecek; voir *Traitement des épithéliomes de la peau*; aucun n'a du reste démontré son utilité de manière à être employé régulièrement par d'autres que ceux qui l'avaient proposé.

Les caustiques énergiques, pâte de Canquoin, pâte

de Vienne, ont une action brutale et aveugle lorsqu'on les manie de manière à agir en profondeur. Ils détruisent tout le tissu malade, mais aussi les tissus sains sous-jacents. Au niveau des joues, du front, l'ablation est infiniment préférable. Au niveau du nez et des orifices, leur emploi est dangereux ou inutile.

Unna a proposé une méthode qui ne s'est pas encore répandue; elle consiste à faire une cautérisation en nappe des régions malades par une pommade contenant de l'acide salicylique, de la créosote, du bichlorure d'antimoine, puis par une pâte contenant de la potasse caustique, du savon vert et de la chaux vive; enfin à pénétrer dans chacun des nodules lupiques par des flèches en bois trempées dans le bichlorure d'antimoine. Cette méthode est passible de toutes les objections faites à la galvano-cautérisation; elle est, d'autre part, beaucoup moins pratique et plus difficile à manier.

La cautérisation thermique du lupus peut se faire soit par l'air chaud (*Méthode de Hollænder*), soit par la galvano-cautérisation. La technique de ces méthodes a été déjà exposée (Voir *Méthode caustique*).

La méthode de Hollænder est peu connue en France, et je ne l'ai pas essayée pour ma part. Brocq en a été peu satisfait. Hollænder la recommande surtout pour les lupus du nez. *A priori* la méthode est passible des objections qui s'adressent à l'emploi des caustiques chimiques énergiques.

La galvano-cautérisation est très répandue chez nous; elle est très pratique, et tout médecin peut l'employer. Comme je l'ai dit (Voir *Méthode caustique*), on doit pénétrer dans chaque élément à une assez grande profondeur pour atteindre la zone péricaséeuse elle-même. Mais il est rare que l'on puisse faire d'emblée la stérilisation complète de chaque élément et, d'autre part, on n'atteint ni les traînées lymphangitiques bacillaires qui les unissent, ni les lupomes non encore apparents à la surface. Ceci explique la fréquence des récidives. Il faut ajouter que l'application est douloureuse, grave inconvénient chez les malades qui doivent subir un grand nombre de séances. La galvano-cautérisation peut être encore indiquée dans les lupus plans à tubercules bien distincts, surtout ceux des joues et du front. Après avoir cautérisé régulièrement les tubercules, on attendra que la cicatrisation soit faite pour recommencer. Le pansement sera fait suivant les règles de la méthode aseptique. Si des tubercules nouveaux se développent en petit nombre seulement, on pourra reprendre la cautérisation; mais, si leur nombre est élevé, il faudra renoncer à la méthode. Les cicatrices consécutives à la galvano-cautérisation sont assez bonnes lorsque la technique a été bien suivie et lorsque les pansements intermédiaires aux cautérisations auront été bien faits; on peut du reste les améliorer secondairement par la scarification.

C. *Méthodes sclérogènes.* — Les méthodes sclérogènes applicables au traitement du lupus tuberculeux sont la scarification, la radiothérapie et la photothérapie.

La *scarification*, très employée en France par Vidal et Brocq, a des avantages : la simplicité de l'instrumentation, la facilité d'emploi — encore avons-nous vu dans l'étude générale que nous lui avons consacrée que certaines règles minutieuses doivent être suivies dans l'application, — la perfection des cicatrices, la possibilité pour les malades de vaquer à leurs occupations peu après les séances. Elle a, d'autre part, des inconvénients : la douleur, qui est assez vive lorsque les scarifications sont profondes et étendues, le temps considérable qu'il faut pour guérir un lupus de dimensions moyennes, mais surtout le nombre assez peu élevé de guérisons définitives, ce qui n'est pas surprenant si on songe à la difficulté de scarifier assez profondément et de déterminer la sclérose *totale* des foyers malades.

En l'absence de statistique il est difficile d'être fixé exactement sur ce nombre : les médecins qui soignent des lupiques dans les hôpitaux parisiens paraissent considérer la galvano-cautérisation comme préférable au point de vue curatif; il en est peu qui emploient la scarification d'une façon régulière.

La scarification paraît devoir être utilisée surtout dans des lésions végétantes, où il s'agit de réduire le volume des tissus, et comme méthode préparatoire à la photothérapie. Elle donne des résultats remarquables dans les lupus exubérants et fongueux de l'extrémité du nez; on doit hacher littéralement les tissus malades, les réduire en bouillie; on empêche ainsi, dans nombre de cas, la destruction complète de l'extrémité de l'organe. Les scarifications peuvent également modifier les ulcérations lupiques, arrêter leur marche extensive; on fera sur le fond, mais aussi sur les bords, des hachures extrêmement rapprochées les unes des autres.

Enfin, dans des lupus peu étendus, mais qu'on ne peut enlever avec réunion par première intention, on pourra faire des scarifications, comme on peut faire des galvano-cautérisations, *pendant un temps limité*, et en s'assurant, après des périodes de repos, que le nombre de lupomes apparents diminue d'une manière certaine et s'il ne s'en produit pas au contact des régions scarifiées. En général on n'obtiendra aucun résultat satisfaisant un peu durable.

La *radiothérapie* [1] est une méthode en voie de perfectionnement, sur laquelle on ne peut se prononcer avec exactitude à l'heure actuelle. Les progrès faits récemment dans la technique suppriment les dangers de cette méthode; mais la technique particulière que l'on doit suivre dans le traitement du lupus et les résultats que peut donner la méthode sont ignorés. La valeur de la radiothérapie reste à démontrer; elle est surtout indiquée, en ce moment (1904), dans les cas rebelles à la photothérapie [2].

La *photothérapie* est une méthode encore jeune : elle date de 1895. Elle a fait la preuve de son efficacité et constitue, avec l'ablation, la méthode principale de traitement dans le lupus de la face. La technique a été déjà indiquée (Voir *méthode sclérogène*, p. 106).

1. La *Radiumthérapie* est une méthode fondée sur l'application du chlorure de radium mélangé à du chlorure de baryum *en tubes clos* sur la peau. Le radium est un métal rare qui émet des rayons ayant des propriétés voisines de celles des rayons X. L'intérêt de cette méthode est aujourd'hui de pure curiosité, car il est impossible de se procurer le radium nécessaire au traitement régulier de lupiques. A priori, la *radiumthérapie* semble devoir être parfois inactive, parfois dangereuse, et on se demande comment il sera possible de régler l'action de façon à guérir sans danger *d'une façon régulière*.

2. Il faut ajouter que, *jusqu'ici*, la radiothérapie s'est montrée souvent dangereuse dans le traitement du lupus.

La photothérapie a, sur toutes les autres méthodes, et même sur l'ablation, une supériorité considérable, c'est de donner beaucoup plus souvent des guérisons complètes, *c'est-à-dire définitives*. La récidive paraît rare lorsque le malade est revu régulièrement après la première période de traitement, sauf dans des formes extrêmement graves et lorsqu'on achève la stérilisation au niveau des lupomes qui peuvent reparaître en petit nombre.

Les statistiques de Finsen recueillies avec une scrupuleuse exactitude établissent une moyenne de guérisons d'au moins 80 p. 100. J'ai du reste montré qu'on peut juger de la supériorité de la photothérapie par la guérison habituelle des cas ayant résisté à *toutes* les autres méthodes *bien maniées*.

Les autres avantages de la photothérapie sont l'absence de douleur et la perfection des résultats esthétiques, supérieure à celle de la scarification elle-même.

Les inconvénients sont le prix du traitement, qui le rend inaccessible aux malades de la classe pauvre, sans le concours de l'Assistance publique ou privée, et le temps trop long nécessaire à la guérison totale. Mais ce temps est encore beaucoup moins long que celui qu'il faut pour guérir réellement un lupus par les autres méthodes en dehors de l'ablation, et, d'autre part, je le répète, la guérison par celles-ci est incertaine. Par la photothérapie, *elle est normale*.

Avant de faire des applications photothérapiques, il est souvent utile de réduire l'épaisseur des tissus malades lorsqu'ils sont végétants; la scarification, les applications de permanganate de potasse se prêtent admirablement à cet effet. Dans les lupus végétants de l'extrémité du nez, la scarification profonde, énergique est extrêmement précieuse et permet de ramener l'organe à un volume presque normal.

Ces lupus du nez sont les plus rebelles de tous, en raison de la présence de lésions habituelles de la muqueuse, qui en sont le point de départ. Nous sommes en effet très mal armés contre le lupus des muqueuses et toutes les méthodes thérapeutiques du lupus de la face se heurtent à une même difficulté, la récidive pouvant se produire, parce que la stérilisation des muqueuses n'est pas faite.

Lupus des muqueuses. — Le lupus de la muqueuse nasale ressort de la thérapeutique rhinologique et le dermatologiste ne peut en assumer la tâche.

Le *lupus des gencives* peut être traité par la cautérisation à l'acide lactique, ou par la galvano-cautérisation, ou la photothérapie.

Tuberculose lupique des membres et du tronc. — Le lupus des membres et du tronc est beaucoup plus facilement curable que le lupus de la face ; il le serait presque toujours, si on ne voyait pas des malades atteints depuis des années chez lesquels aucun traitement sérieux n'a été fait !

Aux membres et sur le tronc, le lupus prend habituellement le type scléreux; il ne dépasse le derme qu'après un temps extrêmement long; il existe, et c'est un fait sur lequel j'ai insisté, un plan de clivage entre la peau et les tissus profonds, qui limite sa progression profonde et permet l'emploi de méthodes qui doivent être abandonnées à la face. D'autre part, la sclérose est en général beaucoup plus marquée.

Le meilleur procédé me semble être l'ablation chirurgicale, faite suivant les mêmes règles qu'à la face, avec greffes consécutives. Assez souvent le lupus est trop étendu et l'ablation est difficile. La guérison peut être obtenue alors par le curettage et je l'ai moi-même utilisé ; mais on se rappellera qu'il doit être manié avec habileté, et en se rendant un compte exact de la profondeur à laquelle on doit agir.

Il peut être utile d'employer à la suite le galvanocautère, exactement comme dans les épithéliomes de la peau.

La photothérapie ne paraît pas indiquée, en général, dans le lupus du tronc et des membres en raison de l'étendue habituelle des lésions, de la sclérose et de la possibilité d'obtenir une guérison plus rapide par d'autres moyens. La question de la valeur de la radiothérapie doit être réservée.

Tuberculose gommeuse. — Toute gomme tuberculeuse doit être ouverte dès qu'un point de ramollissement est perceptible, et avant qu'il y ait des décollements étendus de la peau. L'issue régulière du pus sera assurée; l'ouverture sera assez large pour ne pas se refermer facilement. Le foyer pourra être cautérisé par des injections de chlorure de zinc à 1 p. 10; on peut également faire des injections de permanganate de potasse à 1 p. 50.

Si l'on suit ces règles et si on surveille l'évacuation du foyer tuberculeux, on empêche en général la formation de cicatrices vicieuses, si gênantes pour les malades.

L'ouverture sera assez large pour ne pas se refermer facilement.

Tuberculose papillomateuse. — Les lésions papillomateuses ne peuvent être traitées par la photothérapie, les rayons chimiques traversant mal la couche cornée et le corps muqueux épaissis.

La guérison peut être obtenue assez facilement par le curettage, suivi de thermo ou de galvanocautérisation, *à condition que l'un et l'autre soient bien maniés.* L'ablation peut être faite si l'on peut obtenir la réunion par première intention. On pourra, par surcroît de précaution, faire de la photothérapie à la suite, pour assurer une stérilisation complète. C'est ce que j'ai fait récemment dans un cas de tubercule anatomique que j'avais au préalable gratté et cautérisé.

Tuberculose miliaire. — Le *lichen scrofulosorum* est une maladie spontanément curable; on devra surtout faire un traitement général. La peau peut être pansée au moyen de poudres absorbantes; je ne vois pas d'avantage à faire, comme il est classique, des applications d'huile de foie de morue; je crois que le mieux est, si l'on désire aller vite, d'exfolier doucement la surface cutanée de manière à hâter le travail d'élimination superficielle[1].

Les *folliculites suppurées tuberculeuses* peuvent

1. On peut se demander si, dans ces tuberculoses étendues et superficielles, le bain de soleil, la photothérapie au moyen de la lampe à arc sans appareil de concentration ne pourraient agir d'une manière favorable. Le Prof. Wolff a traité le lupus du visage par la lumière solaire; les malades ont les yeux couverts et restent exposés plusieurs heures au soleil quand le temps est favorable. (Comm. orale.)

être traitées par la thermocautérisation ou le curettage, et mieux encore par les deux procédés combinés. On emploiera la pointe fine du cautère de Paquelin. La galvanocautérisation énergique convient aux lésions miliaires formées par des lupomes isolés.

Traitement du lupus érythémateux. — Avant d'indiquer les détails du traitement du lupus érythémateux, rappelons l'existence de deux types anatomiques : l'un dont les lésions sont susceptibles de régression spontanée et totale comme celles d'un érythème polymorphe de longue durée, l'*érythème centrifuge, type congestif, aberrant,* l'autre, *type fixe*, dont l'évolution aboutit naturellement, en un temps fort long, à un état cicatriciel, à une sclérose superficielle et profonde. Dans la première forme, il s'agit de hâter l'évolution naturelle, dans la seconde, de hâter la régression cicatricielle : dans celle-ci, on devra employer la méthode caustique et sclérogène, qui ne trouve pas, en principe, d'indications dans la première.

En dehors des cas où le malade présente des lésions simplement érythémateuses, et déclare avoir eu des lésions semblables qui ont disparu, et de ceux où le caractère fixe s'accuse déjà par des lésions épidermiques intenses et des cicatrices, il existe des cas où il n'est pas facile de savoir à laquelle des deux formes on aura affaire, et on devra traiter le lupus par les procédés les plus actifs, applicables à la forme aberrante, sauf à agir énergiquement si les lésions ne cèdent pas et à chercher, dès lors, à provoquer la sclérose du tissu ; l'affection siégeant presque toujours à la face, on devra tenir compte des mêmes considérations esthétiques qui interviennent dans la thérapeutique du lupus tuberculeux.

Le traitement local du *lupus érythémateux aigu* est le même que celui du lupus chronique, type congestif.

Type congestif. — Le grand nombre de moyens thérapeutiques qui ont été proposés contre le lupus érythémateux est simplement dû, comme dans beaucoup d'autres dermatoses, à l'existence de types spontanément curables. Mais le nombre des moyens qui peuvent avoir une action réelle me semble peu élevé ; je limiterai mon exposé à ceux que je crois vraiment efficaces.

Parmi les lupus congestifs, il en est un assez grand nombre qui sont intolérants et on doit tâter la sensibilité locale avant d'agir d'une manière un peu énergique. Les agents chimiques ne doivent pas, en règle générale, être employés sous forme de pommades; si on applique des emplâtres, qui permettent d'agir le plus profondément, on s'assurera qu'ils ne déterminent pas de réactions inflammatoires. Les collodions médicamenteux peuvent être souvent employés et sont d'un maniement commode pour le malade.

L'*ichthyol*, très employé en Allemagne, ne paraît convenir qu'aux formes extrêmement bénignes (glycérolés à 10 p. 100, collodions).

L'*acide pyrogallique* est beaucoup plus actif; on l'emploiera, en surveillant les effets, sous forme de pâtes et d'emplâtres. On ajoutera de l'acide salicylique (2 à 5 p. 100), dans les cas où il existera des lésions de l'épiderme et où on voudra encore augmenter la pénétration. On peut également prescrire des badigeonnages d'acide pyrogallique en solution dans l'alcool et l'éther.

La *résorcine* peut être employée seule ou, de préférence, associée à l'acide pyrogallique.

Ceyssatite	3 grammes.
Amidon	9 —
Vaseline }	ãã 14 —
Lanoline }	
Pyrogallol	2 gr. 50
Résorcine	2 grammes.
Jus de citron	V à X gouttes.

L'emplâtre de Vigo peut être substitué à l'emplâtre pyrogallique.

Leistikow considère l'acide chrysophanique comme inefficace.

Les applications de *savon noir*, étendu d'un peu d'alcool et étalé sur un peu de gaze ou de flanelle, maintenues chaque jour, pendant quelques heures, jusqu'à l'action inflammatoire très énergique, sont très employées en France, et, en Allemagne, par Wolff.

Enfin, on peut employer des caustiques, *non pour détruire les lésions, mais pour amener des réactions curatives*; on évitera donc absolument de les manier de façon à produire des escarres. On peut faire ainsi des badigeonnages avec la teinture d'iode, l'acide trichloracétique, l'acide phénique.

Acide phénique	9 grammes.
Alcool	1 —

Les badigeonnages à l'alcool phéniqué, suivis de nettoyages *immédiats* à l'alcool absolu, peuvent être répétés deux fois par semaine.

Tous ces moyens chimiques ne doivent être employés que pendant un temps limité[1]; il est en effet une méthode qui donne des succès plus constants dans l'érythème centrifuge; c'est l'électrothérapie de haute fréquence.

D'après Brocq, il faut faire une ou deux séances chaque semaine, chacune de deux à cinq minutes en moyenne. On détermine une réaction locale avec formation de croûtes qui s'éliminent peu à peu. La guérison survient en 25 à 70 séances; on voit ainsi que le traitement dure plusieurs mois. Elle s'observe dans 85 p. 100 des cas au moins. La haute fréquence est donc un procédé thérapeutique des plus précieux.

Type fixe. — Le *type fixe* du lupus érythémateux est une affection toujours grave parce qu'elle est toujours rebelle, certainement encore plus difficile à guérir dans la moyenne des cas que le lupus tuberculeux.

Dans ce type, l'électricité de haute fréquence ne peut être employée d'une manière régulière, on limitera son usage aux formes érythémateuses où elle échoue du reste le plus souvent.

Si les réactions épidermiques sont très marquées, il y aura dans tous les cas indication à les faire d'abord disparaître par toute la série des agents kératolytiques. Cela fait, on aura le choix entre diverses méthodes.

De l'avis de Brocq lui-même, les scarifications ne donnent pas souvent de bons résultats dans le lupus

1. Pour se rendre compte de l'inutilité des méthodes chimiques dans le lupus érythémateux, se reporter à la statistique des traitements suivis par 33 malades. Leredde et Pautrier, *Le traitement de la tuberculose cutanée depuis Finsen*, Société de Dermatologie et de Syphiligraphie, avril 1902.

érythémateux fixe. On les fera profondes et extrêmement serrées.

Darier déclare avoir obtenu de très bons résultats dans des cas à peu près désespérés, au moyen du micro-cautère de Unna[1]. Il faut cependant craindre que les cautérisations ne puissent, sans amener la guérison, empêcher l'action de la photothérapie; je crois qu'en principe il vaut mieux les réserver aux cas incurables par celle-ci, *sauf à les manier alors avec une très grande énergie.*

La photothérapie, d'après les résultats obtenus par Finsen et ceux que j'ai obtenus moi-même, donne environ 50 p. 100 de guérisons. C'est là un chiffre remarquable pour qui connaît le caractère rebelle du lupus érythémateux fixe. Finsen insiste sur l'utilité qu'il y a à traiter les malades avant que l'affection ait produit des réactions régressives très prononcées, il ne faut donc pas trop attendre avant de conseiller au malade une méthode qui est parfois sa seule ressource.

Le traitement photothérapique doit être poursuivi *jusqu'à formation de cicatrices.* Dans certains cas la régression est rapide après les premières séances, mais on n'obtient qu'une guérison apparente et les lésions reparaissent. Si, après un nombre de séances assez considérable (6 ou 7) sur un seul point, la formation de cicatrices n'apparaît pas d'une manière évidente, *mieux*

1. Le micro-cautère de Unna est un instrument fondé sur le principe du thermo-cautère de Paquelin; à l'extrémité du cautère est soudée une aiguille fine en cuivre ou en platine iridié. Darier, qui s'est servi de cet instrument, en a été très satisfait dans le lupus érythémateux rebelle et le considère comme donnant de meilleurs résultats que l'électrolyse dans les nævi et les télangiectasies.

vaudra renoncer à la photothérapie. L'épaisseur des lésions, leur dureté, jouent un rôle considérable dans la curabilité du lupus érythémateux par la photothérapie; ce ne sont cependant pas les seules conditions, et j'ai été surpris récemment de voir guéris des lupus anciens, extrêmement scléreux, que je croyais d'abord incurables.

La radiothérapie pourra être essayée dans les formes rebelles à la photothérapie; c'est dans celles-ci qu'elle pourra faire la preuve de sa valeur.

Enfin je dois insister sur une dernière méthode, l'ablation, qui est loin d'être employée dans le lupus érythémateux aussi souvent qu'il conviendrait de le faire. Lorsqu'il existera, en très petit nombre, des plaques de lupus fixe, et qu'on pourra obtenir la réunion par première intention, il sera parfois indiqué de les enlever par la méthode de Lang (Voir *Traitement du Lupus tuberculeux*, p. 487). On pourra également enlever de grandes plaques, incurables par les méthodes non chirurgicales, et faire des greffes.

Les modes de traitement des autres formes d'*angiodermites tuberculeuses* ne sont pas encore bien déterminés. Il s'agit, presque toujours, de lésions nécrotiques qui aboutissent nécessairement à des cicatrices, superficielles ou profondes. Peut-on empêcher la nécrose et les cicatrices en intervenant au début du processus? On l'ignore. On peut toutefois hâter la guérison en agissant sur chaque élément, soit par la galvanocautérisation, soit par l'électrolyse. Celle-ci convient surtout aux tuberculides ectasiques (angiokératome).

Dans un cas de tuberculides confluentes de l'extrémité du nez, constituées par de petites papules conglomérées à évolution lente, chez une jeune fille, j'ai obtenu la guérison par la photothérapie, et cette guérison se maintient depuis deux ans. Bien entendu, la photothérapie n'est pas indiquée dans les tuberculides du corps, où la question de cicatrices importe peu et où les lésions ont, parfois, une profondeur telle que les rayons chimiques ne peuvent les pénétrer entièrement.

On traitera les malades atteints d'angiodermites tuberculeuses comme des tuberculeux éventuels, même si on ne trouve aucun signe ou aucune lésion de tuberculose en dehors. L'arsenic à doses élevées avec périodes de repos, le thiocol, l'huile de foie de morue, l'alimentation carnée, les huiles iodées et l'iodipalme, l'*aération continue,* jour et nuit, feront les bases de la thérapeutique générale.

Pityriasis rubra.

Le pityriasis rubra est une maladie rare, universelle de la peau, s'accompagnant d'une rougeur sombre avec fine desquamation ; après un certain temps, la peau s'amincit, s'atrophie ; sur certains points et en particulier à la face, elle se rétracte, quelquefois s'ouvre et s'ulcère.

Cette affection a été rencontrée surtout chez des tuberculeux (Jadassohn) et peut être considérée comme une tuberculose de la peau.

Pour le traitement on pourra appliquer des pansements simples, en suivant les règles posées dans le chapitre : *Méthode antiphlogistique*. On peut également employer des réducteurs et, de préférence, les préparations d'ichthyol. Les malades devront être considérés comme des tuberculeux éventuels, d'où la nécessité de l'aération continue, de la cure de repos. La suralimentation est dangereuse à cause de l'albuminurie fréquente. On prescrira l'arsenic, l'iode, l'huile de foie de morue, etc.

Lèpre.

La lèpre se présente au médecin, quand elle a déjà une certaine durée, soit sous forme tuberculeuse, soit sous forme anesthésique, soit sous forme mixte.

Je ne décrirai pas ici les caractères cliniques, je rappellerai seulement les symptômes majeurs, qui sont, en dehors des lésions de la peau, l'anesthésie que l'on observe au niveau d'un grand nombre de lésions cutanées, l'hypertrophie des nerfs, particulièrement appréciable au niveau des cubitaux, au-dessus de l'épitrochlée, le coryza, avec présence de bacilles lépreux dans les sécrétions. Tous les organes, tous les tissus peuvent être envahis par l'infection lépreuse[1].

Le traitement interne donne des résultats incertains. Le facteur principal d'amélioration paraît être le changement de climat; les malades qui viennent en France, par exemple, s'améliorent habituellement et l'évolution de la lèpre paraît en général se ralentir.

L'huile de Chaulmoogra est aujourd'hui le plus

1. Le diagnostic de certitude de la lèpre repose, quand les caractères cliniques sont incertains, sur la présence de bacilles dans les tissus biopsiés, ou dans les sécrétions nasales. Chez certains malades on ne trouve pas de bacilles dans les sécrétions, mais il suffit de prescrire l'absorption de 4 grammes d'iodure de potassium dans les vingt-quatre heures pour les faire apparaître (Leredde et Pautrier).

employé de tous les médicaments proposés contre la lèpre. On la prescrit sous forme de gouttes, on peut commencer à dix par jour et monter graduellement jusqu'à deux cents, si l'estomac du malade le permet. Elle peut être administrée en lavements et même en injections sous-cutanées ou intra-musculaires.

L'acide gynocardique, principe qui se trouve dans l'huile de Chaulmoogra, peut être prescrit aux doses de 0 gr. 30 à 0 gr. 50 par jour. Unna prescrit l'ichthyol (0 gr. 50, 1 gr., 1 gr. 50 par jour) en pilules kératinisées, ou étendu d'eau. Le baume de Gurjum employé assez souvent peut exciter le rein, les doses quotidiennes sont de 2 à 4 grammes. Enfin Jeanselme repousse l'emploi du hoang-nan, dont l'usage amène souvent une intoxication strychnique.

Le traitement général sera complété par l'emploi de l'arsenic, du fer, la suralimentation, etc., suivant les cas.

Le traitement local peut rendre de grands services, en particulier pour affaisser les tubercules lépreux et empêcher les déformations exagérées produites par leur pullulation.

Le meilleur moyen dans la majorité des cas consiste à pénétrer assez profondément dans les tubercules par la pointe du galvano-cautère, on peut également employer la méthode exfoliante et faire à diverses reprises des applications de pâte résorcinée de Unna ou bien faire des applications de réducteurs forts, de préférence sous forme d'emplâtres.

Les lavages du nez et de la gorge, l'application de coton imprégné de vaseline mentholée à 0,50 p. 100 à l'orifice des fosses nasales, permettent de soigner correctement l'infection des cavités, mais ont également une grande utilité au point de vue prophylactique.

Dans la lèpre anesthésique, Jeanselme recommande l'emploi du salicylate de soude et de l'antipyrine contre les douleurs, l'électrisation des zones cutanées en voie d'anesthésie, le massage et l'électrisation des muscles, en voie d'amyotrophie, l'emploi de la strychnine contre l'œdème et le cyanose des extrémités, les applications de savon vert sur les taches pigmentaires, les applications de baume de Gurjum étendu d'eau de chaux, puis les pansements au salol, à l'iodoforme et au dermatol sur les ulcères atoniques. Enfin il est nécessaire de panser toutes les plaies, les mutilations d'une manière parfaitement aseptique[1].

Syphilides.

Il n'entre pas dans le plan de cet ouvrage d'exposer le traitement de la syphilis dans ses détails. Je rappellerai seulement les notions fondamentales. Sans entrer dans une discussion, j'exposerai simplement les règles principales que j'ai adoptées pour ma part.

Nous disposons contre l'infection et les manifestations syphilitiques de deux agents thérapeutiques, qui ont une action spécifique, le mercure et l'iodure de potassium. Le mercure est l'agent essentiel parce que — *absorbé à doses suffisantes* — il peut faire disparaître presque toutes, peut-être toutes les lésions syphilitiques. L'iodure de potassium, *même à doses*

1. Janselme, *Cours de Dermatologie exotique*, Masson, 1904.

élevées, ne fait disparaître qu'un certain nombre de lésions. On ne doit donc pas, comme on le fait trop souvent, traiter les lésions de la syphilis par l'iodure de potassium seul. Étant donné les habitudes fâcheuses aujourd'hui répandues dans le public médical, je considère comme un devoir d'inscrire cette déclaration de principe en tête de tout travail consacré au traitement de la syphilis.

A. *Traitement mercuriel.* — Chez tout syphilitique, le traitement mercuriel doit être réglé avec le plus grand soin au point de vue : 1° des périodes de traitement, 2° de la forme du traitement, 3° *de la dose de mercure prescrite.* J'ai été amené à considérer que le traitement était souvent fait d'une manière insuffisante, dans les accidents viscéraux de la syphilis, et surtout dans les accidents nerveux. Le mercure ne doit pas être employé d'une manière timide; il n'y a pas lieu de redouter les phénomènes d'intoxication en élevant les doses, *si en même temps on exerce la surveillance nécessaire.* La stomatite mercurielle est exceptionnelle même avec des doses de mercure élevées si on fait avant le traitement nettoyer les gencives et les dents par un dentiste et si pendant le traitement les soins de propreté nécessaires sont pris [1].

L'activité des sels mercuriels est subordonnée uniquement à la quantité de mercure qu'ils contiennent (Leredde).

1. Leredde, Les progrès à réaliser dans le traitement mercuriel des accidents graves de la syphilis, *Semaine médicale*, avril 1902. — Leredde, *La nature syphilitique et la curabilité du tabes et de la paralysie générale*, C. Naud, éditeur, 1903.

Périodes du traitement. — Les périodes du traitement mercuriel seront en général d'une durée de quatre à six semaines.

Dans une syphilis normale, on fera quatre périodes de traitement d'un mois et demi la première année, trois ou quatre l'année suivante, deux les autres années.

L'apparition d'accidents nouveaux, cutanés, muqueux, viscéraux sera suivie d'une ou plusieurs périodes de traitement.

Dans les accidents rebelles et les accidents viscéraux, on fera toujours, une fois la guérison apparente obtenue, une deuxième période de traitement après le repos nécessaire.

Le traitement de la syphilis sera commencé le plus tôt possible et dès que le diagnostic aura été établi. Pour les médecins qui ont l'éducation nécessaire, le diagnostic peut être souvent établi d'une manière certaine par les caractères du chancre induré.

Formes du traitement : — a) *Traitement gastrique.* — Les sels employés le plus souvent sont le proto-iodure et le bichlorure.

Le proto-iodure est prescrit sous forme de pilules :

Proto-iodure de mercure.......	0 gr. 05
Excipient et glycérine..........	Q. S. pour une pilule *molle.*

On peut ajouter :

Extrait thébaïque..............	0 gr. 01

Le bichlorure est prescrit sous forme de pilules

Bichlorure de mercure.........	0 gr. 01
Excipient et glycérine..........	Q. S. pour une pilule *molle.*

On peut ajouter

Extrait thébaïque...	0 gr. 005

ou de solution (liqueur de van Swieten modifiée) :

Sublimé	1 gramme.
Chlorure de sodium	7 gr. 50
Eau	1 000 grammes.

b) *Traitement par voie cutanée.* — Les frictions mercurielles se font au moyen d'onguent napolitain belladonné. On fait une friction quotidienne au moyen de 4 à 6 grammes de cet onguent chez l'adulte.

Les règles fondamentales du traitement par frictions sont les suivantes.

On évitera absolument les régions velues; on choisira les régions où la peau est fine, en particulier la face interne des bras, des cuisses, les hypochondres. La friction doit être faite pendant une vingtaine de minutes, jusqu'à ce que la main qui frotte ne glisse plus facilement. Puis on applique une feuille très mince de coton hydrophile que l'on maintient en place par une bande. Au bout de douze heures on nettoie à l'eau chaude et au savon, et on poudre à l'amidon.

Le traitement par les frictions n'est guère continué que pendant trois semaines ou un mois.

c) *Traitement par voie sous-cutanée, intra-musculaire et intra-veineuse. Injections mercurielles.* — Les injections mercurielles peuvent être faites au moyen de sels solubles ou insolubles. Les injections de sels solubles se font en général tous les jours, celles de sels insolubles en général tous les huit jours.

Les injections de sels solubles peuvent se faire sous la peau, mais de préférence dans les muscles, au niveau des parties supérieures de la fesse, dans les régions employées pour les injections de sels insolubles à 2 ou 3 centimètres de profondeur ou *sous la peau*, à droite et à gauche du rachis.

Les injections d'huile biiodurée seront toujours intramusculaires.

Les injections insolubles seront faites dans la fesse au niveau des points suivants :

1° La fossette rétro-trochantérienne (point de Smirnoff) ;

2° Point de Galliot à l'union des deux lignes, l'une horizontale à deux travers de doigt au-dessus du grand trochanter, l'autre verticale, à l'union du tiers interne et des deux tiers externes de la fesse ;

3° Barthélemy indique un point situé à moitié chemin de l'épine iliaque antérieure et supérieure et du coccyx.

On se servira d'aiguilles en acier ou en platine iridié longues et on fera pénétrer l'aiguille en plein muscle, *à 4 ou 5 centimètres* de profondeur.

Toutes les fois qu'on fera une injection de sel insoluble, on introduira l'aiguille armée de la seringue vide et on aspirera avec celle-ci pour s'assurer qu'il ne vient pas de sang et qu'on n'a donc pas pénétré dans un vaisseau. La seringue sera ensuite chargée du produit à injecter.

Ajoutons qu'on se servira de seringues et d'aiguilles stérilisables et stérilisées au moment de s'en servir, et que la peau sera nettoyée vigoureusement avec du coton hydrophile trempé dans l'alcool sublimé à 1 p. 500 au moment de faire l'injection.

Avec ces précautions, on n'a pas à redouter d'abcès, ni de lésions d'organes importants, ni d'embolies pulmonaires.

Parmi les formules d'injections solubles, je recommanderai les suivantes :

A.	Cyanure de mercure		0 gr. 10
	Eau		10 grammes.

On peut ajouter :

	Cocaïne		0 gr. 10
B.	Bichlorure d'hydrargyre		0 gr. 10
	Chlorure de sodium		0 — 07
	Eau		10 grammes.
C.	Benzoate de mercure	0 gr. 10 à	0 gr. 30
	Chlorure de sodium		0 — 07
	Eau		10 grammes.
D.	Biiodure d'hydrargyre	0 gr. 10 à	0 gr. 30
	Iodure de sodium	0 gr. 10 à	0 — 30
	Eau		10 grammes.

Le sel insoluble le plus employé est le calomel sous la forme suivante :

Calomel	1 gramme
Huile d'olives	10 cent. cubes.

Mais on peut employer le mercure métallique sous forme d'*huile grise*. La formule de Vigier et celle de Lafay contiennent 40 p. 100 de mercure; ce sont des émulsions dans un mélange de vaseline solide et liquide.

Les injections d'huile grise exigent d'une façon presque absolue l'emploi d'une seringue spéciale graduée de façon qu'une division corresponde à un centigramme de mercure métallique.

3° *Doses de mercure.* — Il est impossible de doser exactement la quantité de mercure introduite dans l'organisme autrement que sous la forme d'injections. Or cette quantité joue un rôle essentiel dans la guérison des accidents. A mon avis, la nature du sel n'importe pas, ce qui importe, c'est la quantité de sel *introduit en vingt-quatre heures* dans l'organisme[1].

Il résulte de là que dans tous les accidents rebelles des régions découvertes, et dans tous les accidents viscéraux, le traitement ne doit être fait que sous forme d'injections; pour ma part j'ai renoncé aux frictions d'une manière systématique.

Accidents cutanés et muqueux. — On prescrira de 5 à 10 centigrammes de proto-iodure par jour ou de 2 à 3 centigrammes de sublimé. Si l'estomac tolère bien le traitement gastrique, celui-ci peut être employé dans les cas simples et *lorsque le siège des accidents permet de surveiller l'effet du traitement.*

Mais on peut aussi employer l'huile grise, qui se prête admirablement à la cure régulière de la syphilis, parce qu'elle provoque peu de douleurs, parce que les injections sont hebdomadaires, ce qui entraîne la surveillance régulière du malade sans le forcer à des visites médicales trop fréquentes. Pour ma part, je ne prescris les pilules ou la liqueur de van Swieten que dans des cas rares et lorsque les malades ne peuvent suivre le traitement par injections hebdomadaires pour une raison ou une autre. L'huile grise sera employée à la dose de 6 à 10 centigrammes de mercure par semaine, elle est du reste aussi active à ces doses que les pilules ou la liqueur de van Swieten aux doses classiques qu'on ne peut guère dépasser.

Dans les cas où il s'agira de faire le diagnostic par l'effet du traitement, lorsqu'il s'agira d'accidents re-

1. J'ai formulé ceci sous forme de loi : Un accident syphilitique, non curable par une quantité de mercure A, peut l'être par une quantité A + *a* (*a* étant même une très petite quantité).

belles et enfin dans les périodes initiales, si l'on veut agir de manière à essayer de modifier l'infection syphilitique et l'évolution de la maladie on emploiera, soit les injections de calomel à la dose hebdomadaire de 0 gr. 10, soit les injections de sels solubles *à doses fortes* comme nous l'exposerons plus bas.

Accidents nerveux et viscéraux. — Le traitement de ces accidents comporte toujours l'emploi de doses élevées de mercure. Lorsqu'il y aura urgence, par exemple dans le cas d'accidents nerveux centraux à marche rapide, on injectera de suite des sels solubles à doses fortes. Dans les autres cas, on pourra élever les doses graduellement, mais on peut atteindre en peu de jours les mêmes doses que dans les cas d'urgence. L'état des dents et des urines sera toujours surveillé.

D'après les recherches que j'ai faites, on peut introduire dans l'organisme une dose maxima de mercure de 0 gr. 035 par jour. On peut injecter chaque jour 0 gr. 08 de biiodure (44 p. 100), 0 gr. 08 de benzoate (45 p. 100). Les injections de cyanure ne peuvent, semble-t-il, permettre d'atteindre sans inconvénients les mêmes doses. Le sublimé (79 p. 100 de Hg) a été injecté à la dose de 0 gr. 04 par jour, je n'ai pas d'expérience personnelle suffisante de ce sel.

Dans les accidents rénaux d'origine syphilitique, et chez les syphilitiques qui ont des accidents rénaux non syphilitiques, le traitement mercuriel, pour être fait à doses fortes, exige la surveillance quotidienne au point de vue quantité, densité des urines et quantité d'albumine. Les injections de calomel ne peuvent convenir alors.

Traitement de l'infection initiale. — J'ai dit plu haut que le traitement de la syphilis doit être fait dè que le diagnostic est fixé *et sans attendre la roséol lorsqu'il n'est pas nécessaire de le faire.*

J'ajoute que le traitement mercuriel à la périod initiale de la syphilis doit être un traitement trè énergique. Lorsque l'infection paraît plus intens qu'elle ne l'est en général, il faudra traiter le malad par le calomel (0 gr. 10 par semaine) ou par des injec tions solubles à doses fortes. Dans les autres cas, o peut se servir d'huile grise à doses élevées (0 gr. 10 0 gr. 12 par semaine), si même on ne se décide à em ployer le calomel, ou les sels solubles à doses élevées

Chez la femme, les doses mercurielles que j'ai indi quées plus haut et qui conviennent à l'homme adult vigoureux et sain peuvent être légèrement réduites d'un quart au plus.

Chez la femme enceinte, il y a lieu de prolonger l traitement par les injections pendant une grand partie de la grossesse. Je conseille de faire des injec tions hebdomadaires d'huile grise, à la dose de 5 o 6 centigrammes de mercure métallique par semaine par périodes de trois semaines consécutives, ave périodes de repos de huit ou quinze jours dans l'inter valle. Il faudra toujours surveiller le poids et l'état de urines de la malade.

Chez l'enfant en bas âge, la technique des injection est mal réglée. L'enfant supporte admirablement l mercure, et on peut faire chez lui des frictions d'on guent napolitain belladonné à la dose de 1 et même 2 grammes par jour. La liqueur de van Swieten peut être prescrite à la dose de 3 à 5 grammes par jour.

Traitement iodopotassique. — Il est difficile de déterminer maintenant les indications exactes du traitement iodopotassique, qui sont données un peu au hasard dans tous les livres. On sait que l'iodure de potassium permet d'obtenir rapidement la guérison des accidents douloureux, névralgiques, ostéo-articulaires de la période secondaire initiale. On sait qu'il permet d'obtenir la guérison des lésions gommeuses, de la peau et des muqueuses; il faut alors l'employer à des doses élevées, 4 gr., 6 gr., par jour. Il est également utile dans les lésions de caractère tertiaire qui se développent à la période secondaire, les syphilides malignes précoces, lorsqu'il existe un chancre phagédénique.

On prescrit par exemple :

Iodure de potassium.................	15	grammes.
Sirop d'écorces d'oranges amères.....	300	—

Quatre à six cuillerées à bouche par jour.

Dans les autres cas, le traitement iodopotassique est employé d'une manière empirique. On peut le combiner au traitement mercuriel, dans les accidents viscéraux, pour obtenir tous les effets thérapeutiques possibles. Je dois dire également que lorsqu'il y aura contre-indication formelle à l'emploi du mercure, par exemple chez les individus qui ne peuvent absorber de mercure sans avoir d'éruption grave, le traitement iodopotassique devra être employé.

Les autres iodures alcalins ne paraissent pas très propres à remplacer d'une façon régulière l'iodure de potassium.

Traitement des accidents cutanés. Traitement du chancre induré. — Le chancre induré normal guérit sans cicatrice ou en ne laissant qu'une cicatrice temporaire ; trop souvent la cicatrice définitive est due au traitement local actif que le médecin a fait, mal à propos.

Le pansement de la surface chancreuse doit être fait de la manière la plus simple possible, au moyen de poudres, de pâtes inertes. Si la lésion siège dans un pli, on sépare les parois de celui-ci pour compléter le pansement par un peu de gaze aseptique. S'il y a une croûte, il faut la faire tomber par des pansements humides lorsque du pus tend à se former dessous. Je ne vois aucune utilité à employer le calomel, qui me paraît prescrit par simple tradition.

Au moment de la période de réparation, s'il y a un bourgeonnement irrégulier, on peut toucher *légèrement* au nitrate d'argent.

Le traitement du chancre mixte est le même que celui du chancre mou ; on peut alors employer l'iodoforme et les topiques qui conviennent à celui-ci (Voir *Traitement du chancre simple*, p. 337).

Lorsque l'induration persistera d'une manière exagérée, on pourra recouvrir le chancre d'emplâtre de Vigo.

Nous ne pouvons entrer ici dans les questions de traitement relatives aux chancres de chaque région, qui sont exposées dans les traités de syphiligraphie; dans tous les cas l'important est de maintenir la propreté des surfaces, de les isoler quand le chancre siège dans les plis, et de ne faire d'antisepsie que s'il y a des complications dues à une infection secondaire *évidente*.

Traitement externe des accidents cutanés et muqueux. — D'une manière générale, on peut dire que la guérison, au moins la guérison apparente, des lésions cutanées non ulcéreuses de la syphilis est accélérée par l'emploi des réducteurs, en particulier dans les cas où il y a des réactions épidermiques, hyperkératose, parakératose, acanthose[1].

Un grand nombre d'agents réducteurs peuvent être employés. Dans les lésions hyperkératosiques, on appliquera les règles générales que nous avons indiquées pour la médication kératolytique; on emploiera des emplâtres, des savons, l'acide salicylique; on fera ensuite agir des pâtes soufrées et pyrogalliques.

Souvent, surtout à la face, au cuir chevelu, les syphilides prennent un aspect figuré; par leur forme, les caractères de leur surface, elles rappellent les séborrhéides (séborrhéo-syphilides d'Unna). Le traitement externe, employé pour les séborrhéides, leur convient comme à celles-ci : on fera donc des onctions au moyen de préparations soufrées additionnées d'acide salicylique lorsqu'on voudra augmenter la pénétration, ou de pommades au calomel. Les frictions avec les solutions iodées conviennent également; il vaudra mieux se servir de teinture d'iode étendue, au quart ou au dixième, et les répéter assez souvent. Enfin, on peut

1. L'hyperkératose est l'hypertrophie de la couche cornée. La parakératose est le résultat d'une formation irrégulière de la couche cornée. L'acanthose est l'hypertrophie avec hyperplasie du corps muqueux.

se servir d'emplâtres mercuriels, emplâtre de Vigo, emplâtre rouge dans les cas rebelles.

Les lésions papuleuses peuvent être modifiées par l'acide pyrogallique ou chrysophanique.

Sur les lésions ulcéreuses secondaires et tertiaires, il y a lieu d'employer des caustiques superficiels, lorsque la régression ne se fait pas assez vite par le traitement interne; on peut recommander la teinture d'iode, le naphtol camphré, les attouchements *très superficiels* avec la solution officinale de nitrate acide de mercure. Ceux-ci sont très douloureux et doivent être espacés de quelques jours. Les badigeonnages à la teinture d'iode et au naphtol camphré peuvent être recommencés tous les jours. Les surfaces seront nettoyées au préalable. Dans l'intervalle des cautérisations, on appliquera des pâtes.

Dans la syphilide pigmentaire du col, A. Robin recommande de frotter les taches avec la solution :

Salol	1 gramme.
Sublimé	1 —
Alcool	100 grammes.
Essence de bergamote	Q. S. pour parfumer.

On peut badigeonner deux ou trois fois par jour. On laisse sécher sans essuyer. Dans l'intervalle des badigeonnages, la peau doit être poudrée.

Lésions des muqueuses. — Les cautérisations des plaques muqueuses peuvent se faire au moyen du crayon de nitrate d'argent; on peut aussi tremper une allumette dans la solution de nitrate acide de mercure et on touche la plaque après avoir égoutté. Les lésions végétantes doivent être cautérisées avec plus d'énergie;

on peut employer une solution d'acide chromique si les surfaces ne sont pas trop étendues et passer ensuite sur les surfaces humides un crayon de zinc; on peut aussi faire des galvanocautérisations suivies d'applications de pansements humides.

Mycosis fongoïde.

Le mycosis fongoïde est une maladie plus fréquente que ne le croient la plupart des médecins, et que tous peuvent rencontrer. Elle débute d'une manière insidieuse par du prurit, des lésions érythémateuses, urticariennes, mal caractérisées, fugaces en général, puis surviennent des lésions érythémateuses fixes qui prennent rapidement des caractères *eczématoïdes*, avec suintement, formation de squames. De larges surfaces sont souvent envahies, la peau est épaisse sur certaines, l'épaisissement et la congestion peuvent varier d'un jour à l'autre. Parfois elles ont des limites nettes, formées par un bord érythémateux.

Ces lésions sont toutes susceptibles de régression comme celles des stades plus avancés.

Plus tard surviennent des lésions encore plus caractéristiques, que Bazin a dénommées lésions *lichénoïdes*. On constate des plaques d'infiltration épaisse, de couleur rouge ou violacée; tantôt l'épiderme est tendu à leur surface, l'aspect peut devenir *érysipélatoïde*; souvent on trouve de petites nodosités au contact les unes des autres, tantôt la surface offre un caractère eczématoïde. Parmi les zones d'infiltration mycosique les unes ont des bords diffus, les autres des limites extrêmement nettes, tout à fait caractéristiques quand elles forment un bourrelet plus saillant que la région centrale; celle-ci peut s'affaisser et le bourrelet persiste seul. On peut trouver, avec ou sans bourrelet, des régions de peau saine comprises au milieu des régions infiltrées.

Les tumeurs mycosiques peuvent se développer chez des individus qui n'ont pas présenté les lésions précédentes : c'est la forme à tumeurs d'emblée de Vidal et Brocq, plus rare que la forme complète.

Au stade de tumeurs, on voit apparaître de petits nodules intracutanés et des nodosités plus volumineuses, saillantes, hémisphériques, de couleur rose, rouge terne, violacée, brunâtre, élastiques au doigt, isolées ou confluentes, enfin des masses néoplasiques formées par le développement de ces nodosités et offrant les mêmes caractères essentiels au point de vue de la consistance et de la couleur. D'abord hémisphériques, elles tendent en augmentant de volume à s'aplatir à leur surface; souvent elles s'ulcèrent, on voit d'abord une érosion superficielle, très étendue à la surface, puis, dans les formes typiques, celle-ci bourgeonne, les bourgeons sont éliminés et survient une ulcération extrêmement profonde, tout autour se trouve un bourrelet dur, élevé, qui forme la paroi d'une véritable caverne. Par infection secondaire, ce processus destructif peut donner lieu à des accidents graves : infection purulente, gangrène cutanée, signes d'infection générale.

Certaines tumeurs ont un aspect un peu différent; elles sont formées par la confluence de nodosités qui se développent pour leur propre compte, en se confondant plus ou moins; quand le développement a atteint son maximum, on peut observer des masses d'énorme volume couvrant de larges surfaces du corps.

Nous avons vu que toutes les lésions du mycosis que nous avons décrites plus haut peuvent disparaître et disparaissent souvent; il en est de même des tumeurs les plus volumineuses elles-mêmes, et c'est là un de leurs caractères les plus remarquables.

Le tableau des lésions cutanées se complète par quelques symptômes accessoires.

A toutes les périodes, le mycosis est une affection prurigineuse. Rarement léger, le prurit est en général intense, parfois atroce. Il est l'origine d'accidents d'infection cutanée de nature banale, pustules, érythème, etc.

Signalons les lésions possibles des muqueuses, tuméfaction des amygdales, présence de nodules sur la langue, le palais, etc.

Enfin, dernier caractère essentiel, les ganglions lymphatiques sont toujours hypertrophiés, cette hypertrophie est parfois très marquée.

A côté de la forme précédente, *forme circonscrite*, nous connaissons aujourd'hui une forme *érythrodermique*, décrite par Besnier et Hallopeau. Elle commence par une éruption de taches disséminées qui deviennent presque toujours confluentes; la rougeur de la peau est souvent universelle. Elle rappelle par son intensité celle de la scarlatine. La peau est épaissie, infiltrée; elle devient trop large pour les régions sous-jacentes et forme des bourrelets. Les plis de la face peuvent s'effacer. La surface cutanée est sèche, brillante, dans d'autres cas on observe une fine exfoliation généralisée, enfin fréquemment survient le suintement, par poussées prolongées sur certaines régions. La chute des cheveux, des lésions des ongles sont communes. Signalons, parmi les lésions éventuelles, des végétations qui se trouvent dans les plis, des nodules presque pâteux compris dans l'épaisseur de la peau, des taches pigmentaires et des zones de décoloration, enfin une série de lésions parasitaires liées au grattage.

Le prurit, en effet, est encore plus constant et plus marqué que dans la forme circonscrite. On observe régulièrement des adénopathies volumineuses, l'hypertrophie du foie et de la rate. L'amaigrissement est souvent excessif.

Le mycosis s'accompagne dans toutes ses formes de lésions sanguines : dans certains cas de mycosis érythrodermique, celles-ci deviennent considérables; le nombre des globules blancs dépasse 100 000, l'équilibre leucocytaire est complètement troublé. Cette forme, décrite par Kaposi sous le nom de *lymphodermie pernicieuse*, a été observée par Besnier, Danlos et Leredde.

Dans toutes ses formes, le mycosis aboutit à une cachexie profonde et à la mort. La forme circonscrite dure en moyenne de quatre à cinq ans, parfois moins, parfois beaucoup plus. La forme érythrodermique a une durée beaucoup plus courte. Les cas de guérison sont tout à fait exceptionnels.

Nous n'exposerons pas ici le diagnostic différentiel du mycosis fongoïde; je rappellerai seulement que presque toujours, sinon toujours, il peut être établi par l'examen microscopique; toutes les fois où on peut en soupçonner l'existence, il y a lieu de pratiquer une biopsie.

Le seul mode de traitement interne qui ait donné jusqu'ici des résultats certains en modifiant l'évolution de la maladie en amenant assez souvent des régressions, est le traitement arsenical; malheureusement, si les améliorations sont certaines, il est non moins certain qu'elles ne sont pas définitives.

On pratiquera le traitement arsenical de préférence sous forme d'injections sous-cutanées, pour respecter le tube digestif et le foie, celui-ci toujours altéré chez les mycosiques. D'autre part on emploiera des doses élevées; rien n'empêche du reste de commencer par des doses faibles, de les continuer pendant deux ou trois semaines; mais, pour obtenir des effets certains, il faudra, sauf exceptions, augmenter la quantité d'arsenic introduite dans l'organisme. On pourra employer les injections d'arséniate de soude qu'on élèvera graduellement jusqu'à 30 milligrammes par jour.

Le cacodylate de soude donne peut-être de meilleurs résultats. Je l'ai vu arrêter le suintement, modifier l'épaississement de la peau, arrêter l'amaigrissement et améliorer l'état général, d'une manière évidente. Chez un malade atteint d'un mycosis à forme circonscrite, à la période eczématique, les injections de cacodylate ont été suivies d'une régression d'une année; il est vrai que les régressions dans le mycosis peuvent toujours être attribuées à une coïncidence. Mais j'ai vu le cacodylate agir dans un nombre de cas suffisant pour pouvoir lui attribuer une grande utilité. Les résultats que j'ai obtenus, comme ceux de Brocq, ne l'ont été qu'en atteignant des doses quotidiennes de 20, 40 et même 60 centigrammes. Il convient de rappeler que ces doses ont été employées d'une manière courante dans d'autres maladies, sans inconvénient sérieux; il suffira, chez les mycosiques, de surveiller de près les malades au point de vue du poids, de l'état général et de l'état des urines.

Je n'ai encore aucune expérience de l'arrhénal.

Les autres agents employés jusqu'ici chez les mycosiques donnent des résultats nuls ou incertains; je citerai le chlorate de potasse, l'iodure de potassium, les préparations mercurielles. Les améliorations signalées sont trop rares pour être attribuées à d'autres causes qu'à des coïncidences. La thyroïdine est un agent dangereux ou inutile.

L'alimentation sera surveillée avec le plus grand soin, en se guidant sur l'état du tube digestif et des urines. Il peut être utile de mettre de temps en temps pendant quelques jours les malades au régime lacté.

Le pansement de la peau a une très grande importance, il doit assurer la propreté de la surface et réduire l'état inflammatoire.

La peau doit être graissée. A cet effet on se servira de préférence d'axonge fraîche, on pourra employer pour la suppléer, si l'expérience conduit à y renoncer, la vaseline blonde, des crèmes :

Vaseline........................	ãã 10 grammes.
Lanoline........................	
Eau........................	

l'huile d'amandes douces, l'huile d'olives stérilisées. Brocq emploie fréquemment le coldcream ou le cérat frais sans eau. Tous les procédés destinés à apaiser le prurit peuvent être employés chez les mycosiques (Voir *Méthodes antiprurigineuses*), malheureusement les effets ne sont pas constants. Il sera utile de prescrire l'hydrothérapie tiède sous forme de douches quotidiennes; dans d'autres cas l'électricité statique soulagera le malade[1]. On fera des lotions *chaudes* à l'eau simple ou additionnée des divers anesthésiques, d'ichthyol (10 p. 100), de thiol, de tuménol, de coaltar saponifié (10 p. 100). Enfin on peut appliquer des *pommades* contenant des différents agents.

Le naftalan, le sapolan peuvent être appliqués sans inconvénients sur toute l'étendue de la peau.

Il n'en est pas de même malheureusement de l'acide pyrogallique qui paraît être un topique très utile, mais qui est dangereux. On l'appliquera sur les lésions circonscrites, en surveillant les urines, aux doses de 5 ou 10 p. 100 en pommades.

Les pâtes ne m'ont pas donné de bons résultats chez les mycosiques; elles sont pourtant indiquées sur les régions atteintes de suintement et peuvent permettre de le modérer.

Les bains ont l'avantage de nettoyer la peau, d'enlever les productions épidémiques, mais on prescrira

1. Une observation récente de Brocq, des faits observés par Dubois Harvenith, divers auteurs américains, établissent que la radiothérapie donne souvent des résultats remarquables, au point de vue de la disparition des douleurs, de l'infiltration, *et du prurit*.

toujours des bains émollients, d'amidon, de son, de gélatine, de graines de lin.

Les tumeurs mycosiques peuvent être enlevées lorsqu'elles atteignent un certain volume; on fera bien d'en débarrasser le malade au moyen du bistouri ou du thermocautère lorsqu'elles auront une tendance à s'ulcérer et à s'infiltrer profondément. La guérison se fait régulièrement sous un pansement aseptique.

Lymphadénie cutanée.

Le mycosis fongoïde, depuis Ranvier, est considéré par un grand nombre d'auteurs comme une forme de *lymphadénie cutanée*, mais il en existe d'autres. Chez des malades atteints de lymphadénie ganglionnaire, accompagnée souvent de leucocytose, mais toujours de *lymphocytose*, on voit se former, surtout sur la face au niveau des paupières, des lèvres, du menton, sur le nez et dans son voisinage, des saillies violacées ou rouges, au niveau desquelles l'épiderme est lisse, tendu, saillies pénétrant profondément l'hypoderme, molles en général. Des papules planes peuvent s'observer sur les membres. Le diagnostic se fait par l'état des ganglions lymphatiques, l'examen du sang, l'étude histologique des lésions.

Le traitement arsenical, ici comme dans le mycosis, est le seul dont l'efficacité paraisse démontrée. On suivra les règles indiquées au chapitre *Mycosis*.

CHAPITRE V

MALADIES TOXIQUES

Éruptions médicamenteuses.

Sans m'étendre longuement sur les caractères cliniques de ces éruptions, je rappellerai que l'absorption d'un grand nombre de médicaments peut, chez certains sujets, provoquer des accidents cutanés. La dose importe peu, mais avant tout la sensibilité individuelle, indépendante dans la plupart des cas de toute altération organique connue. Un individu sensible à un agent médicamenteux ne l'est souvent à aucun autre, cependant, chez quelques-uns, des éruptions peuvent être provoquées par plusieurs agents.

Les éruptions médicamenteuses sont d'observation banale ; le médecin doit toujours y penser en présence d'éruptions dont le diagnostic ne s'impose pas à lui, en particulier d'érythèmes dont il ignore l'étiologie.

La plupart des éruptions médicamenteuses ont les caractères des érythèmes, surtout de l'érythème polymorphe ; on observe aux extrémités, à la face, au cou, des taches, des papules, des plaques érythémateuses, des nodosités, du purpura avec formation de vésicules ou de bulles, des œdèmes; dans la cavité buccale on peut trouver de larges érosions... Il existe des formes disséminées, rubéoliques, scarlatiniformes, etc.

Dans d'autres cas, les éruptions prennent des caractères spécifiques qui permettent de reconnaître la nature de l'intoxication.

L'*antipyrine* provoque par exemple la formation de plaques peu nombreuses, étendues, érythémateuses à leur origine, qui prennent rapidement une teinte rouge foncée, laquelle devient peu à peu brune et même noirâtre. La pigmentation peut persister pendant des années.

Une nouvelle absorption d'antipyrine fait reparaître l'éruption toujours au même point. C'est là l'*érythème pigmentaire fixe* de Brocq. On l'observe surtout aux extrémités, à la verge, près de la bouche.

La formation de papules dans les paumes des mains, rappelant des papules syphilitiques, est assez commune.

L'*iodure de potassium* détermine d'une manière très commune des papules et des pustules acnéiques, qui se développent sur la face, le tronc, mais aussi sur les membres, au contraire de l'acné vulgaire. Beaucoup plus rares sont des lésions végétantes, constituées par des plaques saillantes entourées d'une aréole rouge, couvertes de croûtes; sous les croûtes on trouve de petites ulcérations laissant s'écouler un liquide séro-purulent. Le purpura est commun. Parfois il se forme des bulles, claires à leur origine (*pemphigus iodique*), suivies parfois d'un état végétant. Rappelons la fréquence des accidents muqueux, coryza, épistaxis, etc.

Le *bromure de potassium* provoque, outre des érythèmes, de l'urticaire, des bulles, etc., des lésions d'acné analogues à celles que détermine l'iodure. Les lésions les plus typiques sont des plaques végétantes, papillomateuses, couvertes ou non de croûtes, où l'on trouve des pustulettes et d'où on peut faire sortir du pus à la pression.

Les éruptions dues au *copahu* s'observent, suivant Besnier, uniquement chez des blennorrhagiques; les accidents les plus communs sont constitués par des papules saillantes, de couleur rosée ou rouge, qu'on observe à la face d'extension des membres, surtout autour des articulations.

Les *éruptions mercurielles* revêtent habituellement le type d'un érythème prédominant au tronc, en particulier au bas-ventre, aux aines et à la face interne des cuisses et aux aisselles. Cet érythème peut se généraliser. Formé d'abord de petites taches isolées, il prend rapidement les caractères d'un érythème scarlatiniforme, puis peuvent survenir des vésicules miliaires et assez souvent un suintement en nappe. Le tout se termine par desquamation. Les infections secondaires de la peau sont communes.

L'*intoxication arsenicale* peut amener des éruptions aiguës, érythèmes, purpuras, œdèmes, etc. Mais en général elle détermine sur la peau des accidents d'évolution lente. Besnier a décrit la kératodermie arsenicale; on observe à la paume des mains et à la plante des pieds un épaississement de la couche cornée, souvent avec formations papillomateuses et verruqueuses. Chez d'autres malades, on observe des pigmentations de la peau, sous forme de taches bronzées limitées, quelquefois de mélanodermie.

Les éruptions dues au *chloral* sont remarquables par leur coloration habituellement violacée, purpurique. Celles que produisent la *belladone* et l'*atropine* sont surtout des érythèmes scarlatiniformes d'évolution rapide. L'*opium* et la *morphine* déterminent également de préférence des érythèmes de ce type, fort prurigineux; ils peuvent amener, comme la *cocaïne*, du prurit sans éruption.

Signalons encore les éruptions dues à la *quinine*, à l'*iodoforme*, au *salicylate de soude*.

Le *nitrate d'argent* peut amener une pigmentation ardoisée de la face et des régions de flexion.

Certains agents médicamenteux, l'*arsenic*, le *mercure*, peuvent amener des lésions des cheveux, des ongles. Jeanselme a signalé l'alopécie diffuse due à l'*acétate de thallium*.

La thérapeutique externe n'a d'autre objet, dans toutes ces éruptions, que de soulager le malade et d'éviter les infections secondaires par des pansements. L'application de poudres suffit dans les formes érythémateuses; dans les lésions suintantes, par exemple celles dues au mercure, on appliquera des pâtes, de même dans les lésions infectées. Les croûtes seront nettoyées : on suivra les indications générales données aux chapitres *Méthode aseptique* et *Méthode antiphlogistique*, en se fondant uniquement sur les caractères des lésions cutanées; l'étiologie ne permet en aucune manière de diriger le traitement.

On suspendra, cela va de soi, l'usage de l'agent médicamenteux qui a déterminé l'éruption, et on facilitera les éliminations en agissant sur le tube digestif, sur le rein. J'ai l'habitude de mettre les malades au régime lacté, lorsque l'absorption de l'agent médicamenteux n'est pas terminée depuis longtemps au moment où le diagnostic est fait.

Érythèmes toxiques.

Les *érythèmes* sont des inflammations de la peau d'origine toxique, dont les lésions prédominantes sont la congestion et l'œdème. On attribue d'une manière classique les érythèmes à des réactions vasculaires d'origine nerveuse ; mais la théorie classique n'a aucune base positive et il est plus logique d'attribuer les lésions des érythèmes à l'irritation produite par des produits toxiques circulant dans le sang, qui est du reste altéré d'une manière constante.

L'*érythème polymorphe* se présente sous des formes cliniques multiples; les éruptions sont aiguës; les lésions prédominent aux extrémités, puis au cou, mais peuvent se généraliser; les muqueuses sont souvent atteintes, et présentent des érosions plus ou moins étendues, parfois couvertes de fausses membranes. Sur la peau on observe soit des papules, soit des nodules, soit des plaques circinées, annulaires, etc.

Il existe d'autres types d'érythèmes, *scarlatiniforme*, *rubéolique*, dont le diagnostic avec les fièvres éruptives peut être difficile. L'*érythème scarlatiniforme récidivant* est une dermatose qui se développe à plusieurs reprises chez un même individu; elle débute par de la rougeur, puis, très rapidement, survient une desquamation considérable.

Sous le nom de *dermatites exfoliatrices*, on décrit des érythèmes généralisés chroniques, s'accompagnant de desquamation persistante.

Toutes ces affections ont une origine toxique certaine, mais les intoxications qui les provoquent sont inconnues.

Le traitement externe des érythèmes consiste dans l'application de poudres, de crèmes et dans des lotions avec des solutions émollientes. Dans les dermatites exfoliatrices, on peut essayer soit des pâtes, soit des pommades; ici le traitement doit être dirigé surtout en se guidant sur les résultats obtenus.

En ce qui concerne le traitement interne, on ne peut poser de règles générales. Bien entendu on favorisera toutes les éliminations, intestinale, rénale; dans les poussées aiguës, les malades pourront être soumis au régime lacté, à l'emploi de préparations contenant de l'ergotine, de la quinine. Dans les formes récidivantes, on emploiera soit le fer, soit l'arsenic.

Purpuras.

Les *purpuras* sont des affections caractérisées par des hémorrhagies cutanées. Les taches purpuriques sont assez souvent associées aux lésions de l'érythème polymorphe (*érythèmes purpuriques*), quelquefois à l'urticaire, à d'autres affections de la série des dermatoses toxiques.

L'hémorrhagie de la peau s'associe assez souvent à d'autres hémorrhagies, buccales, nasales, gastriques, etc., d'autre part, il existe en général des symptômes liés à l'intoxication ou à la toxi-infection qui provoque le purpura.

Il n'y a bien entendu aucun traitement local à faire contre les taches purpuriques. Comme elles siègent souvent d'une manière exclusive aux membres inférieurs, le malade restera dans une position étendue; on n'appliquera rien sur la peau, ou simplement une poudre. Le seul traitement utile est le traitement général, il est subordonné aux causes qui déterminent le purpura, intoxications, infection gastro-intestinale, lésions hépatiques, rénales, cardiaques. Il est indiqué, dans tous les cas, de soutenir les forces du malade, de l'alimenter, de lutter contre les lésions sanguines par les sels de fer, les sels de chaux, le quinquina, l'usage de la moëlle osseuse fraîche. Dans les formes chroniques prolongées, on aura recours à la médication arsenicale. Dans les formes infectieuses, typhiques, la balnéation froide peut être indiquée.

Il importe dans tous les cas de nettoyer la bouche, les dents, les gencives, le pharynx, au moyen de solutions de chlorate de potasse, d'eau étendue d'eau oxygénée, etc.

Urticaire.

Il suffit de rappeler brièvement les symptômes de l'*urticaire*, que tout le monde connaît. On observe une éruption de saillies de couleur blanche ou blanc rosé, irrégulières, un peu dures, quelquefois élastiques, disséminées. Ces saillies persistent pendant quelques minutes, une demi-heure, quelques heures parfois, puis disparaissent. Les jours suivants, ou plutôt les nuits suivantes, car l'urticaire se développe surtout la nuit, de nouvelles apparaissent. Les lésions se reproduisent ainsi pendant quelques jours, puis l'affection guérit. Il existe des formes chroniques dans lesquelles l'urticaire récidive indéfiniment. Les muqueuses sont quelquefois intéressées. Le prurit est toujours marqué, quelquefois intense.

Il existe des variétés éruptives, sur lesquelles je n'insisterai pas. Chez l'enfant, l'urticaire offre des rapports intimes avec le prurigo. Les deux affections coexistent souvent : il existe une forme mixte à laquelle on a donné le nom de *lichen urticatus*.

L'*urticaire pigmentée* se développe chez l'enfant; les lésions d'urticaire disparaissent en laissant une pigmentation de couleur chamois qui persiste souvent pendant des années.

Le *dermographisme*, ou *urticaire factice*, est caractérisé par une sensibilité extraordinaire des téguments aux irritations mécaniques; à la suite d'une pression sur un point déterminé se produit une saillie sur toute la région qui a été le siège de la pression.

L'*œdème aigu* de Quincke est une affection du même ordre que l'urticaire. Dans celle-ci l'œdème de la peau est circonscrit; dans l'œdème aigu il est diffus et il n'y a pas de prurit, la tuméfaction est molle et étendue. L'évolution se fait aussi par poussées.

En présence d'un cas d'urticaire, on doit d'abord en chercher l'étiologie. Le malade a-t-il absorbé des médicaments ou des aliments susceptibles d'amener cette affection? Est-il un dyspeptique? On se rappellera que l'urticaire, le dermographisme peuvent être dus à une dyspepsie de fermentation latente. N'y a-t-il pas de vers intestinaux, de troubles hépatiques? On sait que le kyste hydatique du foie peut se révéler par des éruptions urticariennes. Les notions étiologiques que l'on pourra recueillir conduiront à une thérapeutique rationnelle. Dans tous les cas, on soumettra le malade à un régime extrêmement sobre; s'il s'agit d'une urticaire aiguë et intense, on le mettra au régime lacté intégral; on le purgera et, enfin, si l'excrétion urinaire n'est pas suffisante, on prescrira des tisanes diurétiques, et même du lactose, du nitrate de potasse, du benzoate de soude, etc.

Lorsque l'urticaire persiste et se renouvelle fréquemment, il peut être indiqué d'examiner le suc gastrique; on sera souvent conduit à traiter le malade comme un vrai dyspeptique.

Dans les formes aiguës, de nombreux dermatologistes recommandent l'usage des vaso-constricteurs, surtout de l'ergotine, des sels de quinine, de la belladone. S'il y a des troubles nerveux marqués, on emploiera également les valérianates.

Le traitement externe a pour but de diminuer le prurit, et varie suivant les cas. Tantôt il s'agit d'urticaire aiguë; on poudrera largement le corps au moyen de poudres rafraîchissantes, amidon, talc, etc.; le malade pourra faire des lotions chaudes antiprurigineuses, des badigeonnages avec une solution de thiol, de tuménol; dans les formes prolongées, on emploiera l'hydrothérapie tiède, l'électricité statique; on pourra enfin appliquer des colles sur la peau (Voir *Méthodes antiprurigineuses*).

Les stations hydrominérales qui peuvent être utiles aux urticariens sont surtout celles où l'on traite les troubles de l'estomac, de l'intestin, du foie, Vichy, Plombières, Châtel-Guyon, Vals, Royat.

Herpès.

L'*herpès vulgaire*, constitué par l'agglomération de vésicules qui se rompent en donnant lieu habituellement à la formation de croûtes, exige seulement des soins de propreté, nettoyage des croûtes, pansement demi-humides, applications d'un peu de pâte de zinc.

L'*herpès génital* a une beaucoup plus grande importance pour le médecin, parce qu'il prête à des erreurs de diagnostic, et parce que sa thérapeutique est difficile.

Les vésicules qui constituent l'herpès peuvent être en effet suivies de larges érosions et même d'ulcérations dues soit à l'absence de propreté, soit à l'application d'agents irritants. Ces érosions, ces ulcérations peuvent donner lieu à une induration et l'herpès peut alors être confondu avec un chancre syphilitique. On observe souvent une adénopathie inguinale. Les érosions, dont l'origine se reconnaît habituellement à leur forme polycyclique et microcyclique, quand elles ont des vésicules confluentes pour origine, sont parfois extrêmement douloureuses, s'accompagnent d'œdème, de tuméfaction du prépuce, région sur laquelle elles se développent surtout.

On peut observer des complications identiques dans l'herpès génital de la femme.

Tous les traitements actifs sont dangereux au cours des poussées aiguës d'herpès. Toutes les applications de graisses augmentent en outre l'état inflammatoire. Les pansements ne doivent être faits qu'avec des poudres inertes, des pansements demi-humides d'eau bouillie, ou légèrement alcalinisée, dans certains cas avec des pâtes. Les méthodes *aseptique* et *anti-phlogistique* doivent être, en somme, seules employées. Les plis seront, bien entendu, toujours pansés de manière à éviter les contacts de la peau avec elle-même.

Dans les formes communes, *non irritées*, *peu irritables*, *non douloureuses*, les badigeonnages sur les érosions avec des solutions résorcinées à 2 p. 100, phéniquées à 3 p. 100 ou même le sublimé à 1 p. 100, suivis d'applications de poudres d'amidon, de tannin, de bismuth peuvent être prescrits comme l'indique Leistikow.

Le même auteur recommande, pour prévenir les

récidives, les applications de goudron. En ce qui me concerne j'ai l'habitude de prescrire des lavages avec une lotion coaltarée à 10 p. 100, ou même des applications d'huile de bouleau. Wolff, cité par Leistikow, conseille enfin des cures arsenicales de six à huit mois de durée.

Dermatose de Duhring.

La dermatose décrite par Duhring (*dermatite polymorphe douloureuse* de Brocq) est une grande hématodermite érythémateuse, bulleuse, vésiculeuse, parfois purpurique, presque toujours prurigineuse, qui apparaît sous forme de poussées éruptives. En général on observe plusieurs poussées chez un même malade, séparées par des intervalles tantôt courts, tantôt longs de guérison apparente.

Les lésions érythémateuses sont identiques à celles de l'érythème polymorphe; elles en diffèrent surtout parce qu'elles ne prédominent pas aux extrémités. On observe chez le même malade des taches, des papules, des anneaux érythémateux, de l'urticaire, de l'érythème noueux, des œdèmes. Les vésicules se développent surtout sur les lésions érythémateuses; elles sont petites, acuminées, très souvent groupées comme des bouquets d'herpès, d'où le nom de *dermatite herpétiforme* donné par Duhring à la maladie; cette disposition n'est pas nécessaire (Brocq). On observe très fréquemment des bulles claires qui, plus souvent que les vésicules, occupent des régions cutanées saines en apparence, aussi la maladie était-elle classée autrefois dans le groupe de pemphigus. Ces bulles, parfois très nombreuses, très volumineuses, éliminent chaque jour une quantité parfois très importante de sérum sanguin. Enfin on peut observer des taches purpuriques isolées ou des lésions purpuriques associées aux lésions déjà décrites. La pigmentation, au cours ou à la suite de la maladie, est assez commune.

Le prurit est presque constant, en général universel, accompagné de sensations paresthésiques, chaleur, cuisson, brûlure, etc.

L'infection des lésions fondamentales, facilitée par le grattage, amène la transformation purulente des vésicules et des bulles, la formation de pustules, de lésions inflammatoires, de furoncles, d'ulcérations, d'adénopathies, de lichénifications. Les lésions ulcéreuses et suppuratives aboutissent à la formation de cicatrices qu'on observe chez les malades qui ont déjà eu des poussées éruptives. Les muqueuses peuvent être envahies par des bulles. Les poussées apparaissent brusquement, accompagnées de fièvre et de phénomènes généraux ; elles s'accompagnent parfois de diarrhée, de troubles articulaires et même osseux (Leredde). Les urines présentent des altérations complexes.

La maladie peut guérir, passer à l'état chronique, la mort n'est pas rare (6 cas sur 33 observations de Brocq). Parfois la dermatose de Duhring aboutit au pemphigus foliacé.

Il existe une forme aiguë où la poussée éruptive est unique, une forme gravidique, ancien *herpès gestationis*, qui apparaît et récidive à l'occasion des grossesses, la malade avorte en général ou bien l'enfant meurt peu de jours après la naissance.

La dermatose de Duhring s'accompagne de lésions sanguines dont la plus importante est l'éosinophilie parfois considérable (8-40 p. 100 du nombre total des leucocytes); les formations cavitaires séreuses sont remplies d'éosinophiles. La réunion de ces lésions permet le diagnostic de la maladie.

Le traitement externe joue un rôle tout à fait secondaire dans la guérison d'une pareille maladie. Il s'agit surtout de tenir la peau propre, d'éviter les infections secondaires. Les vésicules et les bulles seront ouvertes, dans le but de diminuer le prurit; on fera des pansements secs avec des pâtes, ou des pansements humides à l'eau bouillie ou additionnée de 2 p. 100 de borate ou de bicarbonate de soude.

Les furoncles seront ouverts, les lésions d'érythème, les ulcérations seront nettoyées avec des solutions antiseptiques, poudrées avec des poudres inertes, pansées avec des morceaux de gaze sèche, maintenus sur les bords par une colle de zinc. Les ulcérations profondément infectées ainsi que les végétations pourront être cautérisées au nitrate d'argent, au chlorure de zinc à 1 p. 40.

Les bains généraux peuvent être utiles dans les formes où il n'y a pas de tendance à l'infection secondaire, pour calmer le prurit; on les donnera de préférence additionnés d'amidon, de son, de gélatine, parfois il sera indiqué de donner des bains prolongés pendant plusieurs heures. On devra supprimer les bains lorsqu'il existe des infections secondaires nombreuses, ou du moins protéger par de la pâte de zinc les régions occupées par celles-ci.

Le traitement interne ne peut être indiqué que d'une manière générale et devra varier dans chaque cas particulier. On se fondera surtout sur l'état des urines; il y a intérêt à faciliter les éliminations toxiques par toutes les voies possibles. J'ai plusieurs fois maintenu des malades au régime lacté pendant plusieurs semaines avec de bons résultats. Darier a employé les injections de sérum artificiel à 7 p. 1000, Hallopeau les injections de sérum de lait.

On peut prescrire tous les diurétiques usuels, le nitrate de potasse, le lactose. L'alimentation sera des plus sobres et des plus légères; on évitera la constipation. Le malade sera le moins possible au lit et devra vivre le jour la fenêtre largement ouverte; à l'hôpital on évitera le séjour dans un milieu de tuberculeux.

Dans un cas de pemphigus foliacé j'ai obtenu des résultats utiles au malade en donnant chaque jour 20 à 40 grammes de moelle de veau fraîche, je n'ai pas eu l'occasion d'employer encore ce traitement dans la dermatose de Duhring, mais je crois pouvoir le recommander le cas échéant.

Pemphigus foliacé.

Le pemphigus foliacé est une dermatose universelle qui débute par des bulles et aboutit à une exfoliation généralisée et perpétuelle.

Les bulles qui marquent le début rappellent celles

de la dermatose de Duhring; plus tard on retrouve des formations bulleuses, mais avortées et n'étant plus représentées que par des soulèvements épidermiques contenant une quantité de liquide insignifiante. L'exfoliation est constituée par des squames épaisses, humides, succulentes; au début on les trouve isolées, dans la suite le corps est couvert de squames hyperkératosiques épaisses, se brisant d'une façon irrégulière, et tombant chaque jour en quantité parfois énorme. Au-dessous de ces squames se trouve le corps muqueux, rouge, humide; il sécrète un liquide séreux qui détermine souvent la macération de la peau.

Dans certains cas on observe un état finement papillomateux de celle-ci, avec exfoliation modérée ou nulle.

Le pemphigus foliacé s'accompagne de prurit.

La durée de la maladie est de quelques années. Elle est habituellement mortelle. Les malades maigrissent. Parmi les troubles viscéraux signalons l'existence fréquente de troubles gastro-intestinaux, de troubles urinaires, polyurie ou hypoazoturie. Les altérations du squelette sont communes; Hallopeau a observé l'ostéomalacie, la scoliose, j'ai attiré l'attention sur la fréquence des arthropathies et des atrophies osseuses.

J'ai démontré que les lésions sanguines et les lésions cutanées étaient de même ordre que celles de la dermatose de Duhring; le pemphigus foliacé est une variété d'une grande hématodermite qui comprend en outre le pemphigus végétant.

La seule médication qui s'adresse directement à l'origine de la maladie est l'absorption de moelle osseuse fraîche de veau; je l'ai employée aux doses de 40 grammes par jour et ai obtenu dans un cas une amélioration remarquable quoique passagère. Il serait logique de l'employer régulièrement dans le pemphigus foliacé, mais au début et non à une période avancée.

Le traitement interne qui est fait en général est des plus banals. On peut prescrire de l'arsenic; je ne crois pas que les cacodylates aient été essayés d'une manière régulière ni à doses suffisantes. Le fer, le quinquina peuvent être recommandés dans certains cas.

La question de l'utilité du régime lacté se pose ici comme dans la dermatose de Duhring. J'en ai obtenu d'assez bons effets dans cette dernière pour pouvoir recommander de l'employer dans le pemphigus foliacé; bien entendu on cessera si les effets obtenus ne sont pas satisfaisants, lorsque l'expérience aura été faite pendant un temps assez long.

On cherchera à augmenter la quantité des urines par tous les moyens possibles; je puis recommander l'emploi du lactose aux doses de 40 à 60 grammes par jour.

Le pansement de la peau peut être fait au moyen de corps gras, axonge fraîche, liniment oléocalcaire stérilisé. Je n'ai pas employé jusqu'ici les pâtes, elles me paraissent indiquées dans les cas où il y a de la macération accompagnée d'une odeur désagréable. Le bain continu paraît être un moyen de pansement précieux et le plus apte à nettoyer la peau sans l'irriter. On pourra à la rigueur le remplacer par des bains émollients prolongés.

Pemphigus végétant.

Cette maladie se développe surtout au niveau des aisselles, des régions inguinales, génitales et périnéales, de l'ombilic; elle peut s'étendre d'une manière considérable et couvrir une grande partie de la surface du corps. La muqueuse buccale est souvent intéressée.

Les lésions initiales sont représentées par des vésico-pustules ou des bulles, avec aréole érythémateuse, qui sont le point de départ de végétations étendues, saillantes, de couleur sombre, couvertes de croûtes. Ces végétations confluentes forment de grands placards, à limites nettes, d'un dessin irrégulier. Elles persistent sur une même région pendant un temps fort long, en s'étendant peu à peu sur les bords où on observe les vésico-pustules initiales. Elles peuvent rétrocéder en laissant une pigmentation intense.

La mort est fréquente.

Le traitement général sera dirigé d'après les mêmes règles que celui de la dermatose de Duhring et du pemphigus foliacé. Localement, on peut essayer diverses méthodes, et déterminer dans chaque cas celle qui convient le mieux pour faire disparaître l'état végétant. Kœbner a employé le curettage, suivi de galvano-cautérisations, et, dans la suite, de badigeonnages iodés. On fera tomber les croûtes, on fera des lavages fréquents, des enveloppements demi-humides, des applications de pâtes desséchantes.

Pemphigus vrai.

Le nom de *pemphigus vrai* peut être réservé à une dermatose chronique, extrêmement grave, très rare, décrite par Besnier et Brocq. On trouve sur la peau des bulles d'abord séreuses, qui deviennent souvent ensuite purulentes, quelquefois hémorrhagiques. Dans certains cas elles sont suivies d'ulcérations, quelquefois de plaies gangréneuses. Les muqueuses sont souvent prises. A la fin, la surface cutanée tend à devenir érythrodermique. La mort est de règle, après une durée qui varie de quelques mois à deux ans.

Le traitement se fera par l'ouverture des bulles, l'application de pâtes, de manière à absorber les sécrétions, l'antisepsie et l'asepsie des plaies infectées. Je ne crois pas qu'il y ait lieu d'appliquer en règle générale des graisses et des pommades sur la peau, en raison du caractère inflammatoire et infectieux des complications cutanées. Cependant tous les procédés de pansement pourront trouver une indication dans tel ou tel cas.

Le traitement général sera fondé sur les règles que nous avons posées pour la maladie de Duhring et le pemphigus foliacé.

Impétigo herpétiforme.

On décrit sous ce nom une grande dermatose rare, souvent mortelle, dans laquelle se développent en très grand nombre des pustules miliaires, des phlyctènes purulentes entourées d'aréoles inflammatoires; quand la maladie s'étend, on voit de larges surfaces rouges couvertes de croûtes. Dans les plis se forment des fausses membranes superficielles d'odeur fétide. Les muqueuses sont fréquemment intéressées. La maladie évolue par poussées, accompagnées de prurit et souvent de fièvre. Elle est plus fréquente chez la femme et se développe surtout à l'occasion des grossesses.

Le traitement sera fondé sur les règles de la méthode aseptique. On enlèvera les croûtes, on pansera au moyen de pansements demi-humides ou de pâtes. Sur les points où existe de la macération, une infection massive de la peau, on pourra faire des badigeonnages antiseptiques au moyen de sublimé à 1 p. 1000, de solutions de permanganate de potasse à 1 ou 2 p. 1000, d'acide picrique à 1 p. 500.

Lichen de Wilson.

Le lichen de Wilson (*lichen plan*, *lichen ruber*) constitue une maladie de la peau (et de certaines muqueuses) dont la lésion élémentaire est une petite papule polygonale, sèche, aplatie, brillante; cette maladie s'accompagne souvent de prurit, parfois extrêmement violent. La couleur des papules cutanées est souvent sombre; on peut voir à la surface, surtout à la loupe, des stries grisâtres formées par la couche cornée. La papule peut être d'autre part ombiliquée à son centre.

Les lésions ont des lieux d'élection qui sont le poignet et la face antérieure des avant-bras, les faces latérale et antérieure du ventre, la verge, la partie supérieure des cuisses, la région interne des jambes et le cou-de-pied.

On trouve fréquemment à la face interne de la muqueuse buccale un réseau blanchâtre et des points blancs isolés les uns des autres. Des taches et des traînées blanches se voient sur le bord et le dos de la langue; on peut en trouver sur le gland et la vulve.

Nous ne pouvons qu'énumérer les variétés de l'éruption cutanée.

A côté des papules que nous avons décrites qui ont 1, 2 millimètres d'étendue, on en trouve d'extrêmement petites, visibles à la loupe seule, parfois d'obtuses, d'acuminées; aux membres inférieurs les papules sont souvent peu nombreuses, végétantes et hyperkératosiques (*lichen plan corné*) et leur guérison exige des années; on peut voir des lésions formées par des anneaux saillants avec guérison centrale. Il existe une *forme vésiculeuse et bulleuse*; Kaposi, Hallopeau ont décrit un *lichen plan scléreux*.

Les lésions s'accompagnent très souvent de *pigmentation* diffuse de couleur foncée qui apparaît surtout là où les papules recouvrent de vastes surfaces, et où on les trouve en très grand nombre.

Le prurit, parfois nul, peut être d'une intensité extraordinaire, s'accompagner de troubles nerveux et même mentaux.

Il existe une *forme aiguë*, *érythrodermique*, qui n'est pas très rare, où on constate de la rougeur diffuse du tronc, qui s'accompagne de fièvre, d'adénopathies, se termine par desquamation (Hallopeau)[1], mais en général la maladie dure des mois et des années.

L'étiologie est mal connue, et la pathogénie absolument ignorée.

L'affection s'observe à tout âge; elle paraît souvent déterminée par des ébranlements nerveux violents; on l'observe surtout chez des névropathes.

L'étude des troubles viscéraux qui accompagnent certainement cette dermatose n'est pas faite.

Dans le lichen plan aigu, on ne peut faire de médication active sur la peau; celle-ci sera pansée au moyen de poudres inertes, on pourra essayer l'application de crêmes ou de pâtes indifférentes. Des lotions au moyen de solutions d'agents antiprurigineux ou de réducteurs faibles (ichthyol, thiol, tuménol), des bains émollients prolongés pourront être prescrits. A vrai dire, la thérapeutique externe de cette forme n'est pas réglée et chez chaque malade il faudra se guider sur le soulagement apporté au prurit et les modifications de la congestion cutanée. Le traitement interne n'est pas mieux déterminé; à mon avis on doit agir comme s'il s'agissait d'une grande intoxication, prescrire un régime très sobre, presque végétarien, mettre pendant plusieurs semaines le malade au régime lacté complet si le prurit est intense, s'il existe des modifications de la quantité et de la densité des urines, sans même parler d'altérations plus importantes. Des injections de sérum artificiel peuvent être faites dans les mêmes

1. Le diagnostic se fait par la présence d'éléments caractéristiques dans certaines régions.

conditions. L'arsenic, d'après Malcolm Morris et Pringle, est *dangereux dans ces formes.*

Dans les formes vulgaires, le traitement externe a la plus grande importance; on peut chercher à agir sur le prurit, mais aussi à réduire les lésions, et c'est presque toujours le meilleur moyen de calmer le prurit que de faire disparaître celles-ci. Aussi faudra-t-il faire intervenir soit la *méthode réductrice*, soit même la *méthode caustique*.

Lorsque le prurit est très étendu et l'éruption superficielle, on s'adressera soit au sapolan, soit au naftalan; mais si les lésions sont plus profondes il faudra faire intervenir des réducteurs énergiques, l'acide pyrogallique, l'acide chrysophanique ou les sels mercuriels solubles (sublimé).

On pourra combiner des badigeonnages au moyen de solutions éthéro-alcooliques d'ichthyol, de pyrogallol et d'acide chrysophanique avec l'application de colles.

L'acide pyrogallique sera employé sous forme de pâtes dans les lichens plans d'étendue moyenne, l'acide chrysophanique en traumaticine, en pommade peut être manié sur de plus larges surfaces. Le sublimé a été surtout employé, par exemple sous la forme suivante (Unna), où il est combiné à l'acide phénique, agent antiprurigineux.

Sublimé	0 gr. 50 à 2 grammes.
Acide phénique	20 grammes.
Oxyde de zinc	100 —
Axonge benzoïnée	400 —

On peut du reste manier le sublimé sous d'autres

formes; c'est ainsi que Leistikow emploie la formule suivante dans les *lichens plans limités* :

Acide phénique	5 à 10	grammes.
Sublimé	1 à 5	—
Créosote	2	—
Collodion	50	—

A ces doses le sublimé est un caustique; mais on peut manier la méthode caustique plus énergiquement, comme le fait Lassar qui emploie la pointe fine du thermocautère ou le galvanocautère. C'est ce que j'ai fait aussi depuis peu, et je ne saurais trop recommander ce procédé, dans tous les cas où le nombre des papules n'est pas tel qu'il devienne impraticable. On agira plus ou moins énergiquement suivant les dimensions des éléments. Il n'est pas du reste nécessaire de pénétrer très loin dans la peau.

Lorsque les papules ont été cautérisées, le prurit disparaît en général.

On fait tomber les croûtes par des applications de pommades salicylées à 30 p. 100.

Les lésions du lichen corné végétant seront traitées par le curettage, suivi de galvano-cautérisation; les éléments étant en petit nombre peuvent être pansés par un emplâtre simple ou par l'emplâtre à l'oxyde de zinc.

S'il est une dermatose où la question de l'utilité de la médication arsenicale paraisse résolue, c'est à coup sûr celle du lichen plan. La plupart des auteurs le recommandent et emploient l'arsenic d'une manière systématique, à *doses croissantes*, quelques-uns jusqu'à l'intoxication. Nous n'insisterons pas sur la technique, qui a été exposée complètement au chapitre consacré à la médication interne dans les maladies de la peau. Ici, comme dans les autres dermatoses, beaucoup d'auteurs tendent aujourd'hui à remplacer l'arsenic par le cacodylate de soude. Du reste tous reconnaissent quelques inconvénients accessoires; l'arsenic détermine souvent chez les malades atteints de lichen plan la pigmentation persistante et des lésions hyperkératosiques. Jadassohn a observé le zona, des lésions érythémateuses de la peau. Néanmoins, en Allemagne, en Autriche, comme en France et en Angleterre, on s'entend pour affirmer que la médication arsenicale intense peut amener la régression du lichen plan.

Brocq, qui est partisan du traitement arsenical, rappelle cependant que le lichen plan peut parfaitement guérir sans qu'il soit employé; pour ma part j'ai pu faire souvent la même observation. On essaiera donc ce traitement, on élèvera les doses d'une manière graduelle et on s'arrêtera si après quelque temps l'arsenic ne paraît pas agir. Bien entendu, le malade soumis au traitement à haute dose sera attentivement surveillé, de manière à éviter les accidents d'intoxication. Pour ma part je crois inutile d'employer l'arsenic dans les cas où le prurit n'est pas marqué; les inconvénients esthétiques de la maladie ne sont pas tels que l'on doive risquer de troubler l'état général du malade. Quant à employer l'arsenic à doses faibles et prolongées, c'est faire une médication banale qui ne peut avoir plus d'avantages que d'inconvénients.

Lorsque pour une raison ou une autre on ne fera pas le traitement arsenical, on pourra employer l'antipyrine, le citrophène, le bromhydrate de quinine, la belladone pour agir sur les phénomènes nerveux prurigineux. Brocq emploie également l'ergotine.

Prurigos.

La question des *prurigos* est une des plus difficil de la dermatologie; leurs rapports avec certains prur' de cause mal déterminée, avec l'eczéma, avec les affe tions décrites sous le nom de lichen simplex et lichénifications primitives diffuses, et des divers formes entre elles, sont très mal déterminés.

Pour beaucoup d'auteurs, le prurigo constitue groupe d'affections prurigineuses définies par u lésion cutanée spéciale, on pourrait dire spécifique la séro-papule; c'est une papule arrondie, au somm de laquelle se trouve, tant que le grattage ne l'a p excoriée, une très fine vésicule claire, d'une coule blanc rosé ou rouge, qui a une évolution rapide; vésicule aboutit naturellement à la formation d'u croûtelle adhérente qui tombe au bout de quelqu jours. Cette lésion a des caractères histologiqu propres qui ont été bien définis par Tommasoli Darier. Chez les malades atteints de prurigo, on trou souvent très peu d'éléments de ce type, en raison l'excoriation précoce produite par les ongles : on trou surtout des croûtes sanguines plus ou moins no breuses, dues au grattage.

Les éléments de prurigo se rapprochent, à beaucou de points de vue, de ceux de l'urticaire. La coexistenc des éléments de l'urticaire est du reste fréquente dan un grand nombre de formes. Chez quelques malade on trouve tous les symptômes qui appartiennent au prurigo, sans les papules, et on peut se demander, après Besnier, s'il faut faire de la « séro-papule » un élément nécessaire de l'affection.

Quels sont les autres symptômes du prurigo?

a) Le grattage est, dans les formes chroniques en particulier, l'origine fréquente d'une série de lésions d'infection secondaire : *folliculites*, *ecthyma*, *impétigos*, *furoncles*, *adénopathies*, *lymphangite* même.

b) La *lichénification*, c'est-à-dire l'épaississement de la peau avec formation de plis réguliers à la surface et prurit persistant, appartient également aux formes chroniques. Est-elle le résultat de l'infection de la peau (Sabouraud) ou seulement des traumatismes, en particulier du grattage (Jacquet)? La question est pendante; la première solution me paraît plus vraisemblable.

c) L'*eczématisation* de la peau prend une importance considérable chez certains malades. Tantôt il s'agit d'une eczématisation *aiguë*; l'eczéma aigu amicrobien que Brocq, Sabouraud, prennent pour type de l'eczéma, peut être considéré comme un prurigo atypique à lésions confluentes (Leredde). Le type en est fourni par certains eczémas prurigineux de la face chez l'enfant du premier âge. Tantôt il s'agit d'une eczématisation *chronique*, qu'on peut croire liée à une infection microbienne, le type s'en trouve dans le prurigo chronique de Hebra.

d) Mention spéciale doit être faite pour les troubles pulmonaires, emphysème, bronchite, congestion, qui sont des plus marqués chez certains malades et peuvent coïncider ou alterner avec les phénomènes cutanés.

e) Enfin il faut signaler les troubles nerveux fréquents, troubles de tout ordre, liés au prurit ou indépendants.

Il convient de distinguer plusieurs types cliniques.

A. *Prurigo aigu* et *subaigu* (Strophulus, prurigo simplex, prurigo temporaire autotoxique de Tommasoli).

Chez les enfants jeunes, moins souvent chez l'adolescent, moins souvent encore chez l'adulte, on voit survenir une éruption aiguë, caractérisée par l'apparition en plus ou moins grand nombre des séro-papules que [nous avons décrites. Elles sont disséminées et s'observent surtout aux membres, puis sur le tronc. Des éléments d'urticaire leur sont souvent associés. L'éruption se fait par poussées : celle du début s'accompagne d'un peu de fièvre, de troubles gastro-intestinaux et nerveux. L'intensité du prurit est variable.

Il faut noter, à ce sujet, la coexistence fréquente d'eczéma. Beaucoup d'eczémas infantiles extrêmement prurigineux ne diffèrent du prurigo que par l'absence de séro-papules ; encore en est-il où on peut en observer de temps en temps. Ces eczémas se rattachent, comme les prurigos aigus et subaigus, à des troubles alimentaires; les uns et les autres sont l'effet d'intoxications gastro-intestinales.

Il existe une forme subaiguë où l'on observe des poussées réitérées pendant un temps assez long et qui représente un type de transition entre le prurigo aigu et le prurigo chronique.

Dans ces formes, le traitement externe est le même que dans l'urticaire, et se réduit à des applications de poudres et à des lotions chaudes contenant des substances anesthésiques. Les bains peuvent être prescrits s'il n'y a aucune tendance à l'eczématisation, les douches tièdes si le prurigo se prolonge un peu (Voir *Méthodes antiprurigineuses*). Lorsqu'il y a de l'eczématisation associée au prurigo, aigu ou subaigu, le traitement est d'abord celui de l'eczéma (Voir *Méthode antiphlogistique*).

B. *Prurigo chronique.* — La *forme typique* du prurigo chronique ou prurigo de Hebra se développe chez des enfants, du huitième au douzième mois, mais quelquefois plus tard. On voit du reste survenir chez l'adulte même des éruptions, identiques, par tous les caractères, au prurigo de Hebra sauf par l'époque du début (*formes atypiques*).

Avant de faire un traitement actif, on aura soin de mettre la peau en état d'asepsie et de la débarrasser de toutes les infections dues au grattage. Les règles ont été exposées aux chapitres *Méthode aseptique*, *furoncles*, *folliculites*, *impétigo*, *ecthyma*. On ne donnera pas de bains tant qu'il y aura des suppurations étendues, ou bien on les donnera comme nous avons conseillé de le faire, en couvrant au préalable à la pâte de zinc toutes les régions où la peau est saine. Après le bain, la peau doit être complètement séchée, sans frictions intempestives. Tous les foyers de suppuration et d'infection, les vésicules, les pustules seront ouverts, les croûtes seront enlevées; on pourra panser enfin toutes les régions malades avec une pâte. Les pansements demi-humides permanents conviennent seulement si l'infection a un caractère aigu.

La peau mise en état de propreté relative, on pourra commencer l'application des réducteurs ; sauf quelques cas exceptionnels on évitera l'emploi des anesthésiques dont on se sert couramment en France, ceux-ci ne pouvant amener qu'une amélioration passagère.

D'après Leistikow [1], trois agents sont essentiels dans le traitement du prurigo chronique : le soufre, le goudron et le naphtol. Ce dernier doit être associé aux autres dans la proportion de 2 ou 3 p. 100.

Le *goudron* convient dans les cas où les lésions sont profondes. Comme nous l'avons dit à de nombreuses reprises (Voir *Méthode réductrice*), il est contre-indiqué lorsqu'il y a des suppurations de la peau, quelles qu'elles soient. Le *soufre* convient dans les lésions plus superficielles et œdémateuses (Leistikow). L'un et l'autre ne doivent pas s'employer sous forme de pâtes : d'une manière générale il y a indication, chez les malades atteints de prurigo chronique, à graisser la peau, et non à la sécher.

Ces agents seront employés sous des formes variables suivant l'état de la peau, l'étendue et surtout l'épaisseur des lésions.

Le soufre peut être employé sous forme de pommade (10-15 p. 100) :

Soufre précipité	5	grammes.
Vaseline	35	—
Oxyde de zinc	10	—

de bains sulfureux, et même d'applications de solution de Vlemingkx (Voir p. 74).

1. Leistikow, *Thérapeutique des maladies de la peau*. Trad. de J. Darier, p. 220.

Quant au goudron on peut le prescrire :

Sous forme de teintures (10 p. 100 pour la face, 20 p. 100 pour le corps);

de vaseline :

Huile de cade....................	10 grammes
Vaseline blonde....................	40 —

de bains; on pourra badigeonner le corps avec la mixture :

Coaltar............................	3 parties
Alcool............................	2 —
Ether............................	1 —
	(LEISTIKOW.)

après avoir séché, on donne un bain d'une demi-heure à plusieurs heures (Lassar).

Le goudron et le soufre peuvent être associés sous forme d'onguent de Wilkinson.

Soufre précipité..............	āā 30 grammes.
Huile de bouleau..............	
Savon blanc..................	āā 60 —
Axonge benzoïnée.............	
Craie préparée.................	20 —

Lorsqu'il existe des placards de lichénification limitée on peut les attaquer énergiquement par les réducteurs, comme nous l'indiquerons en étudiant le traitement du lichen circonscrit (Voir p. 562).

Dans l'intervalle des applications actives sur la peau, celle-ci doit être graissée; l'huile de foie de morue est recommandée par de nombreux auteurs; on peut employer le sapolan, mais il est difficile de concilier ces traitements avec la vie normale et souvent on ne pourra faire que des applications d'axonge fraîche.

Le massage pourrait être, d'après certains auteurs, extrêmement utile en modérant et en supprimant même complètement le prurit.

Dans les périodes d'amélioration, dans des prurigos où le prurit est diffus, mais où les réactions de la peau sont modérées, et où il n'y a pas de tendance aux infections secondes, on aura avantage à faire le traitement externe sous forme de badigeonnages avec une teinture de goudron ou des réducteurs plus faibles, en solution aqueuse, thiol, tuménol, ichthyol; on laisse sécher, puis on applique des colles. De temps en temps, on enlèvera celles-ci et on fera pendant un jour ou deux des onctions grasses.

Traitement interne. — Nous devons, à l'heure actuelle, considérer les prurigos aigus et subaigus comme étant habituellement le résultat d'intoxications gastro-intestinales; il est probable que le prurigo de Hebra lui-même a la même origine. L'existence de troubles hépatiques, quoique aucun symptôme clinique ne les révèle, me paraît vraisemblable; on peut admettre chez les prurigineux l'existence d'une insuffisance hépatique laissant passer dans l'organisme des produits anormaux formés dans le tube digestif, ou même des produits normaux, normalement arrêtés par le filtre hépatique. C'est une simple théorie, qui n'est encore appuyée ou infirmée par aucun fait. Elle permettrait d'interpréter assez facilement les formes chroniques.

Dans les formes aiguës et subaiguës le traitement interne est celui de l'urticaire et des intoxications gastro-intestinales en général. Le régime lacté est souvent indiqué, à condition de le prescrire sous forme absolue, et d'exclure tous autres aliments. On prescrira également des laxatifs et des purgatifs. Lorsqu'il s'agit de prurigos récidivants on soupçonnera une dyspepsie de fermentation persistante, et on agira en conséquence.

Je laisse de côté la question du traitement interne du prurigo de la première enfance : les règles de l'hygiène alimentaire du nourrisson sont exposées dans les traités de pathologie infantile.

Dans les prurigos chroniques, typiques ou atypiques, après la première enfance, l'hygiène alimentaire, le régime doivent être réglés avec les plus grandes précautions. J'ai soigné avec M. A. Robin quelques enfants de quatre à sept ans atteints de prurigo depuis plusieurs années, et chez lesquels on pouvait parler de prurigo de Hebra; nous avons obtenu des guérisons en les traitant comme des dyspeptiques. J'ai eu d'autre part des échecs, mais je crois qu'en persévérant dans cette voie, qui est la seule logique actuellement, en soignant les malades comme des dyspeptiques dès le début du prurigo, on obtiendra les meilleurs résultats.

D'une manière classique, on traite les malades atteints du prurigo de Hebra par l'huile de foie de morue à laquelle on peut substituer tous les succédanés habituels : sirop d'iodure de fer, hypophosphates, sirop de raifort iodé, soit par l'arsenic. Pour Menahem Hodara, les prurigos seraient curables par la médication arsenicale longtemps prolongée à très haute dose. L'avenir jugera la valeur de cette affirmation (Voir *Traitement interne des maladies de la peau*).

Tous les agents antiprurigineux, depuis le valérianate d'ammoniaque jusqu'aux bromures, aux préparations de belladone, peuvent être employés, quelquefois avec succès, au moment où les accidents prurigineux ont leur maximum; mais, bien entendu, on ne peut compter sur eux pour guérir l'affection.

Les prurigos chroniques relèvent habituellement de la médecine thermale, de la Bourboule en première ligne, des stations sulfureuses d'autre part.

Lichen circonscrit.

Brocq et Jacquet ont décrit sous le nom de *lichen simplex chronique* une dermatose caractérisée par des plaques de *lichénification* limitée.

Le nom de *lichénification*, *lichénisation* (Besnier), est appliqué par Brocq à des lésions inflammatoires chroniques de la peau qui se développent sous l'influence de frottements ou de grattages répétés; en surface on observe l'épaississement de la peau, plus ou moins marqué, et l'exagération des plis naturels qui forment une sorte de quadrillage à mailles plus ou moins larges et régulières.

Brocq admet ainsi que le prurit est antérieur aux lésions de lichénification. D'autre part, il considère le prurit comme d'origine nerveuse et désigne maintenant le lichen circonscrit sous le nom de *névrodermite chronique circonscrite*[1].

1. Pour ma part, j'admets que les irritations de la peau, frottements et grattage, exagèrent les lésions de lichénification, et que le prurit est peut-être antérieur à ces lésions, si l'on admet avec Sabouraud qu'elles sont de nature parasitaire; mais je ne puis admettre que le prurit soit simplement d'origine nerveuse, c'est-à-

Suivant Sabouraud, la lichénification est d'origine microbienne et due au streptocoque, mais Brocq conteste que les lésions décrites par Sabouraud soient réellement des lésions de lichénification.

Quoi qu'il en soit, la lichénification peut être *primitive*, c'est-à-dire se développer sans lésion cutanée antérieure (ces lichénifications ne seraient primitives qu'en apparence, à mon avis), ou *secondaire*, c'est-à-dire se développer sur des lésions d'eczéma, de psoriasis, de lichen de Wilson, etc.

Le lichen circonscrit est le type de la lichénification primitive circonscrite : il existe d'autre part des lichénifications primitives diffuses dont nous aurons à parler.

Les plaques de lichen circonscrit sont généralement peu nombreuses : souvent on n'en observe qu'une. Elles s'observent surtout sur la région postérieure du cou, puis dans la région inguinale et intercrurale, aux organes génitaux, aux creux poplités, au pli du coude, aux aisselles, sur les flancs et la région lombaire, enfin même dans les paumes des mains et à la plante des pieds.

Une plaque complète comprend trois zones.

La zone centrale est rouge, plus ou moins foncée, souvent pigmentée. La surface *sèche* est divisée par un quadrillage parfois extrêmement régulier dû à l'entrecroisement des plis cutanés exagérés. Souvent on

dire névrosique dans le sens de Brocq, et je crois qu'il est l'effet local d'irritations produites par une inflammation latente des téguments, d'origine toxique, qui le précède et l'engendre.

voit des lésions de grattage, des croûtes, même des pus tules dues à l'infection secondaire. Au doigt on constat l'épaississement et l'induration de la peau.

La zone moyenne est formée de papules isolées le unes des autres, papules dures et de volume variable souvent excoriées, n'ayant ni la régularité, ni l'aspec brillant du lichen plan, et ne présentant pas à leu surface les stries blanchâtres qu'on observe dans cett affection.

Enfin, il existe une zone périphérique pigmentée.

Les lésions sont toujours prurigineuses : mais le caractères objectifs que je viens d'énumérer peuven manquer — c'est ainsi qu'il peut exister seulement de papules isolées sur un fond pigmenté ; — dans d'autre cas on trouve seulement une infiltration de la peau avec quadrillage de la surface.

L'étiologie de cette affection, fréquente et ignoré de la plupart des médecins, est des plus obscure Brocq met en cause le système nerveux, l'hystérie le nervosisme. Pour ma part j'ai été frappé de l'im portance et de la fréquence des troubles de fermen tation gastro-intestinale chez les malades atteints d lichen circonscrit, et je crois que dans tous les cas i faut procéder à l'examen complet du tube digestif e souvent prescrire le régime de la dyspepsie de fermen tation.

L'affection peut alterner avec des troubles pulmo naires : asthme, emphysème, bronchite chronique.

Signalons la fréquence des récidives, sur les région malades ou à distance.

Le traitement externe donne des résultats remarquables dans le lichen circonscrit et suffit le plus souvent à lui seul pour amener la guérison.

On fera d'abord l'asepsie de la surface, lorsqu'elle paraîtra indiquée par la présence de lésions superficielles anormales : on l'obtiendra très rapidement par l'application de pansements demi-humides, des lavages avec des solutions émollientes ou de l'eau salée physiologique, et l'application de pâtes simples sans eau.

L'asepsie faite, on a le choix entre un grand nombre de moyens.

Les emplâtres conviennent parfaitement au traitement des lésions profondes et peu irritables, dans un grand nombre de cas; il faudra nettoyer les surfaces en les changeant chaque jour, et surveiller l'état de la peau pour éviter les infections secondaires. On a employé tous les emplâtres possibles, à l'oxyde de zinc, à l'acide salicylique, à l'huile de cade, à l'huile de foie de morue, à l'ichthyol, l'emplâtre rouge de Vidal.

Si les lésions sont irritables ou s'infectent facilement, les emplâtres doivent être abandonnés. On peut recourir alors aux colles. Il n'y a pas d'avantage, à mon avis, à leur incorporer quelque substance que ce soit, mais on peut, en changeant la colle toutes les vingt-quatre ou quarante-huit heures, faire des badigeonnages au moyen de substances réductrices ou antiprurigineuses, par exemple des solutions d'ichthyol, de thiol, de menthol, etc.

Brocq emploie souvent des pommades, en particulier la préparation suivante :

Acide tartrique	3	grammes
— salicylique	2	—
— phénique	1	—
Glycérolé d'amidon à la glycérine neutre.	74	—

ou le glycérolé tartrique de Vidal. On peut du reste utiliser sous forme de pommades toutes les substances antiprurigineuses et réductrices connues. Brocq énumère les pommades au calomel, à l'oxyde jaune, à l'oléate de mercure, à l'huile de cade, au goudron, à la résorcine, au naphtol, à l'ichthyol, à l'acide pyrogallique, à l'acide chrysophanique, le mélange de Lailler :

Savon noir	ãã 10 grammes
Huile de cade	
Soufre précipité	

et même les badigeonnages au nitrate d'argent (1 p. 10-1 p. 50), au bleu de méthylène (1 p. 250-1 p. 1000) ou avec des solutions concentrées d'acide picrique.

L'électricité a été fréquemment appliquée au traitement des lichens circonscrits depuis quelques années. Le procédé de choix est constitué par l'électricité de haute fréquence qui sera employée suivant les règles que j'ai indiquées. L'électricité statique, sous forme de bains, d'effluves et d'étincelles, peut également donner de bons résultats.

Parmi les applications locales faites sur les plaques de lichen circonscrit, je mentionnerai enfin les scarifications proposées par Jacquet.

J'ai obtenu des résultats excellents dans le traitement de cette maladie par une thérapeutique énergique et des plus simples[1]. Elle consiste à appliquer

1. Leredde, Traitement du prurit avec lichénification par la cure

une pâte exfoliante tous les huit jours en moyenne sur les plaques ; dans l'intervalle on applique en permanence sur la plaque traitée une pâte de zinc molle, qu'on renouvelle chaque jour. La durée des applications est élevée progressivement de vingt minutes à une demi-heure et même trois quarts d'heure (Voir *Méthode exfoliante*).

On ne peut appliquer la pâte résorcinée sur de trop larges surfaces.

Huit ou neuf fois sur dix, la guérison est obtenue par cinq ou six applications. Le prurit diminue très rapidement.

Chez les malades qui présentent seulement une ou deux plaques de lichen circonscrit, le traitement local, joint à quelques recommandations, suffit à amener la guérison, mais il faut faire plus chez ceux qui présentent des plaques multiples, chez lesquels l'affection récidive et qui présentent en même temps des troubles névropathiques.

Les malades suivront l'hygiène générale des prurigineux, on leur interdira les aliments irritants de tout ordre, ils éviteront les préoccupations nerveuses et morales et le surmenage physique ou intellectuel. Les douches tièdes, l'électrisation généralisée (bains statiques, courants sinusoïdaux) peuvent être employées dans les cas graves et rebelles.

L'arsenic est prescrit par Brocq quand il n'y a pas à remplir d'indication plus précise et il l'administre d'une manière prolongée à doses moyennes (0 gr. 005 à 0 gr. 01 d'arséniate de soude par jour). Il emploie

d'exfoliation, *Soc. de thérapeutique*, 20 nov. 1901, et *Bulletin de thérapeutique*, 8 déc. 1901.

tous les agents antiprurigineux, valérianates, bromures, antipyrine, citrophène, acide phénique.

A mon avis, la thérapeutique interne doit avoir surtout pour but d'éviter les intoxications exagérées, de faciliter l'élimination des toxines de l'organisme et de combattre les fermentations gastro-intestinales.

Les stations minérales qui conviennent aux malades atteints de lichénifications circonscrites sont surtout des eaux indifférentes, Néris, Luxeuil en France, Schlangenbad en Allemagne, Ragatz en Suisse, la Bourboule lorsque la nervosité n'est pas très développée et Saint-Gervais lorsqu'il y a des tendances marquées à des complications d'eczématisation brusque à type inflammatoire (Brocq). La cure hydrothérapique de Divonne me paraît pouvoir donner des résultats précieux.

Lichénifications primitives diffuses.

Les altérations cutanées sont ici les mêmes que celles décrites dans le précédent chapitre, mais elles envahissent, sans régularité, des surfaces étendues du corps et n'ont pas de limites précises ; on trouve des régions où la peau est épaisse, sèche, quadrillée à sa surface, d'autres où existent des papules isolées ; la pigmentation s'associe à ces lésions dans un certain nombre de cas. Le prurit est très étendu, quelquefois sa violence le rend intolérable. Brocq signale de véritables crises prurigineuses avec tremblement convulsif.

Indiquer en détail le traitement de l'affection ou des affections qui se manifestent ainsi serait reprendre toute la question du traitement du prurit. Je me contenterai de renvoyer au chapitre où j'ai traité cette question et de résumer les données essentielles qui doivent suffire à guider le médecin.

Au point de vue de l'hygiène cutanée, on évitera toutes les causes d'irritation, *savon*, bains médicamenteux, vêtements de laine et de coton.

On prescrira le régime et le traitement de la dyspepsie de fermentation si l'on soupçonne quelque trouble gastro-intestinal. Au besoin, l'estomac sera tubé.

Les évacuations intestinales et rénales seront surveillées. Le malade devra vivre au grand air et, après l'amélioration cutanée, pourra être envoyé dans une station d'altitude.

Le traitement local repose surtout sur l'emploi de l'hydrothérapie tiède et de l'électricité statique. On peut cependant chercher à agir par des topiques, surtout lorsque le malade est assez surveillé pour que le traitement puisse être varié d'après les indications quotidiennes.

D'après Brocq, les corps gras, les huiles, les graisses naturelles et en particulier l'axonge, conviennent mieux que toutes les autres substances au pansement externe. Je crois qu'on peut faire mieux encore en employant par exemple le sapolan, auquel on peut ajouter diverses substances antiprurigineuses ou réductrices, thiol, tuménol, résorcine, et une certaine quantité d'acide salicylique pour augmenter le pouvoir de pénétration (1 p. 50-1 p. 100). Dans certains cas, le traitement par les goudrons donne des effets remarquables.

Dans quelle mesure peut-on agir plus activement sur les lésions et quelle utilité y a-t-il à le faire? Je ne le sais pas encore très exactement, je crois qu'on peut essayer d'agir par la cure d'exfoliation sur les régions les plus malades à condition de ne soigner à chaque application que des surfaces assez peu étendues.

CHAPITRE VI

MALADIES NERVEUSES

Asphyxie des extrémités.

L'asphyxie locale des extrémités, ou maladie de Raynaud, se développe chez des individus jeunes, assez souvent syphilitiques, tuberculeux, ou bien atteints d'affections cardio-vasculaires ou rénales. Ehlers a rapproché cette maladie de l'ergotisme et croit que dans beaucoup de cas, sinon dans tous, il s'est agi d'ergotisme n'ayant pas été reconnu.

L'asphyxie locale peut marquer le début de la sclérodermie.

L'affection se développe presque exclusivement aux mains et aux pieds. On observe, sur un doigt ou plusieurs, des phénomènes de refroidissement avec décoloration, ou avec cyanose, passagère ou persistante. Assez fréquemment la gangrène locale en est la suite, il se fait une véritable momification de la phalange. Les douleurs sont alors vives.

La pathogénie de cette maladie est inconnue. Il existe, en dehors d'elle, une asphyxie des extrémités dont le type s'observe chez des lupiques, caractérisée par un refroidissement permanent avec cyanose persistante des mains, des pieds, des oreilles, du nez. Ce type s'observe en hiver. Les rapports avec la maladie de Raynaud sont indéterminés.

Le traitement de ces affections est surtout symptomatique. On peut exciter la circulation des régions malades par des lotions froides, des frictions; dans la maladie de Raynaud on recommande la galvanisation rachidienne, en appliquant le pôle positif sur la colonne vertébrale et le pôle négatif sur la région asphyxique. On cherchera à apaiser les phénomènes douloureux par les bromures, l'opium. Boulay a employé avec succès la trinitrine aux doses de 1/2 à 1 milligramme par jour, d'autres auteurs recommandent les préparations de strychnine et de quinine. On recherchera, bien entendu, si le malade n'est pas tuberculeux ou syphilitique et on agira en conséquence.

Érythromélalgie.

On observe dans cette maladie des accidents inverses de ceux qui caractérisent l'asphyxie des extrémités. Au niveau d'un doigt, d'un orteil le plus souvent, quelquefois de l'oreille, survient une rougeur vive, avec élévation thermique considérable, la région peut se tuméfier, les douleurs sont fréquentes, parfois intolérables.

L'affection procède par accès durant en général moins d'une heure. Dans l'intervalle, l'état des parties atteintes par l'érythromélalgie est tout à fait normal.

Lorsque les pieds sont atteints, le malade est obligé de garder le repos pendant l'accès; on fera des applications froides, on appliquera des pommades contenant 1 p. 5 ou 1 p. 10 de salicylate de méthyle. L'antipyrine au moment des accès, en dehors de ceux-ci l'emploi de préparations d'ergotine et d'hamamelis sont indiqués. Leistikow a obtenu de bons résultats en faisant des injections d'un dixième de milligramme d'atropine pendant quinze jours.

Hyperidrose.

L'exagération continue de la sécrétion sudoripare constitue une affection fréquente et gênante, difficile à guérir, mais dont on peut souvent atténuer les effets, dont le plus désagréable est la mauvaise odeur. Celle-ci (bromidrose) est, du reste, dans une certaine mesure indépendante de la quantité de sueur éliminée, et certains individus présentent une hyperidrose considérable sans bromidrose.

L'hyperidrose des mains peut être traitée par des bains très chauds, lorsque, comme il arrive souvent, elle coïncide avec du refroidissement et l'asphyxie locale. On peut faire ensuite des badigeonnages avec des solutions alcooliques fortes d'ichthyol à 20, 30, 40 p. 100, additionnées de 2 ou 3 p. 100 d'acide salicylique, de 5 p. 100 de résorcine. Ces solutions amènent une desquamation qu'on rend moins gênante en graissant les mains pendant le jour. Dans les formes légères, on peut se contenter de poudrer la nuit les mains avec de la poudre de talc, d'amidon, additionnée d'un tiers de sous-nitrate de bismuth et de faire porter des gants de fil.

L'hyperidrose des pieds est beaucoup plus commune et beaucoup plus gênante. On s'assurera que le malade n'est pas dyspeptique, la dyspepsie de fermentation étant une cause fréquente de cette hyperidrose.

Certaines règles d'hygiène locale seront suivies strictement. Il importe d'éviter la macération de la peau, de faciliter l'évaporation continue de la sueur. L'hyperidrosique portera des chaussures légères, au besoin en été des chaussures d'étoffe; il est utile de mettre sous la plante des pieds une semelle en liège ou en toile molle, mais épaisse. Les chaussettes de fil sont les seules qui conviennent parce qu'elles n'échauffent pas le pied.

Lorsque la peau est lavée à l'eau et au savon, il importe, après avoir rincé à l'eau tiède, de sécher la peau à fond; les poudres de talc, d'oxyde de zinc conviennent à cet égard. Quelquefois il conviendra de remplacer le nettoyage à l'eau par des nettoyages à l'alcool, pur ou résorciné à 2 p. 100.

Dans les cas assez intenses, outre les soins d'hygiène que je viens d'indiquer, il convient d'employer la poudre de tannoforme, qui a une action très remarquable. On peut l'appliquer la nuit, nettoyer le matin à l'alcool et poudrer le jour au talc.

Enfin, dans les cas difficiles et rebelles, il est nécessaire de modifier la peau par des substances actives. Les plus fréquemment employées sont le permanganate de potasse et le formol.

Le permanganate de potasse se prescrit en bains; on fait prendre chaque jour, par exemple, un bain de quelques minutes dans une solution à 1 p. 1000 ou 1 p. 500.

Le formol s'emploie en solutions alcooliques à 5 ou 10 p. 100 et même en pommades à 1 p. 10 ou 1 p. 50, on pourra prescrire la crème suivante :

Vaseline........	5 grammes.
Lanoline..........................	10 —
Eau..............................	15 —
Formol..........................	2 gr. 50
Acide salicylique........	0 — 50

On a encore employé les badigeonnages à l'acide chromique à 2, 3, 5 p. 1000 répétés toutes les semaines ou tous les quinze jours, au naphtol en solution alcoolique à 5 ou 10 p. 100, les badigeonnages avec la solution officinale de perchlorure de fer. On peut poudrer les pieds avec de l'acide borique étendu de moitié d'amidon (Audry).

Neebe, cité par Audry, recommande les bains de pieds à l'acide chlorhydrique médicinal, deux fois par semaine, pendant dix minutes chaque fois. Au début on étend de 25 p. 100 d'eau. On suspend le bain, s'il produit des douleurs.

Lorsqu'il y a de la macération interdigitale, on peut faire des badigeonnages avec une solution de nitrate d'argent à 1 p. 10 (Neebe). Dans ce cas, il est essentiel de séparer les doigts soit par du coton, soit mieux par de la gaze fine.

Je citerai enfin la méthode de Hebra, qui fait appliquer la pommade suivante :

Onguent diachylon........................ }
Huile de lin............................... } ãã.

en changeant deux fois par jour. Le traitement produit une exfoliation complète. Au bout de douze ou quinze jours, on fait des applications de poudres.

Suivant Hebra, il suffit de recommencer deux fois cette cure pour amener la guérison.

Les dermatologistes américains ont obtenu des guérisons, dans la moitié des cas environ, par la radiothérapie.

Sclérodermies.

On désigne sous le nom de *sclérodermies* des affections dans lesquelles la peau subit une transformation fibreuse d'un type spécial. Tantôt il s'agit de plaques limitées (*morphée*, *sclérodermie circonscrite*), tantôt de bandes scléreuses (*sclérodermies en bandes*); dans d'autres cas, la transformation fibreuse de la peau tend à se généraliser, on observe surtout, au niveau du masque et des extrémités, une transformation graduelle des tissus; la sclérose de la peau est alors un symptôme d'une grande maladie générale, dont nous ignorons les causes et le mécanisme réels, et qui peut être une toxidermie (Leredde et Thomas, Ehrmann).

Morphée. — A l'état adulte une plaque de morphée se caractérise par une couleur jaunâtre de la peau, rappelant le vieil ivoire; à ce niveau on sent une plaque indurée, arrondie ou allongée, donnant la sensation d'un carton épais et élastique, formant un disque incrusté dans la peau. La surface est absolument sèche. A la périphérie on observe habituellement un anneau légèrement violacé (*lilac ring* des Anglais), quelquefois on trouve une zone pigmentaire à sa partie interne.

Les lésions commencent par une tache congestive, elles persistent pendant des années; à la fin l'induration disparaît et la circulation se rétablit. Elles sont rarement douloureuses.

Il existe des formes anormales, où le diagnostic ne peut être établi que par l'examen histologique (Darier et Gastou). Certains types se rapprochent du lichen plan atrophique (Hallopeau).

On traite la morphée par des applications d'emplâtres (emplâtre rouge, Vigo), par le massage quotidien des plaques, par l'électrothérapie. On peut, dans les cas où les plaques sont en nombre restreint et peu étendues, faire de l'électrolyse négative. On enfonce dans la plaque l'aiguille reliée au pôle négatif, en ayant soin de ne pas en dépasser l'épaisseur et de ne pas pénétrer dans les tissus sains. Les piqûres doivent être éloignées d'un centimètre en moyenne. On ne dépassera pas 8 à 10 milliampères; souvent on ne peut atteindre cette intensité, à cause des douleurs que l'on provoque.

Pour Brocq, les résultats de l'électrolyse sont des plus favorables. Lorsqu'il existe des plaques multiples, on pourrait même voir rétrocéder des plaques sur lesquelles on ne fait pas d'électrolyse, lorsqu'on met le pôle positif à grande distance des plaques de morphée que l'on traite, par exemple au niveau de la main.

La haute fréquence peut être recommandée dans certains cas.

Sclérodermie en bandes. — Les caractères des tissus malades sont aussi bien définis que dans la morphée; on trouve sur les membres de longues plaques fibreuses indurées, rétractiles, amenant souvent la gêne des mouvements et même, dans quelques cas, l'immobilisation du membre. La peau à leur niveau est blanche, cireuse, souvent pigmentée.

Le traitement local se fera sur les mêmes principes que celui de la morphée.

Sclérodermie généralisée. — La maladie détermine des altérations extrêmement caractéristiques du tégument. La peau de la face s'indure et se rétracte, les plis disparaissent, le nez s'atrophie, les mouvements de la bouche et des yeux deviennent difficiles et limités, l'oreille tend à disparaître peu à peu. Des lésions semblables peuvent s'observer sur les muqueuses et surtout sur la langue. Aux membres supérieurs, on voit, après une période habituelle d'acro-asphyxie, les altérations débuter par les doigts : la peau se rétracte, se colle au squelette; peu à peu les mouvements deviennent impossibles, les doigts s'atrophient lentement, le squelette se résorbe en commençant par la phalangette (*sclérodactylie*). Les lésions des membres inférieurs sont inconstantes.

On peut voir la sclérose et la rétraction de la peau s'étendre à une grande partie du tégument. Souvent la peau présente des taches pigmentaires, elle peut devenir mélanodermique.

La mort est habituelle, après une période de cachexie.

Le traitement local n'a pas grande utilité dans cette affection ; on pourra, bien entendu, masser sans inconvénients la peau d'une façon régulière. On peut aussi soumettre le malade aux bains électriques, aux courants continus, ainsi qu'à l'hydrothérapie sous toutes ses formes. Les malades seront envoyés aux stations sulfureuses, Uriage, Luchon, Bagnères. Besnier a recommandé les inhalations d'oxygène.

Les malades présentant des lésions vasculaires générales, on peut essayer les iodures, sauf à les cesser s'ils ont dans la suite des inconvénients.

L'arsenic, le fer, les phosphates, les préparations bromurées, les valérianates trouvent des indications dans cette maladie.

Chloasma et troubles de pigmentation.

Les troubles de pigmentation de la peau sont les uns congénitaux (taches pigmentaires, lentigo, xeroderma pigmentosum, neurofibromatose), les autres aigus. Parmi ceux-ci il existe des pigmentations, de cause externe. Citons la pigmentation qui fait suite au coup de soleil et qui est d'origine photochimique, et les éphélides solaires.

Le chloasma s'observe surtout chez des femmes enceintes, il se développe à la face et forme de grandes taches pigmentaires, plus ou moins foncées, confluentes sous forme de nappes étendues. Parfois il s'étend aux régions couvertes du tronc, mais la pigmentation y est moins marquée. On l'observe aussi chez des vieillards, des cachectiques, des paludéens, des tuberculeux, des femmes atteintes de troubles utéro-ovariens.

Il n'y a pas lieu de traiter le chloasma des femmes enceintes, qui disparaît après l'accouchement. Les autres pigmentations diffuses, que nous avons citées, peuvent être traitées par l'exfoliation cutanée, rapide ou lente (Voir *Méthode exfoliante*, *Éphélides*).

Vitiligo.

Le vitiligo est une affection d'observation assez commune constituée par la dépigmentation absolue de certaines régions de la peau; à leur niveau la coloration des téguments est absolument blanche. Simultanément, on constate tout autour une hyperpigmentation qui n'a pas de limites précises; l'hyperpigmentation précède la disparition du pigment, et les zones achromiques s'étendent aux dépens des régions hyperchromiques. Les plaques de vitiligo sont souvent multiples.

On traite les plaques de vitiligo par l'application de topiques irritants, acide acétique dilué, alcool camphré, essences variées, l'électrothérapie sous forme d'électricité statique (souffle, étincelles), ou de haute fréquence.

On peut essayer de déterminer la pigmentation des régions décolorées, en les soumettant à la photothérapie.

Le vitiligo paraît être assez fréquent chez les syphilitiques; l'existence de la syphilis doit donc être recherchée chez les malades. Darier cite un cas dans lequel le vitiligo disparut rapidement à la suite du traitement spécifique.

Zona.

Le zona est, dans la grande majorité des cas, une affection unilatérale qui se développe sur le trajet des nerfs sensitifs ou des métamères. On voit paraître, soit simultanément, soit les unes après les autres, pendant plusieurs jours, des plaques érythémateuses, rouges, saillantes et chaudes. Sur ces plaques se développent des vésicules, groupées en bouquet, comme des lésions d'herpès, d'où le nom d'*herpès zoster*. Des vésicules, les unes avortent, les autres forment des croûtes au bout de quelque temps, et enfin des macules; assez souvent on voit des ulcérations suivies de cicatrices, surtout chez les vieillards.

Les troubles sensitifs sont des plus variables dans leur degré. Parfois il n'y a pas de douleurs, quelquefois elles sont intolérables, elles peuvent précéder l'éruption, et d'autre part persistent quelquefois pendant des mois et des années après elle. Elles ont un caractère névralgique et sont toujours profondes. Je signalerai seulement les troubles de sensibilité tactile, que l'on constate au niveau des plaques, et des troubles moteurs passagers dans les régions envahies par le zona.

L'éruption peut être annoncée par des phénomènes généraux, fièvre, troubles gastriques, surtout chez l'enfant.

La seule localisation sur laquelle nous devons insister est celle qui occupe le territoire de la branche ophtalmique du trijumeau; elle se développe sur la partie du front voisine de la ligne médiane; assez souvent on observe des lésions associées de la cornée.

Dans les cas simples, le traitement du zona se fait par l'application de poudres, par exemple de poudre d'amidon, maintenue en place par de l'ouate et un bandage léger. On peut également appliquer des colles de zinc après badigeonnages avec des solutions de thiol. S'il se forme des ulcérations et des croûtes, on fera tomber celles-ci, on pansera avec une pâte. Les ulcérations peuvent être touchées avec une solution d'ichthyol, pansées à l'aristol ou à l'iodol. On peut ouvrir les vésicules avec une aiguille flambée et panser avec des pâtes molles.

Mais l'important, chez les malades atteints de zona, est de diminuer, s'il est possible, les phénomènes douloureux. On ne peut guère compter sur la thérapeutique locale. De toutes les poudres, celles de thiol ou même d'orthoforme[1], additionnées d'oxyde de zinc, paraissent le plus utiles en raison de leur action anesthésiante. Quelques auteurs ont obtenu de bons résultats par l'électrothérapie de haute fréquence, et j'en ai obtenu moi-même. Elle doit être maniée d'une façon très progressive. Les premières séances seront courtes, les suivantes pourront être plus longues (dix minutes par exemple); on pourra également employer alors des effluves plus intenses qu'au début.

Le malade pourra, pendant la période douloureuse,

1. L'orthoforme est un agent qui provoque aisément des éruptions, et ne doit être employé qu'avec surveillance.

prendre du bromure de potassium, du bromidia, du chloral, etc. Il faudra parfois faire des injections de morphine ou d'héroïne. Les sels de quinine, en particulier le bromhydrate, l'antipyrine, le citrophène, le pyramidon, peuvent être également indiqués.

Atrophie idiopathique diffuse de la peau.

Il s'agit d'une maladie rare, caractérisée par la formation de taches rouge clair qui, en s'agrandissant, finissent par former de larges surfaces au niveau desquelles la peau s'amincit ; son épaisseur peut être celle d'une feuille de papier à cigarettes ; elle laisse voir par transparence les organes profonds. Les poils disparaissent, toutes les sécrétions disparaissent aussi. La sensibilité est normale.

On ignore complètement l'origine et la nature de cette maladie. Neumann aurait obtenu dans un cas une amélioration par l'emploi, pendant un long temps, de l'arsenic sous forme de pilules asiatiques.

CHAPITRE VII

MALADIES DU CUIR CHEVELU

La plupart des dermatoses peuvent atteindre le cuir chevelu ; nous avons déjà étudié le traitement de leurs localisations sur cette région. A son niveau, l'épaisseur du tégument permet d'employer les agents chimiques actifs à dose beaucoup plus élevée que sur les autres parties du corps ; chez l'enfant en bas âge, il n'en est pas de même, la susceptibilité du cuir chevelu est identique à celle de la peau glabre.

Nous étudierons, dans ce chapitre, la séméiologie sommaire et le traitement des affections propres au cuir chevelu : des teignes, comprenant la teigne à petites spores, la trichophytie et le favus, et des alopécies comprenant : d'une part, les alopécies circonscrites, pelades et pseudo-pelades ; de l'autre, les alopécies diffuses, toxiques, infectieuses, aiguës et chroniques.

TEIGNES

I. — Teigne à petites spores.

Cette maladie, décrite par Sabouraud, est due à un champignon spécial (*microsporum Audouini*) dont l'existence a été reconnue par Gruby en 1843. Elle atteint uniquement les enfants jeunes, guérit au plus tard à la puberté et ne se rencontre plus après celle-ci. Elle est extrêmement contagieuse, très répandue dans certains pays, plus même que la trichophytie.

L'affection se développe sur le cuir chevelu sous forme de plaques circulaires, isolées les unes des autres, assez souvent multiples, mais en général peu nombreuses. A leur niveau, il n'existe pas d'alopécie, mais les cheveux sont très courts, n'ont guère plus de trois millimètres, ils sont très minces, décolorés, engaînés à leur base d'un étui formé par le champignon; la surface de la peau présente des squames fines, blanchâtres (*pityriasis alba parasitaire*).

Le traitement est celui de la trichophytie.

II. — Trichophyties.

Au cuir chevelu comme sur les autres régions pilaires du corps et sur la peau glabre, il existe un grand nombre de trichophyties. Les unes sont d'origine animale, les autres sont des trichophyties humaines.

Les formes d'origine animale sont consécutives à des inoculations venant du cheval, du chien, du chat, d'oiseaux domestiques. Elles sont dues à des parasites qui se développent en dehors des poils, *trichophytons ectothrix*. Elles se révèlent par des folliculites suppurées, tantôt atteignant isolément les poils voisins, tantôt formant des placards cohérents identiques à ceux que nous avons décrits au niveau de la barbe (Kérion Celsi). Aucun caractère fondamental ne les distingue des formes suppurées de la trichophytie cutanée que nous avons décrites.

Le traitement se fera par le nettoyage des croûtes, au moyen de cataplasmes, de pulvérisations, les applications de teinture d'iode, les pansements à la pâte de zinc.

L'étude des trichophyties humaines exige plus de détails. Comme la teigne à petites spores, elles surviennent chez l'enfant, et guérissent presque toujours à la puberté, ou sinon peu après (trichophyties scolaires de Sabouraud). Elles sont dues à des parasites développés dans le cheveu, *trichophytons endothrix*.

La forme clinique la plus commune est caractérisée par des plaques petites, souvent en très grand nombre. Les cheveux sont peu nombreux à leur surface, ceux qui persistent sont gros, pigmentés, la plupart ne sortent pas de la peau, on les voit par transparence à travers la couche cornée. Quand on les extirpe à la pince, on constate qu'ils s'écrasent facilement entre les mors.

Dans des types plus rares, dus à des espèces mycologiques distinctes, mais voisines de celle qui détermine la précédente, et également endothrix, on constate des aires déglabrées très étendues. Dans les uns et les autres, on observe souvent des lésions superficielles de la peau en dehors du cuir chevelu (*trichophytie accessoire des teigneux* de Besnier).

Le traitement des trichophyties scolaires et de la teigne à petites spores est toujours extrêmement long;

il s'agit d'affections rebelles qui, bien traitées, peuvent durer une, deux années ou plus, au désespoir des parents, et qui interrompent la vie scolaire des enfants. Nous dirons plus bas quelques mots de la prophylaxie.

Au point de vue local, il convient d'agir, non seulement sur les plaques malades, mais encore sur tout le cuir chevelu, de manière à le maintenir propre, à éviter les inoculations parasitaires nouvelles et l'extension des plaques.

Les cheveux seront donc tenus courts, coupés à intervalles rapprochés. La tête peut être nettoyée au savon, à la décoction ou à la teinture de bois de Panama, à l'alcool, à l'essence de térébenthine, à l'éther de pétrole. On peut, de temps en temps, tous les huit jours par exemple, la frictionner avec de la teinture d'iode étendue de cinq fois son volume d'alcool; — on assure mieux ainsi l'antisepsie superficielle; en outre les points nouveaux qui peuvent se produire se colorent en brun par l'iode et sont ainsi reconnus facilement dès leur début.

Presque tous les dermatologistes ont renoncé à l'épilation des plaques, qui est nécessairement toujours incomplète; la peau reste infectée de parasites et de cheveux cassés. Mais il est utile de pratiquer, autour des lésions malades, une bordure d'épilation qui les limite, et paraît empêcher l'extension centrifuge. Cette bordure pourra avoir un centimètre de largeur. L'épilation sera reprise tous les quinze jours ou tous les mois.

On a essayé d'appliquer sur les plaques de trichophytie tous les agents chimiques possibles. Et aucun n'a fait la preuve de sa supériorité de manière à faire disparaître les autres de la pratique médicale.

Lorsque le médecin ne pourra surveiller l'effet du traitement, il pourra indiquer la ligne de conduite suivante :

Les plaques de trichophytie isolées par l'épilation seront nettoyées chaque jour avec du coton et de l'alcool boriqué à 3 p. 100 ou de l'alcool contenant 1 gr. p. 500 de sublimé. Cela fait, on peut les badigeonner deux fois par semaine avec de la teinture d'iode étendue.

L'acétone iodée n'a pas été encore employée dans les trichophyties du cuir chevelu, mais pourrait peut-être permettre une action de l'iode à une plus grande profondeur.

Les plaques seront couvertes ensuite d'emplâtre de Vigo qui reste en place jusqu'au lendemain. Cet emplâtre produit souvent à la longue une certaine irritation, et même la formation de pustules ; il est nécessaire d'en prévenir les parents, et de les avertir de cesser alors l'emploi de l'emplâtre et d'appliquer de la pâte de zinc, pour calmer l'irritation.

Le traitement à l'acide chrysophanique est déjà plus délicat, — en raison de l'érythème qu'il produit. Cet érythème a au cuir chevelu une couleur très sombre, et doit être recherché pour être vu ; il est essentiel de ne pas le laisser s'étendre ni gagner les yeux.

On peut faire simplement sur les plaques des badigeonnages avec une teinture chrysophanique à 10 p. 100, on peut également employer une pommade à 5 p. 100 avec laquelle on frictionne les plaques chaque jour, ou bien se servir de crayons, ou enfin appliquer des emplâtres, si les plaques sont étendues et peu nombreuses.

L'acide pyrogallique peut être substitué à l'acide chrysophanique.

Les autres traitements, par l'huile de cade, le soufre, semblent moins actifs que les précédents. Ils exigent l'application de pommades, et sont par conséquent moins pratiques.

Lorsque les applications du traitement peuvent être faites par le médecin lui-même, le meilleur procédé est le plus énergique, je veux parler de l'application d'huile de croton. Ce traitement est dangereux parce qu'il peut amener de l'alopécie et a été longtemps réprouvé, mais la preuve de sa supériorité paraît avoir été faite, et les accidents sont rares quand on surveille l'effet. Les premières applications seront faites avec de l'huile de croton étendue de cinq fois son volume d'amandes douces, tous les huit jours seulement, pour permettre de connaître la sensibilité cutanée propre de l'enfant. Bientôt on peut se servir d'huile de croton pure. Les applications d'huile pure provoquent en vingt-quatre heures la formation de pustulettes. On calme l'inflammation par l'application d'une pâte de zinc molle.

Eau de chaux	ãã 5 grammes.
Huile de lin	
Craie préparée	
Amidon	
Acide salicylique	0 gr. 20

Dans quelques cas, lorsque le médecin peut avoir l'enfant sous les yeux, il y a avantage à faire tous les trois ou quatre jours un badigeonnage à l'huile de croton étendue; on badigeonne les plaques avec une légère couche du mélange :

Huile de croton..........................	1 partie
Huile d'amandes douces..................	3 parties

et, de suite, on nettoie à l'huile d'amandes douces pure.

Il est probable que tous ces modes de traitement vont être remplacés d'ici peu par la radiothérapie.

Il résulte d'un travail récent de Sabouraud, appuyé sur cent cas de teigne traités par les rayons X, qu'une seule séance de radiothérapie peut amener la guérison complète et définitive. L'épilation d'une région du cuir chevelu peut être obtenue régulièrement après une séance de 40 minutes, la peau se trouvant à 15 centimètres de l'anode, le radiochromomètre étant maintenu au degré de 4 à 5, le spintermètre à 1 cm. 1/2 d'étincelle. L'ampoule fournissant une quantité de rayons égale à 4,5 unités de l'appareil de Holzknecht.

La dépilation commence le quinzième jour après la séance et se termine au vingtième. La repousse commence environ sept semaines après la dépilation et dure environ deux mois.

Bien entendu, avant le traitement et à la suite, on fera tous les examens microscopiques nécessaires pour établir exactement les points malades et s'assurer qu'aucun petit foyer n'a été négligé par la radiothérapie.

Il reste à dire quelques mots de la prophylaxie de la teigne à petites spores et des trichophyties scolaires. Elles exigent l'isolement de l'enfant dès que l'affection est reconnue. L'enfant doit être repris par sa famille; s'il a des frères et des sœurs, il doit avoir chez ses parents la tête couverte en permanence d'un bonnet; l'application d'emplâtres permet également d'éviter la contagion. Lorsqu'il n'y a plus de plaques malades, il reste en général des cheveux encore infectés, disséminés, et ils peuvent persister pendant des mois. Les certificats de guérison ne doivent donc être délivrés qu'avec beaucoup de réserve; les soins de propreté très minutieux, les badigeonnages du cuir chevelu à la teinture d'iode étendue doivent être continués pendant un certain temps, quand l'enfant a repris la vie scolaire.

III. — Favus.

Les caractères cliniques du favus, au cuir chevelu, ne sont pas constants. Assez souvent, on constate la présence de *godets*, qui sont de petits amas croûteux, de couleur jaune soufre, secs, développés à l'orifice du follicule pileux. Le cuir chevelu offre fréquemment une odeur, très spéciale, de souris.

Quand le favus est un peu ancien, il détermine habituellement de l'alopécie. Celle-ci se dispose par zones irrégulières, où persistent quelques cheveux isolés seulement. A leur niveau la peau est lisse, blanche, d'aspect cicatriciel, et en effet l'alopécie due au favus est définitive.

Cette alopécie peut envahir à la longue le cuir chevelu presque entier, en respectant la bordure seule, symptôme tout à fait caractéristique.

Les cheveux faviques sont minces, secs, sans élasticité, courbés à angles obtus; ils viennent à la pince avec une gaine vitreuse.

Il existe des variétés qui donnent lieu à des erreurs de diagnostic : le *favus alopécique*, où on ne trouve jamais de godets, mais seulement des points rouges isolés; le *favus pityriasique*, dans lequel les cheveux sont engainés à leur base par d'épaisses accumulations de squames; le *favus impétiginiforme*, où les croûtes épaisses et étendues se rapprochent de celles de l'impétigo vulgaire.

Le caractère commun à toutes les formes de favus est la présence dans les cheveux à l'examen microscopique de longs filaments de diamètre inégal, inégalement cloisonnés, flexueux, se divisant en 2, 3, 4 filaments secondaires.

Le traitement dans toutes les formes repose essentiellement sur l'épilation. Celle-ci sera faite à la pince, et renouvelée le plus souvent possible. Les godets doivent être ramollis par des cataplasmes ou des applications d'huile salicylée, puis enlevés à la curette.

On peut, lorsque les poils repoussent, et lorsqu'il n'y a pas de cheveux sains dans l'intervalle, les épiler au moyen d'applications de collodion ; on fait sur le point que l'on veut épiler quatre ou cinq badigeonnages, de manière à former une couche épaisse de collodion desséché, puis on tire doucement sur les bords au moyen d'une pince.

Comme médicaments actifs, on peut employer soit la teinture d'iode, en badigeonnages une ou deux fois la semaine au niveau des régions malades, soit les applications d'emplâtre de Vigo, soit la chrysarobine, en crayons ou en pommades, en ayant soin de protéger les yeux.

La guérison s'obtient à la longue, lorsque l'épilation est faite avec toute la persévérance nécessaire.

D'après Sabouraud, la radiothérapie paraît devoir donner les mêmes résultats curatifs que dans les teignes.

PELADES ET PSEUDO-PELADES

Le mot *alopécie en aires* est en général pris comme synonyme du mot *pelade*; il y a là un abus de langage qui prête à beaucoup de confusions : en effet les pseudo-pelades sont, comme les pelades, des alopécies en aires; le diagnostic des pelades et des pseudo-pelades exige un examen minutieux de la peau, au niveau des régions malades; seul cet examen peut fournir des caractères différentiels.

Sous le nom de pelades on peut comprendre des affections du cuir chevelu ou des autres régions pilaires dans lesquelles on constate des zones d'alopécie circonscrite, sans lésions inflammatoires ou cicatricielles de la peau. Celle-ci est tantôt grasse, épaisse (*pelade séborrhéique*), tantôt fine, sèche, atrophique (*pelade ophiasique*). Dans quelques cas rares, l'alopécie, d'abord circonscrite, s'étend à tout le cuir chevelu : la pelade devient *diffuse*, *décalvante*.

Dans les pseudo-pelades, il existe des zones alopéciques, mais à leur début on constate la présence de lésions inflammatoires; plus tard, l'alopécie est cicatricielle.

Pelade.

Dans sa forme la plus bénigne, la *pelade* se révèle par la présence sur le cuir chevelu d'une zone alopécique allongée, ovalaire, au niveau de laquelle la peau est blanche, décolorée, œdémateuse parfois; souvent la surface offre un aspect graisseux; la sécrétion grasse peut devenir considérable lorsqu'on exprime la plaque peladique entre deux doigts. A la bordure du cuir chevelu et surtout à la nuque, le tégument est souvent sec.

A la périphérie de la plaque, lorsqu'elle est en voie d'extension franche, on trouve une zone où les cheveux viennent à la pince, sans la moindre résistance. On, peut, par l'existence de cette zone, reconnaître l'activité de la maladie.

Les cheveux peladiques sont de deux types : les uns, *longs*, qui se trouvent presque exclusivement à la périphérie des plaques; leur racine a la forme d'un navet ou est absolument effilée; les autres, *cassés*, qui se trouvent à la périphérie de la plaque ou sur la plaque; leur racine se termine par un bulbe plein aminci, l'extrémité supérieure est volumineuse et brisée.

La présence de plusieurs plaques est fréquente; elles peuvent entrer en coalescence et déterminent ainsi la formation de grandes aires alopéciques.

Après un temps parfois court, parfois après plusieusr années seulement, la repousse se fait; les cheveux nouveaux sont habituellement blancs pendant un certain temps.

La pelade occupe plus souvent la zone marginale que les régions centrales du cuir chevelu.

Sur la première zone, elle tend fréquemment à s'étendre, elle peut occuper une grande partie de la bordure du cuir chevelu, en particulier à la nuque. Ce type constitue la *pelade ophiasique*, commune chez l'enfant, et dont Sabouraud a fait une maladie distincte.

A la barbe, à la moustache, la pelade a les mêmes caractères qu'au niveau du cuir chevelu.

Les pelades étendues sont reliées par tous les intermédiaires à la *pelade décalvante*. Dans ce type, on observe la chute des poils sur la plus grande partie du cuir chevelu et du corps, ou même la chute universelle, avec quelques bouquets persistant de place en place. Les ongles peuvent tomber et présenter diverses altérations : perte de transparence, dépressions de surface, sillons transversaux et longitudinaux, le tout consécutif aux lésions de la matrice. Les pelades généralisées guérissent parfois, mais sont trop souvent incurables.

La pathogénie de la pelade est inconnue; sa contagiosité est douteuse, si même elle existe. Le microbacille de la séborrhée grasse qui emplit les utricules pileux dilatés, au niveau des plaques peladiques, ne paraît plus pouvoir être considéré comme l'agent pathogène. S'agit-il d'une affection nerveuse, comme l'admet Jacquet? Il est impossible en ce moment de démontrer l'origine nerveuse de la pelade, mais aussi de démontrer qu'elle n'existe pas. Ce qui est certain, c'est l'existence fréquente de troubles de nutrition caractérisés par des modifications des échanges urinaires.

L'alopécie peladique doit toujours être distinguée des

alopécies dues aux pseudo-pelades, des alopécies cicatricielles dues aux traumatismes, aux abcès et aux furoncles du cuir chevelu, de l'alopécie en clairières de la syphilis secondaire.

Les traitements de la pelade que nous connaissons aujourd'hui sont loin d'être satisfaisants ; il est difficile de juger de leur valeur, l'évolution de la maladie étant extrêmement irrégulière et personne n'ayant étudié les diverses méthodes d'une façon comparative.

Le nombre des méthodes chimiques qui ont été proposées est considérable ; on a employé à peu près tous les agents possibles et sous toutes les formes. On paraît s'accorder maintenant pour juger que les meilleurs sont ceux qui permettent d'exciter la peau par une irritation intense et rare, ou fréquente et légère.

Parmi les agents irritants communément utilisés citons l'iode, l'essence de térébenthine, l'ammoniaque, la teinture de cantharides, la teinture de capsicum, l'acide acétique, l'acide phénique, l'alcool camphré, le sublimé.

On fera, par exemple, une fois par jour des frictions avec le mélange (Besnier) :

Hydrate de chloral	5	grammes
Acide acétique cristallisable	1 à 5	—
Éther	25	—

ou le suivant :

Alcoolat de Fioravanti	ãã 100	grammes
Alcool camphré		
Teinture de cantharides	ãã 25	—
Teinture de romarin		

ou le suivant :

Acide phénique.	5 grammes.
Essence de térébenthine	20 —
Alcool camphré	75 —

Ces frictions seront faites par le malade lui-même.

Le médecin peut appliquer lui-même le traitement en faisant, par exemple, de temps à autre des applications de vésicatoire liquide de Bidet, ou des badigeonnages avec le mélange suivant :

Acide acétique cristallisable	āā
Chloroforme	

A ma policlinique, je fais, comme le recommande Hallopeau, des badigeonnages avec la solution suivante :

Acide phénique	9 parties.
Alcool	1 partie

On trempe un pinceau dans le mélange. Après le badigeonnage, la peau devient blanche.

On frictionne immédiatement à l'alcool absolu pour enlever l'excès d'acide phénique.

Ces badigeonnages sont repris tous les huit jours, à moins d'irritation exagérée que l'on calme par une crème ou une pâte de zinc.

Ces traitements irritants peuvent être compliqués et modifiés de toutes les manières.

On a également employé les réducteurs dans le traitement des pelades : la chrysarobine surtout. On fait, par exemple, des frictions tous les soirs avec un crayon à la chrysarobine, en ayant soin de couvrir ensuite le cuir chevelu pour protéger les yeux. Le soufre et le goudron ont également rencontré des partisans. Ils conviennent surtout lorsque l'état séborrhéique est très marqué à la surface des plaques peladiques. On peut faire alterner le traitement excitant et le traitement par les réducteurs.

Lorsque la pelade occupe la barbe, on peut faire les mêmes traitements, mais il faut se rappeler que la sensibilité cutanée y est plus marquée qu'au cuir chevelu et qu'il faut employer des doses plus faibles et faire des frictions moins énergiques.

Autour des plaques, il est bon d'épiler, ou de raser au rasoir, en particulier lorsque ces plaques sont en voie d'accroissement. L'épilation sera reprise deux ou trois fois par mois.

Enfin, il convient de nettoyer avec soin les régions pilaires où la pelade peut se développer. Les nettoyages seront faits au moyen de savonnages : on emploiera des savons médicamenteux, au naphtol, au goudron, à l'acide salicylique. On peut également faire des frictions avec la teinture de bois de Panama étendue d'eau :

Teinture de quillaya................	50 grammes
Eau..............................	100 —

ou des solutions alcooliques, contenant 1 p. 500 de sublimé, 3 p. 100 d'acide borique, 1 p. 100 de résorcine, etc.

Les plaques malades pourront être dissimulées, soit au moyen de noir de fumée, soit au moyen d'emplâtres couverts de cheveux.

Telles sont les règles générales du traitement de la pelade par les agents chimiques. Les agents physiques n'ont pas d'une manière générale fait la preuve de leur supériorité sur les autres et ont des indications assez rares; il me semble que leur emploi doit être strictement réservé aux cas rebelles.

L'électricité de haute fréquence paraît convenir aux formes rebelles et étendues; d'après Jersild, la photothérapie donne de bons résultats, les rayons chimiques de la lumière ont du reste une action excitante sur la genèse des poils. En fait, dans les formes limitées, anciennes, résistant aux agents d'excitation habituels, la photothérapie m'a semblé d'un emploi utile.

Le traitement interne de la pelade ne peut être indiqué d'une manière bien précise. Les recherches de Jacquet ont démontré l'existence de troubles de la nutrition, caractérisés par des éliminations urinaires anormales; chez tout malade atteint d'une pelade persistante, résistant au traitement externe, on devra donc se préoccuper de régler l'hygiène générale, d'agir sur la nutrition et le système nerveux.

Suivant Jacquet, la pelade a souvent pour origine un trouble dentaire; quoi que l'on pense de cette théorie, on peut prendre actuellement pour règle de faire étudier et rectifier l'état de la dentition par un dentiste dans tous les cas. L'état du tube digestif sera étudié; lorsque la pelade sera tenace, ou extensive, on fera l'examen des urines; des indications thérapeutiques particulières pourront en résulter.

D'une manière générale, on cherchera à calmer les

troubles nerveux, qui paraissent fréquents chez les peladiques, par la suppression des surmenages de tout ordre.

Le séjour dans la montagne à l'altitude moyenne de 1000 mètres, une cure hydrothérapique bien menée, l'électrothérapie sous forme de bains statiques peuvent modifier l'évolution de l'alopécie.

Parmi les stations hydrominérales, on peut recommander celles d'Uriage, de Saint-Gervais. Le traitement arsenical, en particulier par les cacodylates à haute dose, pourra être essayé, l'arsenic ayant une action indéniable sur le développement du système pileux. Si les éliminations phosphoriques sont exagérées, il y aura lieu de prescrire des phosphates; si les pertes chlorurées quotidiennes dépassent la normale, des injections de sérum physiologique ou concentré (Déhu)[1].

Les règles de la prophylaxie de la pelade ont varié suivant les théories pathogéniques qui ont été successivement en honneur. La contagiosité de la maladie n'a plus guère de partisans, — ceci est écrit en 1903, — et en tout cas paraît ne se produire que dans des conditions très exceptionnelles de contact : il en résulte que l'on conseille simplement aux peladiques d'avoir des objets de toilette qui leur appartiennent en propre et ne servent à personne d'autre qu'à eux-mêmes. L'application d'emplâtres sur les régions malades réalise une prophylaxie suffisante, dans tous les cas.

Il n'y a plus lieu d'éliminer les peladiques des collèges, des écoles, des agglomérations, comme on le faisait jadis.

1. Déhu, art. PELADE, *La Pratique dermatologique*, t. III, p. 709.

Pseudo-pelades.

Au contraire de la pelade vraie, les *pseudo-pelades* se révèlent, dans tous les cas, par des aires alopéciques *multiples*, presque toujours petites, disposées habituellement au voisinage les unes des autres et de préférence au vertex. Les aires ont un dessin irrégulier. A leur niveau, la peau présente un aspect cicatriciel, ou plus souvent une surface lisse, facilement plissée, sans sécrétion graisseuse. Les poils n'ont pas les caractères de poils peladiques; beaucoup, dans les lésions récentes, viennent aisément à la pince; à leur base on trouve une gaine vitreuse.

Ces lésions sont évidemment d'origine inflammatoire, mais il y a des cas où l'inflammation ne se révèle pas en surface, ou bien il n'existe qu'une légère rougeur; dans d'autres, au contraire, on trouve des pustules centrales avec rougeur périphérique nette.

Pour traiter ces affections il convient en premier lieu de tenir les cheveux courts, et d'épiler *largement* autour des plaques. On fera tomber les croûtes. S'il existe des pustules, on pourra faire des pointes galvanocaustiques centrales. Enfin, on emploiera les réducteurs, à doses fortes : résorcine, soufre, sels de mercure insolubles, lénigallol, acide pyrogallique, chrysarobine, en évitant le goudron, dangereux dans toutes les folliculites.

Les lésions existantes au moment du traitement déterminent une alopécie définitive.

ALOPÉCIES.

Parmi les affections du système pilaire que nous avons étudiées, certaines : favus, pelades, pseudo-pelades, provoquent ou peuvent provoquer de l'*alopécie*. Il existe des alopécies congénitales du cuir chevelu, partielles ou totales. Au cours de la vie, toutes les affections qui sur la peau glabre aboutissent à une sclérose et à un état cicatriciel des tissus, peuvent amener, quand elles se développent au cuir chevelu, de l'alopécie : ainsi le lupus tuberculeux, le lupus érythémateux, les syphilides secondo-tertiaires et tertiaires. Les lésions inflammatoires, qui sur la peau glabre déterminent rarement des cicatrices importantes, en déterminent plus souvent au cuir chevelu, parce qu'elles y sont plus souvent mal soignées et s'y développent en profondeur : ainsi l'impétigo, la furonculose.

Nous éliminerons toutes les alopécies cicatricielles du chapitre *Alopécie*, et nous n'étudierons ici que les alopécies diffuses de cause générale et de cause locale, en faisant remarquer de suite qu'il s'agit là d'une division d'étude très artificielle.

Alopécies de cause générale.

Toutes les infections, les cachexies, certaines intoxications, certaines maladies viscérales importantes, qui agissent profondément sur l'organisme, sont susceptibles d'amener l'alopécie, — inversement, dans toute alopécie, on recherchera la cause générale qui peut l'expliquer.

Parmi les infections, je citerai la fièvre typhoïde, l'érysipèle (surtout quand il s'étend au cuir chevelu), la scarlatine, la tuberculose, la syphilis secondaire, la grippe intense.

Parmi les affections viscérales, il faut mentionner les maladies des organes génitaux chez la femme et les troubles gastro-intestinaux. Certaines alopécies paraissent pouvoir se rattacher purement et simplement à des fermentations gastro-intestinales.

Dans ces alopécies, la chute des cheveux est parfois intense et, en très peu de temps, le cuir chevelu se dénude largement; parfois elle est modérée, mais continue, et la dénudation est incomplète, d'autant plus que la repousse des cheveux se fait simultanément. A la traction les cheveux viennent sans résistance sérieuse avec un bulbe plein : ils sont minces, grêles, souvent divisés à leur extrémité (trichoptilose). Le cuir chevelu est sec, ou graisseux, ou squameux, pityriasique.

Le traitement sera d'autant plus sévère que l'alopécie aura une marche plus aiguë. Dans les cas graves, il faudra couper les cheveux courts chez la femme elle-même.

Dans tous les cas, le cuir chevelu sera tenu propre, au moyen de savonnages, de nettoyages à l'alcool, de jaunes d'œufs délayés dans l'eau, la décoction de bois de Panama...

La pilocarpine paraît être le médicament qui a le plus d'action sur la repousse des poils; on l'emploie aux doses de 1/2 à 1 p. 100, en solution alcoolique.

On peut le combiner à des agents excitants, teintures de cantharides, de capsicum, camphre, etc.

On pourra employer par exemple les formules suivantes, pour des frictions quotidiennes :

Pilocarpine	0 gr. 50
Teinture de capsicum	10 grammes.
Alcool camphré	30 —
Alcool à 90°	60 —

Pilocarpine	1 gramme.
Teinture de cantharides — de noix vomique	āā 10 grammes.
— de romarin	20 —
Rhum	60 —

Pilocarpine	0 gr. 50
Alcoolat de Fioravanti	10 grammes.
Alcool camphré	25 —
Glycérine	10 —
Alcool à 90°	55 —

D'après Sabouraud, le nitrate de potasse et le formol à 40 p. 100 (formol du commerce) sont, en dehors de la pilocarpine, des agents d'une utilité certaine. On emploie la première aux doses de 0,5 p. 100 et le second à celles de 1/2 à 2 p. 100.

Il est utile après les frictions de graisser légèrement le cuir chevelu, à la moelle de bœuf, avec de l'huile de ricin, un peu de vaseline blonde, etc.

Lorsqu'il existe de la séborrhée et un état pityriasique, les pommades contenant des réducteurs seront indiquées ; on alternera leur application et celle des lotions à la pilocarpine. On emploiera l'ichthyol, la résorcine, les goudrons, etc.

Alopécies de cause locale.

La plus commune de ces alopécies est celle qui se développe chez l'homme, dans les villes, et, se développant d'une manière continue, détermine la calvitie en dénudant complètement le sommet de la tête; la calvitie s'étend quelquefois à la presque totalité du cuir chevelu. Dans les cas extrêmes, il reste seulement une zone marginale chevelue, s'étendant d'une oreille à l'autre en passant sur la nuque. C'est l'*alopécie séborrhéique* de Sabouraud, *alopécie prématurée idiopathique* de Brocq. Les lésions histologiques sont les mêmes que celles de la pelade vulgaire, et, comme dans la pelade, on trouve les utricules pileux dilatés remplis par des amas de microbacilles. L'affection s'accompagne d'une hypersécrétion graisseuse persistante qui est un signe clinique fondamental. Elle est tout à fait exceptionnelle chez la femme.

Sabouraud distingue complètement de cette alopécie celle qui s'accompagne d'une formation squameuse continue, d'un état pityriasique du cuir chevelu. La chute des cheveux est ici diffuse. Les parasites que l'on y rencontre sont différents. Le pronostic est tout à fait opposé : dans l'alopécie séborrhéique, la guérison est des plus difficiles à obtenir; l'alopécie pityriasique, au contraire, cède à un traitement bien fait. Cette dernière affection s'observe chez la femme comme chez l'homme.

L'alopécie séborrhéique doit être traitée de bonne heure, à cette seule condition on peut espérer la guérir ou ralentir au moins son développement. Il faut savoir qu'elle apparaît souvent peu après la vingtième année.

Beaucoup d'individus qui en sont atteints, sont extrêmement préoccupés de leur mal ; ils accepteront des conseils assez sévères, et par exemple de modifier le régime alimentaire, de réduire l'alimentation carnée, de faire des exercices physiques réguliers. L'arsenic est à peu près le seul agent auquel on puisse actuellement supposer une efficacité et que l'on puisse conseiller ; je crois qu'il convient de l'employer à doses fortes — en arrivant à un centigramme d'acide arsénieux par jour — par périodes de traitement de quinze jours, largement espacées, d'un à deux mois.

Il est du reste certain que le traitement local a beaucoup plus d'importance ; il devra être poursuivi avec une très grande persévérance.

Comme Sabouraud, je crois que le soufre est le meilleur agent du traitement. Dans les cas les plus graves, on pourra employer une solution de sulfure de carbone saturée de soufre et non sursaturée (Sabouraud), qui peut être irritante, mais est bien supportée en général, surtout si on recommande au malade de ne pas l'appliquer tous les soirs, au commencement du traitement. Le matin, on peut nettoyer avec un peu d'éther ou d'acétone.

Les autres préparations soufrées sont beaucoup moins actives. Il est difficile d'employer les pâtes à cause du temps qu'elles exigent pour le nettoyage le matin. On peut se servir de lotion soufrée ou de pommades.

Il y a avantage à combiner le soufre à d'autres agents, surtout à des réducteurs, goudrons, ichthyol, acide pyrogallique, chrysophanique, cinabre. L'acide pyrogallique ne peut être employé lorsque les cheveux sont blonds; on ne l'emploiera pas à hautes doses quand on voudra traiter des surfaces étendues du cuir chevelu.

On utilisera, par exemple, les formules suivantes :

Huile de bouleau blanc	10 grammes.
Soufre précipité	3 —
Acide pyrogallique	2 gr. 50
Beurre de cacao	15 grammes.
Vaseline blonde	35 —

Soufre précipité	3 —
Cinabre	1 —
Acide salicylique	1 —
Ichthyol	3 —
Axonge benzoïnée	30 —

Ichthyol	4 —
Soufre	2 —
Savon noir	6 —
Vaseline	40 —

Chlorhydrate de quinine	āā 0 gr. 35
Chlorhydrate de pilocarpine	
Soufre précipité	2 grammes.
Vaseline	20 —
Teinture de benjoin	Q.S. pour aromatiser.

(BROCQ.)

On fera de temps en temps des nettoyages complets du cuir chevelu, soit au moyen de savon, soit avec la décoction de bois de Panama (150 grammes par litre). Pour simplifier le traitement, ce qui ne doit se faire qu'au moment où la chute des cheveux est arrêtée, progrès qui exige en tout cas des mois, on peut espacer les applications de pommades actives et faire dans l'intervalle des lotions excitantes, au moyen des mêmes formules que nous avons indiquées à propos des alopécies de cause générale.

Dans l'alopécie pityriasique, le soufre n'a pas d'indications particulières. Les nettoyages à l'alcool, à l'éther de pétrole, au tétrachlorure de carbone n'ont pas d'action thérapeutique, mais sont commodes pour maintenir le cuir chevelu en état de propreté. On les renouvellera tous les jours s'il est nécessaire. Le traitement réel se fera au moyen de pommades contenant des réducteurs à doses fortes appliquées à intervalles plus ou moins rapprochés suivant les cas.

S'il y a du prurit, on fera des lotions à l'eau contenant une cuillerée de coaltar saponiné pour 200 grammes, ou à l'alcool résorciné, en ayant soin de graisser un peu le cuir chevelu à la vaseline après la lotion.

Aplasie moniliforme.

Cette affection est également désignée sous le nom de *monilethrix*. Il s'agit d'une maladie héréditaire et familiale, congénitale, ou plutôt presque congénitale, car, à la naissance, les cheveux sont normaux. Ces cheveux tombent, et on ne trouve que des poils courts, de quelques millimètres de longueur seulement, présentant des renflements et des étranglements successifs absolument réguliers.

Le cuir chevelu est sec, la peau y offre une apparence atrophique.

L'affection atteint souvent, simultanément, la barbe et les sourcils.

Les individus atteints de monilethrix présentent

habituellement une kératose pilaire très marquée. L'affection est incurable.

Trichorrhexie noueuse.

Il s'agit d'une maladie qui paraît parasitaire, dans laquelle on trouve au niveau du cuir chevelu, mais aussi de la barbe et de la moustache chez l'homme, des poils présentant un ou plusieurs renflements au niveau desquels il existe une véritable dissociation du tissu ; le poil casse à ce niveau avec la plus grande facilité.

Darier recommande de couper les cheveux et la barbe, de faire des lotions alcooliques de sublimé, d'appliquer des pommades soufrées et naphtolées.

Trichomycose nodulaire.

La maladie, qui porte également le nom de *piedra*, se rencontre dans l'Amérique du Sud : elle est plus fréquente chez la femme. On trouve un nombre plus ou moins grand de poils qui présentent des petits renflements à distance inégale, durs, moins foncés que le cheveu lui-même. Ces nodosités sont constituées par des amas de spores disposées en mosaïque, agglomérées au contact les unes des autres.

Les cheveux deviennent impossible à séparer les uns des autres par le peigne : ils sont incurvés et frisés.

Le traitement peut se faire par le peignage au peigne fin, après frictions des cheveux au vinaigre sublimé (1 p. 250), mais on est souvent obligé de couper les cheveux mêlés les uns aux autres.

CHAPITRE VIII

MALADIES DES ONGLES

La plupart des maladies des ongles ne comporte pas de traitement à l'heure actuelle. L'*onychogr phose*, caractérisée par le développement de l'ongl sous forme de griffe épaisse, nécessite l'emploi régulie de la lime et du rasoir. Dans l'*eczéma* des ongles, n'y a rien à faire, s'il n'existe pas d'eczéma périu guéal. Celui-ci se traite par les moyens indiqués a chapitre *Eczéma*. Le *psoriasis* des ongles peut êtr traité par les goudrons, par des pommades chrysopha niques fortes.

Le diagnostic des *onychomycoses* ne peut se fair d'une manière certaine que par l'examen microsco pique. Qu'il s'agisse de trichophytie ou de favus, Sabou raud indique les procédés suivants :

On peut appliquer la nuit autour de l'extrémité d la phalangette, un morceau de coton hydrophile tremp dans la solution :

Iodure de potassium............	1	gramme
Iode..........................	1	—
Eau...........................	1000	—

et on recouvre d'un doigtier de caoutchouc, peu serré.

Il faut cinq ou six mois pour obtenir la guérison.

Toutes les régions malades de l'ongle doivent être enlevées à la curette.

On peut également enlever chirurgicalement les ongles sous le chloroforme. On fait, les jours suivants, quelques badigeonnages iodés pour prévenir les récidives.

L'action élective de la radiothérapie sur tous les tissus d'origine épithéliale conduit, dès aujourd'hui, à essayer de l'utiliser dans toutes les affections des ongles.

FORMULAIRE THÉRAPEUTIQUE

Par L.-M. PAUTRIER

De l'importance des excipients dans la thérapeutique dermatologique.

L'étude des différents modes de pansements employés en dermatologie ou plutôt des différents modes de présenter à la peau un agent thérapeutique : pommades, pâtes, glycérolés, crèmes, bâtons de pommade, emplâtres, etc., est de la plus grande importance.

Il n'est pas indifférent en effet d'appliquer tel médicament sous forme de lotion, de pommade, de pâte : le résultat obtenu pourra être tout différent, excellent ou détestable. Le rôle de l'excipient apparaît capital.

Prenons un exemple parmi les agents employés quotidiennement en dermatologie : la vaseline. Il n'est pas de médecin, croyons-nous, qui n'ait eu l'occasion d'observer les effets nuisibles produits dans certains cas par l'emploi de cette substance.

Prenons également le soufre, médicament d'un usage courant en dermothérapie, agent anti-séborrhéique par excellence; nous pouvons l'employer sous forme de lotions hydro-alcooliques telles que la suivante :

Soufre précipité	10	grammes
Alcool	10	—
Eau	80	—

sous forme de pommade :

Soufre	5	grammes
Vaseline	95	—

sous forme de pâte :

Soufre précipité	4 grammes
Oxyde de zinc	6 —
Ceyssatite	2 —
Axonge benzoïnée	28 —

enfin sous forme de cérat :

Soufre précipité	5 grammes
Cérat	95 —

Or le résultat obtenu par ce même agent, présenté de ces quatre manières, pourra être entièrement différent.

Si le malade a la peau d'un grain assez fin, ou facilement irritable, l'application d'une pommade soufrée pourra déterminer des phénomènes inflammatoires intenses; au contraire le même malade aurait parfaitement toléré l'application d'une pâte, même avec doses de soufre supérieures.

Considérons de même un malade atteint d'eczéma, chez lequel les phénomènes inflammatoires aigus viennent à peine de disparaître et que nous nous proposons de traiter par des réducteurs faibles, tels que l'ichthyol par exemple.

Si l'eczéma de ce malade est encore irritable, l'application trop hâtive d'ichthyol sous forme de pommade, telle que :

Ichthyol	5 grammes.
Vaseline	95 —

pourra déterminer une nouvelle poussée inflammatoire. Au contraire l'application d'une pâte ou d'un glycérolé à l'ichthyol sera très bien supportée par le malade, améliorera l'état de ses lésions et permettra sans danger l'emploi d'une pommade active quelques jours plus tard.

Prenons encore un malade atteint d'une inflammation aiguë mais passagère, telle que celle qui succède par exemple à une cure d'exfoliation par la résorcine, dans un cas d'acné.

A un pareil malade nous ne prescrirons pas une pommade, mais une pâte, ou une crème.

Nous pourrions multiplier les exemples; ceux que nous venons de donner permettent de comprendre l'importance du rôle joué par l'excipient. A côté de l'agent actif qu'il est chargé de présenter à la peau, il agit pour son propre compte, par ses qualités physiques. Si bien qu'un grand nombre de pâtes, les pâtes simples, ne comprennent dans leur formule aucun médicament actif, mais agissent simplement par ces propriétés mêmes.

Ces propriétés expliquent encore les résultats différents obtenus par une pâte médicamenteuse, une pommade, un emplâtre, par ce fait qu'elles règlent la pénétration plus ou moins profonde du médicament à l'intérieur de la peau. C'est ainsi qu'une lotion aqueuse, qui contient un agent actif en suspension ou en dissolution, dépose simplement une couche légère de celui-ci à la surface de la peau. Son action sera celle de cet agent appliqué directement en poudre excessivement fine. Une pâte, qui est un mélange de graisses et de poudres, pénètre la couche cornée par la graisse qu'elle contient; mais les substances pulvérulentes qu'elle contient aussi lui donnent une porosité qui permet à la peau de fonctionner normalement sous cet enduit, et à la pâte d'absorber les sécrétions cutanées. Dans ces conditions, l'agent médicamenteux contenu dans une pâte ne pénètre pas très avant à l'intérieur des tissus et ne dépasse guère la couche cornée (ces différents points seront repris dans l'étude détaillée des pâtes). — Dans les pommades, composées de graisses et d'un agent médicamenteux, l'occlusion de la peau par les substances grasses est à peu près complète : la perspiration cutanée ne s'effectue plus; les produits de secrétion de la peau sont retenus à sa surface; il s'ensuit une inflammation locale, une dilatation des capillaires, des phénomènes congestifs; dans ces conditions les échanges entre les graisses de la peau et les graisses chargées de substances médicamenteuses sont beaucoup plus actifs et l'agent médicamenteux pénètre beaucoup plus profondément.

Enfin, dans les emplâtres, l'occlusion de la peau est complète : les emplâtres sont donc des agents extrêmements actifs; le médicament dont ils sont chargés agit profondément.

On voit que ces différents excipients forment une sorte de gamme, qu'il est indispensable de connaître. Ce n'est pas au hasard que l'on doit s'adresser à une lotion ou à une pommade; il faut savoir ce que l'on veut, comment l'on veut agir, et quels sont les agents que l'on a à sa disposition dans tel cas donné.

Il est donc essentiel de savoir manier correctement les différents topiques de la thérapeutique cutanée : lotions, pâtes, pommades, crèmes, bâtons de pommade, emplâtres, etc. Nous les passerons successivement en revue, en indiquant leur composition, leur mode d'action, et leurs indications générales.

Les graisses

Avant d'aborder l'étude des pommades et des pâtes, il nous paraît nécessaire de passer rapidement en revue les différents corps gras qui entrent dans leur composition. Bien que sortant un peu du cadre de thérapeutique pratique qui est celui de ce formulaire, cette rapide étude est nécessaire : la connaissance des différentes propriétés de chacune de ces graisses permettra de s'adresser à telle d'entre elles suivant le but qu'on se propose d'atteindre.

***

CONSTITUTION CHIMIQUE GÉNÉRALE DES GRAISSES. — Rappelons d'abord quelques notions élémentaires de chimie organique; les corps gras naturels sont, on le sait, des mélanges d'éthers trisubstitués de la glycérine, ou triglycérides, formés aux dépens des acides palmitique, stéarique et oléique, c'est-à-dire que dans la formule de la glycérine, $C^3H^5(OH)^3$, chaque radical OH est remplacé par un radical d'acide palmitique, stéarique ou oléique, donnant respectivement $C^3H^5(C^{18}H^{33}O^2)^3$ trioléine), $C^3H^5(C^{16}H^{31}O^2)^3$ (tripalmitine), et $C^3H^5(C^{18}H^{35}O^2)^3$ (tristéarine).

Le mélange de ces trois matières grasses, suivant des proportions variables, forme toutes les matières grasses naturelles qu'on rencontre chez les êtres vivants; on y trouve parfois, en plus, quelques acides gras volatils, qui donnent à ces matières grasses leur odeur particulière.

Suivant les proportions de tripalmitine, de trioléine et de tristéarine qui entrent dans la constitution des graisses, leur consistance varie.

Lorsque la trioléine est en fortes proportions et qu'il y a inversement peu de tristéarine et de tripalmitine, le mélange est liquide à la température ordinaire, et constitue une *huile*. Au contraire, lorsque la tristéarine domine et que la trioléine est rare, le mélange est solide et constitue une *graisse*.

*
* *

Graisses et huiles naturelles. — Les matières grasses naturelles sont les unes d'origine animale, les autres d'origine végétale, ces dernières presque toutes à l'état d'huiles.

Les matières grasses animales sont au contraire pour la plupart solides et de beaucoup les excipients les plus employés pour la confection des pommades.

En première ligne, il convient de citer l'*axonge*. Elle est tirée de la panne ou épiploon du porc. En général, on se contente de la faire fondre et de la couler. Mais elle rancit assez facilement à l'air, avec formation d'acides gras volatils. On admet que c'est l'enveloppe qui est surtout le siège de cette altération et l'on peut obvier à cet inconvénient au moyen d'un procédé spécial de préparation du Dr Veyrières (communication orale) : La panne fraîche est coupée en petits morceaux et additionnée, par kilogramme, de 30 grammes de chlorure de sodium et de 30 grammes d'alun. On pile et on laisse en contact 5 ou 6 jours, puis on fait bouillir le tout dans de l'eau et l'on écume, ou bien on laisse refroidir, on enlève la croûte formée et l'on décante; si l'eau n'est pas claire, on recommence.

Le procédé le plus employé pour éviter le rancissement de l'axonge consiste à lui adjoindre du benjoin, dans les proportions suivantes :

Axonge fondue......................	1 kilogramme.
Teinture de benjoin..................	5 grammes.

Le mélange prend une légère odeur aromatique de benjoin et porte le nom d'*axonge benzoïnée*. Pour la confection d'une pommade qui ne sera pas utilisée dans un court délai, on devra toujours avoir soin de prescrire : axonge benzoïnée et non axonge pure; les produits auxquels celle-ci donne naissance en rancissant peuvent être irritants pour une peau déjà malade et, en outre, agir sur l'agent médicamenteux incorporé à la pommade et le décomposer partiellement.

On peut également employer l'axonge stérilisée.

L'*œsypus* est une graisse de laine brute qui est peu employée en France; en Allemagne, elle jouit de la faveur des dermatologistes et est employée couramment dans les formules d'Unna, de Tœnzer, de Rosenthal. On peut lui reprocher d'une part son manque de fluidité et d'autre part son odeur laineuse fort désagréable.

La *lanoline* est encore une graisse de laine, extraite du suint de mouton. C'est une combinaison d'acides gras (l'acide trioléique en très faible proportion) et de cholestérine. D'après Liebreich elle existe normalement dans l'épiderme de l'homme. C'est une substance glutineuse, de couleur café au lait. Une bonne lanoline doit être neutre et fondre entre 42 et 45°. Elle est soluble dans l'éther, la benzine, le chloroforme, insoluble dans l'alcool. La lanoline est un des plus précieux excipients utilisés en dermatologie. Elle jouit d'abord du grand avantage de ne pas rancir à l'air et d'être par conséquent inaltérable pendant un temps assez long. Elle est parfaitement miscible avec tous les autres corps gras; elle est visqueuse, s'applique bien et donne beaucoup de corps aux pommades; employée pure, sa viscosité est même un peu trop forte et en général on l'additionne d'une certaine quantité de vaseline; elle jouit enfin du pouvoir précieux d'être miscible à l'eau dans des proportions considérables et avec d'autant plus de facilité qu'on y aura ajouté de la vaseline ou de l'axonge.

Nous reviendrons sur ce sujet à propos des crèmes; mais on comprend, dès maintenant, l'avantage offert par la lanoline, qu'on devra toujours choisir comme excipient d'une pommade lorsque l'agent médicamenteux à y incorporer est en solution. Ajoutons encore qu'elle est inodore, et l'on comprendra que ces nombreuses qualités expliquent la faveur dont la lanoline est l'objet.

A côté de l'œsypus et de la lanoline, il convient de citer encore toute une série de graisses de laine : l'*anaspaline*, la *lainine*, l'*alapurine ou adeps lanæ*, la *suintine*. Réservons seulement une mention spéciale à l'adeps lanæ dont Unna fait grand emploi dans sa thérapeutique. Elle a sur la lanoline l'avantage d'être d'un prix de revient un peu moins élevé; au point de vue pharmaceutique elle a, à peu près, les mêmes qualités de souplesse, d'onctuosité, de miscibilité à l'eau. Cependant, en France, elle n'est presque pas employée; la lanoline peut du reste la suppléer dans toutes les formules.

Citons encore comme matières grasses animales, solides, la *moelle de bœuf* et le *blanc de baleine*, obtenu par la préparation de l'huile contenue dans la tête du cachalot, et qui est employé pour la confection des crèmes rafraîchissantes, et entre dans la formule du cold cream du Codex.

GRAISSES ET HUILES ANIMALES. — Les huiles animales sont l'huile de morue et l'huile de dauphin.

L'*huile de morue* est tirée du foie de divers *gadus*. Elle renferme un peu de brome, de soufre et de phosphore, et plusieurs alcaloïdes en proportion minime. Elle est utilisée comme topique, en dermatologie, sous forme de badigeonnages ou plutôt sous forme d'emplâtres (emplâtre à l'huile de foie de morue de Vidal). On peut également, comme l'a proposé Veyrières, l'employer sous forme de cérat, suivant la formule :

Huile de morue......................	300 grammes
Cire jaune..........................	100 —

pour *cérat sans eau*, auquel on peut ajouter du menthol, de l'acide phénique, du goudron, etc.

L'*huile de dauphin*, préconisée par le Pr Guldberg et étudiée par C. Bœck (*Monatshefte f. prakt. Dermat.*, 1895, t. XXI) a une très grande puissance de pénétrabilité à travers la peau. Elle donne avec l'eau de chaux un excellent liniment; elle dissout l'acide salicylique; enfin Bœck a constaté qu'elle met un obstacle à la vie et au développement des bactéries sous la peau, et a cherché, avec succès, dit-il, à utiliser cette propriété dans le traitement de l'acné vulgaire.

Les matières grasses végétales sont, nous l'avons dit, toutes des huiles, à l'exception du beurre de cacao.

Le *beurre de cacao* est une substance solide, rougeâtre, extraite des semences de cacao; il sert, en pharmacie, à la confection des suppositoires; en dermatologie on l'emploie surtout pour la confection des pommades pour le cuir chevelu ou le visage de manière à les rendre plus fermes; le type de ces dernières est la pommadine de Unna :

Beurre de cacao......................	20 grammes.
Huile d'amandes..................	40 à 60 —
Essence de roses......................	II gouttes.

Les huiles végétales sont fort nombreuses; citons : l'*huile d'olives*, l'*huile d'amandes douces* extraite des semences de l'Amygdalus vulgaris, variété dulcis, l'*huile de ricin*, l'*huile d'œillettes* extraite des graines du Papaver somniferum, l'*huile de palme*, extraite du Cocos butyracea, l'*huile de lin*.

En dehors de leur emploi à l'état pur, pour ramollir des croûtes, ces huiles sont encore employées, comme nous l'avons vu, dans la confection des pâtes molles; on les emploie également pour la confection des pommades, pour ramollir les graisses de laine souvent trop épaisses. Enfin, elles entrent dans la composition des liniments.

Citons, pour terminer, l'*huile de croton*, retirée des graines du Croton tiglium (Euphorbiacées). C'est une huile de couleur jaune miel, d'odeur âcre, employée en dermatologie comme révulsif; appliquée à la surface de la peau, elle détermine une rougeur intense, du gonflement et de la pustulation.

En général, on l'emploie additionnée d'huile d'olives ou d'huile d'amandes douces.

*
* *

Graisses et huiles composées. — Comme pour les graisses et huiles naturelles, nous trouvons ici des graisses et des huiles d'origine animale ou végétale.

Les graisses sont : la myronine, la molline, l'aleptine, la résorbine.

La *myronine*, proposée par Eggert, a été étudiée par Neumann (*Monatshefte f. prakt. Dermat.*, 1895, t. XXI). C'est une graisse légèrement aromatique, de couleur jaunâtre, très adhérente, de consistance analogue à celle du beurre; elle est donc à la fois très molle et très adhérente et peut donner d'excellentes pommades.

La *molline* est une graisse blanc-jaunâtre ou plutôt une sorte de savon extrêmement surgras, étudiée par Kuhn et par Kirsten (*Monatshefte f. prakt. Dermat.*, 1886), qui en donnent la formule suivante :

Mélange de graisse périrénale et d'huile de coco très pures	100	grammes.
Lessive de potasse mélangée à très peu de lessive de soude.....	40	—
Glycérine	30	—

Quant à la *résorbine* et à l'*aleptine* de Vigier, ce sont des produits analogues, qui rendent de très grands services dans la pratique courante.

Les huiles composées sont les *huiles de zinc*, c'est-à-dire un mélange, une préparation d'oxyde de zinc et d'une huile végétale. Citons l'huile de zinc de Lassar, dont la formule est la suivante :

Oxyde de zinc........................	60	grammes.
Huile d'olive.........................	40	—

Veyrières a fait préparer, en France, une huile de zinc à base d'huile de lin. Ainsi préparée, elle n'est plus du tout irritante comme l'est l'huile de lin; malheureusement elle a souvent pris dans la préparation une odeur qui rappelle celle de l'huile de foie de morue. Elle renferme environ 4 à 5 p. 100 d'oxyde de zinc.

Vaseline.

Une place à part doit être faite à la vaseline, qu'il est d'usage de placer parmi les graisses, bien que sa constitution chimique soit toute différente. La vaseline ou pétroléine est en effet un mélange d'hydrocarbures, un composé d'huiles lourdes et de paraffine, provenant du résidu de la distillation des pétroles d'Amérique. On l'obtient en distillant les pétroles tant qu'ils fournissent des produits volatils, puis en oxydant le résidu à l'air libre, et en filtrant à chaud sur le noir animal. Elle est insoluble dans l'eau et la glycérine, soluble dans l'éther et le chloroforme. Elle n'est pas saponifiable. C'est une substance demi-solide, neutre, inoxydable, inaltérable à l'air. On en distingue deux variétés : la vaseline blanche, qui est de beaucoup la plus employée en France, qui est la plus pure; et la vaseline blonde ou américaine, qui serait moins irritante et à laquelle on peut incorporer plus facilement certains agents médicamenteux tels que l'huile de bouleau, l'huile de cade, etc.

La vaseline peut s'employer pure, comme excipient de pommade. On peut également l'associer à une graisse de laine. Un mélange très habituellement employé est le mélange par parties égales de lanoline et de vaseline. Les avantages de la vaseline comme excipient sont d'être neutre, de n'avoir aucune odeur, et d'être inaltérable à l'air et à la lumière, par conséquent de ne modifier en rien les agents médicamenteux qui y sont incorporés.

La vaseline liquide, ou huile de vaseline, qui n'est autre chose que la vaseline privée des 25 p. 100 de paraffine qu'elle renferme à l'état solide, est également incolore, inodore et neutre; elle est assez peu employée en dermatologie. Elle sert surtout comme véhicule pour les injections hypodermiques de sels insolubles.

*
* *

VASOGÈNES. — A côté des vaselines, il convient de citer des produits qui jouissent d'une grande vogue en Allemagne, où ils sont employés par un grand nombre de dermatologistes : nous voulons parler des vasogènes.

Les vasogènes sont des vaselines oxygénées, c'est-à-dire des carbures d'hydrogène imprégnés d'oxygène.

Leistikow qui les a étudiés et expérimentés (*Monatshefte f. prakt. Dermat.*, 1894, t. XIX) a trouvé qu'ils étaient des véhicules précieux, qui dissolvent la plupart des médicaments employés en dermatologie, et facilitent leur résorption rapide. On fabrique en particulier avec les vasogènes des vasogènes iodés qui contiennent de 6 à 10 p. 100 d'iode et qui, au dire de leurs partisans, remplaceraient avec grand avantage la teinture d'iode et les autres préparations iodées, dans la pratique dermatologique, pour les frictions. On fabrique également des vasogènes ichthyolés ou salicylés, contenant 10 p. 100 de médicament actif.

Nous n'avons pas pour notre part d'expérience personnelle des vasogènes, qui sont d'ailleurs jusqu'ici inemployés en France.

Les poudres.

Les poudres sont employées en dermatologie soit isolément, pour leurs propriétés absorbantes, soit unies à des graisses, pour la confection des pâtes.

Il convient tout d'abord de distinguer les poudres inertes, qui n'agissent que d'une façon mécanique, et les poudres médicamenteuses ou actives.

Les poudres inertes sont elles-mêmes d'origine végétale ou minérale. Parmi les premières citons : l'amidon de blé, l'amidon de riz, la poudre d'iris, de lycopode, la fécule de pomme de terre, et parmi les poudres minérales : l'oxyde de zinc, le talc de Venise, la craie préparée, le sous-nitrate de bismuth, le kaolin, la terre d'infusoires. Nous ne dirons rien de toutes ces poudres qui sont fort connues, sauf la terre d'infusoires. Cette dernière (Kieselguhr des Allemands, randanite ou ceyssatite de Darier et Veyrières) est une terre de silice pure, particulièment recommandable par ce fait qu'elle est presque exclusivement composée de carapaces de diatomées, ce qui lui donne une porosité et un pouvoir d'attraction capillaire très précieux pour la confection des pâtes.

D'une façon générale, les poudres minérales doivent être préférées aux poudres végétales parce que celles-ci sont susceptibles de s'altérer et de fermenter sous l'influence des sécrétions cutanées.

Les poudres inertes agissent d'une façon physique pour calmer l'inflammation d'une peau hyperémiée et congestionnée. Unna explique cette action de la façon suivante : les particules pulvérulentes absorberaient, par attraction capillaire, une partie de la matière grasse de la couche cornée, et le courant sécrétoire qui provient de la profondeur de la peau rencontrant moins d'obstacle, s'accélérerait, d'où accroissement de la perspiration cutanée.

Dans certains cas, les poudres peuvent également agir comme agents antiprurigineux. Dans certaines formes de prurigos diathésiques généralisés par exemple, où le malade ne peut supporter un traitement actif sous forme de pommades que pendant la nuit, on se trouvera bien de prescrire pendant le jour des poudrages de tout le corps répétés, à trois ou quatre reprises dans la journée.

Nous ne dirons rien de la technique d'application des poudres, qui est des plus simples. Signalons simplement que, pour augmenter leur action décongestionnante, Unna a proposé l'emploi de « sachets à poudre », c'est-à-dire de petits sacs en mousseline qu'on remplit de poudre et qu'on fixe au point voulu par des bandes.

Quant aux poudres médicamenteuses, actives, nous ne nous en occuperons pas ici, leur action étant surtout due aux qualités spéciales, astringentes, caustiques, réductrices, qu'elles possèdent.

Les pâtes.

Les pâtes sont des topiques dans la composition desquels entrent des matières grasses et des substances pulvérulentes. Elles ont été introduites dans la thérapeutique dermatologique par les Allemands et en particulier par Unna et Lassar. En France, leur emploi est bien loin d'être généralisé autant qu'il devrait l'être, et à peu près inconnu par les praticiens. Les pâtes sont cependant des topiques de tout premier ordre, d'une application journalière, et il est surprenant que les dermatologistes eux-mêmes n'en connaissent pas tous les avantages.

Composition. — Les matières grasses qui entrent dans la composition des pâtes peuvent être des graisses dures : adeps lanæ, lanoline — ou molles : vaseline, axonge — ou liquides : huile d'olive, huile de lin. Toutefois, on devra donner la préférence aux graisses molles, telles que la vaseline ou l'axonge, ou le mélange de lanoline-vaseline à parts égales. Les graisses molles s'incorporent en effet plus facilement les matières pulvérulentes, donnent plus de corps aux pâtes, leur permettent de mieux s'étaler, de pénétrer plus facilement la couche cornée.

Les matières pulvérulentes employées pour la confection des pâtes, sont : l'oxyde de zinc, l'amidon, le kaolin, le carbonate de magnésie, la craie préparée, la terre d'infusoires.

Les plus employées sont : l'oxyde de zinc, l'amidon et la terre de diatomées.

***

FORMULES. — Indiquons d'ailleurs tout de suite, pour fixer les idées, les principaux types de pâtes employées le plus fréquemment. Nous ne donnerons pour le moment que des formules de pâtes simples, c'est-à-dire ne contenant aucun agent actif. Les autres, ou pâtes médicamenteuses, seront étudiées dans la suite.

Oxyde de zinc	10 grammes.
Ceyssatite	2 —
Axonge benzoïnée	28 —

(UNNA.)

Oxyde de zinc	āā
Amidon	āā
Lanoline	āā
Vaseline	āā

(LASSAR.)

Oxyde de zinc	20 grammes.
Huile d'amandes douces	10 —

(BESNIER.)

Oxyde de zinc	5 grammes.
Kaolin	15 —
Vaseline	30 —

(MALCOLM MORRIS.)

A côté de ces pâtes, que l'on pourrait appeler pâtes dures, ou pâtes ordinaires, il convient de placer les « pâtes molles », dans lesquelles la matière grasse est représentée par une huile, et auxquelles on peut incorporer de l'eau :

Craie préparée	āā
Oxyde de zinc	āā
Huile de lin	āā
Eau de chaux	āā

(UNNA.)

Oxyde de zinc	10 grammes.
Ceyssatite	āā 5 —
Adeps lanæ	āā 5 —
Huile d'olives	10 —
Eau distillée	20 —

(LEISTIKOW.)

Oxyde de zinc	20 grammes.
Craie	āā 10 —
Eau blanche	āā 10 —
Huile de lin	āā 10 —

(LEISTIKOW.)

Il faut encore ajouter que l'on peut faire des pâtes souples, s'appliquant bien, en incorporant à du glycérolé d'amidon des poudres inertes dans la proportion de 10 à 30 p. 100.

* * *

MODE D'ACTION. — Les pâtes contenant une proportion notable de graisse, cette graisse imbibe la couche cornée, augmente sa souplesse, ou la lui restitue si elle l'avait perdue.

Mais la quantité considérable de poudres qu'elles contiennent aussi leur donne en même temps une porosité assez grande; c'est-à-dire qu'elles ne forment pas à la surface de la peau un revêtement imperméable, mais permettent à celle-ci de continuer à fonctionner normalement sous un enduit protecteur.

Par leur perméabilité elles ne s'opposent pas à la perspiration cutanée, c'est-à-dire à l'exhalation aqueuse ou transpiration invisible et n'ont pas l'action irritante qui est souvent le fait des pommades (Darier). De plus leur porosité, leur pouvoir d'attraction capillaire, leur permettent d'absorber les sécrétions de la peau (Leistikow). *La réunion de ces deux propriétés fait donc des pâtes des agents décongestionnants.*

*
* *

Indications. — Les indications des pâtes résultent de ce qui précède : chaque fois que l'on se trouvera en face d'une lésion enflammée, irritée, congestionnée, on se gardera bien d'appliquer une pommade, qui, par l'enduit imperméable qu'elle formerait à la surface de la peau, par la rétention des sécrétions cutanées qu'elle réaliserait, augmenterait l'inflammation et la congestion, mais on appliquera une pâte. Celle-ci formera à la surface des lésions un enduit protecteur suffisamment souple, qui les mettra à l'abri de l'air et des poussières et exercera en même temps son action antiphlogistique. Ce pouvoir décongestionnant des pâtes permet d'obtenir dans un temps très court, en quelques jours à peine, des résultats thérapeutiques remarquables. Darier a déjà attiré l'attention en France sur cette action antiphlogistique, dont il a observé les plus heureux effets. Pour notre compte, nous avons pu la constater presque tous les jours, depuis que nous employons systématiquement les pâtes, et nous l'avons observée dans des cas absolument frappants. En quelques jours, on transforme une lésion irritée, congestionnée, œdématiée, suintante, en une lésion d'où tout processus de congestion aiguë a disparu, et qui peut alors supporter un traitement énergique, un traitement réducteur actif ; c'est ainsi que dans des eczémas aigus, dans des lésions impétiginisées, une fois que l'on aura fait tomber les croûtes par des pulvérisations, dans les lésions eczématisées, dans les dermites avec œdème, congestion, suintement, l'emploi des pâtes assèche rapidement ces lésions et permet alors de les attaquer énergiquement. Au contraire, sur des lésions semblables, l'application d'une pommade, par l'obstruction absolue de la peau, par la rétention des sécrétions cutanées, par l'obstacle apporté à la perspiration de la peau, aurait augmenté les phénomènes inflammatoires aigus : congestion, œdème, suintement. Cette différence d'action entre les pâtes et les pommades est capitale, et nous voudrions attirer sur ce point toute l'attention des médecins praticiens.

Mais du mode d'action des pâtes il est une deuxième conséquence importante que l'on doit dégager : c'est que si l'on y incorpore un médicament actif, il n'agira qu'en surface. L'imbibition de la couche cornée par la graisse mélangée à la matière pulvérulente de la pâte, se faisant d'une façon beaucoup moins complète que par la graisse pure d'une pommade, les phénomènes d'osmose seront beaucoup moins actifs, et l'agent thérapeutique agira superficiellement. Au contraire, dans une pommade, la graisse de la couche cornée et la graisse de la pommade se mêlent beaucoup plus intimement et, par conséquent, le médicament actif incorporé à la pommade pénètrera et agira beaucoup plus profondément. Chaque fois que l'on se trouvera en face de lésions chroniques, non irritables, que l'on veut modifier profondément, sur lesquelles on veut agir avec énergie, on s'adressera à une pommade. Par contre, en face de lésions aiguës, congestives, irritables, on s'adressera à une pâte. Celle-ci agit dans ce cas par ses propriétés plastiques et non pas comme agent chimique. Si l'on se trouve en face de lésions excoriées, très irritables, on commencera par appliquer une pâte molle, telle que celles dont nous avons donné la formule plus haut, et l'on appliquera une pâte ordinaire quelques jours plus tard.

*
* *

Mode d'application. — L'application d'une pâte se fait d'une façon très simple : on enduit la surface à recouvrir en frottant avec un doigt ou avec une pince garnie de coton, chargés de la pâte, ou mieux encore avec une spatule. On la recouvre soit de gaze aseptique, soit d'un tissu imperméable; on peut recouvrir de ouate si l'on veut. Pour notre compte, nous donnons la préférence à la gaze aseptique.

On peut augmenter le pouvoir dessiccateur d'une pâte en saupoudrant par dessus avec une poudre inerte, telle que la poudre de talc; on obtient dans ce cas une action décongestionnante plus marquée.

Tout pansement fait avec une pâte doit être renouvelé une ou deux fois par jour. Pour détacher la pâte, on frotte avec un tampon de coton enduit de vaseline pure ou d'huile; la pâte ramollie se détache alors et on peut l'essuyer aisément. L'avantage des pâtes à base de glycérolé d'amidon est de permettre leur nettoyage à l'eau chaude, avantage qui peut être appréciable lorsqu'il s'agit de lésions excoriées, très sensibles, au niveau desquelles le fait de frotter avec de la vaseline pour détacher la pâte pourrait être douloureux.

Les pâtes médicamenteuses.

Comme leur nom l'indique, les pâtes médicamenteuses sont des topiques composés de graisses et de substances pulvérulentes, auxquelles on a adjoint un agent médicamenteux. Nous avons vu que les pâtes simples agissent par leurs propriétés plastiques, par leurs qualités physiques. Mais en même temps que l'action décongestionnante, qui est la propriété commune de toute pâte, on a souvent intérêt à exercer une action réductrice, ou kératolytique, ou anti-séborrhéique : d'où l'adjonction aux formules de pâtes simples que nous avons déjà données, de toute la série des substances actives, des agents médicamenteux employés en dermatologie. Ici encore, nous aurons à citer surtout des préparations employées en Allemagne.

RÈGLES A OBSERVER DANS LA FAÇON DE FORMULER LES PATES MÉDICAMENTEUSES. — L'adjonction de ces agents médicamenteux aux pâtes simples doit se faire suivant une règle qu'il importe d'observer rigoureusement : ils devront être incorporés aux pâtes dans des proportions telles que celles-ci conservent leurs propriétés caractéristiques, c'est-à-dire qu'elles continuent à permettre la perspiration cutanée et à absorber les sécrétions de la peau grâce à leur pouvoir capillaire. En un mot, les pâtes médicamenteuses devront exercer une action décongestionnante, au même titre que les pâtes simples.

Prenons comme exemple la pâte soufrée, et en particulier la formule donnée par Unna. Rappelons tout d'abord la formule de sa pâte de zinc ordinaire :

Oxyde de zinc........................	10	grammes.
Ceyssatite..........................	2	—
Axonge benzoïnée.................. ..	28	—

Nous nous proposons d'ajouter du soufre à cette formule. Le soufre étant une substance pulvérulente, nous devons retrancher une quantité d'oxyde de zinc égale à celle de soufre que nous allons incorporer. Par exemple, nous formulerons :

Soufre précipité	4	grammes.
Oxyde de zinc	6	—
Ceyssatite	2	—
Axonge benzoïnée	28	—

ou encore :

Soufre précipité	6	grammes.
Oxyde de zinc	4	—
Ceyssatite	2	—
Axonge benzoïnée	28	—

On le voit : dans un cas nous avons ajouté 4 gr. de soufre et nous n'avons mis que 6 gr. d'oxyde de zinc au lieu de 10 ; dans l'autre cas, ayant incorporé à notre pâte 6 gr. de soufre, nous n'avons mis que 4 gr. d'oxyde de zinc.

De même, on pourra prescrire :

Soufre précipité	6	grammes.
Oxyde de zinc	10	—
Amidon	4	—
Lanoline	10	—
Vaseline	10	—

(LEREDDE.)

En somme, dans un cas comme dans l'autre, il y a eu échange de substances pulvérulentes en proportions égales et la pâte a conservé entièrement ses propriétés plastiques, le même pouvoir de perméabilité à la perspiration cutanée et le même pouvoir de porosité, d'attraction capillaire.

Si nous insistons ainsi sur la construction d'une formule de pâte médicamenteuse, en prenant la pâte soufrée comme type, c'est pour permettre au médecin de bien comprendre le mécanisme très simple qui préside à la façon de formuler ces pâtes, afin qu'en partant de quelques formules de pâtes simples, telles que nous les avons données et qu'il lui sera facile de retenir, et connaissant les doses médicamenteuses des agents actifs employés en dermatologie, il soit toujours capable de formuler de lui-même n'importe quelle pâte médicamenteuse, en face de tel cas donné.

Une pâte simple, qui conviendra à certains eczémas, pourra être rendue plus épaisse avec grand avantage, dans tel autre cas, par l'adjonction d'une plus grande quantité de matière pulvérulente; telle séborrhée, légèrement irritable, ne supportera une pâte soufrée qu'à 5 ou 6 p. 100 de soufre; telle peau séborrhéique, épaisse et résistante, supportera, au contraire, impunément une pàte à 10, 15 p. 100 de soufre.

Tout ce que nous venons de dire, à propos des pâtes soufrées, s'applique à la plupart des autres pâtes médicamenteuses; un grand nombre des médicaments qui entrent dans leur composition sont en effet des poudres, ou des cristaux, ou des aiguilles minuscules, et lorsqu'ils entreront dans la composition d'une pâte pour une quantité suffisante, on devra toujours avoir soin de défalquer une quantité égale de substance pulvérulente inerte : oxyde de zinc ou amidon.

Mais, dans quelques cas, l'agent médicamenteux ne pourra être incorporé à la pâte que sous forme d'une solution; dans ce cas, on s'adressera exclusivement comme matière grasse à une graisse de laine : adeps lanæ ou lanoline. Ces graisses jouissent, en effet, de la propriété d'absorber des solutions aqueuses, dans une proportion assez considérable (c'est sur ce fait qu'est fondée la confection des crèmes, que nous aurons l'occasion d'étudier dans la suite). Elles formeront donc avec la solution médicamenteuse un mélange parfaitement homogène, auquel on adjoindra des substances pulvérulentes, dans une proportion un peu plus considérable, pour conserver à la pâte ses propriétés plastiques.

*
* *

Types de formules de pates médicamenteuses. — Il importe cependant de donner des exemples et nous allons indiquer ici quelques formules qui peuvent être usuellement employées :

Pâte soufrée :

Oxyde de zinc	6	grammes.
Soufre précipité	4	—
Ceyssatite	2	—
Axonge benzoïnée	28	—

(Unna.)

Pâte salicylée :

Acide salicylique	1 gramme.
Oxyde de zinc / Amidon	āā 12 —
Vaseline	25 —

(LASSAR.)

L'action kératolytique (destructrice de la couche cornée) de l'acide salicylique étant souvent employée pour favoriser l'action en profondeur des réducteurs, on pourra les associer à la formule que nous venons de donner, comme par exemple dans la formule suivante :

Pâte au tuménol salicylée :

Acide salicylique	1 gramme.
Tuménol	3 à 5 grammes.
Oxyde de zinc / Amidon	āā 12 gr. 50
Vaseline	25 —

(NEISSER.)

Pâte pyrogallique :

Pyrogallol	0 gr. 50 à 2 gr. 50
Ceyssatite	3 grammes.
Amidon	9 —
Vaseline / Adeps lanæ	āā 14 —
Jus de citron récemment exprimé.	V à X gouttes.

(LEISTIKOW.)

Dans cette formule, l'adjonction de jus de citron a pour but d'empêcher la coloration brune, jaune ou noire, que l'acide pyrogallique donne à la couche cornée, coloration qui est favorisée par les alcalis et par l'oxyde de zinc, et qui est empêchée par les acides, comme l'a reconnu Unna.

Pâte résorcinée :

Résorcine	20 grammes.
Oxyde de zinc	5 —
Ceyssatite	1 —
Axonge benzoïnée	14 —

(UNNA.)

Cette pâte qui contient une quantité égale de résorcine et de pâte de zinc ordinaire de Unna est un type de pâte exfoliante, destinée à produire au niveau des points où on l'applique, des réactions inflammatoires aiguës avec hyperkératose, aboutissant à l'exfoliation de la surface et à une décongestion persistante du derme. Nous n'avons pas à entrer ici dans le détail des applications de la méthode exfoliante, qui a des applications multiples en dermatologie. Ces indications ont été données en détail, dans le cours de cet ouvrage au sujet du traitement de l'acné, du lichen simplex, des pigmentations.

Pâte à l'ichthyol :

Ichthyol	1 gramme.
Oxyde de zinc Amidon	āā 12 —
Vaseline	25 —

(JESSNER.)

Pâte au thiol et au sapolan :

Thiol	3 grammes.
Sapolan	5 —
Lainine	7 —
Vaseline	5 —
Oxyde de zinc Craie préparée	āā 10 —

(PAUTRIER.)

Pâte au naphtol soufré :

Naphtol β	10 grammes.
Soufre précipité	50 —
Vaseline Savon noir	āā 25 —

(LASSAR.)

Naphtol β Acide salicylique Résorcine	āā 5 grammes.
Amidon Soufre Vaseline Savon noir	āā 25 grammes.

(BESNIER.)

Cette pâte est encore une pâte exfoliante; elle donne une idée des associations médicamenteuses que l'on peut réaliser dans une formule.

Pâte acétique :

Acide acétique	5 grammes.
Ceyssatite	10 —

Mélanger au mortier et ajouter :

Lanoline	25 grammes.
Vaseline	10 —

(LEISTIKOW.)

*
* *

EMPLOI DES PATES MÉDICAMENTEUSES. — Nous avons insisté assez longuement, à propos des pâtes simples, sur le mode d'action des pâtes, pour n'avoir pas à y revenir ici; rappelons seulement que, grâce aux propriétés physiques qui en font des agents décongestionnants, les substances médicamenteuses qu'elles contiennent n'agissent guère qu'en surface. De ces considérations découlent les règles de leur mode d'emploi : les pâtes médicamenteuses occupent une place intermédiaire entre les pâtes simples et les pommades. Comme nous l'avons déjà dit, il y a là une véritable gamme qu'il importe de savoir bien manier et dont il faut faire intervenir les principaux éléments en temps opportun. On aura donc recours aux pâtes médicamenteuses toutes les fois qu'on aura affaire à une lésion qui n'est pas en état d'inflammation aiguë et qu'on se propose de modifier, mais qui est encore suffisamment irritable pour que l'emploi d'une pommade puisse paraître dangereux. Par exemple, dans le traitement d'un eczéma aigu, une fois l'œdème et la congestion calmés par l'emploi d'une pâte simple, telle que la pâte de zinc de Lassar, on prescrira une pâte médicamenteuse contenant un réducteur faible tel que l'ichthyol, le thiol ou le tuménol, ou encore un goudron en très faible quantité. Les pâtes médicamenteuses constituent ainsi le deuxième stade du traitement d'une dermatose aiguë et préparent l'action des pommades dont elles rendent souvent l'emploi possible en très peu de jours. Elles permettent, en outre, au moment où l'on a recours aux pommades, d'employer des doses médicamenteuses bien plus énergiques, sans danger.

L'emploi systématique et gradué de ces différents stades thérapeutiques, permet d'obtenir des résultats remarquables, et dans un temps relativement fort court.

Aussi ne saurions-nous trop recommander de suivre cette marche : elle épargne des tâtonnements, des reculs, des aggravations, permet d'avancer à coup sûr, sans douleur pour le malade et rapidement; depuis que nous y avons recours d'une façon systématique à la Policlinique de l'Établissement Dermatologique, nous sommes souvent arrivés à guérir en un mois ou six semaines de vastes eczémas, durant depuis des mois et persistant malgré différents traitements, avec des alternatives de régression et de poussées aiguës.

Les pommades.

Le pansement gras. — Avant d'étudier les pommades, topiques à base de graisses, auxquelles on a incorporé un agent médicamenteux, il faut dire quelques mots de l'emploi thérapeutique des graisses à l'état pur, ou pansement gras.

Il est en effet tels cas où un état de sécheresse anormal de la peau, comme dans l'ichtyose, commandera de graisser fréquemment l'épiderme, pour tâcher de rendre à la couche cornée la graisse naturelle dont elle manque presque complètement, et pour restituer ainsi à la peau sa souplesse et l'empêcher de se fendiller et de se crevasser. Il existe, d'autre part, quelques dermatoses très graves, comme le mycosis fongoïde, au stade d'érythrodermie généralisée, où le revêtement cutané est malade dans son ensemble, et où l'on se trouve à peu près désarmé au point de vue de la thérapeutique locale; le rôle du dermatologiste se trouve réduit à modifier l'état général; au point de vue cutané, il ne peut que se borner à combattre l'état de la peau, l'exfoliation produite, et à calmer le prurit dont souffrent souvent les malades. Dans ces cas, le pansement gras trouvera souvent des indications.

Ce pansement consiste en des frictions, en des applications

faites avec une graisse, la plupart du temps une graisse solide. On pourra employer la vaseline ou la lanoline; mais cette graisse pure a une consistance qui rend son application difficile; on l'emploie plutôt mélangée à de la vaseline. La lanoline pure est du reste souvent mal supportée par une peau irritable et son emploi est contre-indiqué dans les dermatoses inflammatoires. La graisse qui rend peut-être les meilleurs services dans ce cas est l'axonge fraîche, renouvelée tous les jours, pour qu'elle n'ait pas le temps de rancir. Le pansement sera complété par l'application, sur les parties graissées, de compresses de gaze ou de simples bandes de tarlatane, ou en recouvrant avec une feuille de gutta-percha ou de protective.

⁂

COMPOSITION CHIMIQUE ET PHARMACEUTIQUE DES POMMADES. — Les pommades, ou onguents des Allemands, sont, nous l'avons déjà dit, des topiques de consistance molle, à base de graisse ou d'huile, auxquelles on incorpore un agent médicamenteux actif en proportions variables.

Au point de vue pharmaceutique (Bretonneau et Desesquelles, *Bulletin médical*, juillet 1901), on peut distinguer trois modes de fabrication des pommades :

1° Les pommades par simple mélange, qui sont les plus usuelles et qui sont obtenues par la trituration dans un mortier de l'excipient et de l'agent médicamenteux, jusqu'à formation d'un produit homogène; le type en est fourni par la pommade mercurielle, la pommade soufrée, etc.

2° Les pommades par solution, préparées à froid ou à chaud, par macération ou par coction; dans ce cas, le mélange obtenu a une homogénéité parfaite; comme exemples on peut citer la pommade camphrée, la pommade de bourgeons de peupliers, la pommade épispastique jaune.

3° Les pommades par combinaison chimique, dans la préparation desquelles il y a action réciproque de l'excipient sur le médicament ou inversement, et formation de combinaisons chimiques.

Au point de vue pratique, pour le médecin qui a à formuler une pommade, il n'est pas indifférent de s'adresser à n'importe quelle graisse. Comme nous l'avons déjà dit pour les pâtes, il faut tenir compte de l'état solide ou liquide du médicament à incorporer. Dans le second cas, on s'adressera uniquement à une graisse de laine, seule capable de former un mélange homogène avec la solution medicamenteuse.

***

MODE D'ACTION. — L'étude du mode d'action des pommades amène à étudier la question du pouvoir d'absorption de la peau et du degré de pénétrabilité des médicaments à travers l'épiderme.

Deux théories ont été émises; pour les uns, l'épiderme sain n'est perméable qu'aux substances volatiles, aux corps qui possèdent une certaine tension de vapeur à la température ordinaire.

Telle est la conclusion à laquelle ont abouti Linossier et Lannois, à la suite de leurs travaux sur l'absorption cutanée du gaïacol et du salicylate de méthyle; ces deux corps pénétreraient dans l'organisme à l'état de vapeur.

Cette absorption est régulière, soumise à des lois invariables, et pour les deux médicaments étudiés en particulier par ces auteurs, permettrait un dosage précis de l'action thérapeutique, tout aussi bien que l'absorption intestinale. Quant aux solides et aux liquides, ils ne peuvent être absorbés que s'il y a effraction de l'épiderme.

Pour d'autres auteurs, la peau, même protégée par un revêtement épidermique normal, absorbe une certaine quantité des agents médicamenteux qui lui sont présentés.

La perméabilité de la peau aux substances volatiles n'a pas besoin d'être démontrée. Tout le monde connaît les effets d'une friction avec une pommade riche en salicylate de méthyle.

Mais la peau est-elle imperméable aux solides ou aux liquides? Des expériences de Gallard (Académie des Sciences, mars 1900), consistant à faire des frictions cutanées avec une pommade à l'iodure de potassium et à rechercher l'iodure dans les urines, ont prouvé que la peau absorbait parfaitement l'iodure.

Pour prendre un autre exemple dans la thérapeutique dermatologique, il est un agent précieux en dermothérapie, l'acide pyrogallique, qui se présente sous forme d'aiguilles blanches, très légères, et qui est un réducteur très énergique. Or, l'acide pyrogallique ne peut s'employer que sur des lésions restreintes; employé sur des surfaces trop étendues, on peut voir apparaître des phénomènes d'intoxication avec frissons, fièvre, coloration des urines.

Que faut-il conclure de ces exemples? C'est que la peau, même intacte, sans la moindre effraction de l'épiderme, est perméable aux agents médicamenteux appliqués à sa surface et leur est d'autant plus perméable que ces substances lui sont présentées sous forme de pommades, et que cette pommade est appliquée en frictionnant la surface de la peau. Les médicaments incorporés aux pommades agissent donc sur la peau en profondeur, quoique cette action s'atténue de plus en plus avec la profondeur plus grande. Enfin, la qualité du corps gras qui a servi à confectionner la pommade n'est pas indifférente. C'est ainsi que d'après les expériences d'Aubert, de Lyon, il convient de distinguer deux modes de pénétration des substances associées à des corps gras leur servant de véhicule: 1° Par application simple et inhibition lente (de deux heures et demie à cinq heures); dans ces conditions, l'axonge, la vaseline, les huiles, sont mieux absorbées que la lanoline; 2° par friction (de cinq à dix minutes) et dans ces conditions, l'absorption de la lanoline devient supérieure à celle des autres corps gras, grâce sans doute à sa plus grande viscosité.

Rappelons ici ce que nous avons déjà dit en parlant de l'importance des excipients en dermatologie; l'action profonde des pommades s'explique par l'occlusion de la peau qu'elles réalisent. Cette occlusion par les graisses, qui n'est plus gênée par la présence de substances poreuses, comme dans les pâtes, est à peu près complète. La perspiration cutanée est abolie; les produits des sécrétions cutanées sont retenus à la surface de l'épiderme; le résultat de ce processus est la production d'une inflammation locale, une dilatation des capillaires, des phénomènes congestifs et comme conséquence possible, des phénomènes osmotiques plus actifs et une pénétration des médicaments en profondeur.

*
* *

INDICATIONS. — Les pommades conviennent donc à des lésions non irritables, à des dermatoses chroniques. Dans le traitement d'une dermatose aiguë, elles représentent le stade thérapeutique ultime et ne doivent succéder qu'à l'emploi successif du pansement humide, si la dermatose était très suintante, des pâtes simples, puis des pâtes médicamenteuses.

En face d'une dermatose chronique, au contraire, après avoir assuré l'asepsie de la peau, on aura recours immédiatement à une pommade. Il est indiqué ici, en effet, d'agir immédiatement en profondeur, pour modifier les lésions, pour les attaquer avec énergie.

Nous n'insisterons pas longuement sur ces considérations que nous avons déjà exposées.

*
* *

MODE D'EMPLOI. — Sous ce titre de mode d'emploi, nous ne voulons pas comprendre la technique de l'application des pommades, qui est conforme à la technique du pansement gras, que nous avons déjà exposée, mais nous voudrions attirer l'attention sur un facteur important dans l'emploi des pommades : nous voulons parler du facteur *temps*.

On peut, en effet, employer une pommade contenant une dose de médicaments assez faible et la laisser appliquée en permanence. C'est le mode d'emploi usuel.

Mais il est une autre technique qui est employée couramment, à l'Établissement Dermatologique, et qui consiste à faire intervenir le facteur temps de la façon suivante : lorsque, dans le traitement d'une dermatose, on juge le moment venu d'employer les pommades, on commence à en prescrire l'emploi d'une façon interrompue : c'est-à-dire que le malade commence à appliquer la pommade pendant une heure par jour et applique le reste du temps une pâte simple, à l'oxyde de zinc; puis, si les lésions ne réagissent pas trop fortement, il augmente insensiblement ou rapidement le temps d'application de la pommade. On tâte ainsi la sensibilité des lésions et l'on évite tout accident thérapeutique.

On peut également, dans les lésions chroniques, faire intervenir ce facteur temps dans un autre but, en employant un agent médicamenteux à doses extrêmement actives, presque brutales, pendant un temps assez court, une demi-heure, une heure, deux heures par jour, puis en appliquant encore une pâte simple dans l'intervalle.

Il ne s'agit plus ici de tâter la sensibilité du sujet pour progresser d'une façon insensible, mais au contraire d'agir sur les lésions d'une façon brusque, brutale, si l'on veut bien nous passer ces expressions. Nous avons observé que l'on avait souvent intérêt à agir de la sorte, et que cette « action massive », dans un temps court, hâtait souvent la régression d'une dermatose, plus que l'emploi du même médicament à dose ordinaire et d'une façon ininterrompue.

Les pommades à base de savon ou d'emplâtre.

Nous nous sommes abstenus de donner toute formule de pommades; la nomenclature eût été forcément ou extrêmement incomplète, ou eût constitué une énumération fastidieuse.

Sachant que l'excipient des pommades est représenté par les graisses, employées soit séparément, soit associées entre elles, on peut construire une formule de pommade avec n'importe quel agent médicamenteux, pourvu qu'on en connaisse les doses thérapeutiques.

Mais à côté des graisses ordinaires, on peut encore confectionner des pommades à base d'emplâtre ou de savon.

L'emplâtre simple est un mélange de lanoline et de vaseline caoutchoutées et de cire. Il peut faire d'excellentes pommades avec l'huile de cade. Renouvelant une formule de Hebra, Veyrières recommande le mélange suivant :

Huile de cade......................	parties égales.
Emplâtre simple....................	

ou mieux :

Huile de cade......................	40	grammes.
Emplâtre simple....................	10	—
Cire jaune.........................	10	—

Cette pommade, plus facile à faire que le glycérolé cadique, tiendrait et couvrirait mieux que celui-ci.

De même Mielck a donné une excellente formule de pommade mercurielle à base d'emplâtre, dont la formule est la suivante :

Mercure............................	8 grammes,

éteindre avec :

Térébenthine..........................	4 grammes,

ajouter :

Emplâtre simple..........................	24 grammes.
Huile de ricin..........................	3 —
Térébenthine..........................	3 —

Toutes les pommades à base d'emplâtre ayant, à moins qu'on ne les additionne d'huile, une consistance très ferme, produisent une obturation complète de la peau.

Elles conviennent donc particulièrement aux lésions anciennes, non irritables, aux psoriasis très squameux par exemple.

Les *pommades de savon*, introduites en thérapeutique par Oberländer, puis Mielck, ont pour excipient un savon fait, suivant la formule de Mielck, avec de l'axonge, au lieu de l'huile qui est employée pour la confection des savons ordinaires, et rendu légèrement surgras par l'addition d'un excès de 5 p. 100 d'axonge. On peut, avec un pareil savon, faire des pommades au goudron, au soufre, à l'ichthyol, au mercure, à l'iodure de potassium.

Par exemple, la pommade de savon mercurielle se prépare suivant la formule suivante :

Mercure............................	6 grammes,

éteindre avec :

Onguent gris..........................	1 gramme,

ajouter :

Savon d'axonge..........................	12 grammes.

D'après Leistikow, cette pommade mercurielle est plus propre, moins coûteuse, d'une odeur moins désagréable que l'onguent mercuriel ordinaire et pénètre beaucoup mieux les peaux un peu grasses.

Comme type de pommade au savon, citons encore la pommade au goudron qu'on peut formuler :

Goudron	5 à 20 grammes.
Savon d'axonge	100 —

(LEISTIKOW.)

On peut également employer comme véhicule les *glycérolés de savon*, qui contiennent 80 à 95 p. 100 de glycérine et de 20 à 5 p. 100 de savon de noix de coco, et qui dissolvent la plupart des agents médicamenteux.

Dans des pommades pareilles, l'action kératolytique des savons s'ajoute à l'action réductrice du médicament incorporé et permet à ce dernier d'agir en profondeur. Ce sont donc des topiques actifs.

Les bâtons de pommade.

Il est un autre mode de présenter à la peau les médicaments incorporés à des subtances grasses : ce sont les *bâtons de pommade*, faits sur le type du bâton de rouge pour les lèvres. Ils rendent de grands services dans le traitement de dermatoses qui ne sont pas suffisamment graves pour obliger le malade à garder la chambre et qui cependant seront heureusement modifiées par l'application, renouvelée à différents moments de la journée, d'un agent médicamenteux que le malade peut facilement porter sur lui. C'est ainsi que dans le traitement d'un sycosis, d'une acné peu étendue, les bâtons de pommade seront des plus utiles ; ils peuvent permettre au malade de guérir promptement et agréablement, en vaquant à ses occupations, sans pommade, sans enduit visible le jour. On peut d'ailleurs, et c'est la méthode de choix, combiner l'application d'une pommade active pendant la nuit, avec l'emploi d'un bâton de pommade pendant le jour.

Pour ce traitement ambulatoire, Darier recommande l'emploi des pommades contenues dans des tubes métalliques malléables, analogues à ceux dont se servent les peintres pour leurs couleurs. Le malade peut ainsi porter son médicament dans sa poche sans qu'il se salisse ou s'infecte. Mais encore faut-il que la pommade soit très fluide pour sortir facilement par l'étroit orifice du tube.

Les bâtons de pommade se font suivant 2 types de formules, l'un dû à Unna et Leistikow, l'autre à Audry.

La formule d'Unna et Leistikow est un mélange d'adeps lanæ et de cire dans la proportion de 66 à 34. Le mélange est fondu, coulé dans des tubes de verre maintenus dans l'eau chaude, puis, après refroidissement, découpé en petits morceaux et enveloppé de papier d'étain.

On peut incorporer au mélange à peu près toutes les substances médicamenteuses.

Donnons en exemple quelques formules empruntées à Leistikow :

Chrysarobine	30	grammes.
Cire	20	—
Adeps lanæ	50	—

(*Bâton de pommade à la chrysarobine*).

Soufre	10	grammes.
Cire	30	—
Adeps lanæ	60	—

(*Bâton de pommade soufrée*).

Oxyde de zinc	20	grammes.
Cire	25	—
Adeps lanæ	55	—

(*Bâton de pommade de zinc*).

Les bâtons de pommade d'Audry ont la formule générale suivante :

Beurre de cacao	70	grammes.
Paraffine	10	—
Huile d'olives	10	—
Médicament actif	2,50 à 15	

On prescrira, par exemple :

Résorcine	15 grammes.
Beurre de cacao	60 —
Paraffine	10 —
Huile d'olives	15 —

(*Bâton de pommade à la résorcine*).

(AUDRY.)

Sublimé	2 gr. 50
Beurre de cacao	80 grammes.
Paraffine	15 —
Huile d'olives	2 gr. 50

(*Bâton de pommade au sublimé*).

(AUDRY.)

Lorsque les bâtons de pommade sont bien préparés, ils ont une consistance ferme, mais sont onctueux au toucher et doivent s'écraser facilement sur la peau.

***

Citons avant de terminer cette étude des bâtons de pommade, les crayons à l'alcool et les crayons résineux pour l'épilation de Unna.

Les crayons à l'alcool. (Unna, *Monatshefte f. prakt. Dermat.*, 1900, Bd. 31, N. 11) ont été employés à la suite des recherches de Unna, qui lui ont montré que l'alcool permet de tuer les cocci et qu'il est excellent contre les maladies parasitaires de la peau, sous forme de stérilisation discontinue de celle-ci.

La formule à laquelle s'est arrêté Unna est la suivante :

Stéarate de soude	6 grammes.
Glycérine	2 gr. 50
Alcool, Q. S. pour faire	100 —

pour un crayon à couler dans un tube d'étain.

On pourrait à la rigueur augmenter l'effet du crayon à l'alcool en y incorporant des médicaments solubles dans l'alcool : résorcine, acide benzoïque, sublimé, mais l'alcool pur jouit d'un pouvoir stérilisant remarquable.

Lorsqu'on passe le crayon à l'alcool sur la peau, il laisse sur celle-ci un fin vernis savonneux d'alcool invisible.

Il convient particulièrement au traitement de jour des impétigos superficiels, des sycosis, des acnés pustuleuses.

Les crayons résineux pour l'épilation (Unna, *Monatshefte f. prakt. Dermat.*, 1898, Bd. XXVI) sont des crayons de colophane contenant 10 p. 100 de cire jaune. On les chauffe à la flamme comme un bâton de cire à cacheter, on applique sur la peau et dès que le crayon est refroidi on tire d'un coup sec, les racines des poils restent adhérentes à l'extrémité du crayon.

Ce mode d'épilation est rapide et, déclare Unna, moins douloureux que la pince à épiler. Unna le recommande pour l'épilation de districts circonscrits de la peau : dans le favus, le sycosis, les nævi pilaires.

Les Glycérolés. — Les Cérats.

A côté des pommades ordinaires, et des pommades à base de savon ou d'emplâtre, il existe d'autres préparations pharmaceutiques dont l'action se rapproche de celle des pommades et qu'il est nécessaire de connaître : nous voulons parler des glycérolés et des cérats.

*
* *

Avant de parler des glycérolés il est nécessaire de dire quelques mots de la glycérine elle-même, qui est d'un emploi fréquent en dermatologie. La glycérine provient du dédoublement des corps gras, formés, nous l'avons déjà rappelé à propos des graisses, par l'union de la glycérine aux acides palmitique, stéarique, oléique. Ce dédoublement peut être obtenu par différentes influences : action des acides sulfurique ou chlorhydrique (à chaud), des alcalis, des oxydes alcalino-terreux. Mais la glycérine elle-même n'est pas un corps gras : c'est un alcool triatomique $C^3H^8O^3$. C'est un liquide sirupeux et incolore, miscible en toutes proportions à l'eau et à l'alcool, très avide d'eau, qu'elle emprunte à l'air ambiant.

Il est d'usage de répéter que la glycérine appliquée sur la peau intacte la rend molle et onctueuse. C'est en effet ce que paraît produire la glycérine lorsqu'on l'emploie accidentellement et en passant. Mais nous avons personnellement observé bien des fois que son usage prolongé, soit sous forme de glycérine pure, soit sous forme de préparations cosmétiques dont elle représentait l'excipient, finit par entraîner, surtout pour les peaux fines, un état de sécheresse et de rugosité de la peau qui paraît légèrement fanée et plissée.

*
* *

Le *glycérolé d'amidon* est extrêmement employé à l'hôpital Saint-Louis et par toute l'école dermatologique française. C'est une mixture de glycérine neutre et d'amidon de blé, dans la proportion de 14 pour 1; le mélange a la consistance d'une gelée. C'est un véhicule précieux, auquel on peut incorporer la plupart des agents médicamenteux. Le type le plus connu est le glycérolé cadique, introduit dans la thérapeutique par Vidal, qui constitue à l'hôpital Saint-Louis le traitement courant des psoriasis étendus, et qui a pour formule :

Huile de cade vraie....................	15 grammes.
Extrait fluide de Panama ou savon noir, pour émulsionner.	Q. S.
Glycérolé d'amidon à la glycérine neutre.	90 —
Essence de girofle......................	Q. S.

(glycérolé cadique faible)

ou :

Huile de cade vraie....................	50 grammes.
Extrait fluide de Panama ou savon noir.	5 —
Glycérolé d'amidon à la glycérine neutre.	45 —
Essence de girofle......................	Q. S.

(glycérolé cadique fort).

Dans ces formules, la présence de savon noir ou d'Extrait de Panama a pour but de permettre le mélange homogène de l'huile de cade et du glycérolé.

On devra toujours avoir soin de prescrire sur une ordonnance : glycérolé d'amidon à la glycérine neutre, c'est-à-dire à la glycérine à 30°, la glycérine à 28°, qui sert couramment à faire des glycérolés, étant encore acide et pouvant être nocive pour la peau.

On pourra, de même, se servir de glycérolé au goudron, au baume du Pérou, au tuménol. Darier a fortement préconisé le glycérolé a l'ichthyol, contenant de 5 à 15 p. 100 de ce médicament.

A vrai dire, les glycérolés ne doivent pas être considérés comme de véritables pommades; ils en ont bien l'aspect, la consistance, l'onctuosité, mais leur action est beaucoup plus superficielle, l'oblitération de la peau qu'ils réalisent étant extrêmement faible. Nous avons d'ailleurs déjà eu l'occasion de dire qu'additionnés de poudres inertes, ils peuvent constituer des pâtes très précieuses, par leur facilité de nettoyage à l'eau chaude.

A côté des glycérolés d'amidon, les seuls usités en France, citons, pour mémoire, les glycérolés d'argiles, employés en Allemagne, et dont la formule est la suivante :

Argile sèche en poudre..............	75	grammes.
Eau distillée...........................	25	—
Glycérine pure.........................	50	—

*
* *

Les *cérats* sont des topiques à base de cire et d'huile; huile d'olives ou d'amandes douces.

La formule du cérat simple français, ou cérat sans eau est la suivante :

Huile d'amandes douces.............	300	grammes.
Cire blanche...........................	100	—

Le cérat simple allemand, un peu plus épais, a pour formule :

Cire jaune..............................	80	grammes.
Huile d'olives..........................	200	—

Enfin citons le cérat de Galien ou cérat ordinaire :

Huile d'amandes douces.............	400	grammes.
Cire blanche...........................	100	—
Eau distillée de roses................	300	—

Le cérat sans eau peut faire un assez bon véhicule de pommade, mais, comme tous les cérats, il a le grave inconvénient de rancir très rapidement et doit toujours être prescrit par petites quantités.

Cependant Veyrières (communication orale) déclare avoir obtenu, en remplaçant l'huile d'olive par l'huile de zinc, des cérats sans eau qui lui ont semblé ne jamais rancir.

On peut de même, avec l'huile de cade, faire un cérat cadique, ayant pour formule :

Huile de cade	40 grammes
Cire jaune	10 —

(VEYRIÈRES.)

qui permet d'employer l'huile de cade à dose très forte, s'applique bien et se trouve très bien supporté.

Enfin, pour remplacer l'emplâtre à l'huile de morue de Vidal, Veyrières a également fait faire un cérat à l'huile de morue, souvent employé par Brocq.

Huile de morue	300 grammes.
Cire	100 —

La cire jaune donne dans ce cas un cérat plus lié et qui tient mieux. On peut y ajouter du menthol, de l'acide phénique, du goudron.

Les crèmes.

COMPOSITION. — Nous avons déjà eu l'occasion, en parlant des graisses de laine, d'indiquer la propriété qu'elles possèdent d'absorber de l'eau, dans des proportions considérables. Ce mélange de graisses de laine et d'eau porte le nom de crème (Darier).

Mais l'affinité de l'adeps lanæ ou de la lanoline pour l'eau est encore augmentée, lorsque ces graisses sont en présence d'autres corps gras : axonge ou plutôt vaseline.

Le mélange se fait ordinairement dans la proportion d'un de lanoline pour deux de vaseline; il peut dans ces conditions absorber une quantité d'eau considérable (Unna). C'est ainsi que le mélange de lanoline anhydre et de vaseline absorbe 70 p. 100 d'eau (Unna); le mélange d'adeps lanæ et de vaseline peut en absorber jusqu'à 300 p. 100 (Sack).

Darier donne les proportions suivantes :

Lanoline anhydre	5 grammes.
Vaseline	10 —
Eau de chaux	50 —

L'eau de chaux doit être préférée, d'après le même auteur, à l'eau distillée, pour les crèmes destinées à être conservées quelque temps; l'eau ordinaire donne une crème qui tend à devenir spongieuse peu à peu.

Darier a fait remarquer que la formule que nous venons de donner demande, pour être exécutée avec soin et former un mélange homogène, trois heures de trituration et déclare inutile de pousser le pourcentage d'eau jusqu'à un taux si élevé.

Pour notre compte, la formule que nous employons d'une façon courante est la suivante :

Lanoline	5 grammes.
Vaseline	10 —
Eau simple ou eau de chaux	15 à 20 —

Ajoutons qu'à côté de ces crèmes simples, on peut également confectionner des crèmes légèrement astringentes en employant comme liquide le sous-acétate de plomb en solution, ou encore l'eau oxygénée (Leistikow).

Rappelons, à propos des crèmes, que des produits similaires existaient depuis longtemps dans la pharmacopée. C'est ainsi que le cold-cream du codex, dont la formule est :

Huile d'amandes douces	215 grammes
Blanc de baleine	60 —
Cire blanche	30 —
Eau de roses	60 —
Teinture de benjoin	15 —
Huile de roses	X gouttes

contient 17 p. 100 d'eau de roses.

Le cérat de Galien, ou cérat à l'eau :

Huile d'amandes douces	400 grammes
Cire blanche	100 —
Eau de roses	300 —

en contient 37 p. 100.

Enfin, la pommade de concombres, qui a pour formule :

Axonge	1000	grammes
Graisse de veau	60	—
Baume de tolu	2	—
Eau distillée de roses	10	—
Suc de concombres	1200	—

contient 55 p. 100 de suc de concombres.

Tous ces produits sont, on le voit, à base de graisse et d'eau, mais ils ont tous le grave défaut de rancir très rapidement.

Propriétés. Indications. — Les crèmes, ne contenant jamais d'agents médicamenteux, sont des topiques qui ne conviennent nullement au traitement actif d'une dermatose, mais qui peuvent être employés très utilement pour calmer l'inflammation produite par un traitement énergique. Grâce à leur teneur élevée en eau, elles sont en effet beaucoup moins congestionnantes pour la peau que les graisses pures. Elles produisent même une sensation marquée de réfrigération (Darier).

Nous les employons fréquemment, par exemple, dans la cure d'exfoliation par la pâte résorcinée, pour calmer l'irritation produite après chaque application de pâte. Dans ce cas l'inflammation intense due à la résorcine, la kératolyse de la couche cornée, la présence de squames, les débris épidermiques, ne permettraient souvent pas de supporter une pommade ou une graisse pure, alors qu'une crème est bien supportée et calme l'inflammation.

Les vernis.

On peut grouper sous le nom de vernis une série de topiques qui servent de véhicule à des principes médicamenteux et qui, en se desséchant, déposent à la surface de la peau un enduit léger de ce médicament. On doit distinguer les vernis non solubles dans l'eau et les vernis aqueux.

Des vernis non solubles dans l'eau, nous aurons peu de chose à dire. Le type en est le collodion, qui est, on le sait, une dissolution de fulmi-coton dans un mélange d'alcool et d'éther. Le collodion riciné du Codex a la formule suivante :

Fulmi-coton	5 grammes.
Alcool à 95°	20 —
Éther rectifié	75 —
Huile de ricin	5 —

Il peut être rendu plus souple et moins rétractile, par l'addition d'acétone. Rappelons que les principales associations médicamenteuses réalisées avec le collodion sont le collodion iodé, le collodion salolé ou salicylé (à 1 p. 10), le collodion au baume du Canada (à 1 p. 15), à l'ichthyol, à l'acide pyrogallique (à 1 p. 10).

Le filmogène, préconisé par Schiff, est une solution de celloïdine dans de l'acétone, additionnée d'un peu d'huile : l'enduit obtenu est assez souple.

La traumaticine est d'un emploi fréquent en France. Elle consiste en une solution de gutta-percha dans du chloroforme, suivant la formule :

Gutta-percha	1 gramme.
Chloroforme	10 —

Elle convient particulièrement pour l'application de l'acide chrysophanique et, sous cette forme, constitue un des traitements les plus employés du psoriasis. On peut badigeonner les plaques avec l'acide chrysophanique dissous dans du chloroforme et recouvrir avec la traumaticine ou employer directement la traumaticine chrysophanique suivante :

Acide chrysophanique	5 à 10 grammes.
Traumaticine	90 —

L'enduit obtenu par la traumaticine est moins rétractile et tiraille moins les tissus que la pellicule due au collodion. Pour notre compte, nous avons renoncé au collodion et nous n'employons plus que la traumaticine; nous nous en sommes toujours bien trouvé.

Citons encore le vernis de gaïac et le vernis de gomme laque, dont Leistikow donne les formules suivantes :

Résine de gaïac	10 grammes
Alcool	50 —

et

Gomme laque......................	5 grammes.
Huile de ricin........................	1 —
Alcool absolu........................	15 —

Nous n'avons aucune expérience personnelle de ces deux produits.

Tous ces vernis non solubles à l'eau se nettoient et se détachent par un lavage à l'alcool ou à l'éther. Enfin, ajoutons qu'en raison de leur imperméabilité absolue aux liquides, on ne doit, bien entendu, jamais les appliquer sur une surface excoriée ou suintante.

Les vernis solubles à l'eau sont d'un usage relativement peu fréquent en France, tandis qu'ils sont très employés en Allemagne. Deux produits y sont d'un usage courant : le gélanthe et l'onguent de caséine [1].

Le gélanthe, dont nous ne donnerons pas le mode de préparation, assez complexe, se compose essentiellement de gomme adragante, de gélatine, hydratées au préalable dans de l'eau froide, de glycérine, et d'un peu d'eau de roses et de thymol. On peut lui incorporer un grand nombre de médicaments : la résorcine, l'acide pyrogallique (de 5 à 40 p. 100), l'acide salicylique, le tuménol, l'ichthyol (jusqu'à 50 p. 100). Il donne, après dessiccation, un enduit sec et lisse. L'action des médicaments qui lui sont incorporés ne s'exerce bien entendu qu'en surface. Darier, qui a pu expérimenter le gélanthe, le déclare « d'un emploi facile, propre et éminemment commode ».

L'onguent de caséine, mélange de glycérine, de vaseline, de caséinate alcalin et d'eau a, d'après Unna, la formule suivante : (*Monatshefte f. praktische Dermatologie*, 1895).

Caséine...........................	14 grammes.
Alcalis (Potasse 0,35. — Soude 0,08).	0 gr. 43
Glycérine........................	7 grammes.
Vaseline..........................	21 —

1. N'ayant pas encore employé régulièrement ces produits, et n'en ayant pas une expérience personnelle suffisante, je ne les ai pas mentionnés dans le texte du *Traité de Thérapeutique*, mais je tiens à les faire connaître, de manière à donner aux médecins qui voudraient les essayer le moyen de le faire (Leredde.)

Phénol	āā 0 gr. 50
Oxyde de zinc	
Eau	Q. S. *ad* 100.

Il forme sur la peau une couche sèche, élastique, et, avantage appréciable, l'onguent serait poreux et perméable à la perspiration cutanée.

D'après Leistikow, il pourrait également, grâce à la graisse qu'il contient, permettre une action en profondeur, et occuperait ainsi une place intermédiaire entre les pommades et les pâtes.

On peut lui incorporer toutes les substances qui ne coagulent pas la caséine. M. Darier, qui a présenté à la Société de Dermatologie (*Annales de Dermatologie*, 1898) une série d'échantillons de vernis à la caséine, recommande les formules suivantes :

Goudron de houille	10 grammes.
Vernis à la caséine	100 —

Soufre précipité	5 grammes.
Oxyde de zinc	10 —
Eau	10 —
Vernis à la caséine	100 —

Pyrogallol	10 grammes.
Vernis à la caséine	100 —

L'onguent à la caséine a l'avantage de pouvoir se nettoyer facilement par un lavage à l'eau.

Le liniment à l'extrait de Saturne, de Bœck, est également un vernis aqueux, siccatif, qui a la composition suivante :

Amidon	āā 100 grammes.
Talc	
Glycérine	40 —
Extrait de Saturne	200 —

On doit l'additionner des deux tiers d'eau, au moment de s'en servir. On peut lui incorporer du goudron, de l'ichthyol.

Le liminent de Pick est formé de gomme adragante, de glycérine et d'eau. Il sèche difficilement et laisse un enduit visqueux.

Elliot a vanté (*Journ. of Cutan. amd. genit. urin. Diseases*, 1891 et 1892), et l'on emploie en Amérique, sous le nom de

Bassorine, un vernis préparé avec le mucilage retiré de la gomme Bassora. En voici la formule :

Bassorine.............................	48	grammes.
Dextrine.............................	25	—
Glycérine.............................	10	—
Eau.............................	17	—

Ce vernis, auquel on peut incorporer des poudres inertes, de l'ichthyol, du goudron, donnerait, en se desséchant, un enduit adhérent et non irritant.

Les colles.

Les colles de zinc ont été préconisées pour la première fois par Pick. A la même époque, Unna poursuivait de son côté des recherches analogues et proposait également l'emploi de la gélatine comme excipient de substances médicamenteuses. Depuis, l'emploi des colles de zinc s'est généralisé. Elles sont en France d'un usage courant; elles constituent un agent des plus utiles en dermatologie et sont propres à rendre de nombreux services.

Composition. — Les colles de zinc sont constituées essentiellement par un mélange de gélatine, d'oxyde de zinc, d'eau et de glycérine. Dans la préparation proposée par Pick, la glycérine ne faisait pas partie de la colle elle-même, mais était surajoutée à celle-ci, après son application sur la peau, au moyen d'un nouveau badigeonnage. L'enduit obtenu était dans ces conditions sec et cassant. Dans la colle de zinc de Unna, au contraire. la gélatine entre dans la préparation même du médicament.

La formule publiée par Menahem Hodara (*Monatshefte f. prakt. Dermat.*, 1894, t. XVIII) est la suivante :

Gélatine............................. Glycérine.............................	āā — 12 gr. 50	
Oxyde de zinc.............................	— 20	grammes
Eau.............................	— 55	—

(colle molle, fondant à 37°,7)

ou :

Gélatine blanche....................	— 15 grammes
Glycérine..............................	— 10 —
Oxyde de zinc........................	— 25 —
Eau....................................	— 50 —

(colle dure, fondant à 38°, plus rétractile que la précédente).

En France, la formule usitée est celle de l'hôpital Saint-Louis :

Grénétine (gélatine pure)........... / Gélatine..........................	āā 125 grammes.
Glycérine.......................... / Eau................................	āā 300 —
Oxyde de zinc...........................	100 —

La gélatine et la grénétine, gonflées au préalable dans l'eau et soigneusement hydratées, sont mises à fondre au bain-marie, filtrées sur de la gaze et versées dans le mélange de glycérine et d'oxyde de zinc, préparé à l'avance.

Cette formule est facile à exécuter et satisfaisante au point de vue thérapeutique.

Citons encore la formule de gélatine médicamenteuse proposée par Thibierge, qui se rapproche beaucoup de celles des colles, que nous venons de rapporter :

Gélatine........................	— 150 grammes.
Grénétine.......................	— 100 —
Gomme arabique................	5 —
Glycérine....................... / Eau bouillie....................	āā 300 —
Oxyde de zinc..................	— 100 —
Phénosalyl......................	— 2 —

Toutes ces formules sont celles des colles de zinc simples; mais on peut également faire des colles médicamenteuses, en incorporant des agents actifs à la colle ordinaire.

C'est ainsi qu'on peut incorporer à celle-ci de 5 à 10 p. 100 des substances suivantes : soufre, chrysarobine, résorcine, créosote, ichtyol, acide phénique, acide salicylique. L'acide pyrogallique et les sels mercuriels, décomposant la gélatine, ne peuvent lui être incorporés.

Mode d'emploi. — La colle de zinc, conservée durcie dans un récipient métallique, ou vendue en lames, en plaques, par les pharmaciens, doit être ramollie au moment d'être employée.

Pour cela, on la fait fondre au bain-marie. Il faut choisir pour l'appliquer le moment où elle est devenue suffisamment liquide pour être facilement maniable, mais où elle n'est pas encore trop chaude, sa brûlure étant des plus pénibles pour la peau.

On enduit les surfaces à recouvrir de colle, soit avec une baguette de verre, soit, mieux encore, avec un pinceau très large.

Immédiatement après, on recouvre très légèrement avec un peu de ouate et l'on tamponne, de façon que de minces flocons de ouate adhèrent à la colle au moment où celle ci se refroidit et se solidifie.

Le revêtement ainsi obtenu est souple, très adhérent à la peau, très doux au toucher et nullement désagréable pour le malade. On ne saurait mieux comparer l'impression qu'il donne qu'à celle de la peau de gant de Suède.

Il peut être conservé pendant une semaine par le malade, sans se détacher, si l'application a été bien faite.

Ce revêtement est très facile à enlever; on le détache par lambeaux, qui viennent facilement à une traction assez faible. La gélatine médicamenteuse de Thibierge se détache aisément dans un grand bain, accompagné d'un savonnage.

Propriétés. — La colle de zinc peut être considérée comme un agent décongestionnant et antiprurigineux. L'enduit qu'elle forme à la surface de la peau, moulé sur celle-ci, est élastique et rétractile. Il comprime donc légèrement les tissus sous-jacents et peut hâter la résorption d'un œdème peu important. En outre, la colle de zinc est perméable à la perspiration cutanée. D'après Leistikow, elle accélère même l'évaporation des sécrétions cutanées et serait donc un agent décongestionnant, un véritable antiphlogistique.

Il ne faut pourtant pas oublier que la colle de zinc, imperméable aux liquides, ne doit jamais être appliquée au niveau d'une surface suintante, sous peine de former un pansement occlusif et, par suite, dangereux.

Mais l'action peut-être la plus remarquable de la colle de zinc est son action antiprurigineuse. Sans que le mécanisme de cette action ait été élucidé complètement, il est d'observation courante que l'application d'une colle de zinc peut suffire à calmer un prurit très violent. Cette sédation des phénomènes prurigineux peut n'être que momentanée, mais peut aussi être durable et se maintenir aussi longtemps que la colle est appliquée.

INDICATIONS. — De cette action antiprurigineuse découlent les indications de la colle de zinc. On l'a employée avec succès dans le traitement des dermatoses prurigineuses : prurigos diathésiques, prurigo de Hebra (Tenneson), prurits localisés, lichen et lichénisations. Il est certain qu'on peut en obtenir d'excellents résultats et nous y avons eu souvent recours nous-même. Mais, à notre avis, elle ne constitue en somme qu'une thérapeutique symptomatique, et toutes les fois qu'on le pourra, on devra lui préférer une thérapeutique causale : nous entendons par là que l'application de colle de zinc n'agit que sur le phénomène prurit et ne modifie nullement l'état de la peau et les lésions de celle-ci, qui peuvent engendrer de nouveau le prurit, comme dans les lichens. Toutes les fois qu'on le pourra, on devra préférer l'emploi des réducteurs forts, et, par exemple, de la résorcine, sous forme de cure d'exfoliation, qui, en même temps qu'ils calment le prurit, modifient profondément l'état cutané. Cependant, quand les lésions seront trop étendues ou trop irritées, l'emploi des colles pourra rendre de grands services.

Les indications de l'emploi des colles sont, en somme, encore très vagues. Dans le traitement du prurit, les conditions physiques, telles que perméabilité de la peau exagérée ou diminuée, circulation plus ou moins active, état de sécheresse de la peau, etc., jouent un rôle capital. Il est tel cas où ces conditions physiques seront heureusement modifiées par les colles et où le prurit disparaîtra, grâce à celles-ci; mais dans d'autres cas, elles se montreront inefficaces et la sédation du prurit sera obtenue par l'emploi des pâtes; dans d'autres cas encore on devra graisser la peau. Rien ne permet à l'avance de prévoir lequel de ces modes de pansement se montrera le plus actif. Ce n'est souvent que par un tâtonnement de quelques jours qu'on arrivera à le déterminer.

Quant aux colles médicamenteuses, leur emploi est généralement abandonné aujourd'hui.

On a reconnu que les agents qui y étaient incorporés n'exerçaient qu'une action insignifiante. On préfère aujourd'hui badigeonner les lésions avec une solution ou une teinture médicamenteuse, puis recouvrir de colle de zinc pour fixer l'enduit médicamenteux à la surface de la peau. La colle peut ainsi remplacer la traumaticine.

Enfin, pour fixer par les bords un petit pansement, par exemple pour maintenir un peu de coton stérilisé à la surface d'une plaie, la colle de zinc peut rendre des services. Moins rétractile, tiraillant moins les tissus, plus souple en même temps que le collodion, elle peut le remplacer avec avantage.

Les emplâtres.

Le terme générique d'emplâtre sert, dans la pratique courante, à désigner plusieurs sortes de préparations qui diffèrent profondément entre elles et n'ont guère de commun que le nom. Il convient en effet de distinguer : les emplâtres du Codex, les sparadraps des pharmaciens spécialistes modernes, et les mousselines-emplâtres de Unna.

Composition. — Les *emplâtres du Codex* sont des topiques à base de substances résineuses, de litharge et d'axonge. Solides à la température ordinaire, ils doivent, avant d'être appliqués sur la peau, être ramollis à une légère chaleur. Cette consistance ferme est due aux nombreuses résines qui entrent dans leur composition. Ces résines sont des plus variées, comme on peut en juger par la formule suivante, qui est celle de l'emplâtre de Vigo mercuriel du Codex :

Emplâtre simple	2000	grammes.
Cire jaune	100	—
Colophane	100	—
Gomme ammoniaque	30	—
Bdellium	30	—
Oliban	30	—
Myrrhe	30	—
Safran	20	—
Mercure	600	—
Styrax liquide	300	—
Térébenthine du mélèze	100	—
Huile de lavande	10	—

L'emplâtre diachylon est lui aussi un mélange très complexe de litharge et d'axonge, de cire, d'huile d'olives, d'eau, de poix blanche, de térébenthine, de gomme ammoniaque, de galbanum, etc.

En réalité, ces emplâtres du Codex sont absolument condamnables et l'on ne saurait trop en proscrire l'emploi. Secs, cassants, irritants pour les plaies, s'appliquant souvent mal, ils constituent un mode de pansement détestable.

Les *sparadraps* modernes sont composés d'un tissu très fin de toile de coton ou de toile de lin, ou même de soie, recouvert sur une de ses faces de matière emplastique à base de lanoline ou de vaseline caoutchoutées et de cire en faibles proportions. Il n'entre aucune résine dans leur formule. Ils sont remarquablement souples, très adhésifs, non irritants et s'appliquent très bien.

Les plus classiques, les plus connus, sont le sparadrap ou emplâtre rouge de Vidal, dont la formule est la suivante :

Cinabre................................	1 gr. 50
Minium................................	2 — 50
Excipient................................	26 —

et le sparadrap à l'huile de foie de morue :

Emplâtre simple à l'huile de foie de morue.	600 grammes.
Cire jaune............................	250 —
Huile de foie de morue..................	350 —

Mais on peut en préparer avec toutes les substances connues : on incorpore une dose déterminée de la substance à l'excipient, représenté par de la lanoline caoutchoutée, de la gutta-percha, de la gomme élastique qu'on étend ensuite sur le tissu. Citons, parmi les sparadraps ou emplâtres les plus usités, les emplâtres à l'oxyde de zinc, à l'acide pyrogallique, à l'acide salicylique, à l'huile de cade, au savon noir, à la résorcine, à la créosote et à l'acide salicylique, au salol. Les doses de médicaments peuvent bien entendu varier à volonté; en général, ils sont préparés avec des proportions d'agent actif de 1 p. 10 ou de 1 p. 20.

Les *mousselines emplâtres* de Unna-Beiersdorf se composent d'une lame de mousseline imperméabilisée à la gutta-percha et sur laquelle est étalé le médicament actif, uni à un excipient formé d'adeps lanæ et d'un peu de caoutchouc, et qui est en quantité juste suffisante pour agglutiner l'agent médicamenteux et permettre son étalement. Le dosage du médicament se mesure ici d'après la quantité qui a pu être étalée par mètre de bande de mousseline caoutchoutée.

D'après Leistikow, les mousselines emplâtres présentent deux avantages : d'une part, au point de vue du tissu, une imperméabilité absolue et une plasticité remarquable; d'autre part, au point de vue de l'excipient, l'absence de toute résine et, par conséquent, aucune irritation à craindre. Les mousselines-emplâtres se préparent, comme les sparadraps, avec la plupart des médicaments employés en dermatologie, et nous ne reprendrons pas cette nomenclature.

Mode d'action. Indications. — Les emplâtres sont, de tous les moyens de présenter un agent actif à la peau, celui qui permet de le faire pénétrer le plus profondément. Grâce à leur imperméabilité absolue, ils réalisent en effet une occlusion complète de la surface; les sécrétions et la perspiration cutanées étant arrêtées, il se produit à la fois une sorte de macération de la peau et un œdème des parties sous-jacentes, qui permettent une résorption plus active de l'agent médicamenteux.

De ce mode d'action, on peut déduire les indications et les contre-indications des emplâtres; ce sont des agents que l'on ne devra *jamais* employer dans le traitement d'une dermatose aiguë, en particulier on ne devra dans aucun cas appliquer un emplâtre sur une surface suintante; on prépare, il est vrai, des sparadraps percés de trous rapprochés, et des mousselines-emplâtres grillagées, dans lesquelles le tissu est représenté par une mousseline à mailles larges; tous ces dispositifs ont pour but d'éviter une occlusion trop complète de la peau; néanmoins, sur une plaie dépourvue d'épiderme, sur une dermatose suintante, un emplâtre ne peut avoir qu'un effet déplorable, en retenant toujours plus ou moins les produits de sécrétion à la surface de la peau, et en produisant une irritation souvent intense.

Il est cependant des affections aiguës où l'emploi d'un emplâtre, condamnable au point de vue théorique, offre cependant assez peu d'inconvénients et par contre assez d'avantages pratiques, pour pouvoir être adopté : par exemple pour le pansement de jour d'un furoncle non aigu; dans ce cas une rondelle de sparadrap bien souple, à l'oxyde de zinc, constitue un pansement occlusif extrêmement commode, aseptique, qui protège la lésion contre les frottements et les poussières.

Mais les emplâtres sont surtout employés dans le traitement de dermatoses chroniques, non inflammables. Ils donnent les meilleurs résultats contre les lésions sèches, hyperkératosiques, en faisant macérer l'épiderme et en permettant la pénétration de l'agent médicamenteux voulu, qui n'agirait souvent pas s'il était présenté sous forme de pommade.

Ajoutons enfin qu'ils peuvent être employés pour le traitement de jour de dermatoses non irritables; dans ce but on fabrique des sparadraps dans lesquels le tissu a une couleur rosée et se confond avec la peau; ils offrent ainsi l'avantage de constituer un pansement fort peu apparent.

Les savons.

Composition. — On désigne sous le nom de savons des combinaisons d'acide gras (palmitique, oléique, stéarique) et d'oxydes métalliques (potasse, soude).

Ils se présentent sous différentes formes : on distingue des savons durs, des savons mous, des savons liquides; enfin différents produits connus sous le nom de : glycérolés de savon, pommades de savon, savonal, sapodermine, etc.

Les *savons durs* sont des savons de soude, neutres, dont le type est le savon de Marseille; à la soude on peut unir différentes graisses : suif de bœuf, suif de mouton, axonge, huile de palme, huile de coco; c'est ainsi que sont préparés les savons de toilette ordinaires.

A ces savons durs, on peut incorporer la plupart des agents médicamenteux; c'est ainsi qu'on prépare des savons au goudron, au Panama, à l'ichthyol, au naphtol, à l'acide salicylique, au soufre, au bichlorure de mercure, au borax, à la boricine, à la pierre ponce en poudre, etc.

On peut discuter sur le mode d'action du médicament incorporé au savon; il n'apparaît pas que cette action soit très efficace; on peut admettre cependant qu'elle existe, mais elle est évidemment assez faible.

Existe-t-il des moyens de vérifier la bonne qualité d'un savon? Torescu[1], qui s'est livré à cette étude, cite les procédés suivants :

1° Le savon ne doit donner dans une solution de deux parties d'alcool qu'un très faible résidu (amidon, kaolin, silicate de soude).

2° La solution alcoolique ne doit pas produire, avec deux gouttes d'acide chlorhydrique, de précipité floconneux (savon résineux).

3° Si, à une solution de 10 grammes de savon dans 30 centimètres cubes d'alcool, on ajoute 0 gr. 5 d'acide chlorhydrique normal, la solution doit rester claire; en ajoutant à cette solution une goutte de solution de phénol-phtaléine, elle ne doit pas se colorer en rouge (alcali libre).

A côté des savons durs ordinaires, il convient de citer le *savon surgras*, de Unna, ou savon fondamental, savon préparé avec un extrait de graisse, parfaitement neutre et très pur : il convient aux peaux délicates qui le supportent souvent facilement, alors qu'elles sont lésées par un savon ordinaire, même de bonne qualité.

Sa formule est la suivante :

Graisse de bœuf très pure............	16	grammes.
Huile d'olives.........................	2	—
Lessive de soude à 38° Beaumé........	6	—
Lessive de potasse....................	3	—

L'addition de la lessive de potasse à la lessive de soude donne au savon une consistance plus agréable, cireuse, très douce : il reste dans ce savon une certaine quantité d'huile d'olives, non saponifiée, qui lui donne son onctuosité spéciale.

1. Torescu, *Revue médico-pharmaceutique*, 31 janvier 1900.

A ce savon fondamental, on peut également incorporer des substances médicamenteuses actives, et Unna a ainsi fait préparer des savons surgras salicylés, des savons surgras au goudron, des savons surgras à la poudre de marbre pour remplacer les savons ordinaires à la pierre ponce, etc.

*
* *

Les *savons mous*, ou savons de potasse, sont beaucoup plus actifs que les savons de soude; ils sont représentés dans le commerce par le savon noir et le savon vert : ils sont préparés avec des matières grasses de qualité inférieure : huile de lin, huile de colza, huile d'œillette, huile de chènevis. Leur consistance est visqueuse, pâteuse; appliqués sur la peau, ils ne sèchent pas à l'air. Ils sont colorés par du sulfate de fer et de la noix de galle; enfin ils contiennent toujours un excès d'alcali important. Ils sont donc très irritants pour la peau.

On peut cependant faire des savons mous de potasse qui soient blancs, inodores et faiblement alcalins. Darier (*in* traduction Leistikow) cite la formule suivante, de Vicario :

Huile de coco	200	grammes
Potasse caustique pure..............	70	—
Eau distillée.........................	600	—

puis ajouter, pour 100 grammes de cette préparation :

Stéarine............................	20	grammes.
Eau distillée........................	20	—

On peut également obtenir des savons mous moins irritants que le savon noir ou le savon vert, en faisant agir de la lessive de potasse sur de l'axonge blanche ou sur de l'huile de coco.

Les savons mous sont employés soit purs, soit en leur associant un agent médicamenteux tel que le soufre et l'huile de cade.

Les *savons liquides* peuvent être préparés par un mélange de savons de potasse, de glycérine et d'eau; tel est le mode de préparation des savons sulfureux de Muller et Grube, en ajoutant à cette mixture du soufre combiné.

A côté des savons liquides, il faut parler de l'*esprit de savon de potasse* de Hebra, qui est une teinture de savon, dont la formule est :

Savon noir........................	100 grammes.
Alcool à 95°........................	50 —
Essence de lavande..................	0 gr. 50

Les *glycérolés de savon* ont été proposés par Hebra, qui les employait fréquemment comme excipients de médicaments. Ils ont pour formule type :

Glycérine neutre à 30°...............	92 grammes.
Savon de noix de coco très pur........	8 —

On peut leur incorporer un grand nombre de médicaments : ichthyol, résorcine, acide salicylique, soufre, etc. Ils ont comme avantages d'être très peu altérables, d'être solubles dans l'eau et de fondre à la température du corps.

*
* *

Le *Savonal* est une nouvelle base molle, pour savons médicamenteux, préparée et étudiée par Muller et Grube (*Dermatologische Zeitschrift*, 1896, p. 549).

On le prépare en ajoutant à de l'huile d'olive de la lessive de potasse et de l'alcool; on agite à froid jusqu'à saponification complète.

On décante une partie du liquide limpide obtenu et on l'additionne d'acide chlorhydrique très dilué pour en précipiter les acides gras; ceux-ci, recueillis, sont de nouveau additionnés du liquide mère alcalin, jusqu'à neutralisation complète. Il est très important que ces acides gras soient absolument purs. La solution savonneuse neutre est évaporée jusqu'à consistance d'onguent.

La masse obtenue est un savon vert clair, qui sent l'huile d'olive, est soluble dans l'eau, l'alcool, la glycérine, fournit avec l'eau une solution spumeuse et est parfaitement miscible avec les graisses et divers médicaments. Par exemple, on peut faire une savonal résorciné suivant la formule :

Résorcine	5	grammes
Eau distillée	5	—
Savonal	87	—
Graisse de laine	3	—

ou un savonal naphtolé suivant le même type.

On peut également préparer un savonal liquide en ajoutant à la solution savonneuse neutre quelques pour cent de glycérine et une quantité définie d'eau distillée, et en évaporant le mélange jusqu'à consistance sirupeuse.

Suivant Müller et Grube, ce savon pur et de réaction neutre serait supérieur à la molline et au savon-onguent de Unna, car ne contenant pas de graisse en excès, il est plus stable.

Ces auteurs ont également préparé, sur le même type que le savonal, des *thiosavonales*, ou savons sulfureux liquides, auxquels on peut incorporer de l'huile de cade et qui sont des savons de potasse contenant du soufre combiné, de la glycérine et de l'eau; ils sont applicables sur le cuir chevelu et auraient une action étendue en profondeur.

La *sapodermine* (Sack, *Deutsche med. Wochenschr.*, mars 1900) est un savon à base de caséinate de mercure, qui contient 6,9 p. 100 de mercure; c'est un produit de couleur vert grisâtre, d'une solubilité parfaite dans l'eau, formant une mousse très adhérente à la peau; en laissant sécher cette mousse, on obtient une sorte de vernis adhérent. Sack l'a employé dans le traitement de l'acné, du sycosis, de la furonculose, de l'eczéma, des syphilides.

Du reste l'idée d'unir le mercure à un savon, pour remplacer l'onguent gris, a été réalisée de différents côtés, et parmi les produits les plus pratiques on peut citer le *savon gris hydrargyrique* de Unna. Il est préparé avec un mélange d'axonge et de lessive de potasse; on y ajoute 5 p. 100 d'axonge benzoïnée et on y incorpore un tiers de son poids de mercure. Quatre grammes de ce savon correspondent à 6 grammes d'onguent gris. Ce savon s'emploie en frictions, dans le traitement mercuriel; les frictions doivent se faire avec les mains trempées à plusieurs reprises dans l'eau chaude; elles se font d'une façon beaucoup plus propre qu'avec l'onguent gris, et auraient une action thérapeutique plus rapide; le décapage de la peau par le savon permettrait une absorption plus rapide.

*
* *

Nous avons déjà eu l'occasion, à propos des pommades, de dire un mot des *pommades de savon*; rappelons qu'elles se préparent avec un savon à base d'axonge au lieu d'huile et auquel on incorpore encore un excès d'axonge; on peut leur incorporer du goudron, du soufre, de l'ichthyol, etc.

Par exemple, on peut prescrire :

Ichthyol............................	3 grammes.
Pommade de savon..................	25 —

Leistikow donne la formule suivante d'une pommade de savon à l'iodure de potassium.

Iodure de potassium.................	1 gramme.
Pommade de savon..................	9 —
Eau..................................	très petite quantité.

Rappelons encore les *saponiments*, de Letzel, qui sont des alcoolés gélatineux de savon, les *poudres de savon*, de Eichhof. Celles-ci s'obtiennent au moyen d'un savon neutre, préparé par coction d'un mélange de graisse de bœuf pure et de lessive de soude, savon qui est desséché, déshydraté et réduit en poudre; si à celle-ci on ajoute 2 p. 100 d'acide oléique et 3 p. 100 de lanoline, on obtient la poudre de savon fondamental surgras.

Enfin, il convient, pour terminer, de dire quelques mots du *savon amygdalin*; il est préparé avec de la lessive de soude et de l'huile d'amandes douces; il est soluble dans l'eau, l'alcool, l'éther; on l'emploie peut-être moins pour l'usage externe que pour l'usage interne; dans ce but on l'emploie comme laxatif ou comme excipient pilulaire. Pour usage externe, il sert à faire des alcoolés, des emplâtres, des liniments, tels que le suivant :

Teinture de savon amygdalin..........	50	grammes.
Huile d'amandes douces..............	5	—
Alcool camphré.....................	45	—

(Liniment savonneux camphré du Codex.)

Il sert également dans la préparation des suppositoires et entre dans la composition d'un grand nombre de savons dentifrices.

Les bains.

Les bains simples et les bains émollients. — On désigne sous le nom de bain, l'immersion, soit locale, d'une partie du corps, d'un membre, soit générale, du corps tout entier, dans un milieu liquide.

Le bain simple se donne avec de l'eau ordinaire, sans addition d'aucune substance. L'eau agit dans ce cas d'une façon chimique et d'une façon mécanique : elle dissout et enlève les matières grasses, la sueur, les impuretés déposées à la surface du revêtement cutané; elle fait d'autre part macérer les couches épidermiques superficielles et rend la peau plus apte à laisser pénétrer les substances médicamenteuses.

La température des bains peut varier; on peut les donner froids ou chauds; froids, ils oscillent entre 18 et 25°; chauds, de 36 à 39°; froids, ils provoquent une vaso-constriction du réseau capillaire de tout le revêtement cutané et augmentent par suite la pression sanguine; chauds, au contraire, ils provoquent un afflux de sang à la périphérie et la tension sanguine s'abaisse. Les bains les plus usités en dermatologie sont les bains tièdes, dont la température varie entre 32 et 38°; ce sont ceux qui sont le mieux supportés par la peau d'un malade.

La durée moyenne d'un bain ne doit guère dépasser vingt minutes. Une mention particulière doit être faite pour les bains permanents que nous allons décrire dans un instant.

Le bain simple n'a pas d'indications bien précises en dermatologie; le bain tiède peut servir comme sédatif dans les affections prurigineuses : prurit, névrodermites, lichen; mais dans ce cas, on devra plutôt préférer la douche tiède, en pluie très fine, à 35°, et de trois minutes de durée, dont les travaux de Brocq et de Jacquet ont montré l'importance comme sédatif nerveux. Le bain simple peut encore constituer un moyen de nettoyage, par exemple dans le mycosis, pour débarrasser la peau du corps des squames qui le couvrent; il peut représenter un temps d'un pansement, comme dans le décapage d'un psoriasis, où il succède à des applications de savon noir.

Il est par contre important de signaler les dangers du bain simple, qui par lui même paraît inoffensif, mais peut suffire à aggraver considérablement une dermatose, s'il est donné mal à propos. Malades et médecins n'y ont que trop souvent recours, et parfois d'une façon inconsidérée. M. Darier, qui attaque cette tendance, signale plus particulièrement les dangers du bain dans la furonculose, l'impétigo, l'ecthyma, les staphylococcies et les lésions auto-inoculables en général, dans un grand nombre d'éruptions chez les enfants. Personnellement nous avons eu l'occasion de constater des poussées aiguës et généralisées d'eczéma succédant à un bain intempestif, pour un eczéma chronique de la jambe.

Les principaux bains émollients se préparent avec du son, de l'amidon, de la gélatine. Le *bain de gélatine* comporte de 3 à 500 grammes de gélatine blanche concassée et mise à gonfler dans l'eau froide, puis dissoute dans de l'eau chaude qu'on verse dans l'eau du bain. Il donne parfois des résultats excellents dans les affections prurigineuses, il est remarquablement bien supporté, même par les peaux les plus irritables. Le *bain de son* se prépare en faisant cuire 1 à 2 kilogrammes de son dans 5 à 6 litres d'eau et en filtrant; on verse le liquide obtenu dans le bain. Le *bain d'amidon* se prépare en mélangeant 1 kilogramme d'amidon de blé dans de l'eau très chaude.

Citons encore le *bain émollient* proprement dit, dont la formule est la suivante :

Espèces émollientes..................	2 kilog.
Graines de lin.......................	250 grammes

faire bouillir dans :

Eau................................	5 litres

passer à travers un linge et exprimer;

et les bains aromatiques végétaux, qui se préparent avec une décoction de 500 à 1000 grammes de fleurs de sureau, de camomille, de tilleul, mises à bouillir dans 3 à 5 litres d'eau qu'on ajoute au bain.

Les bains permanents. — C'est Hebra qui eut le premier l'idée d'utiliser le séjour dans l'eau, sous forme de bain permanent, dans le traitement de certaines dermatoses, et ce n'est guère qu'à Vienne que ce mode de traitement est appliqué.

Le séjour dans l'eau est constant et les malades passent nuit et jour dans leur baignoire; ils peuvent y demeurer ainsi sans inconvénient durant des mois et des années; la nutrition et les fonctions des différents organes ne sont aucunement gênées par cette balnéation prolongée; des malades ont pu rester ainsi deux ans dans l'eau [1]. On observe seulement de la macération et du boursouflement de la peau de certaines régions du corps, principalement des pieds et des mains.

La baignoire qui sert à ce traitement est en cuivre et renfermée dans une caisse de chêne pour éviter le refroidissement par rayonnement. Le malade est suspendu au milieu de l'eau par une sorte de hamac de treillis souple, flexible, suspendu à deux treuils fixés à chaque extrémité du coffre en bois. Ces treuils permettent de soulever le hamac au-dessus de l'eau pour l'évacuation des selles et de l'urine; l'élévation du treuil supérieur seul, permet d'asseoir le malade; le treillis peut, du reste, se garnir de draps et d'oreillers spéciaux inaltérables. Pour la nuit, les dangers de noyade sont supprimés par l'élévation légère du treuil qui soulève la tête, et par un système de bandelette qui, passant sous le menton, empêche la tête de glisser dans l'eau pendant le sommeil.

Le remplissage de la baignoire se fait au moyen d'un barboteur, tandis qu'un orifice, placé près du bord supérieur, assure l'écoulement du trop-plein; l'eau est renouvelée complètement trois fois par jour, ou plus souvent encore si c'est nécessaire. Enfin, suivant certaines indications spéciales, on peut ajouter à l'eau des substances médicamenteuses.

Les bain permanent sert à traiter non-seulement des affec-

1. Les bains permanents de Hebra, *Indépendance médicale*, 24 juin 1896.

tions dermatologiques proprement dites, mais encore des cas de gangrène par décubitus, de vastes brûlures, des plaies étendues.

Au point de vue dermatologique, il est parfaitement indiqué dans l'ichthyose, le psoriasis rouge, le lichen ruber, mais surtout dans les dermatites exfoliatrices et dans le pemphigus foliacé. Il nettoie constamment les squames qui se forment, empêche la production des croûtes et leurs conséquences : fièvre, lymphangite; il recouvre le corps papillaire mis à nu, atténue sensiblement la douleur et se substitue, avec grand avantage, aux pansements répétés, toujours fatiguants et souvent douloureux pour le malade.

Les bains médicamenteux. — Au premier rang des bains médicamenteux, il convient de citer deux d'entre eux qui sont d'un usage médical fréquent et auxquels le public n'a que trop souvent tendance à recourir de lui-même : nous voulons parler des bains alcalins et des bains sulfureux. Il n'est, en effet, que trop fréquent de voir des personnes en parfaite santé, qui, d'elles-mêmes, ont contracté l'habitude de prendre tous les quinze jours ou tous les mois un bain sulfureux, attachant à cette habitude une valeur semblable à celles qu'elles attribuent à l'usage des dépuratifs. Les dépuratifs végétaux, en particulier la salsepareille, et le bain sulfureux, constituent très souvent la médication populaire contre les affections cutanées; et au cours de consultations hospitalières, on voit très souvent des malades les réclamer et s'étonner qu'on ne les leur prescrive pas. On ne saurait trop réagir contre cette tendance. Le bain sulfureux n'est nullement une habitude d'hygiène, c'est un agent médicamenteux actif, qui doit être réservé au traitement de certaines dermatoses; son usage n'est pas sans danger et nous l'avons souvent trouvé à l'origine de prurits qui pouvaient paraître inexpliqués, ou être attribués à une cause interne, si l'on n'avait appris, en interrogeant le malade, qu'il avait l'habitude de prendre de temps en temps un bain sulfureux.

Les *bains sulfureux* sont préparés avec les différents sulfures alcalins et leurs doses peuvent varier. On emploie la plupart du temps le polysulfure de sodium. Par exemple, on prescrira :

Trisulfure de sodium................	100 grammes
Eau distillée........................	200 —

pour un grand bain.

Le bain de Barèges artificiel se prépare avec du monosulfure et sa formule est la suivante :

Monosulfure de sodium..............	60 grammes
Chlorure de sodium..................	60 —
Carbonate de soude..................	30 —

pour un bain.

C'est, on le voit, un bain à la fois sulfureux et légèrement alcalin.

Faisons remarquer avec Sabouraud[1] que « c'est une habitude déplorable de conseiller aveuglément aux malades des bains sulfureux, surtout à même dose ». Il est en effet des peaux beaucoup plus irritables que d'autres et qui seraient certainement lésées par les 100 grammes de trisulfure qui sont couramment prescrits et qui font un bain très actif. Il sera donc toujours prudent, comme le recommande Sabouraud, pour tâter la résistance tégumentaire du sujet, de toujours prescrire le premier bain sulfureux à demi-dose.

Si les bains sulfureux sont irritants et qu'il y ait cependant utilité à les prescrire, il est un moyen de les faire bien supporter par la peau, c'est de les additionner de 200 grammes de gélatine par bain.

L'indication principale des bains sulfureux consiste dans l'existence d'une séborrhée généralisée. Cependant, pour Sabouraud, les sulfures alcalins sont plutôt des antiherpétiques, des antidartreux, que des antiséborrhéiques et ils agissent bien moins contre la séborrhée fluente que contre les pityriasis secs et les pityriasis gras, en particulier contre l'eczéma séborrhéique.

Le *bain alcalin* contient de 100 à 150 grammes de carbonate de soude par bain. C'est un agent thérapeutique actif qui sert à dégraisser la peau recouverte de sécrétions grasses où à la décaper lorsqu'elle est recouverte de squames. Il représente la plupart du temps le premier stade d'un traitement; il a pour but, dans ce cas, de permettre une action plus active du médicament qui doit être appliqué dans la suite, grâce au nettoyage

1. Sabouraud, *Les maladies du cuir chevelu*, *Les maladies séborrhéiques*, Masson, Paris, 1902.

complet de la peau qu'il permet d'effectuer. On le prescrit, dans ce sens, avant de faire la frotte dans le traitement de la gale; avant de commencer le traitement d'un psoriasis, pour décaper les squames épaisses qui recouvrent les parties malades.

Comme le bain sulfureux, quoique à un degré moindre, le bain alcalin doit être considéré non pas comme un moyen hygiénique, mais comme un agent médicamenteux, et son usage répété trop longtemps, trop fréquemment, peut finir par léser la peau, par l'irriter et par engendrer du prurit.

A côté du bain alcalin ordinaire, au carbonate de soude, citons le *bain au carbonate d'ammoniaque*, préconisé par Tansard dans le traitement du psoriasis. Le carbonate d'ammoniaque étant difficilement soluble dans l'eau, on devra faire dissoudre la veille 100 à 200 grammes de ce sel dans deux litres d'eau. Tansard a publié deux observations de psoriasis guéris en un mois par ces bains, quotidiens; il nous paraît cependant difficile d'obtenir autre chose qu'un décapage par un bain qui n'agit que très en surface, et le bain au carbonate d'ammoniaque ne nous paraît qu'un succédané du bain alcalin ordinaire.

Citons encore le bain alcalin aromatique, ou bain de Pennès, d'un usage si répandu dans le public. En voici la formule que nous empruntons à M. Brocq[1] :

Bromure de potassium........... }	ãã	1	grammes.
Carbonate de chaux............. }			
Carbonate de soude..............		300	—
Phosphate de soude..............		8	—
Sulfate de soude................		5	—
Sulfate d'alumine...............		1	—
Sulfate de fer..................		3	—
Huile volatile de lavande......... }			
Huile volatile de romarin........ }	ãã	1	—
Huile volatile de thym........... }			
Teinture de staphisaigre..........		50	—

Unna et Leistikow ont préconisé le *bain salé* dans le traitement de l'eczéma prurigineux. Ce bain se prépare avec 5 kilogrammes de sel. Il peut être remplacé plus avantageusement

1. Brocq, *Traitement des maladies de la peau*, Paris, Doin, 1892.

par des lotions d'eau salée. Leistikow conseille de frotter énergiquement le malade avec une éponge ou une serviette imbibée d'une solution concentrée de sel marin ou d'eau-mère de Kreuznach, et de laisser sécher à l'air sans essuyer.

On a également utilisé le bain salé dans le traitement du prurigo de Hebra et Brocq donne la formule suivante du bain d'eau de mer artificielle :

Sel marin........................	8 kilogr.
Sulfate de soude cristallisé.........	3 500 grammes.
Chlorure de calcium................	700 —
Chlorure de magnésium............	2 090 —
Eau.............................	300 litres.

Le *bain d'huile de cade*, qui avait été employé en Allemagne, a été récemment préconisé en France, par M. Balzer, dans le traitement du psoriasis et de l'eczéma séborrhéique. Voici la formule qu'il emploie :

Huile de cade.......................	50 grammes.
Jaune d'œuf.........................	n° 1
Extrait de quillaya fluide.............	10 —
Eau..................... Q. S. pour	250 —

On obtient ainsi une véritable émulsion cadique, qu'on mélange à l'eau du bain ; il est cependant plus recommandable de mélanger d'abord l'émulsion dans un peu d'eau très chaude, et d'agiter fortement le mélange ; sans cela, il pourrait arriver que l'huile de cade reste à la surface du bain, en nappe huileuse. Si le bain est bien préparé, le malade est plongé dans une véritable émulsion cadique.

Le *bain de goudron*, dont l'action est à peu près analogue, a été préconisé par Lassar ; il a cependant une action antiprurigineuse plus marquée, surtout si l'on emploie le coaltar ou goudron de houille. Il peut trouver des indications dans la lichénification de la peau avec prurit très marqué, dans le pityriasis rubra de Hebra.

Le *bain térébenthiné*, employé par M. Balzer, dans le traitement de la pelade généralisée, est d'un usage plus courant dans le traitement des sciatiques ou du rhumatisme blennorragique. On émulsionne la térébenthine avec du savon noir, suivant la formule suivante :

Essence de térébenthine............	100 grammes.
Émulsion de savon noir.............	200 —

Le *bain tannique* et le *bain d'encre* ont été employés par Unna, surtout comme bains locaux; Leistikow en donne les formules suivantes : pour le bain tannique, on ajoute 1,000 grammes de décoction d'écorce de chêne pour 10 litres d'eau. Pour le bain d'encre, on mélange 5 parties d'acide tannique à 2 parties de sulfate de protoxyde de fer.

Citons encore le *bain au sublimé*, qui doit se donner dans une baignoire en bois et se prépare avec 15 à 30 grammes de sublimé additionné d'une quantité égale de chlorhydrate d'ammoniaque par bain, et le *bain vinaigré* qui nécessite 10 litres de vinaigre par bain.

TABLE DES MATIÈRES

PREMIÈRE PARTIE

THÉRAPEUTIQUE GÉNÉRALE

DEUXIÈME PARTIE

THÉRAPEUTIQUE SPÉCIALE

TROISIÈME PARTIE

FORMULAIRE THÉRAPEUTIQUE

TABLE ALPHABÉTIQUE

889-03. — Coulommiers. Imp. Paul BRODARD. — 2-04

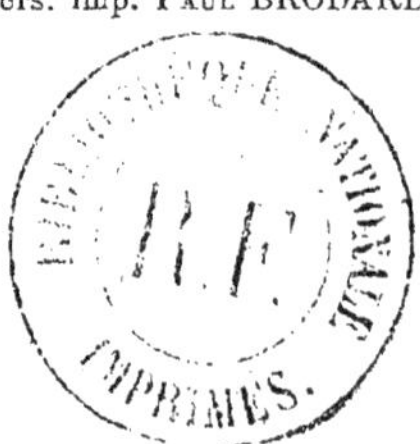

TOME V. 1 vol. grand in-8°, avec figures en noir et en couleurs dans le texte : **18** fr.

Maladies du foie et des voies biliaires, par A. CHAUFFARD. — *Maladies du rein et des capsules surrénales*, par A. BRAULT. — *Pathologie des organes hématopoïétiques et des glandes vasculaires sanguines, moelle osseuse, rate, ganglions, thyroïde, thymus*, par G.-H. ROGER.

TOME VI. 1 vol. grand in-8° de 612 pages, avec figures dans le texte : **14** fr.

Maladies du nez et du larynx, par A. RUAULT. — *Asthme*, par E. BRISSAUD. — *Coqueluche*, par P. LE GENDRE. — *Maladies des bronches*, par A.-B. MARFAN. — *Troubles de la circulation pulmonaire*, par A.-B. MARFAN. — *Maladies aiguës du poumon*, par NETTER.

TOME VII. 1 vol. grand in-8° de 550 pages, avec figures dans le texte : **14** fr.

Maladies chroniques du poumon, par A.-B. MARFAN. — *Phtisie pulmonaire*, par A.-B. MARFAN. — *Maladies de la plèvre*, par NETTER. — *Maladies du médiastin*, par A.-B. MARFAN.

TOME VIII. 1 vol. grand in-8° de 580 pages, avec figures dans le texte : **14** fr.

Maladies du cœur, par M. ANDRÉ PETIT. — *Maladies des vaisseaux sanguins*, par W. ŒTTINGER.

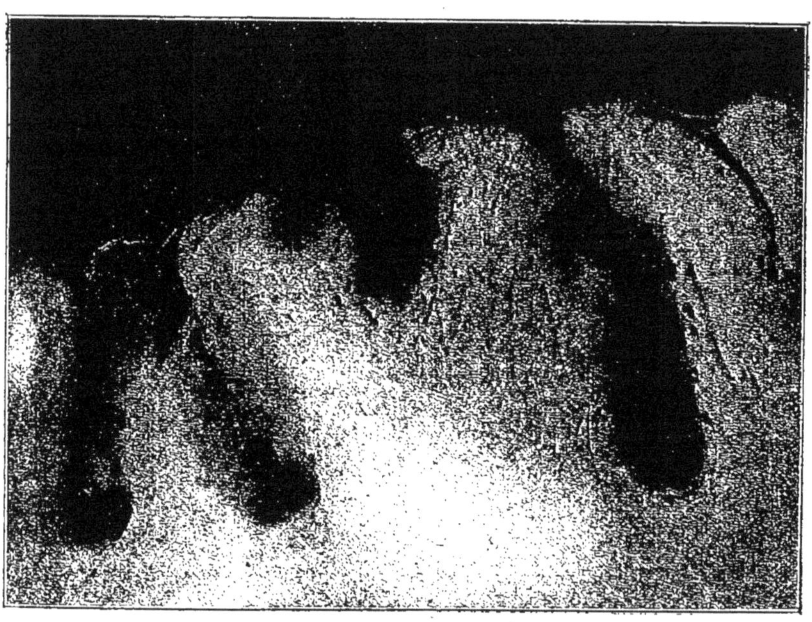

Figure extraite du Tome IX.

TOME IX. 1 vol. grand in-8° avec figures dans le texte

Maladies de l'encéphale, par E. BRISSAUD, SOUQUES et TOLLEMER. — *Maladies de la protubérance et du bulbe*, par G. GUILLAIN. — *Maladies intrinsèques de la moelle épinière*, par P. MARIE, O. CROUZON et A. LÉRI. — *Maladies extrinsèques de la moelle épinière* par G. GUINON. — *Maladies des méninges*, par G. GUINON. — *Syphilis des centres nerveux*, par H. LAMY.

TOME X. 1 vol. grand in-8° avec figures dans le texte. *Sous presse*.

OUVRAGE COMPLET :

La Pratique Dermatologique

Traité de Dermatologie appliquée

PUBLIÉ SOUS LA DIRECTION DE MM.

ERNEST BESNIER, L. BROCQ, L. JACQUET

PAR MM.

AUDRY, BALZER, BARBE, BAROZZI, BARTHÉLEMY, BÉNARD, ERNEST BESNIER, BODIN, BRAULT, BROCQ, DE BRUN, COURTOIS-SUFFIT, DU CASTEL, A. CASTEX, J. DARIER, DÉHU, DOMINICI, W. DUBREUILH, HUDELO, L. JACQUET, JEANSELME, J.-B. LAFFITTE, LENGLET, LEREDDE, MERKLEN, PERRIN, RAYNAUD, RIST, SABOURAUD, MARCEL SÉE, GEORGES THIBIERGE, F. TRÉMOLIÈRES, VEYRIÈRES.

4 volumes richement cartonnés toile, très largement illustrés de figures en noir et de planches en couleurs. . . . . **156** *fr.*

Chaque volume est vendu séparément.

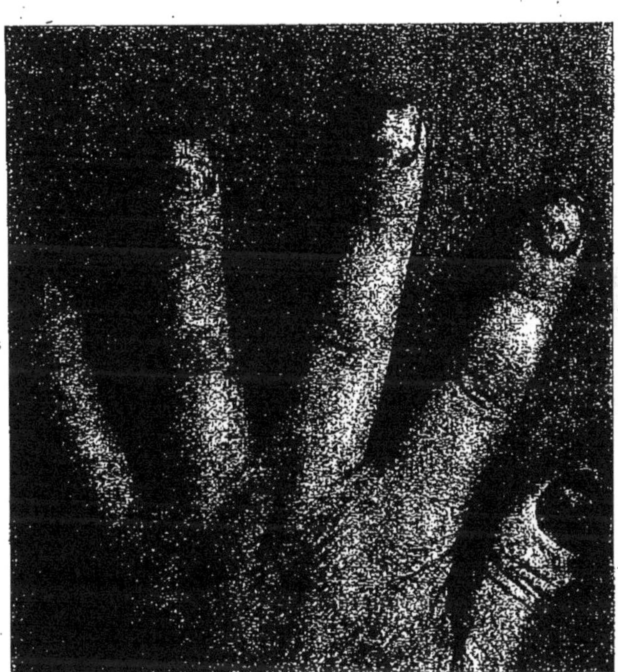

Tome IV. Fig. 50. — Psoriasis des ongles.

TOME I.

Avec 230 figures en noir et 24 planches en couleurs. **36** fr.

Anatomie et Physiologie de la Peau. — Pathologie générale de la Peau. — Symptomatologie générale des Dermatoses. — Acanthosis nigricans. — Acnés. — Acti-

nomycose. — Adénomes. — Alopécies. — Anesthésie locale. — Balanites. — Bouton d'Orient. — Brûlures. — Charbon. — Classifications dermatologiques. — Dermatites polymorphes douloureuses. — Dermatophytes. — Dermatozoaires. — Dermites infantiles simples. — Ecthyma.

TOME II.

Avec 168 figures en noir et 21 planches en couleurs. **40** fr.

Eczéma. — Electricité. — Eléphantiasis. — Epithéliomes. — Eruptions artificielles. — Erythèmes. — Erythrasma. — Erythrodermies. — Esthiomène. — Favus. — Folliculites. — Furonculose. — Gale. — Gangrène cutanée. — Gerçures. — Greffes. — Hématodermites. — Herpès. — Hydroa vacciniforme. — Ichtyose. — Impétigo. — Kératodermie symétrique. — Kératose pilaire. — Langue.

TOME III.

Avec 201 figures en noir et 19 planches en couleurs. **40** fr.

Lèpre. — Lichen. — Lupus. — Lymphadénie cutanée. — Lymphangiome. — Madura (Pied de). — Mélanodermies. — Milium et Pseudo-Milium. — Molluscum contagiosum. — Morve et Farcin. — Mycosis fongoïde. — Nævi. — Nodosités cutanées. — Œdème. — Ongles. — Maladie de Paget. — Papillomes. — Pelade. — Pellagre. — Pemphigus. — Perlèche. — Phtiriase. — Pian. — Pityriasis, etc.

TOME IV.

Avec 213 figures en noir et 25 planches en couleurs. **40** fr.

Poils. — Porokératose. — Prurigo. — Prurit. — Psoriasis. — Psorospermose. — Purpura. — Rhinosclérome. — Rupia. — Sarcomes. — Sclérodermie. — Séborrhée. — Séborrhéides. — Sensibilité. — Sudoripares (Glandes). — Tatouages. — Telangiectasie. — Tokelau. — Trichophytie. — Trophonévroses. — Tuberculoses. — Tumeurs. — Ulcères de jambes. — Ulcères des pays chauds. — Urticaire. — Urticaire pigmentaire. — Vergetures. — Verrues. — Vitiligo. — Xanthomes. — Xeroderma. — Zona.

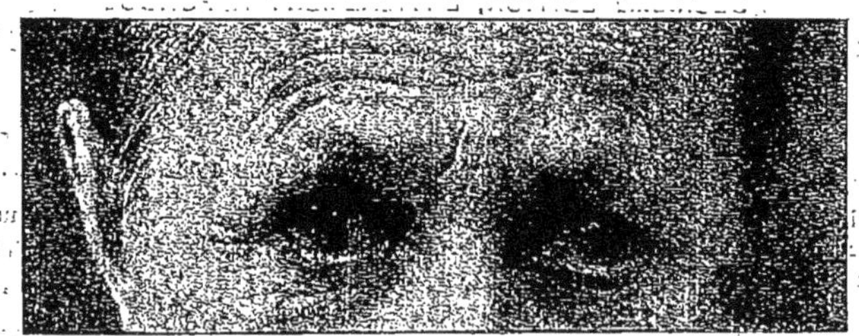

Tome IV. Agénésie sourcilière

Cours de Dermatologie exotique

Par E. JEANSELME

Professeur agrégé à la Faculté de médecine de Paris

Médecin des Hôpitaux.

1 vol. in-8°, avec 5 cartes et 108 figures en noir et en couleurs. **10** fr.

TOME VI. 1 fort vol. de 1127 pages, avec 218 figures. . . . . . **20** fr.

Michaux. Parois de l'abdomen. — **Berger.** Hernies. — **Jalaguier.** Contusions et plaies de l'abdomen. — Lésions traumatiques et corps étrangers de l'estomac et de l'intestin. — **Hartmann.** Estomac. — **Jalaguier.** Occlusion intestinale. Péritonites. Appendicite. — **Faure** et **Rieffel.** Rectum et Anus. — **Quénu.** Mésentère. Rate. Pancréas. — **Segond.** Foie.

TOME VII. 1 fort vol. de 1272 pages, avec 297 figures dans le texte. **25** fr.

Walther. Bassin. — **Rieffel.** Affections congénitales de la région sacro-coccygienne. — **Tuffier.** Rein. Vessie. Uretères. Capsules surrénales. — **Forgue.** Urètre et prostate. — **Reclus.** Organes génitaux de l'homme.

TOME VIII. 1 fort vol. de 971 pages, avec 163 figures dans le texte. **20** fr.

Michaux. Vulve et Vagin. — **Pierre Delbet.** Maladies de l'utérus. — **Segond.** Annexes de l'utérus, ovaires, trompes, ligaments larges, péritoine pelvien. — **Kirmisson.** Maladies des membres.

TABLE ALPHABÉTIQUE des 8 volumes du *Traité de Chirurgie.*

Traité de Technique Opératoire

PAR MM.

Ch. MONOD
Professeur agrégé
à la Faculté de Médecine de Paris
Chirurgien de l'Hôpital Saint-Antoine
Membre de l'Académie de Médecine

J. VANVERTS
Ancien interne
Lauréat des Hôpitaux de Paris
Chef de Clinique
à la Faculté de Médecine de Lille

2 vol. gr. in-8°, formant ensemble 1960 p. et illustrés de 1908 fig. **40** *fr.*

Tome I : 1° *Méthodes et procédés de l'asepsie et de l'antisepsie, moyens de réunion et d'hémostase, anesthésie;* 2° *Opérations sur les divers tissus;* 3° *Opérations sur les membres,* le *crâne* et l'*encéphale,* le *rachis* et la *moelle,* l'*appareil visuel,* le *nez,* les *fosses nasales,* les *sinus de la face,* le *naso-pharynx,* l'*oreille,* le *cou,* le *thorax,* le *sein.*

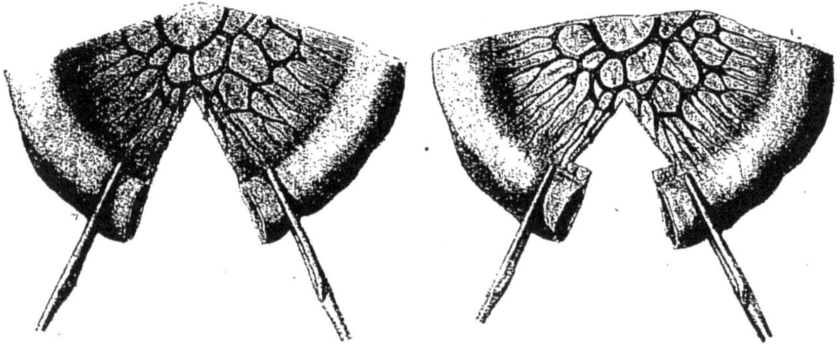

Tome II. Fig. 260 et 261. Résection du mésentère.

Tome II : *Opérations sur* la *bouche,* les *glandes salivaires,* le *pharynx,* l'*œsophage,* l'*estomac,* l'*intestin,* le *rectum* et l'*anus,* le *foie,* les *voies biliaires,* la *rate,* le *rein,* l'*uretère,* la *vessie,* l'*urètre,* les *organes génitaux de l'homme et de la femme.*

Vient de paraître :

QUATRIÈME ÉDITION DU

Traité de Chirurgie d'urgence

PAR

FÉLIX LEJARS

Professeur agrégé à la Faculté de médecine de Paris, Chirurgien de l'hôpital Tenon
Membre de la Société de chirurgie.

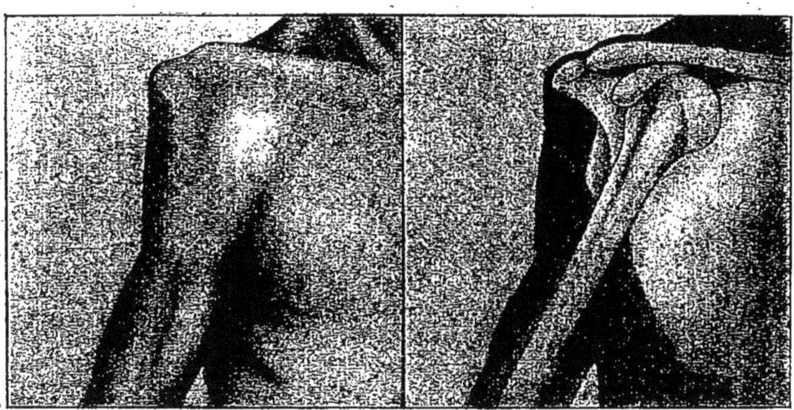

Fig. 570. — Luxation intra-coracoïdienne.

1 *volume grand in-8° de* 1046 *pages, avec* 820 *figures dans le texte* (*dont* 478 *dessinées d'après nature par le* Dr E. DALEINE *et* 167 *photographies originales*), *et* 16 *planches hors texte en couleurs. Relié toile.* . . **30** fr.

Parmi les additions faites à cette édition il faut signaler : *les Fractures des os de la face; les Abcès du sein; les Plaies du rachis et de la moelle; les Ruptures de l'utérus pendant le travail; les Plaies de la vulve et du vagin et les Abcès vulvo-vaginaux; les Traumatismes de la verge; les Hernies inguino-interstitielles et les Etranglements rétrogrades; les Hernies périnéales; les Fractures de l'omoplate, du bassin, des os du carpe et du tarse*, etc. Du reste tous les chapitres ont été repris et refondus avec le double souci de multiplier les détails pratiques et de ne pas trop grossir l'ouvrage. Cette fois encore l'auteur a mis à profit la réfection du livre pour étendre et améliorer l'illustration : un certain nombre de figures ont été supprimées ou refaites, 124 sont entièrement nouvelles; des 835 figures et planches du volume, 148 seulement sont des figures non originales. Au chapitre des Luxations et des Fractures, il lui a semblé utile de faire précéder l'exposé du traitement d'un bref résumé de l'exploration nécessaire et de la représentation des types principaux. C'est dans le même but que plusieurs régions ont été dessinées dans l'*attitude chirurgicale :* région de *la joue, latérale du cou, sus et sous-claviculaire, inguino-crurale, périnée, poignet, face interne du pied, aisselle.* Enfin seize planches en couleurs, d'après des aquarelles d'A. Leuba, représentent les temps principaux de certaines opérations : *trépanation du crâne et de l'apophyse mastoïde, entéro-anastomose; hystérectomie abdominale; entérostomie; appendicite; rupture de grossesse tubaire; colpotomie; uréthrotomie externe; cystostomie; kélotomies inguinale, crurale, ombilicale; entérectomie pour gangrène herniaire; cerclage de la rotule; suture osseuse.*

Traité
de
Physique Biologique

PUBLIÉ SOUS LA DIRECTION DE MM.

D'ARSONVAL
Professeur au Collège de France
Membre de l'Institut et de l'Académie de médecine.

GARIEL
Ingénieur en chef des Ponts et Chaussées
Professeur à la Faculté de médecine de Paris
Membre de l'Académie de médecine.

CHAUVEAU
Professeur au Muséum d'histoire naturelle
Membre de l'Institut et de l'Académie de médecine.

MAREY
Professeur au Collège de France
Membre de l'Institut et de l'Académie de médecine.

SECRÉTAIRE DE LA RÉDACTION

M. WEISS
Ingénieur des Ponts et Chaussées
Professeur agrégé à la Faculté de médecine de Paris.

Le **Traité de Physique Biologique** sera publié en trois volumes : Tome I. *Mécanique. Actions moléculaires. Chaleur.* — Tome II. *Radiations. Optique.* — Tome III. *Électricité. Acoustique.* — Chaque volume sera vendu séparément.

Les tomes I et II sont vendus **25** fr. chaque. On souscrit dès maintenant à l'ouvrage complet au prix de **70** fr. — Ce prix restera tel jusqu'à la publication du tome III.

Au moment où dans les Facultés de médecine s'est produit un changement considérable dans l'enseignement de la physique, il a semblé utile de réunir en un ouvrage tous les matériaux qui pouvaient faire le fond de cet enseignement.

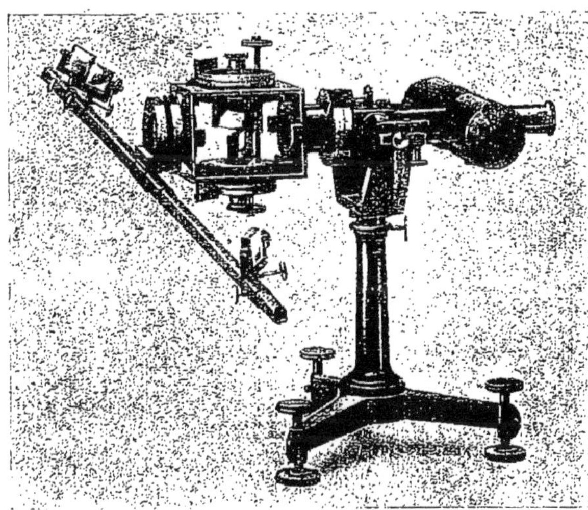

Tome II. Fig. 364.

Déjà les maîtres qui ont pour ainsi dire fondé la Physique biologique ont écrit sur certains points spéciaux des traités importants. — Mais, si l'on en excepte les manuels à l'usage des étudiants, il n'a encore paru aucun ouvrage d'ensemble. Il y avait là, semble-t-il, une lacune à combler.

TOME PREMIER

1 volume in-8° de 1150 pages avec 591 figures dans le texte : **25** fr.

Ce volume contient : Des erreurs dans les mesures. Principes généraux de mécanique, par M. G. Weiss. — Propriétés des solides. Résistance des matériaux. Architecture des os, par M. Gariel. — Architecture des muscles. Principes généraux de méthode graphique. La contraction musculaire, par M. G. Weiss. Locomotion humaine, par M. Paul Richer. — La locomotion animale, par M. Marey. — Principes généraux d'hydrostatique et d'hydrodynamique, par M. Weiss. — Cœur. Cardiographie, par M. Wertheimer. — Circulation du sang dans les vaisseaux. Pression et vitesse pouls et sphygmographie, par M. E. Meyer. — Pléthysmographie, par M. Hallion. — Capillarité et tension superficielle. Solubilité des solides. Imbibition, par M. A. Imbert. — Filtration, par M. Gariel. — Osmose, par M. A. Dastre. — Propriétés des gaz. Analyse des gaz. Gaz du sang. Phénomènes physiques de la respiration, par M. J. Tissot. — Principes généraux de la chaleur, par M. Weiss. — Thermométrie, par M. Gariel. — Température, par M. J.-P. Langlois. — Calorimétrie. Etuves et régulateurs de température, par M. C. Sigalas. — Chaleur animale, par M. Laulanié. — Travail fourni par les animaux. Rendement des moteurs animés. Propagation de la chaleur. Protection des animaux, par M. Gariel. — Influence de la pression sur la vie, par MM. P. Regnard et P. Portier. — Influence des agents atmosphériques sur les éléments cellulaires, par M. A. Charrin. — Actions hygrométriques sur les végétaux. Influence de la chaleur sur les végétaux. Actions mécaniques sur les végétaux, par M. Mangin.

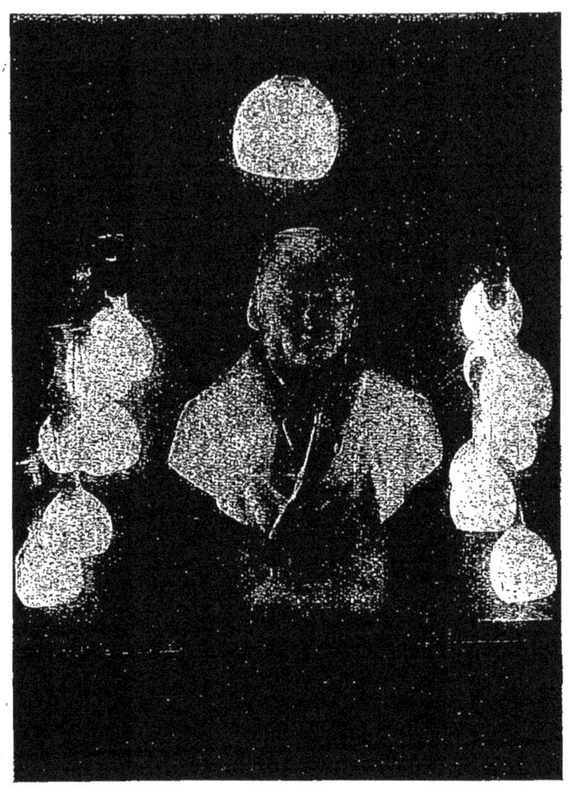

Tome II. Fig. 193. — Buste de Claude Bernard éclairé à la lumière des microbes photogènes.

TOME DEUXIÈME

1 volume in-8° de 1160 pages avec figures dans le texte : 25 fr.

Principes généraux d'optique géométrique, par M. G. Weiss. — Constitution des radiations, par M. G. Weiss. — Spectroscopie et analyse spectrale, par M. Hénocque. — Mesure et utilisation de la lumière, par M. André Broca. — Photographie, par M. A. Londe. — Chaleur rayonnante, par M. Gariel. — Polarisation rotatoire et polarimétrie, par M. Malosse. — Phosphorescence et fluorescence, par M. Gariel. — Action de la lumière sur les animaux, par M. Raphael Dubois. — Biophotogenèse ou production de la lumière par les êtres vivants, par M. Raphael Dubois. — Action des radiations sur les végétaux, par M. Mangin. — Diffusion, par M. Gariel. — Endoscopie, par M. Guilloz. — Étude optique de l'œil. Œil réduit. Aberrations chromatiques, par M. Sigalas. — Puissance des Systèmes centrés. Numérotage des verres, par M. Sigalas. — Accommodation, par Tscherning. — Emmétropie, Myopie, Hypermétropie, Presbytie, par M. Bertin-Sans. — Astigmatisme, par M. Imbert. — Détermination et correction des amétropies, par M. Imbert. — Instruments d'optique physiologique : Ophtalmomètres, Optomètres, Ophtalmoscopes, par A. Imbert. — Acuité visuelle. Champ visuel, par Sulzer. — Impressions lumineuses sur la rétine, par M. Charpentier. — Phénomènes entoptiques, par M. Weiss. — Mouvements des yeux, par M. Gariel. — Vision binoculaire, par M. Tscherning. — Loupe et microscope, par M. Guilloz. — L'œil dans la série animale, par M. Pettit.

TOME TROISIÈME : *Électricité* — *Acoustique* (*Sous presse*).

Traité d'Anatomie Humaine

PUBLIÉ SOUS LA DIRECTION DE

P. POIRIER et **A. CHARPY**

Professeur d'anatomie à la Faculté de médecine de Paris
Chirurgien des hôpitaux

Professeur d'anatomie à la Faculté de médecine de Toulouse

AVEC LA COLLABORATION DE

O. AMOËDO — A. BRANCA — CANNIEU — B. CUNÉO — G. DELAMARE
PAUL DELBET — DRUAULT — P. FREDET — GLANTENAY
A. GOSSET — P. JACQUES — TH. JONNESCO
E. LAGUESSE — L. MANOUVRIER — MOTAIS — A. NICOLAS
P. NOBÉCOURT — O. PASTEAU — M. PICOU
A. PRENANT — H. RIEFFEL — CH. SIMON — A. SOULIÉ

5 vol. grand in-8° avec figures noires et en couleurs

ÉTAT DE LA PUBLICATION (Janvier 1904)

TOME I. — **Introduction. — Notions d'Embryologie. — Ostéologie. — Arthrologie.** *Deuxième édition, entièrement refondue.* 1 fort volume grand in-8°, avec 814 figures, noires et en couleurs . . . . **20 fr.**

TOME II. — 1er fascicule : **Myologie.** *Deuxième édition, entièrement refondue.* 1 volume grand in-8°, avec 331 figures. . . . . **12 fr.**

2e fascicule : **Angéiologie** (Cœur et artères). Histologie. *Deuxième édition, entièrement refondue.* 1 volume grand in-8° avec 150 figures . . . **8 fr.**

3e fascicule : **Angéiologie** (Capillaires. Veines) *Deuxième édition revue.* 1 vol. grand in-8° avec 83 figures . . . . **6 fr.**

4e fascicule : **Les Lymphatiques.** 1 volume grand in-8° avec 117 fig. **8 fr.**

TOME III. — 1er fascicule : **Système nerveux.** Méninges. Moelle. Encéphale. Embryologie. Histologie. *Deuxième édition, entièrement refondue.* 1 vol. grand in-8° avec 265 figures. . . . . **10 fr.**

2e fascicule : **Système nerveux.** Encéphale. *Deuxième édition, entièrement refondue.* 1 vol. grand in-8° avec 131 figures . . . . **10 fr.**

3e fascicule : **Système nerveux.** Les nerfs. Nerfs crâniens. Nerfs rachidiens. 1 volume grand in-8° avec 205 figures. . . . . **12 fr.**

TOME IV. — 1er fascicule : **Tube digestif.** Développement. Bouche. Pharynx. Œsophage. Estomac. Intestins. Anus. *Deuxième édition, entièrement refondue.* 1 volume grand in-8° avec 201 figures. . . . . **12 fr.**

2e fascicule : **Appareil respiratoire.** Larynx. Trachée. Poumons. Plèvre. Thyroïde. Thymus. *Deux[me] édit. revue.* 1 volume grand in-8° avec 121 fig. **6 fr.**

3e fascicule : **Annexes du Tube digestif.** Dents. Glandes salivaires. Foie. Voies biliaires. Pancréas. Rate. **Péritoine.** 1 volume grand in-8° avec 361 figures. . . . . **16 fr.**

TOME V. — 1er fascicule : **Organes génito-urinaires.** Reins. Uretère. Vessie. Urètre. Prostate. Verge. Périnée. Appareil génital de l'homme. Appareil génital de la femme. 1 volume grand in-8° avec 431 figures . . . **20 fr.**

2e fascicule : **Les Organes des Sens** (pour paraître en Février 1904).

ALBARRAN ET IMBERT. — ***Les Tumeurs du Rein***, par MM. J. ALBARRAN, Professeur agrégé à la Faculté de Médecine de Paris et L. IMBERT, Professeur agrégé à la Faculté de Médecine de Montpellier. 1 vol. grand in-8° avec 106 figures dans le texte, en noir et en couleurs . . . . 20 fr.

BOREL. — ***Choléra et Peste dans le Pèlerinage musulman.*** *Étude d'Hygiène internationale*, par le Dr FRÉDÉRIC BOREL, médecin sanitaire maritime, ancien médecin de l'Administration sanitaire de l'Empire ottoman. 1 vol. in-8°, avec 6 tableaux . . . . 4 fr.

BRISSAUD. — ***Leçons sur les maladies nerveuses*** (Salpêtrière, 1893-1894), par le professeur BRISSAUD, recueillies et publiées, par HENRY MEIGE. 1 vol. in-8° avec 240 fig. . . . . 18 fr.

— ***Leçons sur les maladies nerveuses*** (*Deuxième série*; hôpital Saint-Antoine), par le professeur BRISSAUD, recueillies et publiées, par HENRY MEIGE. 1 vol. in-8° avec 165 figures . . . . 15 fr.

BROCA. — ***Leçons cliniques de Chirurgie infantile***, par A. BROCA, chirurgien de l'Hôpital Tenon (Enfants-Malades), professeur agrégé. 1 vol. in-8° broché, avec 75 figures et 6 planches hors texte en photocollographie. . . . . 10 fr.

CHARRIN. — ***Leçons de pathogénie appliquée.*** *Clinique médicale, Hôtel-Dieu* (1895-1896), par A. CHARRIN, professeur agrégé, médecin des hôpitaux, assistant au Collège de France. 1 vol. in-8° . . . . 6 fr.

— ***Les Défenses naturelles de l'organisme*** : *Leçons professées au Collège de France*, par A. CHARRIN. 1 vol. in-8°. . . . . 6 fr.

DEGUY ET WEILL. — ***Manuel pratique du traitement de la diphtérie*** (*Sérothérapie*, *Tubage*, *Trachéotomie*), par DEGUY, chef du laboratoire de la Faculté à l'hôpital des Enfants (Service de la diphtérie), et BENJAMIN WEILL, moniteur de tubage et de trachéotomie de la Faculté à l'hôpital des Enfants-Malades. Introduction par A.-B. MARFAN, 1 vol. in-8° br., avec figures . . . . . . 6 fr.

DIEULAFOY. — ***Clinique médicale de l'Hôtel-Dieu de Paris***, par le Professeur G. DIEULAFOY, 4 vol. gr. in-8°, avec figures dans le texte.

I. 1896-1897. 1 vol. in-8° . . . . 10 fr.
II. 1897-1898. 1 vol. in-8° . . . . 10 fr.
III. 1898-1899. 1 vol. in-8° . . . . 10 fr.
IV. 1900-1901. 1 vol. in-8° . . . . 10 fr.

DUCLAUX. — ***Pasteur. Histoire d'un esprit***, par E. DUCLAUX, membre de l'Institut, directeur de l'Institut Pasteur, 1 vol. gr. in-8°, avec 22 figures. . . 5 fr.

— ***Traité de microbiologie***, par E. DUCLAUX.

Tome I. *Microbiologie générale.* — Tome II. *Diastases, toxines et venins.* — Tome III. *Fermentation alcoolique.* — Tome IV. *Fermentations variées des diverses substances ternaires.* Chaque volume gr. in-8° avec figures. 15 fr.

L'ouvrage formera 7 volumes qui paraîtront successivement.

DUPLAY. — ***Cliniques chirurgicales de l'Hôtel-Dieu***, par SIMON DUPLAY, professeur à la Faculté de médecine de Paris, membre de l'Académie de médecine, recueillies et publiées par les Drs M. CAZIN et L. CLADO.

1re SÉRIE. 1 vol. in-8°, avec figures dans le texte . . . . 7 fr.
2e SÉRIE. 1 vol. in-8°, avec figures dans le texte. . . . . 8 fr.
3e SÉRIE. 1 vol. in-8°, avec figures dans le texte. . . . 8 fr.

DUVAL. — ***Précis d'histologie***, par M. MATHIAS DUVAL, professeur à la Faculté de médecine de Paris, membre de l'Académie de médecine. *Deuxième édition revue et augmentée.* 1 vol. gr. in-8°, avec 427 figures dans le texte. . . 18 fr.

FARABEUF. — ***Précis de Manuel opératoire***, par L.-H. FARABEUF, professeur à la Faculté de médecine de Paris, membre de l'Académie de médecine. *Nouvelle édition.* 1 volume in-8°, avec 799 figures dans le texte. . . . . 16 fr.

GAUTIER (A.). — ***Cours de Chimie minérale et organique***, par M. ARM. GAUTIER, membre de l'Institut, professeur à la Faculté de médecine de Paris. *Deuxième édition*, revue et mise au courant. 2 vol. grand in-8°, avec figures.

I. *Chimie minérale.* 1 vol. grand in-8°, avec 244 figures dans le texte. **16** fr.
II. *Chimie organique.* 1 vol. grand in-8°, avec 72 figures. . . . . . . **16** fr.

— ***Leçons de Chimie biologique normale et pathologique.*** *Deuxième édition* publiée avec la collaboration de M. ARTHUS, professeur de physiologie à l'Université de Fribourg. 1 vol. in-8°, avec 110 figures. . . . . **18** fr.

GRASSET. — ***Consultations médicales sur quelques maladies fréquentes***, par le Dr GRASSET, professeur à l'Université de Montpellier. *Cinquième édition, revue et considérablement augmentée.* 1 vol. in-16, reliure souple. . . . **5** fr.

— ***Leçons de Clinique médicale***, faites à l'hôpital Saint-Éloi de Montpellier, par le Dr J. GRASSET, professeur de clinique médicale à l'Université de Montpellier.

1re SÉRIE (1886-1890). 1 vol. in-8°, avec 10 planches. . . . . **12** fr.

2e SÉRIE (novembre 1890-juillet 1895). 1 fort vol. in-8°, avec une figure dans le texte et 10 planches lithographiées. . . . . **12** fr.

3e SÉRIE (novembre 1895-mars 1898). 1 vol. in-8° de VII-826 pages, avec 20 planches hors texte, dont 10 en couleurs et 6 en phototypie . . . **15** fr.

HAYEM. — ***Leçons sur les maladies du sang*** (*Clinique de l'hôpital Saint-Antoine*), par GEORGES HAYEM, professeur, médecin des hôpitaux, membre de l'Académie de médecine, recueillies par MM. E. PARMENTIER, médecin des hôpitaux, et R. BENSAUDE, chef du laboratoire d'anatomie pathologique à l'hôpital Saint-Antoine. 1 vol. in-8°, avec 4 planches en couleurs. . . . . **15** fr.

JAVAL. — ***Entre aveugles*** : *Conseils à l'usage des personnes qui viennent de perdre la vue*, par le Dr Émile JAVAL, directeur honoraire du laboratoire d'ophtalmologie de l'École des Hautes Études, membre de l'Académie de médecine. 1 vol. in-16 avec frontispice. . . . . **2** fr. **50**

KIRMISSON. — ***Leçons cliniques sur les maladies de l'appareil locomoteur*** (*os, articulations, muscles*), par le Dr KIRMISSON, professeur à la Faculté de médecine, chirurgien des hôpitaux, membre de la Société de chirurgie. 1 vol. in-8°, avec figures dans le texte . . . . **10** fr.

— ***Traité des maladies chirurgicales d'origine congénitale***, par le professeur KIRMISSON. 1 vol. in-8°, avec 311 fig. et 2 pl. en couleurs . . . **15** fr.

— ***Les Difformités acquises de l'Appareil locomoteur pendant l'enfance et l'adolescence***, par le professeur KIRMISSON. 1 vol. in-8°, avec 430 figures dans le texte. . . . . **15** fr.

LAVERAN. — ***Du Paludisme*** et de son hématozoaire, par A. LAVERAN, membre de l'Académie de médecine, membre de l'Institut de France. 1 vol. grand in-8°, avec 4 planches en couleurs et 2 planches photographiques . . . . . . **10** fr.

— ***Traité du Paludisme***, par A. LAVERAN. 1 vol. grand in-8°, avec 27 figures dans le texte et une planche en couleurs . . . . **10** fr.

— ***Traité d'hygiène militaire***, par le Dr LAVERAN. 1 vol. in-8°, avec 270 fig. **16** fr.

Manuel de pathologie externe, par MM. RECLUS, KIRMISSON, PEYROT, BOUILLY, professeurs agrégés à la Faculté de médecine de Paris, chirurgiens des hôpitaux. Septième édition entièrement refondue, illustrée de nombreuses figures. 4 vol. in-8°, avec figures dans le texte. . . . . **40** fr.

I. *Maladies des tissus et des organes*, par le Dr P. RECLUS.
II. *Maladies des régions : Tête et Rachis*, par le Dr KIRMISSON.
III. *Maladies des régions : Poitrine et abdomen*, par le Dr PEYROT.
IV. *Maladies des régions : Organes génito-urinaires, membres*, par le Dr BOUILLY.

Chaque volume est vendu séparément. . . . . **10** fr.

MEIGE (HENRY) ET FEINDEL (E.). — ***Les Tics et leur Traitement.*** Préface de M. le Professeur BRISSAUD. 1 vol. in-8° de 640 pages . . . . **6** fr.

METCHNIKOFF. — ***L'immunité dans les maladies infectieuses,*** par Elie METCHNIKOFF, professeur à l'Institut Pasteur, membre étranger de la Société royale de Londres. Un vol. gr. in-8° avec 45 figures en couleurs dans le texte. **12** fr.

— ***Études sur la Nature humaine,*** *essai de philosophie optimiste*, par Elie METCHNIKOFF, professeur à l'Institut Pasteur. 1 vol. in-8° avec fig. dans le texte. **6** fr.

NOCARD ET LECLAINCHE. — ***Les maladies microbiennes des animaux***, par Ed. NOCARD et E. LECLAINCHE, professeur à l'Ecole de Toulouse. *Troisième édition entièrement refondue et considérablement augmentée.* 2 vol. grand in-8. **22** fr.

OLLIER. — ***Traité expérimental et clinique de la régénération des os*** et de la production artificielle du tissu osseux, par le Pr OLLIER, professeur de clinique chirurgicale à la Faculté de médecine de Lyon. 2 vol. in-8°, avec figures dans le texte et planches en taille-douce. (Grand prix de chirurgie.). . . . . . **30** fr.

— ***Traité des Résections*** et des opérations conservatrices que l'on peut pratiquer sur le système osseux, par le Pr L. OLLIER. 3 vol. . . . . . **50** fr.

I. *Introduction. — Résections en général.* 1 vol. in-8°, avec 127 fig. . . . **16** fr.
II. *Résections en particulier. Membre supérieur.* 1 vol. in-8°, avec 156 fig. **16** fr.
III. *Résections en particulier. Résections du membre inférieur, tête et tronc.* 1 vol. in-8°, avec 224 fig. . . . . **22** fr.

PANAS. — ***Traité des maladies des yeux,*** par PH. PANAS, professeur de clinique ophtalmologique à la Faculté de médecine, chirurgien de l'Hotel-Dieu, membre de l'Académie de médecine, membre honoraire et ancien président de la Société de chirurgie. 2 vol. gr. in-8°, avec 453 fig. et 7 pl. en coul. Reliés toile. **40** fr.

— ***Leçons de clinique ophtalmologique***, *professées à l'Hôtel-Dieu*, par PH. PANAS, recueillies et publiées par le Dr A. CASTAN (de Béziers). 1 vol. in-8°, avec figures dans le texte. . . . . **5** fr.

PANAS ET ROCHON-DUVIGNEAUD. — ***Recherches anatomiques et cliniques sur le glaucome et les néoplasmes intra-oculaires,*** par le professeur PANAS et le Dr ROCHON-DUVIGNEAUD, ancien chef de clinique de la Faculté. 1 vol. in-8°, avec 41 figures dans le texte. . . . . **7** fr.

PETIT. — ***Guide thérapeutique des Infirmeries régimentaires***, par le Dr HENRY PETIT, médecin-major de 1re classe. 1 vol. in-12 de 350 p., cart. toile anglaise. **3** fr. **50**

PONCET. — ***Traité clinique de l'actinomycose humaine.*** *Pseudo-actinomycoses et botryomycose*, par ANTONIN PONCET, professeur de clinique chirurgicale à l'Université de Lyon, membre correspondant de l'Académie de médecine, et LÉON BÉRARD, chef de clinique chirurgicale à l'Université de Lyon. *Ouvrage couronné par l'Académie de médecine et par l'Institut.* 1 vol. in-8°, avec 45 fig. dans le texte et 4 planches hors texte en couleurs. . . . . **12** fr.

PROUST. — ***Douze conférences d'hygiène*** *rédigées conformément aux programmes du* 12 *août* 1890, par A. PROUST. Nouv. éd. 1 vol. in-18, cartonné toile. . . . . **2** fr. **50**

— ***La Défense de l'Europe contre la Peste et la Conférence de Venise de 1897,*** par A. PROUST. 1 vol. in-8°, avec fig. et 1 carte en couleurs. . **9**. fr.

PRUNIER. — ***Les Médicaments chimiques,*** par Léon Prunier, membre de l'Académie de médecine, pharmacien en chef des hôpitaux de Paris, professeur à l'École supérieure de pharmacie.

I. *Composés minéraux.* 1 vol. grand in-8°, avec 137 fig. dans le texte. . **15** fr.
II. *Composés organiques.* 1 vol. grand in-8°, avec 47 fig. dans le texte. **15** fr.

RANVIER. — ***École pratique des Hautes Études. Laboratoire d'histologie du Collège de France.*** Travaux publiés sous la direction de L. Ranvier, professeur d'anatomie générale, Membre de l'Institut, avec la collaboration de M. L. Malassez, directeur adjoint, et des répétiteurs et préparateurs du cours.

Tomes I à XVIII (1884-1900). Chaque vol in-8° avec pl. hors texte . . **20** fr.
Les tomes V et VIII ne se vendent plus séparément.

— ***Traité technique d'histologie,*** 2e éd., entièrement refondue et corrigée, par M. L. Ranvier. 1 vol. gr. in-8° de 880 p., avec 414 grav. dans le texte et 1 pl. en chromo . . . . **12** fr.

RECLUS. — ***L'anesthésie localisée par la cocaïne***, par le Dr Paul Reclus, professeur agrégé à la Faculté de médecine de Paris, chirurgien de l'hôpital Laënnec, membre de l'Académie de médecine. 1 vol. petit in-8° avec 59 figures dans le texte. . . . . **4** fr.

REDARD. — ***Traité pratique des déviations de la colonne vertébrale,*** par P. Redard, ancien chef de clinique chirurgicale de la Faculté de médecine de Paris, chirurgien en chef du dispensaire Furtado-Heine, membre correspondant de l'«American Orthopedic Association». 1 volume grand in-8°, avec 231 figures dans le texte. . . . . **12** fr.

REGNARD. — ***La Cure d'altitude***, par le Dr Paul Regnard, membre de l'Académie de médecine, professeur de physiologie générale à l'Institut national agronomique, directeur adjoint du laboratoire de physiologie de la Sorbonne. *Deuxième édition.* 1 fort vol. grand in-8°, avec 29 planches hors texte et 110 figures dans le texte, relié toile pleine. . . . . **15** fr.

RÉNON. — ***Étude sur l'Aspergillose chez les animaux et chez l'homme,*** par M. Rénon, ancien interne des hôpitaux de Paris. 1 vol. in-8°, avec figures dans le texte. . . . . **5** fr.

ROGER. — ***Les maladies infectieuses***, par G.-H. Roger, professeur agrégé à la Faculté de médecine de Paris, médecin de l'hôpital de la porte d'Aubervilliers, membre de la Société de Biologie. 1 vol. in-8° de 1520 pages publié en 2 fascicules avec figures dans le texte. . . . . **28** fr.

SOULIER (H.). ***Traité de Thérapeutique et de Pharmacologie***, par M. H. Soulier, professeur à la Faculté de médecine de Lyon, membre correspondant de l'Académie de médecine. ***Additionné d'un memento formulaire des médicaments nouveaux*** (1901). *Ouvrage couronné par l'Académie des sciences et par l'Académie de médecine.* 2 vol. grand in-8°. . . . . **25** fr.

THIBIERGE. — ***Syphilis et Déontologie.*** *Secret médical; responsabilité civile; énoncé du diagnostic; jeunes gens syphilitiques; la syphilis avant et pendant le mariage: divorce; nourrissons syphilitiques; nourrices syphilitiques; domestiques et ouvriers syphilitiques; syphilitiques dans les hôpitaux; transmission de la syphilis par les instruments; médecins syphilitiques; sages-femmes et syphilis,* par Georges Thibierge, médecin de l'hôpital Broca. 1 vol. in-8° broché. **5** fr.

TRABUT. — ***Précis de Botanique médicale***, par L. Trabut, professeur d'histoire naturelle médicale à l'École de médecine d'Alger. *Deuxième édition*, entièrement refondue. 1 vol. in-8°, avec 954 figures.. . . . . **8** fr.

52037. — Imprimerie LAHURE, 9, rue de Fleurus, Paris.

A LA MÊME LIBRAIRIE

Coulommiers. — Imp. Paul BRODARD

www.ingramcontent.com/pod-product-compliance
Ingram Content Group UK Ltd.
Pitfield, Milton Keynes, MK11 3LW, UK
UKHW012138240726
13966UKWH00001B/51